Pfäfflin
Junge

Geschlechtsumwandlung
Abhandlungen zur
Transsexualität

Geschlechtsumwandlung

Abhandlungen zur Transsexualität

Friedemann Pfäfflin und Astrid Junge

unter Mitarbeit von

Maria-Sabine Augstein, Stefan Hirschauer,
Gesa Lindemann, Annette Runte,
Manfred Steinkühler und Michael R. Will

Mit 1 Abbildung

Schattauer Stuttgart – New York 1992

Dr. med. Friedemann Pfäfflin
Abteilung für Sexualforschung
Psychiatrische und Nervenklinik
Universitäts-Krankenhaus Hamburg-Eppendorf
Martinistr. 52, D-2000 Hamburg 20

Dr. phil. Astrid Junge
Abteilung für Psychosomatik und Psychotherapie
II. Medizinische Klinik
Universitäts-Krankenhaus Hamburg-Eppendorf
Martinistr. 52, D-2000 Hamburg 20

Die Deutsche Bibliothek – CIP-Einheitsaufnahme

Geschlechtsumwandlung : Abhandlungen zur Transsexualität / von Friedemann Pfäfflin und Astrid Junge. Unter Mitarb. von Maria-Sabine Augstein ... – Stuttgart ; New York : Schattauer, 1992

ISBN 3-7945-1512-9

NE: Pfäfflin, Friedemann

Wir danken den Staatlichen Museen zu Berlin, Gemäldegalerie im Bodemuseum, Bodestr. 1–3, O-1020 Berlin, für die freundliche Genehmigung zur Wiedergabe der Abbildung auf S. 44. Es handelt sich um ein Bildnis des Chevalier d'Eon in weiblicher Tracht von Sir Joshua Reynolds (1723–1792). Leinwand 74 × 64 cm, Kriegsverlust, vormals Kaiser-Friedrich-Museum Berlin, Aufnahme Katalog Nr. 1711.

Printed in Germany

ISBN 3-7945-1512-9

Vorwort

Die Vorstellung von der Metamorphose der Geschlechter beschäftigt die Menschheit von Alters her in ihren Mythen und Dichtungen: Weibliches und Männliches, verschiebliche Pole auf einem Kontinuum, ziehen sich an und stoßen sich ab, und zuweilen verschmelzen sie.

In diesem Buch werden Männer beschrieben, die als Frauen, und Frauen, die als Männer leben. Es sind keine mythischen Gestalten, sondern Menschen, die ihre Kleider und Rollen wechseln, Geschlechtswechsler. In unserem Jahrhundert wurde ihr Verhalten zunehmend unter klinischen Aspekten betrachtet, Medizin und Rechtswissenschaft nahmen sich ihrer an. Seit gut einer Generation werden sie mit der medizinischen Diagnose Transsexualität belegt. Man behandelte sie psychiatrisch und konnte damit meist nichts gegen ihr Verlangen nach Geschlechtswechsel ausrichten. Manche wechselten nicht nur die Kleider und die Rollen, sondern ließen sich auch Hormone verschreiben und die Geschlechtsorgane entfernen bzw. so umgestalten, daß sie dem körperlichen Erscheinungsbild des jeweils anderen Geschlechts entsprachen. Zu diesem Zweck wurden ab Mitte der 60er Jahre vor allem in den USA, aber auch in vielen anderen Ländern, eigenständige Kliniken, die Gender Identity Clinics, gegründet. Die Weltgesundheitsorganisation nahm Transsexualität in ihren Diagnoseschlüssel auf. Krankenkassen bezahlten die Behandlung. Viele Länder änderten ihre einschlägigen Gesetze, um den Betreffenden zu einer rechtlich anderen Geschlechtszugehörigkeit zu verhelfen, vor allem aber, um der durch die Geschlechtswechsler verursachten Erschütterung der traditionellen Geschlechterordnung zu begegnen. Man hatte eine neue Krankheit identifiziert und rasch eine Behandlung dafür geschaffen, für die sich die Bezeichnung Geschlechtsumwandlung einbürgerte.

Doch der Begriff Geschlechtsumwandlung und die damit bezeichneten Konkretisierungen weckten viele Assoziationen, Widerstände und Fragen. Kann ein Mensch wirklich sein Geschlecht ändern? Dienen die genannten medizinischen und juristischen Maßnahmen nicht als Konstrukte, die bewirken, daß Wandlungen der Auffassungen von dem, was Geschlecht ausmacht, und Wandlungen der Geschlechterverhältnisse, die sich laufend vollziehen, verleugnet werden? Zerstört nicht, was hier konkret vollzogen wird, die mythischen Bilder? Sind Medizin und Rechtswissenschaft und alle anderen Agenturen, die sich in der Realisierung dieser Formen des Geschlechtswechsels verstricken, etwa dabei, Versprechungen zu machen, die sie nie einlösen können, und mit dem modernen Mythos von der Geschlechtsumwandlung alte Mythen zu pervertieren, indem sie sie verdinglichen? Sind operative Geschlechtsumwandlungen notwendige, oder sind sie entbehrliche Voraussetzungen für Geschlechtswechsel? Werden sie gar überflüssig, wenn den vielfältigen Möglichkeiten anderer Formen des Geschlechtswechsels zu ihrem Recht verholfen wird?

Es sind dies wichtige Fragen, die in diesem Buch erstmals in der notwendigen Breite aus der Sicht verschiedener Disziplinen kompetent diskutiert werden. Die Literaturwissenschaftlerin Annette Runte untersucht Transsexuellen-(Auto-)Biographien bezüglich ihrer Kollektivsymbolik, ihrer psychosynthetischen Funktion und ihrer Wechselwirkungen mit medizinischen Falldarstellungen. Unter Hinzuziehung bisher nicht berücksichtigter Quellen beschreibt der Diplomat Manfred Steinkühler Leben und Werk des berühmten Geschlechtswechslers Chevalier d'Eon, der im Dienste Frankreichs im 18. Jahrhundert in diplomatischer Mission am Zarenhof Katharinas der Großen in St. Petersburg wirkte. Der Soziologe Stefan Hirschauer entwickelt die historischen Linien, die zur Einengung des Geschlechtswechsels auf (operative) Geschlechtsumwandlungen und zur Diagnose Transsexualität geführt haben. Gesa Lindemann, ebenfalls Soziologin, schildert anhand einer Fallstudie, wie Geschlechtszugehörigkeit sozial konstruiert wird. Sie hätte es bevorzugt, wenn diesem Buch in Anspielung auf Platons Symposium der Titel 'Zweites Symposium zur Konstruktion des Geschlechts' gegeben worden wäre. Zwei Arbeiten widmen sich rechtlichen Aspekten des Geschlechtswechsels. Die Rechtsanwältin Maria-Sabine Augstein stellt die in der Bundesrepublik gültigen rechtlichen Bestimmungen dar, die sich speziell auf Transsexuelle beziehen, und weist auf Lücken der Gesetzgebung hin. Rechtsvergleicher Michael R. Will zeigt gelungene und weniger gelungene Lösungen der verschiedenen Gesetzgeber, Gerichte und Verwaltungen in Europa, wie auch den Weg des Europäischen Gerichtshofs für Menschenrechte in Straßburg, der nach längerem Sträuben vor wenigen Tagen erstmals einer Beschwerde eines Geschlechtswechslers gegen einen Mitgliedstaat stattgegeben hat. Im Schlußkapitel diskutieren Friedemann Pfäfflin und Astrid Junge die Nachuntersuchungsliteratur der letzten dreißig Jahre über Patienten, die sich hormonellen und operativen Eingriffen unterzogen haben, um sich körperlich jenem Geschlecht anzugleichen, dem sie sich zugehörig erleben.

Als Herausgeber freuen wir uns insbesondere, daß wir die besten Fachleute zur Mitarbeit an diesem Buch gewinnen konnten. Wir hoffen, daß es dazu beitragen wird, das vielfach dürftige Niveau der wissenschaftlichen Beschäftigung mit Transsexualität und Geschlechtswechsel anzuheben.

Hamburg, den 1. April 1992 — Friedemann Pfäfflin und Astrid Junge

Autorenverzeichnis

Maria-Sabine Augstein, Rechtsanwältin, Altes Forsthaus 12, D-8132 Tutzing

Stefan Hirschauer, Dr. rer. soc., Dipl. Soz., Fakultät für Soziologie, Universität Bielefeld, Postfach 8640, D-4800 Bielefeld 1

Astrid Junge, Dr. phil., Dipl. Psych., Abteilung für Psychosomatik und Psychotherapie, II. Medizinische Klinik, Universitäts-Krankenhaus Hamburg-Eppendorf, Martinistr. 52, D-2000 Hamburg 20

Gesa Lindemann, Dipl. Soz., Wissenschaftliche Mitarbeiterin der Magnus-Hirschfeld-Gesellschaft, Berlin, Paul-Lincke-Ufer 3 a, D-1000 Berlin 36

Friedemann Pfäfflin, Dr. med., Abteilung für Sexualforschung, Psychiatrische und Nervenklinik, Universitäts-Krankenhaus Hamburg-Eppendorf, Martinistr. 52, D-2000 Hamburg 20

Annette Runte, Dr. phil., Literatur- und kommunikationswissenschaftliches Graduiertenkolleg, Fachbereich 3, Universität-Gesamthochschule-Siegen, Postfach 101240, D-5900 Siegen

Manfred Steinkühler, Dr. phil., Generalkonsul a. D., freier Autor, CH-6911 Vico Morcote

Michael R. Will, Prof. Dr. iur., Faculté de droit, Droit allemand, Université de Genève, Boulevard des Philosophes 12, CH-1211 Genève 4

Inhaltsverzeichnis

Verschriftete Spiegelbilder: Über autobiographische Diskurse Transsexueller 1930 bis 1990

Annette Runte

"Le Horsexe, voilà l'homme sur quoi l'âme spécula"
(Lacan, 1972)

Für Joseph Doucé, ermordet 1990

Autobiographische Bekenntnisse Transsexueller, die mittlerweile zu einem beliebten Genre moderner Selbsterfahrungstexte geworden sind, gelten seit längerem disziplinenübergreifend als wichtige Ergänzung und Korrektur fallgeschichtlicher Dokumente. Denn spätestens seit den 20er Jahren ist eine ursprünglich literarische Zweckform, die "Selbsterlebensbeschreibung" (Jean Paul), zu einem methodischen Instrument der Sozialforschung geworden, dessen informative Validität wohl nicht nur von hermeneutischer, sondern auch von diskursanalytischer Seite her in Frage zu stellen wäre. Soziologische Biographen in der Tradition der "Oral History" z.B. haben eigens erhobene Lebensgeschichten mit einem "Labor" verglichen, weil derartige Selbsterzeugnisse die 'individuelle Seite' kommunikativer Sinnbildungsprozesse quasi-experimentell aufzudecken erlaubten (z.B. Bogdan 1974). Übersehen wird dabei, in welchem Maße Gattungskonventionen und andere Regularitäten einer diskursiven Formation (Foucault 1969) die Bedeutungshaftigkeit subjektiver Rede, - und sei sie noch so 'authentisch'-, vorstrukturieren. Sogar Vertreter der Lacanschen Psychoanalyse, welche bekanntlich mit semantischem Repräsentationalismus gebrochen hat, lesen die Autobiographien Transsexueller zuweilen wie unproblematische Abbilder einer (psychischen) Wirklichkeit[1]. Genealogisch aber war die Herausbildung autobiographischer Dispositive so eng mit derjenigen anderer Prosaformen verzahnt, daß auch pragmatische Kriterien[2] für die Grenzziehung zwischen Referentiellem und Fiktionalem[3] versagen. 'Sinn' und 'Realitätsbezug' erweisen sich gleichermaßen als spezifische Effekte eines Signifikantenprozesses, der bestimmten interdiskursiven (vgl. z.B.Annette Runte 1982, Link 1983) Gesetzlichkeiten untersteht. Die klassische Autobiographie, in der bekanntlich die Lebensgeschichte vom individuellen Helden selbst erzählt wird, ist ein geschlossener historiographischer Text,

---

1 Janine Chasseguet-Smirgel (1975) sieht Stollers Transsexualismus-Theorie ausgerechnet in der stark literarisierten Autobiographie von Kathy Dee (1974) 'bewiesen', obwohl sich die Autorin explizit an einem ästhetisch hochkomplexen Werk der modernen Avantgarde, Joyce's "Ulysses" nämlich, orientiert und fiktionalisierende Verfahren nicht ausschließt.

2 Z.B. das (rezeptionsästhetische) Modell eines 'autobiographischen' bzw. 'romanesken Pakts' (zwischen Publizierenden und Lesern), in der Art eines Lektüre-Vertrags, bei Lejeune (1986).

3 Wenn 'Fiktion' als 'Anweisung zur Konstruktion semantischer Komplexe aus der Beziehung zwischen Wissenssystemen und Text-Instruktionen' (nach Gumbrecht) definiert wird, zieht die sprachwissenschaftliche Autobiographie-Theorie diese Definition für eine 'operationale' Bestimmung von 'Referentialität' heran.

der das Prinzip retroaktiver Sinnkonstitution in besonderem Maße verdeutlicht[4]. Impliziert ihre Doppelungsstruktur die dreifache Dichotomie der 'Zeit' (Erzähltes/ Erzählen), der Handlung (Geschichte/Sprechakt) und des Handlungssubjekts (Erzähler/ Protagonist), verstärkt die Korrelation des "temporalen Totalisierungsschemas" mit spezifischen semantischen Paradigmen die autobiographische "Transformation von Kontingenz zu Kohärenz" (Ursula Link-Heer 1988, S. 56).

Während die schon im 'psychologischen Roman' des späten 18. Jahrhunderts angelegte 'Selbstanalyse' sich im Rahmen sexualwissenschaftlicher 'Geständnishermeneutik' (vgl. Foucault 1976) perfektionierte und vulgarisierte, führte der Einsatz neuer Aufzeichnungstechniken (wie z.B. Tonband-Protokoll, Interview-Transkription usw.) tendenziell zu einer Aushöhlung literarischer Konventionen, etwa zur 'inhaltlichen' Fragmentierung[5] oder zur Aufweichung 'formaler' Grenzen. Doch auch Hybridmodi der "Selbstthematisierung" (vgl. Hahn 1987) rekurrieren weiterhin zumindest auf Syntagmen eines persönlichen 'Lebenslaufs', der unter übergreifenderen Gesichtspunkten, wie z.B. demjenigen sexueller und/oder geschlechtlicher 'Abweichung', problematisiert werden kann.

Da die subjektive Rede einer semiotischen Serialität entspringt, die bestimmte 'Erfahrungsmöglichkeiten' zuallererst konstituiert, soll im folgenden versucht werden, den heuristischen Anspruch autobiographischer Aussagen anhand erster Ergebnisse unseres laufenden Forschungsprojekts ('Diskurse der Transsexualität 1930 bis 1990' am literatur- und kommunikationswissenschaftlichen Graduiertenkolleg der Universität Siegen; voraussichtliche Laufzeit bis Dezember 1991) diskursanalytisch zu relativieren und dabei psychoanalytische Konzeptionen des 'transsexuellen Phänomens' kulturhistorisch zu hinterfragen.

Als Materialgrundlage dienen 36 (Auto-)Biographien Transsexueller, die einen medizinischen und juristischen Geschlechtswechsel entweder anstreben (etwa in einem Viertel der Texte) oder bereits vollzogen haben, jedoch nicht offiziell als 'Intersexe' ausgewiesen wurden. Das Korpus enthält z.Zt. 18 französische, 16 englische und drei deutschsprachige Texte[6], von denen vor allem neuere meist autobiographisch abgefaßt sind. Gab es zwischen 1930 und 1950 m.E. lediglich zwei Veröffentlichungen, so stagnierte ihre geringe Zahl bis zu den 70er Jahren, um dann rasch zuzunehmen. Dennoch handeln nur insgesamt fünf Publikationen von Frau-zu-Mann-Transsexuellen, wobei sich der früheste Text zudem wahrscheinlich auf einen Fall von Pseudo-Hermaphroditismus bezieht. Ein demographisches Profil der autobiographischen Subjekte (die zudem nicht unbedingt für die Gruppe Transsexueller repräsentativ sind) läßt sich schon deswegen kaum erstellen, weil genaue und lückenlose Informationen auch in 'realistisch' gehaltenen Lebensläufen fehlen und überdies stets durch intertextuelle Darstellungsschablonen gefiltert sind. Vergleicht man jedoch die rudimentären persönlichen Daten unserer Grundgesamtheit mit verfügbaren soziologischen Stichproben über transsexuelle Popula-

---

4 "Das Ende spricht sein Geheimnis als Anfang [..] der Totalisation deutlich aus." (Ursula Link-Heer 1988, S. 50).

5 Z.B. ausschnitthafte oder themenzentrierte (Auto)Biographien nach dem Muster der 'Erlebnisgeschichte', 'Milieu'-Biographien mit mehreren Protagonisten desselben 'Genres', usw.

6 (Auto-)Biographien aus romanischen oder südamerikanischen Ländern, deren Zahl steigt, konnten hier nicht berücksichtigt werden.

tionen (z.B. Schoof 1976, Breton 1985), ergeben sich tendenziell mehr Übereinstimmungen als Divergenzen, z.B. in bezug auf Herkunftsmilieu, Bildungsniveau oder Familienstand.

Die (Selbst-)Zeugnisse, deren Publikation einen Zeitraum von sechs Jahrzehnten umspannt, unterscheiden sich bei näherer Betrachtung erheblich voneinander. Sie differieren, ihren Produktionskontexten gemäß, in erzählerischen Attitüden und Tonlagen, Bedeutungsmustern und kommentatorischen Einsätzen. Zwischen einer biographischen Plauderei aus den frühen 50er Jahren, die den Geschlechtswechsel amüsiert zum Spektakel (Claude Marais 1954) macht, und einer psychoanalytisch inspirierten 'Selbstanalyse' (z.B. Renate Anders 1984) mit 'freien' Assoziationen oder Erinnerungs-Akrobatik (z.B. Kathy Dee 1974) gibt es nur noch grobe thematische Affinitäten. 'Action Stories' aus dem Cabaret-Milieu (z.B. Barbara Buick 1971, Coccinelle 1987) kontrastieren mit quasi-wissenschaftlichen Abhandlungen (z.B. der umfangreiche theoretische Anhang bei Sylviane Dullak 1983).

Eine der wenigen fiktionalisierten Autobiographien (Marie-Aude Murail 1985) greift ebenso zur Tagebuchform[7] wie jener auf die Laufzeit des 'Alltagstests' beschränkte Bericht eines Frau-zu-Mann-Transsexuellen, der nach seiner Brustamputation wieder ins alte Geschlecht zurückkehrt (Leslie Diane Feinberg 1980). Macht eine solche Rückverwandlung aus dem einzigen zweimal 'umoperierten' 'Mann-zu-Frau-zu-Mann-Transsexuellen' sozusagen einen Eunuchen (Rigsbee 1983), mußte ein weiblicher Pseudozwitter, der seine Lebensgeschichte explizit als "Transsexuellen"-Autobiographie begann (Dawn Langley Simmons 1970), diesen Titel bei deren Fortsetzung fallenlassen, da 'er' inzwischen eine Tochter geboren und dergestalt die Natürlichkeit des einstigen Wunschgeschlechts bewiesen hatte (Dawn Langley Simmons 1975).

Ferner liegt bereits die Doppel-Biographie eines transsexuellen Paares vor, das sich, nachdem es im Ausgangsgeschlecht noch Nachwuchs zeugte, gleichzeitig auf die geplante Geschlechts-'Umwandlung' vorbereitet und aus diesem Grunde auf die identifikatorische Ichform der Erzählung verzichtet hat (Chris Johnson u. Kathy Brown 1982). Derlei Extrembeispiele, in denen sich Devianz und Normalität frappierend vermischen, kennzeichnen aber nur die Ränder einer diskursiven Formation, deren Homogenität sich aus weitgehenden thematisch-topischen und narrativ-argumentatorischen Übereinstimmungen ergibt.

Nach einer kurzen Einführung in die hier anvisierte Problemstellung soll die geschichtliche (Dis-)Kontinuität des autobiographischen Diskurses auf der Folie der konstitutiven und redundanten Elemente transsexueller Lebensläufe resümierend präsentiert werden, um dann mit Hilfe ihrer historisch und epistemologisch relevanten Typologisierung gemäß dem Aspekt der dominanten sexuellen Orientierung jene Inkohärenzen aufzeigen zu können, die es notwendig machen, generativistische Analysen durch eine 'symptomatische Lektüre', auch der historischen Befunde, zu erweitern.

---

7 Der pragmatischen Gattungstheorie zufolge läge hier ein prekärer 'autobiographisch-romanesker Pakt' vor, der sich schon deswegen zwischen zwei Genres situiert, weil Autoren- und Protagonisten-*Vor* namen übereinstimmen. Doch die Icherzählung ist als 'Roman' ausgegeben. (Vgl. zur Gattungstheorie Beatrice Didier 1976 und Lejeune 1989).

1 'Gender breakdown' und 'imaginäres Geschlecht'

Im Transsexualismus verdichtet sich das Skandalon einer vermeintlichen 'Grenzüberschreitung' mit der Irritation einer Alltagsevidenz, der 'Geschlechter' nämlich, die, im philosophischen Diskurs, bekanntlich zu einem Grundbestandteil abendländischer Metaphysik geworden sind. Wie einst die rätselhaften Figuren des 'Hermaphroditen' oder der 'Invertierten' nähren Transsexuelle, diese auf medizinische Technologie angewiesenen modernen Mutanten, Phantasmen eines 'dritten Geschlechts', das seinen Ort außerhalb der 'Symbolischen Ordnung' fände. Doch die transsexuelle Transformation erstrebt weder die Verwirklichung androgyner Utopien noch transvestitische Mimikry, sie bezweckt, den Aussagen Betroffener gemäß, eine 'Konvergenzprozedur': Die Angleichung der Physis an die Psyche. "Mein Körper ist der eines Mannes. Aber meine Seele ist die einer Frau. [..] Ich wünsche mir nichts mehr, als mein Äußeres diesem Gefühl anzupassen", heißt es im aufklärerisch gesonnenen "Report über eine Geschlechtsumwandlung" (Christa Geibel 1983, S. 14) gleichsam programmatisch. Die zum Emblem erstarrte Rede von der 'weiblichen Seele im männlichen Körper' (und umgekehrt), eine Spielart paradox psychologisierten Substanzendualismus', die es der Sexualwissenschaft des 19. Jahrhunderts ermöglicht hatte, Homosexualität aus 'psycho-physischem' Zwittertum abzuleiten, findet man mithin zwar in jeder Illustrierten kolportiert, ihre wissenschaftliche Umschrift aber ist bei der gesellschaftlichen Institutionalisierung von 'Geschlechtskorrekturen' in die medizinische und juristische Kriterienbildung eingegangen. Als nosographische Kategorie beinhaltet das 'Syndrom' einer 'Geschlechtsidentitätsstörung', transsexueller Doxa folgend, die persistierende Überzeugung eines (ansonsten 'normalen') Individuums, daß seine körperliche Erscheinung nicht seinem 'wahren, inneren' Geschlecht entspreche. "Transsexualismus", sagte ein Chirurg kürzlich im Fernsehen, "ist die einzige psychische Erkrankung, die operativ heilbar ist" (German 1990). Darin, daß die Diagnose des Patienten sich in der Behandlung verwirklicht, die Therapie selbst sozusagen zum Symptom wird (Foucault 1961), artikuliert sich möglicherweise eine historische Gelenkstelle zweier Diskursserien. Ihr Ungesagtes bleibt die Zumutung einer Evidenzbehauptung, deren Enträtselung weiterhin vor Schranken stößt: 'Fühlen' wird zur Chiffre für 'Sein'. Das Geschlecht aber hat eine imaginäre Dimension gewonnen, die als Intuitionserlebnis zur 'fixen Idee' werden kann. "Ich bin eine Frau und ein Photomodell", sagt der ehemalige Metzgerlehrling, "wenn ich zurückschaue, weiß ich, daß ich immer eine Frau gewesen bin. Mein Problem war, als Junge geboren zu sein." (Tula 1982, S. 17).

In der Nachhut psychopathologischen Pragmatismus' ist ein transsexueller Markt entstanden, der von feministischer Seite her als Reproduktionsinstanz patriarchalischer "Geschlechterideologien" scharf angegriffen wurde. Einer gegenläufigen Vereinnahmung des modernen 'Geschlechter-Tausches' als subversivem Akt widerstrebt sein affirmatives Moment. Die "Reise" ins andere Geschlecht, wie die gruppenspezifische Kollektivsymbolik[8] private Odyssee und sozialen 'Passagenritus' gern betitelt, führt schließlich bloß zu einem Austausch der Plätze innerhalb eines Geschlechtersystems, dessen dichotomes

[8] Das 'Kollektivsymbol' ist eine gruppenspezifische Metapher, die komplexe Vorgänge (oder abstrakte Konzepte u.ä.) durch alltagsweltlich leicht faßbare Bilder verständlich macht (vgl. Link 1983).

Klassifikationsprinzip dadurch ebensowenig in Frage gestellt wird wie seine impliziten Machtverhältnisse. Dennoch fasziniert diese individuelle "Grenzverletzung" (vgl. aus phänomenologischer Perspektive: Waldenfels 1987, S. 183, 194 u. 196) gleichsam heuristisch.

Ist 'Kommunikation' vom 'Rollenspiel' bis zum Blickaustausch mit geschlechtlichen Bedeutungen durchzogen, verändert ein Geschlechtswechsel nicht allein bestehende soziale Positionen und Parameter. Der Übergang in ein anderes und das Bekenntnis zu diesem neuen Geschlecht strukturiert auch automatisch die bestehenden identifikatorischen und libidinösen Beziehungsnetze auf unberechenbare Weise um. Vielleicht liegt darin ein Hauptgrund für die autobiographische 'Überzeugungsmission', der sich Transsexuelle wesentlich häufiger widmen als der Rest der Bevölkerung. Folgt man älteren Schätzungen der 'International Harry Benjamin Gender Dysphoria Association', die besagen, daß es weltweit ca. 3000 bis 6000 operierte Transsexuelle geben soll (Lothstein 1983, S. 310), ist der Prozentsatz derjenigen, die ihre (Auto-) Biographie veröffentlichen (1 %), im Vergleich zur Normalbevölkerung relativ hoch.

Ihre eindrucksvollen Erfahrungsberichte verdeutlichen, in welchem Maße neutrale Funktionsweisen der 'Subjektform' von 'sexierten' abzuhängen scheinen. Die belastende 'Spaltung' zwischen einer geschlechtlichen 'Selbst-Identität', welche als ständiges Zugehörigkeitserlebnis und affektive Erlebnisbasis das 'Realitäts'verhältnis prägt, und einer aufgezwungenen '(Rollen)Fassade', die die praktische 'Selbst-Verwirklichung' versagt, 'irrealisiert' nicht nur das eigene Dasein, sondern führt zuweilen bis zum völligen Motivationsverlust. Jan Morris meint, "sich ständig aus eigenem Antrieb vom Erfolg" abgehalten zu haben, weil sie sich als Mann nicht richtig existent vorkam (Morris 1975, S. 60f).

Im Gegensatz zur fiktionalisierten Doppelpersönlichkeit der Schauerromane sind sich Transsexuelle also ihres 'eigentlichen Egos' ständig bewußt. Wenn der Vereinheitlichungsdrang durch sein Ziel, die Erlangung sozialer Performativität, plausibler erscheint, stellt dann aber der in seinem Dienst befindliche 'Kastrationswunsch' nicht ein psychoanalytisches Theorem in Frage? (Pfäfflin 1987) Die Suche nach dem Bedingungsgefüge jener seltenen, aber spektakulären 'Diskordanz', die schon Hirschfeld (1918) als "androgynen Wahn" registrierte, hat zur Konstituierung einer interdisziplinären Problematik beigetragen, deren psycho- und soziodynamische Erkärungsmodelle entweder, z.B. im "sex/gender"-Paradigma, auf den traditionellen Natur/Kultur-Dualismus rekurrieren oder aber, in interaktionistischer Perspektive, das "emotionale Verwachsensein" mit einer "Geschlechtszuständigkeit" (Hirschauer 1989, S. 115) kaum noch zu fassen vermögen. Obwohl die Lacansche Psychoanalyse, die mit bewußtseinsphilosophischen Prämissen brach, der Wunschfundierung identifikatorischer Prozesse Rechnung trägt, hat sie mit ihrer Ableitung des Transsexualismus aus einer "psychotischen Struktur" nicht nur deren besondere 'imaginäre Dynamik' vernachlässigt, sondern auch die interdiskursive 'Vertextung' subjektiver Symptomatik. Denn das transsexuelle Paradox ist einer zweifachen Normalisierung unterworfen, die sich im Rahmen der Geständnishermeneutik wechselseitig verstärkt: einmal seiner 'Verwissenschaftlichung', zum anderen (auto-)biographischen Dispositiven, deren Regelhaftigkeit die Rede vom 'Geschlechtskollaps' erheblich vorstrukturiert, so etwa im Schema der "Fallkarriere" oder des 'doppelten Ichs'.

Transsexuelle Wünsche, die als sporadische ubiquitär sein mögen, werden in den Bekenntnissen substantialistisch fundiert. Schon Einar Wegener alias "Lili Elbe" macht geltend, daß er "in einem Körper sowohl Mann wie Weib war, und daß das Weib in diesem Körper dabei war, die Überhand zu gewinnen" (Lili Elbe 1932, S. 83). Der Kunstmaler, dessen Kreativität sich einst in "kräftigen, sehr männlich aufgefaßten Gewitterbilder(n)" (Lili Elbe 1932, S. 26) äußerte, sehnt sich nunmehr, im vitalistischen 'Blut & Boden'-Diskurs der Epoche, nach den "Mysterien" eines "Frauenschicksals" (Lili Elbe 1932, S. 241, vgl. S. 245). Sein Arzt bescheinigt ihm die Verläßlichkeit einer Gefühlserkenntnis, die der 'Geist' nur entzweit (vgl. die damals im Umlauf befindliche Lebensphilosophie Ludwig Klages'), die aber dennoch mitteilbar bleibt: "'Dieses Ahnen in Ihrem Blut, das jetzt ein Frauenherz, Ihr Herz, durchströmt [..], zu erschauerndem Wissen anschwellend [..], dieses ahnende Wissen haben Sie ja hineingetragen in Ihre Lebensbeichte'" (Lili Elbe 1932, S. 228).

Die eingeschworene Naturwissenschaftlerin Dullak orakelt, daß 'Weiblichkeit' zwar nachzuahmen sei, nicht aber 'die Frau' (Sylviane Dullak 1983, S. 99). Essayistisch überhöht eine Ex-Journalistin, Jan Morris, 'geschlechtliche Identität' ins Transzendentale: "Für mich ist das Geschlechtliche überhaupt nicht körperlich, hat es doch nicht einmal eine Substanz. Es ist die Seele, vielleicht Talent, vielleicht Geschmack, Ambiente [..], aber auf jeden Fall eher Leben und Liebe als eine Kombination von Genitalien, Eierstöcken und Hormonen [..] Das Geschlecht [..| läßt sich nicht tabellarisch oder per Computer erfassen. Es transzendiert den Körper [..], aber seine Macht kann ein Leben wie das meinige unfehlbar steuern." (Jan Morris 1974, S. 25f, S. 191f)

Auf der Basis einer essentialistischen Geschlechter-Metaphysik, die die meisten autobiographischen Diskurse fundiert, entfaltet sich ein Netzwerk psychologischer Männlichkeits/Weiblichkeits-Stereotypen, das u.U. ideologiekritisch moduliert wird. 'Man(n)' bleibt eine 'Frau', auch wenn man das Leitbild der 'Emanze' (z.B. Renate Anders 1984) jenem des 'Hausweibchens' vorzieht.

Statt einer 'Dekonstruktion' der evidenten logozentrischen Implikate philosophischer Versatzstücke ginge es aber 'archäologisch' und diskursanalytisch eher darum, Anzeichen für jene 'imaginäre Dynamik' auszumachen, die bedingen könnte, daß sich die transsexuelle Identitäts-Besessenheit weiterhin von Alltagsphantasmen, aber auch von homosexuellem Begehren unterscheidet.

Gleichzeitig eröffnet der Blick auf die sexualwissenschaftlichen und medizingeschichtlichen Begleitdiskurse der Selbstzeugnisse einen historiographischen Problemhorizont, der hier nur angerissen werden kann (vgl. Hirschauer in diesem Band). Erlangte das transsexuelle "Phänomen" seine semantische Dichte und seinen pragmatischen Stellenwert durch die verzwickte 'Wechselkonstitution' von Experten- und Betroffenenrede, so ließe sich einmal fragen, welche Rolle die Ausdifferenzierung 'geschlechtlicher Abweichungen' für das "sexuelle Dispositiv" (nach Foucault 1976) spielte, zum anderen aber auch, inwiefern technologische Emergenzbedingungen für transsexuelles 'Verlangen' sich auf jenen medienhistorisch erfaßbaren Paradigmenwechsel der Geschlechter beziehen lassen, der die Epochenschwelle 1900 kennzeichnet und unter dem Stichwort einer 'Verweiblichung der Kultur' eine fundamentale Asymmetrie andeutet.

2 Autobiographie als 'Psychosynthese'

Transsexuellen-'Bekenntnisse' gehören mittlerweile, unter dem Titel des "Engelsprungs", des quasi-filmischen "travelling" oder ganz einfach des "Grenzübertritts", zu jener Sparte unterhaltsamer Erlebnisberichte, die etwa in Taschenbuch-Serien wie "Persönliche Erfahrungen mit Krisen" abgedruckt werden. Zunehmend handelt es sich dabei um sog. Heterobiographien in der Ichform (nach einem Ausdruck von Lejeune), d.h. journalistisch transkribierte Interview-Aufzeichnungen, in denen sich zwei subjektive Reden unentwirrbar verquicken. Authentizität und Transparenz des 'Gelebten' aber sind subjekttranszendente Referenzeffekte, die aus genre-spezifischen Verschiebungen interdiskursiven Materials hervorgehen. Im populär-autobiographischen 'Drei-Ebenen-Modell' von 'Erleben', 'Erzählen-Erinnern' und 'Kommentieren' entsteht die 'Spontaneität' eines Wahrheitsdiskurses, der in seiner Nachträglichkeit ohne Verluste oder Entstellungen über das Gedächtnis waltet. Selbst in literarisierenden Experimenten klingt er noch pathetisch als subjektlose 'Tiefe' an.

"Ich habe einen anderen gesucht, der der/selbe war. Er und ich, wir tauschen die Krawatten und die Rollen. [..] Trans-, sicher, von dieser Silbe hatte ich geträumt. [..] Transparenz, zweifellos. [..] Über mich gebeugt, nenne ich mich: Narziß! [..] Bin ich es?" (Marie-Aude Murail 1985, S. 37f).

Reflexivität und Reflektionsvermögen kommen in der 'Selbst-Erzählung' gleichsam 'geschichtsphilosophisch' zustande. Dabei verstärkt die Ansteckung der Narration durch den Kommentar die autobiographische Entelechie, für die das transsexuelle Projekt geradezu beispielhaft ist. Die Engländerin Carol Riddell jubelt nach ihrer Operation:

"Ich bin ganz klein und sauber [..], unschuldig. Ich habe keinerlei Absichten, Wünsche oder Pläne. Ich existiere einfach nur. Ich bin endlich wieder die, die ich schon immer war, am Anfang. [..] Das wahre Ich ist nun da, das, was ich sein sollte." (Carol Riddell 1980, S. 20f).

Die Paradoxstruktur des transsexuellen Glaubensartikels, - nämlich eine 'richtige Seele' im 'falschen Körper' zu beherbergen und unbedingt das werden zu müssen, was man zu sein bereits beansprucht (vgl. Hirschauer 1989, S. 109) -, wird vom autobiographischen Diskurs durch verzeitlichende Narrativierung, vom theoretischen Kommentar durch Ebenen-Differenzierung leicht aufgelöst. Der letztendliche Sieg der Psyche konstituiert Geschichte als 'gerichtete Oppositivität' (Stierle 1975). Doch die eigenartige "Persönlichkeitsspaltung", die ein freiwillig kastrierter Damen-Imitator schon in den 20er Jahren vom 'Jekyll/Hyde'-Symptom abhob (Werther 1922), schlägt sich autobiographisch nur bei Mann-zu-Frau-Transsexuellen nieder. Vornehmlich in frühen Texten usurpiert eine personifizierte 'Identität'[9] die geschlechtsneutrale Zone eines 'Beobachter'-Ichs, das die Transformations-Operationen zu kontrollieren vermag, obwohl sich die beiden geschlechtlichen Komponenten in ihm 'überschneiden':

"Ich hatte keine besonderen Bücher, die etwa nur Renée las. Sie las dieselben wie Dick. Ebenso machte sie seine Hausaufgaben. Wenn sie Tagträume ausspann, kamen die

---

9 Eine Identität, die an transvestitische Fiktion erinnert, aber auch an die kommunikative Selbstinszenierung heterosexueller Freizeit-Transvestiten, die sich weibliche Vornamen geben und von ihrem Alter Ego wie von einer fremden Bekannten sprechen.

Charaktere darin meist aus seinem Leben. Dick verlor nie das Bewußtsein, wenn er sich travestierte. Die beiden 'Personen' wußten immer umeinander. Ihre einzige scharfe Trennlinie bestand darin, daß die eine männlich, die andere weiblich war." (Renée Richards 1983, S. 30). Beim Tennisstar Renée Richards intensiviert das heterosexuelle Interesse paradoxerweise die gegengeschlechtliche Identifikation[10], dermaßen, daß diese allmählich das Sexuelle als solches 'verdrängt'.

Obwohl sich die Lebensgeschichten erzählstrategisch voneinander unterscheiden, besteht ihr gemeinsamer, dem Mythenschema entsprechender Minimalverlauf aus (a) dem Stadium der 'Erkenntnis eigener Identitätsdifferenz', (b) einer Phase verzweifelter 'Normalisierungsversuche' (bis zum Eintritt in Armee oder Kloster) und (c) schließlich der konfliktuösen 'Durchsetzung' eines 'Geschlechtswechsels'[11], der nur in zwei Fällen rückgängig gemacht wird. Sinngebung erfolgt vom Wendepunkt transsexueller 'Konversion' aus, so daß Ereigniskontingenzen durch projektrelevante Semantisierung und Perspektiven-Hierarchisierung Kohärenz gewinnen. Die zentrale Vorher/Nachher-Achse der "geschlechtskorrigierenden Operation", die seit den 70er Jahren auch als detailreiche Rahmenerzählung für Spannung sorgt, wirkt durch ihr Vergleichspotential selbst bedeutungsbildend.

Zuweilen auf die Illustration offizieller 'Leitsymptome' beschränkt, läßt sich den Selbstzeugnissen keine gemeinsame Kausallogik transsexuellen Begehrens entnehmen. Anstoß und Motor bleibt einzig das Fa(k)tum eines geschlechtlichen 'Evidenz'- oder 'Differenzgefühls':

"Ich war drei oder vielleicht vier Jahre alt, als ich entdeckte, daß ich in den falschen Körper hineingeboren war und in Wirklichkeit ein Mädchen sein sollte. Ich erinnere mich deutlich dieses Augenblicks, und es ist die älteste Erinnerung meines Lebens. [..] Was den so merkwürdigen Gedanken auslöste, habe ich längst vergessen [..]. Damals hielt ich es nicht für ein besonders bedeutsames Geheimnis [..], sondern nahm es einfach als einen weiteren Aspekt meiner Andersartigkeit wahr. Denn für irgendwie andersartig hielt ich mich schon. [..] Ich war deswegen auch ein einsames Kind." (Jan Morris 1975, S. 1ff).

Während exklusiv männerliebende Mann-zu-Frau-Transsexuelle auf der Frühzeitigkeit ihrer 'verkehrten' Geschlechtsidentität beharren, erinnern sich bisexuelle oder 'lesbische' meist nur an ein lähmendes Neutralitätsgefühl: "Es schien mir, ohne mir dessen mit voller Konsequenz bewußt zu werden, daß ich mich vom männlichen Geschlecht unterschied, obwohl ich daraus nicht zu folgern vermocht hätte, daß mir das weibliche besser entspräche. [..] Meine ambige Natur, die ich nicht bestimmen konnte, zwang mich dazu, gar nichts zu sein." (Sylviane Dullak 1983, S. 26, S. 37). Ohne "sexuelle Identität", behauptet der spätere Arzt, habe man "überhaupt keine Identität" (Sylviane Dullak 1983, S. 53) und verbleibe in einem 'Zombie'-Zustand (vgl. Bogdan 1974).

Stilisieren historische Mann-zu-Frau-Transsexuelle ihren transsexuellen 'Drang' im Anschluß an transvestitische Fallgeschichten (vgl. z.B. die Fallgeschichten bei Hirschfeld 1910, aber auch belletristische Zeugnisse, z.B. Anonymus 1905) gern als weibliches

---

10 Ähnliches läßt sich schon in frühen Fallgeschichten konstatieren. Marcuse (1916) berichtet von einem männlichen Transvestiten, der sich qua Koitus dem weiblichen Geschlecht anzuverwandeln sucht.

11 So bezeichnete man die als 'Nothilfe' legitimierte "Luxusoperation" (Abraham 1931) der "Kastration von Sexualneutorikern" (Mühsam 1921) bereits in den 30er Jahren.

Alter Ego, welches sie relativ spät, dann aber immer öfter überfällt, fehlt solch eine tragikomische Doppelpersönlichkeit in Frau-zu-Mann-Stories gänzlich. Zwischen männlichen und weiblichen Transsexuellen gibt es noch andere signifikante Differenzen, welche sich nicht allein aus intertextuellen Konventionen ableiten lassen. So besetzen transsexuelle Mädchen sehr früh weibliche Liebes'objekte', transsexuelle Jungen hingegen weibliche Identifikationsmodelle. Die 'typische' transsexuelle Kindheit ist übrigens ein relativ spätes Konstrukt, das den 'Wildfang' ("tomboy") tendenziell zum bloßen Negativ (vgl. Worden u. Marsh 1955, Vague 1956) des 'Mädchenjungen' ("sissy") macht, was einzelne Texte wieder unterlaufen (z.B. Roberta Cowell 1954, Marie-Aude Murail 1985). In heutigen Autobiographien beruft man sich kaum noch, im Gegensatz zu frühen Transvestiten-Memoiren (vgl. schon den Abbé de Choisy im 17. Jhdt.) oder homosexuellen Bekenntnissen, auf externe Verursachungsfaktoren des scheiternden Rollenerwerbs, wie z.B. eine elterliche Erziehung des Kindes im anderen Geschlecht (vgl. den Fall "Sandor-Sarolta" bei Krafft-Ebing) oder 'induzierte Travestie' (nur noch bei Marais 1954 und Reneé Richards 1983), etwa als Sanktionsmaßnahme. Die Gründe für die transsexuelle 'Entwicklung' sind nach 'innen' verlagert: Frühe spontane 'Verkleidung' korreliert folglich hoch mit frühzeitigem 'Evidenzgefühl'. Entspricht der Simulation der 'Weiblichkeit' auf männlicher Seite ihre Dissimulation auf weiblicher, läßt sich die größere soziale Toleranz gegenüber "tomboys" (z.B. Pauly 1969) vom autobiographischen Material her nicht bestätigen. Mädchen, die sich gegen weibliche Geschlechtsmarkierung auflehnen, werden, zumal im kleinbürgerlichen Kontext, bestraft.

Ein auffälliges Merkmal älterer und neuerer Lebens- und Fallgeschichten liegt in der redundanten Behauptung, den anatomischen Geschlechtsunterschied erst sehr spät (z.B. Mario Martino 1977 mit 9 Jahren; vgl. ferner Catherine Rihoit u. Jeanne Nolais 1980 sowie Maud Marin 1987 u.v.a.) erkannt und primär als semiotische Differenz wahrgenommen zu haben (vgl. die beiden Fälle von weiblichem Transvestitismus bei Stekel 1920 und seinem Schüler Gutheil 1923). Sind zudem die "infantilen Sexualtheorien" (Freud 1905) durch 'infantile Geschlechtertheorien' ersetzt worden, wird dafür oftmals das Phantasma eines (intra-uterinen) 'Zwillings" im anderen Geschlecht bemüht, der die Transsexualität seines Geschwisters, z.B. durch 'hormonale Übertragung', verschuldet habe (bes. in älteren und neueren Fallgeschichten von Mann-zu-Frau-Transsexuellen, aber auch bei Dawn Langley Simmons (1970, 1975)).

Transsexuelle des autobiographischen Korpus stammen, ähnlich wie Strichjungen (vgl. z.B. Schickedanz 1979), überproportional häufig aus 'primär' oder 'sekundär' (funktional) "entstrukturierten" Familien[12], deren Chaotik sie aber weder kriminell noch sonstwie 'asozial'[13] werden läßt, scheint doch die extreme geschlechtliche Devianz alle übrigen zu absorbieren (vgl. z.B. Ploeger u. Flamm 1976). Obwohl in den Selbstzeugnissen durchaus auf normale 'Musterfamilien' (z.B. Christine Jorgensen 1967,

---

12 Sprach schon Stekel (1923) vom "Parallelogramm familiärer Kräfte", so betonte Lothstein (1983) die auffällige Frequenz von Verwaisung, Inzest oder traumatischen Ereignissen in den Lebensläufen amerikanischer Frau-zu-Mann-Transsexueller. Inzestuöse Vorkommnisse oder Inzestwünsche bzw. phantasmen kommen im autobiographischen Korpus überhaupt nicht vor.

13 Ätiologische Spekulationen über die Struktur und Dynamik der Herkunftsfamilien Transsexueller lassen nicht nur an interaktionistische Theorien zur Schizophrenie-Genese denken (z.B. Palo Alto-Schule), sondern haben auch zu psychoanalytisch-psychiatrischen Neuansätzen (z.B. Lothsteins 'Familien-Genogramm') geführt.

Canary Conn 1974, Tula 1982) verwiesen wird, die psycho- und soziodynamische Erklärungsschemata angeblich entwerten, lassen sich in den Lebensgeschichten Typen abweichender Familienkonstellationen ausmachen. Neben der seltenen, aber in älteren Texten strapazierten Schablone eines 'häuslichen Matriarchats', d.h. mütterlicher Herrschaft über Mann und/oder Kinder[14], findet man das häufigere 'patriarchalische' Gegenstück in neueren Texten, insbesondere unter Bezugnahme aufs Unterschicht-Milieu. Die Konstellation der 'symbiotischen Mutter und/oder des (real) abwesenden Vaters' (auch bei transsexuellen Mädchen, z.B. Van Oosterwyck 1975) kommt ebenso oft vor wie jene der 'elterlichen Selbstsuffizienz', d.h. insulärer Partnerbezogenheit, die z.T. engere Geschwisterbeziehungen bewirkt. Delegierte Elternfunktionen z.B. im Rahmen der eigenen Familie (meist Großmütter) oder einer fremden (Adoptivfamilie, Stiefeltern, usw.), die manchmal auch bloß phantasmatischen Status haben[15], rangieren quantitativ jedenfalls vor einer außerfamiliären Erziehung (Heime, Internate, Pensionate, usw.), deren homosoziales Milieu besonders von transsexuellen Jungen zunächst gescheut wird (z.B. Jeanne Nolais 1980, Marie-Josée Enard 1982).

Die meisten Normalisierungsversuche hinsichtlich einer vage empfundenen 'Anomalie' beginnen in der Schulzeit. Neben kompensatorischem Leistungsstreben, dem Pendant eines Versagertums aus 'Identitätsmangel' (das seltener zu sein scheint, sich aber ans 'Differenz-' bzw. Neutralitätsgefühl bindet, z.B. Jane Fry 1974, Sylviane Dullak 1983), findet man das Bemühen um eine akzeptable Geschlechterrollen-'Fassade' besonders unter dem Druck eines autoritären Vaters (z.B. Canary Conn 1974, Renate Anders 1984), der dann auch die spätere Berufswahl indirekt beeinflussen kann. So sollen z.B. segregative Institutionen (wie die Armee bei Jane Fry 1974, Renate Anders 1984 oder das Kloster bei Mario Martino 1977) gleichzeitig vor der Attraktivität gegengeschlechtlicher Modelle schützen und die 'Nachsozialisation' zur Geschlechtsnormen-Konformität gewährleisten. Derartige Kompromisse, deren Scheitern sich im kompensatorischen 'Doppelleben' bereits ankündigt, kennzeichnen eher 'heterosexuell' (in bezug auf das Origo-Geschlecht) orientierte Transsexualisten. Der Zugang zur schwulen Subkultur bietet von vorneherein andere 'Devianzkarrieren', professionelle (Cabaret-) Travestie z.B., die transsexuelle 'Bedürfnisse' eine Zeitlang 'stillt' (so bei Marais 1954, Costa 1961, Barbara Buick 1970, Dalba 1973, Delarue 1978, Diane 1987 usw.).

Die transsexuelle 'Pubertätskrise' kulminiert oftmals im Bruch mit der eigenen Herkunftsfamilie, der als emotionale 'Katastrophe' erlebt wird. Während der Adoleszenz überfordern gesteigerte soziale Rollenerwartungen nicht nur Kompetenzen adäquater 'Geschlechtsdarstellung', sondern bedrohen außerdem die mühsam aufrechterhaltene intime 'Gegen-Identität', die eines 'privaten' Reservates bedarf. Verschärft sich bei transsexuellen Mädchen der 'Kleiderkampf' als Protest gegen die 'Dressur' zur heiratsfähigen 'jungen Dame' (vgl. bes. die dramatischen Mutter-Tochter-Szenen bei Van Oosterwyck 1975), wird die Entdeckung der Travestie und/oder 'Homosexualität' durch Familie (z.B.

---

[14] Z.B. bei Nancy Hunt (1978); diese Inszenierung findet sich besonders in französischer Unterhaltungsliteratur des 'fin-de-siècle' und wird von den ersten Psychoanalytikern für die Genese effeminierter Homosexueller herangezogen.

[15] Z.B. bei Chris Johnson (1982), der sich als kleines Mädchen von 'zwei Müttern', seiner richtigen und einer älteren Schwester, umhegt fühlte, oder E. Barrière (1986), die meint, in einer Schwestern-Symbiose aufgewachsen zu sein.

Costa 1961, Barbara Buick 1970, Dalba 1973, Christa Geibel 1983) oder Freunde (z.B. stark fokalisiert bei Richards 1983) zum Schlüsselereignis jugendlicher 'Mann-zu-Frau-Transsexueller'. Krisenhafte Auseinandersetzungen, die sich dann mit Berufs- oder Liebespartnern wiederholen, erschüttern zumindest zeitweilig die genuine gegengeschlechtliche Identität. Doch 'peer group'-Kontakte oder sexuelle Erfahrungen verstärken die transsexuellen Wünsche meist wieder, statt sie zu beheben. So z.B. bei ersten heterosexuellen 'dates', die transsexuellen Jungen klarmachen, daß sie das 'junge Mädchen' nicht haben, sondern 'sein' wollen (vgl. Renate Anders 1984, Christa Geibel 1983, Sylviane Dullak 1983). Fortan wird die heimliche Travestie, deren 'eigene Logik' zur öffentlichen Bewährungsprobe drängt (vgl. die eindringliche Schilderung von Waltraud Schiffels 1990), mit dem Ziel größtmöglicher 'Echtheit' perfektioniert. Travestie ist gleichzeitig sichtbar gemachter Konfliktstoff und 'wilder' Integrationstest. Erstaunlicherweise nimmt der Einblick in die Konstruierbarkeit einer 'Geschlechtszuständigkeit' dieser nichts von ihrem Charme, - im Gegenteil, wachsende Sicherheit bekräftigt das Vorhaben, 'ganz im anderen Geschlecht' zu leben.

Ohne hier systematisch auf die weiteren Etappen transsexueller Lebensläufe eingehen zu können, sollen noch einige ihrer konstitutiven Elemente, die besonders indizienhaft erscheinen, kurz erwähnt werden. Unter den auf den 'Privatbereich' bezogenen Integrationsversuchen[16] gebührt der Familiengründung ein besonderer Platz, weil sich in der ehelichen Partnerschaft sexuelle und geschlechtliche Problematiken 'verschalten', die familiären Verpflichtungen aber das transsexuelle Vorhaben, das sie nicht zu eliminieren vermögen, behindern und verzögern (so z.B. bei Jan Morris 1974, Catherine Rihoit u. Jeanne Nolais 1980, Elodie Barrière 1986, Renate Anders 1984). Meist sind es Männer, die heiraten[17] und sich am Hochzeitstag oder spätestens im Moment ihrer Vaterschaft völlig aus dem Gleichgewicht geworfen fühlen:

"Am Ende der religiösen Zeremonie [..] überwältigte mich meine Emotion, und ich brach in Schluchzen aus, als ob ich zur Beerdigung einer mir teuren Person gegangen wäre. [..] Diese öffentliche Zurschaustellung meiner Männlichkeit und baldigen Vaterschaft bedeutete für mich eine wirkliche Kapitulation meiner geistigen Weiblichkeit und den Triumph meines männlichen Geschlechts." (Sylviane Dullak 1983, S. 32).

War der junge Vater in älteren Texten noch ein 'hereingelegter Liebhaber' (z.B. Marais 1954), erprobt er sich jetzt als eine Ersatzmutter, die Schwangerschaft und Kinderaufzucht empathisch miterlebt (z.B. Sylviane Dullak 1983, Renate Anders 1984, aber nicht: Jane Fry, Bogdan 1974, Canary Conn 1974, Renée Richards 1983), aber durch ihren wachsenden 'Gebärneid' immer mehr frustriert wird. Zusammenfassend läßt sich festhalten, daß die Selbsttherapie durch normenkonforme Geschlechts-Praxis die 'verkehrte Geschlechtsidentität' nicht im geringsten kuriert. Weder Donjuanismus (z.B.

---

16 Die berufliche 'Selbstrealisierung', z.B. durch eine dem Wunschgeschlecht angemessene Profession, oder auch die Pflege spezifischer Passionen (häufig technischer oder künstlerischer) ist ein weiteres wichtiges Mittel der 'spontanen Selbsttherapie'. Entgegen verbreiteten Mutmaßungen haben sich zahlreiche Transsexuelle des autobiographischen Korpus verschiedenartigen Psycho-Therapien (i.w.S.) ausgesetzt, die von psychiatrischer Behandlung (Fry 1974, Ashley 1982) über kalifornische "reparenting"-Methoden (Rigsbee 1983) bis zu einer langjährigen psychoanalytischen Kur (Cowell 1954, Richards 1983) reichen.

17 Obwohl es auch 'schwule' Frau-zu-Mann-Transsexuelle gibt, die sich verehelichen, z.B. Chris Johnson (1982). Marie-Aude Murails (1985) Protagonist ist mit einem bisexuellen Mann, Gilles, verheiratet, von dem sie einen Sohn bekommt.

Sylviane Dullak 1983) noch passionelle Fixierungen (z.B. Jan Morris 1975, Catherine Rihoit u. Jeanne Nolais 1980) oder Geschlechtsrollen-Tausch (z.B. Nancy Hunt 1978) scheinen den Transsexualismus auf Dauer bremsen zu können. Zeigt sich die Permanenz geschlechtlichen Unbehagens bei heterosexuell ausgerichteten Männern oftmals als seltsame Spannung zwischen einem Liebesaffekt, der keinerlei Lust freisetzt, und einer maschinellen Sexualität (Sylviane Dullak 1983, Renate Anders 1984), so bei transsexuellen Frauen in Frigidität und 'männlichem Protest'. Selbst similitistisch (vgl. Schmidt 1930, Binder 1933) verbrämte Partnerschaft mobilisiert nur einen 'Geschlechtsneid', der den Anderen als Spiegelbild mumifiziert.

"Es blieb nicht aus, daß in den [..] Augenblicken höchster Lust sich mir jedesmal deutlicher die Frage stellte, ob ich auf diesem Wege jemals zu einem Frieden zwischen Körper und Psyche kommen würde. Denn je weniger mir meine Partnerin bedeutete, desto mehr empfand ich meine körperlichen Reaktionen als autonom, fremd und nicht zu mir gehörend. Je mehr ich ihr aber zugeneigt war, desto stärker identifizierte ich mich mit ihr und empfand meine Sexualität als aggressiv und gewalttätig und unvereinbar mit meinen Vorstellungen von Zärtlichkeit und Liebe [..]. Je stärker die Identifikation mit dem Geliebten war, desto mehr verlor ich auch das Gefühl für die Grenzen unserer Körper und erlebte das unfaßbare Glück, daß in der innigen Umarmung sich meine männlichen Merkmale verloren und ich selbst jene meiner Geliebten erwarb." (Renate Anders 1984, S. 80f).

Transsexuelle Selbsterkenntnis wird in neueren Texten weniger durch ärztliche Diagnosen (Lili Elbe 1932, Michèle-Marie Poulain [in: Marais 1954], Costa 1961, Christine Jorgensen 1967) denn massenmediale Sensationsberichte[18] katalysiert. Für viele Betroffene war die Lektüre einer Autobiographie wie eine Offenbarung, so die Autobiographie des Transsexualismus-Stars Christine Jorgensen (1967) für Canary Conn (1974), Nancy Hunt (1978), April Ashley (1982), um nur einige zu nennen.

"Ich hatte bei dem Kauf ins Schwarze getroffen. Es war die Lebensgeschichte des dänischem Malers Einar Wegener, der erste Fall von Transsexualismus, über den überhaupt berichtet wurde. [..] Er war also zu einer Frau geworden. Das war es, was meine beiden Persönlichkeiten, Dick und Renée, so beeindruckte. [..] Renée war bis jetzt bloß eine [..] unerreichbare Phantasie gewesen. [..] Nun konnte ich fühlen, wie sie stärker wurde. Sie hatte einen [..] Weg erspäht." (Renée Richards 1983, S. 55).

Zwar sind die Möglichkeiten identitätsstabilisierender Selbstkategorisierung und damit einhergehenden Gruppenzugehörigkeitsbewußtseins nicht unbedingt die entscheidenden oder gar alleinigen Auslöser des Operationsvorhabens, aber das meist im Selbststudium erlangte Wissen um die medizinischen und juristischen Verfahrensweisen eines Geschlechtswechsels gibt Hoffnung und stimuliert das Imaginäre. In älteren (Auto-) Biographien werden an dieser Stelle gern apologetische Exkurse zur Geschichte des Transsexualismus eingefügt, die von Mythen und Legenden zum Geschlechtswechsel[19] bis zu theoretischen Erörterungen reichen. Infolge zunehmender Institutionalisierung von

---

[18] So erfahren Van Oosterwyck 1975 und Johnson (in: Geibel 1983) am Fernsehen etwas über die Existenz anderer Fälle (z.B. "Gerda Hoffmann"), Barrière 1986 oder Rigsbee 1970 stoßen zufällig durch Zeitschriften-Artikel darauf.

[19] Platons 'Gastmahl' mit dem Origo-Mythos der 'Androgynie' bei Elbe 1932, der Chevalier d'Eon bei Morris 1974 oder spektakuläre Fälle bei Cowell 1954.

'Geschlechtskorrekturen' wird die 'Transit-Phase' des mehrebigen 'Passagenritus' (vgl. Anne Bolin 1983) immer ausführlicher und fachkundiger beschrieben, bis hin zu den psychosomatischen Effekten einer Hormontherapie (etwa bei Jan Morris 1974, Sylviane Dullak 1983). 'Wilde' oder kontrollierte 'Alltagstests', durchsetzt von komödiantischen Verwechslungsszenen[20], sind zugleich Performanz-Training und Kompetenz-Examina 'vor Ort'. Außerdem dienen sie nicht nur der Selbstbeobachtung, die zuweilen hypochondrische Ausmaße annimmt, sondern auch der 'Motivationsprüfung', zumal Diskriminierungserlebnisse im Coming Out-Prozeß stets wieder desorientierend wirken können (vgl. schon bei Brown 1966).

Transsexuelle werden nicht selten symbolisch von wichtigen 'Bezugspersonen' verstoßen (so Barbara Buick [1970] von ihrem Vater, der seinem Sohn brieflich erklärt, daß er fortan für ihn 'tot' sei), des öfteren wählen sie auch freiwillig ein Exil (Kathy Dee [1974], die aus Lüttich nach Hamburg übersiedelt), nachdem sie sich in ritualisierter Weise von ihrer Vergangenheit, die sie danach z.T. zu verschweigen versuchen (z.B. Mand Marin 1987, Renée Richards 1983), verabschiedet haben[21]. Müssen sie im komplizierten Durchgangsstadium bis zur Operation das richtige Maß zwischen Unter- und Übererfüllung normierter 'Geschlechtsdarstellung' finden, werden ihre Anstrengungen zusätzlich dadurch erschwert, daß die lebensweltliche Praxis den individuellen Phantasmen nicht immer zu entsprechen braucht. "Die Frauen sind beschissen!" ärgert sich die Stripteaseuse Câline, "dabei ist Weiblichkeit doch so wunderbar! Sie könnten besser sein, ich jedenfalls will nie eine richtige Frau werden, wenn sie so sind." (Delarue 1978). In militanten (Auto-)Biographien werden die normativen (Gutachter-)Maßstäbe für die Beurteilung des Testerfolgs bereits feministisch infragegestellt:

"Weil ich es geschafft hatte, bisher ein nach außen hin angepaßtes bürgerliches Leben zu führen, stellte der Arzt einen ausreichenden Leidensdruck bei mir in Frage [..]: 'Mindestens ein Jahr müssen Sie in der Frauenrolle leben und Ihren Lebensunterhalt verdienen!' - 'Was verstehen Sie denn unter 'als Frau leben', fragte ich zurück, und wieder hatte er offensichtlich die Vorstellung, dazu gehöre [..] ein Mann und zumindest feminine Kleidung. Zählte er Jeans [..] nicht dazu ? [..] Laut fragte ich weiter: '[..] Hieße es nicht, mich zum Transvestitismus zu zwingen? Was würden Sie [..] davon halten, wenn man Sie zum Verkehr mit einem anderen Mann zwingen wollte?'" (Renate Anders 1984, S. 111).

Diese dialogisch dramatisierte Anklage, die sich mit 'Retourkutschen' und sokratesischer List für eine individualistische Gestaltung der 'Geschlechterordnung'[22] einsetzt, beharrt nicht allein auf der gesetzgebenden Kraft eigener Phantasie, sondern verweist auch auf die dadurch bedingte Notwendigkeit einer Entkoppelung von Sexualität und Geschlechtlichkeit: "Denn sowohl als Mann als auch als Frau ist mir alles Männliche zuwider." (Renate Anders 1984, S. 118).

---

20 Lili Elbe (1932) wird von Arbeitern für eine 'junge Dame in Hosen' gehalten, die sich der "garçonne"-Mode gemäß kleidet, der Cabaret-Transformist Buick (1970) von einem Verehrer für eine 'virile Lesbierin'.

21 Z.B. durch das Vernichten von Kindheits- und Jugendphotos oder der alten 'geschlechtsspezifischen' Kleidung.

22 Man denke an die polemisch-utopische Rede von "n Geschlechtern" im "Anti-Ödipus" (Deleuze u. Guattari) und deren politische Ausläufer.

Die Annäherung von sozial überzeugender und persönlich befriedigender geschlechtlicher Selbstdarstellung ist eine mitunter langwierige Arbeit, die das Bild der (magischen oder kreatürlichen) 'Metamorphose' endgültig obsolet gemacht hat. Transsexueller 'Realismus' hat seit längerem begriffen, daß das Identitätsgefühl allein noch keine Authentizität verleiht.

Da die moderne 'Transsexuellen-(Auto-)Biographie' primär die Geschichte einer geschlechtlichen Selbstverwirklichung ist, ordnen sich fast alle sonstigen Geschehnisse diesem Programm narrativ unter, indem sie episodisch der Illustration, Erklärung oder Rechtfertigung des transsexuellen Plans dienen. Die Story wird insofern zu ihrem eigenen Kommentar, der Selektion und dem Aufbau eignet von vorneherein argumentative Qualität, aber die Geschichte kann auch tendenziös präsentiert werden. Gemäß der Nobilitierung des Zielgeschlechts wird z.B. Statusabstieg bei Mann-zu-Frau-Transsexuellen durch Geschlechtermythen kompensiert, im umgekehrten Fall Privilegienzuwachs eher banalisiert.

Spaltet sich das 'Personal' dieser "Exempelliteratur" manichäistisch in Helfer- und Widersacher-Figuren, so läuft die Darstellung der post-operativen Phase gemeinhin auf eine positive Bilanz hinaus. Aber ist ein 'happy end' nicht schon deswegen nötig, weil es kein 'Zurück' mehr gibt, weil die Unwiderruflichkeit eines irreparablen Eingriffs eine 'Flucht nach vorn' mobilisiert? "Ich fühle mich vielleicht in meiner Weiblichkeit auch deswegen wohl", gibt Nancy Hunt zu, "weil ich einen ungeheuren Preis dafür bezahlt habe." (Nancy Hunt 1978, S. 260).

Die Tragik eines eventuellen 'Verlusts' wird im Mutanten-Phantasma narzißtisch gewendet: 'Verzeitlichte Androgynie' durch 'verdoppeltes Leben', Geschlechtswechsel als 'Jungbrunnen'. (Der Topos der "Verjüngung" durch Geschlechtswechsel kursierte auch in biologisch-medizinischen Diskursen der 20er Jahre, vgl. z.B. Ishlondsky 1926.) Im Gegensatz zur Rätsel- und Reise-Symbolik kann die Geburts-Metapher aktivisch und passivisch eingesetzt werden. Beinhaltet der Platzwechsel-Prozeß die Mühsal eines 'Sich-selbst-Gebärens', so das Erwachen nach der 'morphologischen Korrektur' eine Art 'zweiter Geburt' (in der das Palingenese-Motiv mit den gängigen ich-psychologischen Konnotationen verschmilzt, vgl. Margaret S. Mahler.), 'déjà vu'-Erlebnis des neuen Geschlechts'insigniums' (Hirschauer 1989) im Kontext infantiler Bade- und Spiegelszenen unter dem mütterlichen Blick des Klinik-Personals.

"Das heiße Wasser hat mich noch nie so erquickt, und ich lasse mich einseifen, massieren, verwöhnen wie ein Baby. Ich genieße endlich die erste Ruhepause nach diesem erschöpfenden Hindernislauf. [..] Ich treibe dahin, gewiegt vom Plaudern der Krankenschwester [..]. Zum ersten Mal fühle ich mich neu. [..] 'Ich möchte mich sehen ! Den Spiegel bitte !' [..] Das Geschlecht ist jetzt meines, so, wie ich es immer schon vorgestellt habe. Warum sollte es mich erstaunen? Es hat mich so oft verfolgt, als Bild einer skandalösen Abwesenheit. [..] Ich habe den Eindruck, schon immer so gewesen zu sein." (Diane 1987, S. 20ff).

Wenn auch einige Transsexuelle den Tod ihrer Mutter abwarten, um zum 'Mörder' des Geburtsgeschlechts zu werden (so z.B. Sylviane Dullak [1983], die am Grab ihrer Mutter schwört, eine Frau zu werden), fällt auf, wieviele sich nach der Operation, meist telefonisch, an eine ('Ersatz'-) Mutter wenden, die im übrigen neben der gesellschaftlichen Öffentlichkeit Hauptadressat der Selbstapologien bleibt (z.B. Barbara Buick 1970, Renate Anders 1984).

Der Wechsel des grammatischen Geschlechts[23] des Protagonisten ist in der Mehrzahl der (Auto-)Biographien hochsignifikant, erfolgt aber meist schon zu Beginn des Alltagstests oder der Hormontherapie (z.B. Catherine Rihoit u. Jeanine Nolais 1980, Coccinelle 1987). Ähnlich wie der gegengeschlechtliche Vorname (der zuweilen spät und willkürlich gewählt wird, z.B. Jane Fry [in: Bogdan 1974], Nancy Hunt [1978]) symbolisiert er eine Identifikation, deren Intensität auch dadurch bekundet werden kann, daß die Lebensgeschichte von Anfang an ins 'richtige' Geschlecht rückübersetzt ist (Costa 1961, Barbara Buick 1970, Delarue 1978, Ovida Delect 1982, Claudia Tavarès 1987). In Lili Elbes (1932) "Lebensbeichte" wird die korrekte Redeform durch einen Brief der Gattin eingeführt; der Pseudo-Zwitter Witold Smentek (1939) nutzt die autobiographische Schize zwischen Äußerungs- und Aussageebene, um als explizit männlich markiertes Ich über sein explizit weiblich markiertes zu sprechen; und Sylviane Dullak (1983) 'schaltet' die Deixis erst nach ihrer Selbstkastration um.

Die vermeintliche Lösung des transsexuellen Konflikts beim symbolischen 'Aufgehen' im Gegengeschlecht geht narrativ nicht so leicht auf. Im Vergleich zum Kampf um juristische Personenstandsänderung (spektakulär beim Juristen Van Oosterwyck, aber nicht mehr in seine Autobiographie [1975] eingegangen), einer Wiederholung des Geschlechtswechsels auf dem Papier und in den Papieren sozusagen, scheint das phantasmatische Ziel einer 'totalen Anerkennung' konstitutiv unerreichbar. "Polychirurgische Bestrebungen" (nach Sigusch et al. 1979), die darauf hinauslaufen, die Silhouette oder die Gesichtszüge dem (Ideal-)Bild des anderen Geschlechts anzupassen (z.B. Sylviane Dullak 1983, Coccinelle 1987, Claudia Tavarès 1987), begleiten ein Persuasionsanliegen, das auch durch sexuelle Erfolge nicht vollständig befriedigt wird und vielleicht deshalb im öffentlichen Bekenntnis fortgesetzt wird.

Die berufliche Reintegration gelingt durchschnittlich besser als die private. Versöhnt man sich zwar in der Mehrzahl der Fälle mit der Herkunftsfamilie, brechen Liebesbeziehungen und Partnerschaften meist zusammen oder 'versanden' in gleichgeschlechtlicher Koexistenz, wie bei etlichen 'lesbischen' Neo-Frauen, die zur 'Schwester' ihrer Gattin (Jan Morris 1974) bzw. 'Tante' ihrer Kinder (Renate Anders 1984) werden. Waren über ein Drittel der Mann-zu-Frau-Transsexuellen im alten Geschlecht verheiratet (zwölf der Transsexuellen haben Kinder), gehen nur die wenigsten im neuen Geschlecht eine Ehe ein[24], wobei es sich meist um exklusiv männerbezogene Ex-Männer handelt (die also an die seltenen Fälle von 'passing men' erinnern). Trotz verbleibender Schwierigkeiten bedauert jedoch kein autobiographischer Held seinen irreparablen Schritt. Einzige Ausnahme (die Assoziationen zur science-fiction-haften Satire eines Gore Vidal erweckt) bleibt die Rückverwandlung einer Amerikanerin, deren 'Reue' im Kontext 'psychotischer Regressionszustände' und unter dem Einfluß religiöser Sekten, die Transsexualismus als "Sünde" betrachten, aufkommt.

---

[23] Welches in romanischen Sprachen direkter (z.B. pronominal und auf Konkordanz-Wegen) markiert ist als im Englischen, wo man es vorwiegend semantisch zu erschließen hat.

[24] Was z.T. auch an juristischen Barrieren liegen mag: Eine Personenstandsänderung erlangte nur die Hälfte unseres Samples, von dem ein Viertel allerdings bei der Redaktion der (Auto-)Biographie noch nicht operiert war.

Transsexuelle Herkunftsmilieus, "Familienromane" und Berufskarrieren unterscheiden sich erheblich voneinander, ebenso sexuelle Orientierungen. Dennoch annektiert die autobiographische Rede verfügbare theoretische Erklärungsmodelle, um ihnen ggf. auch einfach zu widersprechen: "Für Transsexuelle soll gelten, daß sie eine äußerst warme, fatal enge Beziehung zu ihren Müttern gehabt hätten. [..] Unter diesem Aspekt paßt mein Fall nicht ins klassische Schema. Ich fand meine Mutter kalt und kritisch." (Nancy Hunt 1978, S. 49f, 52).

Sylviane Dullak, die sich als Arzt selbst kastrierte, vertritt eine neuroendokrinologische These, mit der sie "Transsexualismus" als eine durch postnatale Fehlsteuerung bedingte "zerebro-genitale Diskordanz" zwischen dem genetischen Geschlecht des Körpers und dem hormonalen Geschlecht des Gehirns redefiniert: "Seit einigen Jahren konstruiere ich eine Frau auf den Ruinen dessen, was ein faktischer Mann gewesen ist. Mir war nur mein Gehirn geblieben [..]. Diesem Organisationszentrum [..] gelang es, alle nötigen Bestandteile zum Aufbau eines seiner Natur entsprechenden Körpers zu entdecken. Ich mußte diesem herrlichen Generator nur noch den ihm gemäßen Treibstoff liefern, den ich nach seinen eigenen Direktiven ausgemacht hatte." (Sylviane Dullak 1983, S. 170). Der transsexuelle Wunsch geht hier sozusagen - qua "Bildbruch-Mäander" - im Modell einer Autopoiesis unter, demgemäß einstige Lerntheoretiker natürliche und soziale Determinanten heute wieder unproblematisch zur Deckung bringen: "Was nicht biologisch ist", sagt John Money polemisch, ist "spukologisch" (Money 1988, S. 123).

Die argumentative 'Arbeitsteilung' zwischen Narration und Kommentar bietet verschiedene Varianten. Im Extremfall wird aus dem Bekenntnis ein Thesenroman (so bei Christa Geibel 1983). Robert Bogdans Prozedur einer "soziologischen Autobiographie", die unter dem Anspruch antritt, exakte Daten zu liefern, holt aus ihrem 'Studiengegenstand' jene Diskurse heraus, die sie bei der Befragung hineingestreckt hat, und läßt ihr Objekt von vornherein wie einen Soziologen reden (Bogdan 1974), der das 'Rätsel' der Transsexualität in einem bloßen Etikettierungsprozeß auflöst.

Die für "negative Fallkarrieren" (Schütze 1981) charakteristische Verwissenschaftlichung der Selbstdeutungsmuster wird in den Transsexuellen-Autobiographien durch lebens- und fallgeschichtliche Kanonbildung unterlaufen. So beklagten Experten nicht mehr nur das hochselektive Gedächtnis der Betroffenen, sondern auch die Möglichkeit fiktiver Konstruktionen im Hinblick auf eine Therapiekandidatur. Wenn Transsexuelle dennoch nicht als manipulierte Simulanten gelten, dann dank einer experimentellen Psychologie, die aus der 'direkten Beobachtung' frühkindlichen Verhaltens auf prädiskursiv vorhandene Geschlechtsidentitätsstörungen schließen will. Offensichtlich bleibt die Empirie des Vorsprachlichen schon methodologisch jenen interpretatorischen Prämissen verhaftet, die sich dann in den standardisierten 'Männlichkeits/Weiblichkeits'-Tests für Operations-Kandidaten wiederfinden. Transsexuelle Kritik daran aber geriete in Widerspruch zu ihrer stereotypen Idealisierung ihres eigenen Zielgeschlechts, berücksichtigte man nicht die narzißtische Fundierung auch des Rollen-Konservativismus (vgl. z.B. Kando 1974).

Haben Transsexuelle die 'Monsterzone' des Unentscheidbaren, die für sie kaum je zum 'androgynen Konvergenzraum' (Erdbrügge 1987, S. 144f) führt, durchschritten, erweist sich die von ihnen beschworene Vereinheitlichung implizit als Illusion. Im nie einholbaren Abstand zwischen 'biologischem' und 'affektivem Alter' reproduziert sich die spektakuläre Diskrepanz, so daß der transsexuelle Wunsch lebendig bleibt. Man ersehnt das 'Unmögliche', das stets nostalgisch stimmen muß, die 'wahre' Initiation, als Gebären oder Geboren(worden)sein.

Die 'Schwellenerfahrung' (nach Waldenfels 1987) der Operation weckt Leiden am eigenen 'Geschlechts-Gedächtnis'. Angeblich ankonditionierte Reste einer Gegen-Identität, von der früher kaum die Rede war, sollen nun durch 'Selbstreinigungsprozesse' eliminiert werden, die manchmal zum bizarren Phänomen einer 'sexierten Weltwahrnehmung' führen, welches einer gewissen verrückten Komik nicht entbehrt: "Meine Beschäftigung mit geschlechtlicher Identität war zu einem Gerichtsprozeß geworden, mit mir als einzigem Richter, eine wilde Hexenjagd. [..] Monatelang machte ich seltsame Erfahrungen durch, z.B. im Supermarkt, wo ich begann, Lebensmittel geschlechtlich einzuordnen. So zögerte ich [..], ein Müsli-Paket mit der Aufschrift 'Cheerios' zu kaufen, weil sein Markenname mir zu männlich klang. Viele andere Waren wie Suppen, Shampoos, Fleisch, Obst und Gemüse, alles, was einigermaßen kategorisierbar war, unterlag dieser sorgfältigen Unterscheidung [..], als ob ich davon besessen gewesen wäre, jegliches Männliche aus meinem Leben auszuschließen, als wenn ich Angst gehabt hätte, ich könnte wieder einmal rückwärts über die Grenze stolpern" (Canary Conn 1974, S. 175f).

Jan Morris dagegen wundert sich im Kapitel "transsexuelle Logistik" gleichsam ethnomethodologisch, wie sie dank der suggestiven Kraft geschlechtlicher Segregation einen englischen Herrenclub 'als Mann' verlassen konnte, um wenig später in identischer Aufmachung von einem Damenkränzchen 'als Frau' empfangen zu werden, genügte doch die "geringfügigste Zurschaustellung von etwas Feminität", um sie "über die Trennlinie zu schubsen" (Jan Morris 1953, S. 129).

So läßt sich also im autobiographischen Diskurs ein eigenartiges Spannungsverhältnis verzeichnen zwischen der Einsicht in kommunikative Geschlechtskonstruktion und deren mitunter sofortiger Re-Naturalisierung durch die 'Gefühlsoffenbarung'. Die genre-immanente 'Zweistimmigkeit' erschöpft sich eben nicht im rationalistischen Dialog. Wenn die Ich-Erzählform innere Zwiesprache und kommunikative Adresse konfundiert, dramatisiert sie die ichbildende Spiegeldialektik. Konventionelles autobiographisches Schreiben erweist sich als 'Theatralisierung' (nach Lejeune 1980, S. 36ff) einer enunziatorischen Schize, die im psychotischen Sprechen außer Kontrolle gerät.

Aus psychoanalytischer Optik ist die geschlossene, selbsterzählte Geschichte des eigenen Lebens gleichsam das 'leere Vollschreiben' eines Bewußtseinsschirms, dessen Sondierung nur bis zu Deckerinnerungen und Tagträumen reicht. Das Supersignifikat der fertigen 'Story' entspricht, in der Vergabe eines End-Sinns, einer Meta-Aussage über Aussagen-Kette und -Verkettung zugleich, imaginärer Totalisierung, mittels derer sich das Subjekt narzißtisch seiner Existenz vergewissert. Eine solche 'Psychosynthese' (Lejeune 1988, S. 74) unterscheidet sich also grundsätzlich von der Rede des Subjekts in der psychoanalytischen Kur und wird gerade deswegen zum bevorzugten Terrain der Geständnishermeneutik.

Wurzelt das autobiographische Projekt bereits historisch in einer Apologetik (vgl. Fuhrmann 1979), die die Verpflichtung der Identität zum Anspruch auf Individualität erhebt, werden die Ent-Schuldigung oder die Bitte um Anerkennung in der psychoanalytischen Situation zurückgewiesen. Die Suche nach der eigenen Identität erfährt nur dort keine Kränkung, wo sie sich im Dual von Echo und Kritik zu wiederholen vermag, - ein Rezentrierungsgeschäft, dessen Illusion durch 'Massen'-Kommunikation vervielfältigt wird.

3 Transsexuelle Anti-/Homosexualität 'im Dienste des Geschlechts'

Eine auffällige historische Konstante im autobiographischen Material, die gleichwohl einige Abwandlungen erfährt, ist das simultane Auftreten heftiger anti-homosexueller Diskurse ("I had no sympathy for homosexuals and felt a positive revulsion for the coupling of two male bodies." Nancy Hunt [1978, S. 262]) und gleichgeschlechtlicher Wünsche oder Akte, die geradezu 'schizophren' anmuteten, würden sie nicht von den Betroffenen selbst rationalisiert. Um das Oxymoron 'homosexueller Heterosexualität' als pragmatische Echtheitsbestätigung des Transsexualismus akzeptieren zu können, muß man allerdings einer sophistischen Umsemantierung erliegen, deren implizite Prämissen die aus ihnen gezogene Schlußfolgerung doch allererst beweisen soll: Homosexualität wird lediglich aufgrund einer transsexuellen Unterstellung zur 'Heterosexualität'. Aus der transsexuellen Begründung für Homosexualität (z.B. 'Ich liebe Männer, weil ich eine Frau bin.') ist, auch historisch, eine homosexuelle Begründung für Transsexualität geworden ('Ich bin eine Frau, weil ich Männer liebe'). Ähnlicher Pseudologik verfällt schon Balzacs Bildhauer "Sarrasine" aus Passion für "Zambinella", den Gesangskastraten: 'Wenn ich sie liebe, muß sie eine Frau sein.' (Barthes 1970, S. 150). Homophobe Äußerungen und verschiedenste Anti-Perversitäts-Indizien stabilisieren in transsexuellen Selbstbekenntnissen eine 'Normalisierung' nach Maßgabe des hegemonialen Diskurses. Es entsteht der Eindruck, daß man bei aller geschlechtlichen Anomalie wenigstens sexuell 'in Ordnung sein' möchte. Beim ersten Besuch einer Lesbenbar empört sich der dort im Frack erscheinende Frau-zu-Mann-Transsexuelle Daniel Van Oosterwyck: "All diese Frauen im Männeranzug, diese traurigen Karikaturen, diese Transvestitinnen, lächerlich sind sie, grotesk! Das ist ja unnatürlich! Unglaublich! [..] Ich bin keine Lesbierin, ich bin ein Mann!" (Van Oosterwyck 1975, S. 159).

Doppelmoral entspringt, peinlich komisch, dem Ernst einer Identifikation. Im Gegensatz zu männerfixierten 'Mann-zu-Frau'-Transsexuellen, die mehr oder weniger fest im Schwulenmilieu verankert sind, teilen die älteren[25] 'Frau-zu-Mann'-Transsexuellen mit ihren 'lesbischen' Kolleginnen eine extreme Homo- und Travestie-Phobie, so, als ginge es eher darum, die eigene Heterosexualität, denn eine Transsexualität zu beweisen. Wurde die 'Wahrheit des Geschlechts' in frühen Zwitter-Autobiographien durch den Einbruch 'homosexueller' Begierden angekündigt, so erscholl die 'Stimme der Natur' häufig in einer dramatischen 'Gewitterszene' (so bei Herculine Barbin 1868, Armand Dubarry 1899 und wieder bei Erich Amborn 1981). Transsexuelle Selbsterkenntnis

[25] In den beiden (Auto-)Biographien jüngerer Frau-zu-Mann-Transsexueller (Chris Johnson u. Cathy Brown 1982, Marie-Aude Murail 1985) weicht diese Rigidität größerer Toleranz. So stilisiert sich der Protagonist zwar weiterhin als 'Mann', aber z.T. eben als 'schwuler' oder bisexueller (vgl. a. Lothstein 1983).

beginnt oftmals im prosaischen Kontext einer 'Barszene' (vgl. Martino 1977, S. 113, Sylviane Dullak 1983, Nancy Hunt 1978). "Nackte Silikonbrüste quollen mir aus billigem Taft entgegen. Ein grell geschminktes Gesicht beugte sich erwartungsvoll über den Tisch zu mir herüber. [..] Fluchtartig verließ ich das Lokal. Tief deprimiert und fast in Panik. Wenn das Transsexuelle sind, dachte ich, dann bin ich keiner." (Christa Geibel 1983, S. 7, 10).

Identitätskonstitution erfolgt über eine Ausgrenzung (vgl. schon Lili Elbe 1932), die Klischees medizinischer Differenzdiagnostik kopiert. Aber auch praktische Erfahrungen setzen dem für die transsexuelle Pubertätskrise typischen 'homosexuellen Selbstverkennen' ein Ende: "Ich war von Männern angezogen", sagt das heutige Fotomodell Tula, "aber [..] mochte eher heterosexuelle als schwule [..]. Ich wünschte, sie würden mich auf eine normale Weise begehren. Ihre Lust auf meinen männlichen Körper verursachte mir Übelkeit." (Tula 1982, S. 105).

Spontaner Widerstand gegen Versuchungen oder sexuelle Funktionsschwierigkeiten gelten, seitens der Betroffenen, ebenfalls als 'starke' Argumente gegen homosexuelles Begehren. (So wehrt sich Sylviane Dullak [1983] als junger Mann gegenüber dem zudringlichen Vater einer Freundin. "Maria" Martino [1977] ist willens, sich von einem guten Freund 'entjungfern' zu lassen, um 'positive' heterosexuelle 'Erfahrungen' machen zu können, aber im letzten Moment schreckt sie 'instinktiv' vor dem Akt zurück.) Eigentümlicherweise berichten meist 'schwule' Mann-zu-Frau-Transsexuelle vom "Trauma" der Vergewaltigung durch einen diabolisierten und oft gleichzeitig idealisierten (jungen) Mann:

"Der Typ ist ein kleiner Macho, größer und stärker als ich, mit niedriger Stirn. Seine Augenbrauen sind zusammengewachsen, und auf der Oberlippe zeigt sich der Schatten eines ersten Flaums. Stiernackig und breitschultrig wie er ist, würde er mich mit einer Ohrfeige niederschmettern. Ich soll mich ausziehen, hat er mit ruhiger Sicherheit befohlen. [..] Ich habe mich noch nie mit einem Jungen geprügelt. An meiner Stelle würde sich ein Mädchen vielleicht schlagen, [..] oder fände eine andere Möglichkeit der Gegenwehr. Ich aber? - Er entkleidet sich nicht, der Herr und Meister [..]. Nicht um Liebe, Zärtlichkeit oder erwachende Sexualität geht es ihm, nein, er ist ein Perverser, der weiß, was er will. Noch nie habe ich ein so großes Geschlechtsorgan gesehen. [..] Dieses Geschlecht war wie ein Tier, mit seiner Hitze, seinen Zuckungen. [..] Und das Bild des Vergewaltigers läßt mich nicht mehr los. Sein rotes Polohemd, seine Visage, seine krausen schwarzen Haare, [..] dieser Körper aus Beton und Elektrizität. Ich verfluche ihn. [..] Denn er hat mir Angst vor Männern gemacht, eine Angst, die mich nicht mehr verläßt. Damals war ich noch nicht dreizehn. Was sollte aus mir werden?" (Maud Marin 1987, S. 1ff).

Wenn die fakultative Verführungsszene, die in den transsexuellen Kanon eingegangen ist (vgl. Marie-Josée Enard 1982, Diane 1987, Claudia Tavarès 1987), auch nicht mit hysterischer Rede gleichgesetzt werden kann, so erklingt in der Pose 'verfolgter Unschuld', im 'masochistischen' Tenor der (An-)Klage[26], die Ambivalenz eines Begehrens, welche weniger darauf abzielt, in 'passiver Position' zu genießen, als darin

26 Sie läßt - politisch 'reaktionär' - die alten Bilder vom homosexuellen Verführer, Agenten des 'Lasters', aufblitzen, dem der Transsexuelle brav widersteht.

geschlechtlich bestätigt zu werden[27]. Partnerliche Virilität zählt nicht als Potenzversprechen (wie bei 'Tunten'), sondern als heterosexuelles Verlangen nach einem 'weiblichen Objekt', das die Transsexuelle in einem Akt des (V)Erkennens zur 'Frau' macht. Entsprechend erklärt sich die Vorliebe fast aller Frau-zu-Mann-Transsexuellen für nicht-lesbische Gefährtinnen[28], weil diese weder ihre 'Männlichkeit' infragestellen[29] noch sexuell 'aktiv'[30] sein möchten.

Einige Mann-zu-Frau-Transsexuelle betonen den 'platonischen' Charakter ihrer Männerfreundschaften (Catherine Rihoit u. Jeanne Nolais 1980, Jan Morris 1975), z.B. unter Berufung auf 'höfische Liebe' (Catherine Rihoit u. Jeanne Nolais 1980) oder den Marcuse'schen Erosbegriff (Morris 1974). Jan Morris (1974) genoß die Schüler-Romanzen des englischen Internats bis zu gewissen Grenzen; zwar ließ sie sich als Jüngling gern hofieren, aber sobald es zu erotischen Akten kommen sollte, fühlte sie sich abgestoßen: "Ästhetisch erschien es mir irgendwie inkongruent, falsch. [..] Unsere Körper paßten nicht zusammen, aber darüberhinaus [..] war es nicht das, was meine Freundinnen im Kopf hatten, wenn sie von ihrer Hochzeitsnacht sprachen. [..] Obwohl mein Körper sich [..] hingeben wollte, schien der Apparat dafür ungeeignet. Er war für eine andere Funktion gedacht, und ich kam mir falsch ausgestattet vor." (Jan Morris 1974, S. 24).

Signifiziert der ästhetizistisch nobilitierte Topos der biologischen (Prokreations-) Komplementarität und -Finalität eine 'Sünde wider die' eigene phantasmatische 'Natur', nämlich die weibliche Identität, die sexueller Lust den Vorrang abläuft, so geht es nicht um eine Verurteilung des 'päderastischen' Aktes, sondern des 'männlichen' Genitales, 'Fremd-Körper', da Störenfried des Weiblichkeitsphantasmas: "Die Homosexuellen begehrten Männer, wie normale Männer Frauen begehren, heftig und brutal. [..] Mich aber zogen Männer nicht auf diese Weise an. Ihr Genitale, wie das meinige, machte mir Angst. [..] Ich empfand es nicht als Teil meiner selbst." (Catherine Rihoit u. Jeanne Nolais 1980, S. 74f).

Die autobiographisch prononcierte Leugnung homosexuellen Verlangens hat die orthodoxe psychoanalytische (und z.T. auch psychiatrische, vgl. Springer 1981) Position darin bestärkt, hier eine Ver-Leugnung am Werke zu sehen und Transsexualität - wie ehedem Transvestitismus (vgl. schon Stekel 1917) - für 'latente Homosexualität' zu halten (so etwa bei Socarides 1969).

Wenn jemand darunter litt, als 'Lesbierin' stigmatisiert worden zu sein, wirkt die Freude über das legitimatorische Krankheits-Etikett in der Tat 'verdächtig': "Das, was meine Existenz seit jeher unterminierte, war also kein wollüstiges Laster, sondern eine anerkannte Krankheit, an der viele Menschen litten, über die Fachbücher geschrieben

---

27 Der transsexuelle Jüngling ist attraktiver und schwächer als ein Mädchen, wie es heißt, und dadurch 'mehr Mädchen' als die wirklichen.

28 Auch historische "passing women", die man m.E. als Vorläuferinnen weiblicher Transsexueller betrachten darf, liierten sich vornehmlich mit ehedem heterosexuellen Frauen, z.B. Witwen, ledigen Müttern usw..

29 "Maria" Martino wird von ihrer 'großen Liebe' Becky in "Mario" umgetauft, während 'er' Becky, seine zukünftige Gattin, entjungfert.

30 Bei Lesbierinnen fürchten Frau-zu-Mann-Transsexuelle nämlich nicht nur die diskriminierende 'Perversion', sondern auch bestimmte Genitalpraktiken (wie Cunnilingus, etc.), scheuen die 'Wunsch-Männer' doch vor (erotischer) Berührung eines verabscheuten Körperteils zurück.

wurden, für die es Behandlungsmöglichkeiten gab. [..] Herrlich!" (Van Oosterwyck 1975, S. 177).

Doch der Universalitätsanspruch psychoanalytischer Hermeneutik, für die sich hinter Transsexualismus lediglich Homosexualität verbirgt, wird auf harte Proben gestellt. Einmal sind sogar Strichjungen, die sich militant zur Homosexualität bekennen (Diane 1987, Coccinelle 1987), explizit dazu bereit, mit dem chirurgischen Eingriff ihre Lustfähigkeit aufs Spiel zu setzen, zum anderen gibt es viele deklariert "lesbische" Mann-zu-Frau-Transsexuelle (ungefähr ein Drittel des MF-Korpus), meist Ex-Familienväter, die auch nach der Operation ausschließlich mit Frauen verkehren (Renate Anders 1984, S. 179).

Derartige Befunde haben ich-psychologische Ansätze dazu motiviert, 'geschlechtliche Identität' von 'sexueller Orientierung' abzukoppeln (vgl. bes. die Pionierarbeit von Stoller 1968, aber auch Bockting u. Poortinga 1987), wie sich dies bereits in der traditionellen Sexualwissenschaft (vgl. die Pionierarbeit von Hirschfeld 1910) angebahnt hatte. Schon Hans Blüher (1913) trennt eine 'Geschlechtlichkeit im Dienste der Sexualität', inkarniert in der Tunte mit bloßer Weiblichkeits'pose', von einer 'Sexualität im Dienste des Geschlechts', dem Gegen-Bild des invertierten 'Weiblings', dessen Feminität allenfalls zum Auslöser einer Pseudo-Homosexualität wird. Hanns Heinz Ewers (1928) inszeniert in einer burlesken Farce auf die transvestitische Persönlichkeitsspaltung[31] einen frauenliebenden 'Weibmann', der seine "ursprünglich männliche Sehnsucht zum Weibe" behalte, welche sich "in ihrem eigenen Weibempfinden nur die gleichgeschlechtliche Maske" borge (Ewers 1928, S. 206).

Im Unterschied zur behaviouristischen Taxonomie ist 'Transsexualität' seit den 60er Jahren jedoch zum autonomen 'Syndrom' geworden, dem man eine eigene Ätiologie zuschreibt, auch wenn es darüber innerhalb einer Disziplin oder gar interdisziplinär noch keinen Konsens gibt. Deren ich-psychologisch gefaßte Standardversion ordnet die Sexualität dem Geschlechtlichen unter. Letztlich steht jegliches sexuelle Verlangen und Verhalten im Dienste eines 'Selbstsystems', das homöostatisch auf Identitätswahrung, auch geschlechtliche, abzielt. Greenson erklärt soziale Anti-Homosexualität durch die vorherrschende Angst vor dem Verlust der eigenen Geschlechtsidentität (Greenson 1968).

Insofern dürfte die in jüngeren Transsexuellen-(Auto-)Biographien hervorstechende Vielfalt der Sexualorientierungen die Unabhängigkeit der sexuellen Dimension von der geschlechtlichen bekräftigten, die wechselnde Sexualorientierung (die allerdings nie einen Übergang von exklusiver Homosexualität zur exklusiven Heterosexualität aufweist) einen auf das Geschlecht bezogenen Sinn erhalten.

Warum aber wird die post-operative Sexualpraxis in den lebensgeschichtlichen Dokumenten immer wieder aufgeschoben (auch wenn es sich dabei nur um eine 'Darstellung' handelte), wenn sie doch bereits präoperativ als 'Normalität' ausgewiesen werden konnte? Im Anschluß an die amerikanische Ego Psychology gilt die Tendenz zur Asexualität neuerdings sogar als Symptom 'echten Transsexualismus", Folge einer frühkindlichen 'Selbst-Bemutterung', deren reparative Funktion auf die inerte Rationalität

31 Die Gore Vidals (1968) "Myra Breckinrigde" inhaltlich und darstellungsstrategisch vorwegnimmt.

eines psychischen 'Apparates' verweist. Übersehen wird in solchen Konzeptionen gemeinhin die diskursive Konstitution des Phänomens.

Wie kommt es etwa, daß die Konfiguration einer 'liebesbedingten' Geschlechtskonversion genuin schwuler Transvestiten, welche für 'unechte' Transsexuelle gelten müssen, nur im biographischen Diskurs auftaucht (so bei Costa 1963, Dalba 1973, Delarue 1978), dem der autobiographische just in diesem Punkt aufs heftigste widerspricht (Costa 1963 vs. Coccinelle 1987)? Wäre das Szenario einer letztlich tragischen Kastration aus vergeblicher Passion zu einem heterosexuellen Mann (vgl. Faßbinders Film "Das Jahr der 13 Monde", 1978) ein Konstrukt, das psychopathologische Thesen lebensgeschichtlich vorwegnähme, oder aber bloß die moralische Lehre einer Travestie-Star-Karriere in trivialliterarischer Tradition? Mario Costa (1961), ein Boulevardblatt-Journalist, läßt Coccinelle zum Mittel der Geschlechtsumwandlung greifen, weil der "psychologische Effekt" ihres Hormonbusens nicht mehr ausgereicht hätte, den untreuen Geliebten zu halten, wie es süffisant heißt: "Ich wußte, daß diese Verstümmelung [..] irreparabel war." (Costa 1961, S. 109).

Bevor der angeblich sexuell aktive (Costa 1961, S. 121, Coccinelle 1987 bestätigt dies in ihrer Biographie) schwule Transvestit das kapitale Opfer seines Lustorgans bringt, profitiert er, in der biographischen Version, die sich an der 'Hinrichtung' delektiert, noch einmal ausgiebig von diesem 'Todeskandidaten': "Ich hatte zehn Tage [..], um zum letzten Mal die Freuden eines Mannes zu erleben, [..] um eventuell, wenn mich die Laune überkäme, ein Kind zu zeugen! [..] Ich wollte jedenfalls die letzten Wünsche des Verurteilten ausführen, indem ich ihm in einem Minimum von Zeit ein Maximum von Genüssen bescherte! Vergängliche Freuden!" (Costa 1961, S. 110, 122). In der autobiographischen Fassung hingegen fehlt das passionelle Operationsmotiv ebenso wie seine konkrete Ursache.[32]

Neigt der theoretische Diskurs dazu, die durch ihn (vor)strukturierten Fallgeschichten wie Abbildungen oder expressive Symbolisierungen einer (psychischen) 'Wirklichkeit'[33] zu lesen, so orientieren sich die Lebensgeschichten in zunehmendem Maße an diesem Kommentar, indem sie durch ihn gewecktes 'Erinnerungsmaterial' (an)ordnen und - wenn auch partiell, kontextspezifisch oder mit zeitlicher Verzögerung - bestimmten Deutungsmustern unterwerfen. Seit Lili Elbes "Lebensbeichte" von 1931 ist Geschlechtsumwandlung bis Mitte der 60er Jahre im Zeichen biologischen Zwittertums angetreten. Die langlebige Korrelation zwischen einer apologetischen Inszenierung und dem Erklärungsschema des Pseudohermaphroditismus verweist darauf, daß es für Bekenntnisliteratur womöglich andere Legitimitätsbedingungen gab als für die Expertenrede, zumal das organische Dispositiv in zeitgenössischen Fallgeschichten zur "Kastration von

---

[32] Auf meine diesbezügliche Anfrage antwortete mir Coccinelle brieflich am 12.05.1989, daß sie das Buch Costas, der im übrigen fabuliere, nicht einmal kenne, sich aber nie für einen "Robert" oder irgendeinen anderen Mann habe operieren lassen, sondern nur für sich selbst. Übersetzter Briefauszug: "Die Operation war der Traum meines Lebens [..], und ich war nie Sklavin der Liebe oder sexueller Beziehungen."

[33] Expertendiskurse verschiedener Disziplinen interpretieren die autobiographischen Diskurse ohne Rücksicht auf interdiskursive Strukturfaktoren, sozusagen naiv als bloßen (symptomatischen) Selbst-Ausdruck. Sogar Lacan-Schüler benutzten z.T. einen Textkorpus als Ausgangspunkt der Theoriebildung, obwohl psychoanalytisches Wissen sich anders konstituiert (Safouan, Millot, Chasseguet-Smirgel). In manchen sexologischen Synopsen findet man psychiatrische Diagnosen, die sich z.T. auf sehr weit zurückliegendes Quellenmaterial beziehen.

Sexualneurotikern" (so bei Mühsam 1921, 1926, Abraham 1931, Binder 1933) fehlt. Es scheint, daß 'Transsexualismus' sich als soziales Wissen paradoxerweise nur insofern zu konstituieren vermochte, als es sich nicht um "Transsexualismus" handelte, sondern um eine körperliche Anomalie.

Der Bruch mit dem Hermaphroditen-Modell gelang wohl nicht zufällig in den Autobiographien von Patienten Harry Benjamins, als dieser nämlich ein sexualwissenschaftliches Standardwerk veröffentlichte, in dem er 'Transsexualität' als eigenständiges Phänomen etablierte und behavioristisch entpathologisierte. Es bedurfte aber erst einer journalistischen Popularisierung des Fachdiskurses, bevor sich affekt-engagierte 'Betroffenheitsentwürfe' durchsetzen konnten, in denen dann auch ein zweiter Kausalnexus, die Ableitung des Transsexualismus aus der Homosexualität, verabschiedet wurde, während sich paradoxerweise die (bekenntnishafte) Darstellung gleichgeschlechtlichen Sexualverhaltens als autonomer Komponente verstärkte.

Nachdem sich Transsexuellen-(Auto-)Biographien von sexologischer Geständnishermeneutik 'emanzipiert' hatten und zur Unterhaltungs-Literatur avanciert waren, blieb das traditionelle Zwitter-Schema zwar noch als Klischee erhalten, aber die neue homosexuelle Fundierung transsexuellen Begehrens in den 'Aufmacher'-Texten, die gewissermaßen einen ideologischen Rückschritt bedeutete, konnte erst im Zuge der Verwissenschaftlichung und Politisierung der 'Selbsterfahrungs-Berichte' wieder rückgängig gemacht werden. Auch der neuere Trend einer Literarisierung (z.B. Kathy Dee 1974, Marie-Aude Murail 1985, Waltraud Schiffels 1990) autobiographischen Materials trug durch die Möglichkeit der Fiktionalisierung (und Verschlüsselung) zur Enttabuisierung bei. Heute koexistieren drei (auto-)biographisch konstruierte Typen männlicher Transsexueller, die sich nicht allein in bezug auf ihre dominante (prä- und postoperative) Sexualorientierung voneinander abheben.

Obwohl gleichermaßen 'weiblich' identifiziert[34], tragen männerfixierte Mann-zu-Frau-Transsexuelle im Kontrast zu frauenfixierten konträre Idealbilder des Weiblichen in sich. Möchten erstere die 'Superfrau' im Sinne 'phallischer Maskerade' (nach Lacan, vgl. Julia Kristeva 1974, 1976: "Effekt Frau") inkarnieren, so letztere die 'Funktion der Mutter' (nach Lacan, vgl. Luce Irigaray 1976, 1977) realiter erfüllen. Wenn die Misogynie der 'Cabaret-Transsexuellen' auch nie so weit geht, ihre eigene Feminität zu karikieren[35], schließt ihr gespaltenes Verhältnis zu Präsentationsformen des Weiblichen doch u.a. jene Schwangerschaftswünsche und Mütterlichkeitsphantasmen aus[36], die für 'lesbische' Mann-zu-Frau-Transsexuelle gang und gäbe sind. Auch in bezug auf die Mittel der Selbst- und Fremdbestätigung gibt es einen grundlegenden Unterschied: Dient

---

34 Auch in der Travestie-Star-Biographik der frühen 60er Jahre steht die Identitätsfrage im Vordergrund. Obgleich es seit den 50er Jahren eine transvestitische 'underground'-Literatur gibt, die biographische Modelle und pornographische Szenarios zur Verfügung stellt, schöpfen die 'Aufmacher'-Texte nie aus diesem Applikationsreservoir. Die Cabaret-Transformisten, die sich einer 'Geschlechtskorrektur' unterziehen, sind weder von 'Dominas' zur 'Korsettdisziplin' erzogen worden, noch leben sie ihren transvestitischen 'Drang' im weiblichen Milieu aus. Weder masochistische noch fetischistische 'Neigungen' i.e.S. werden dargestellt.

35 Wie das bei transvestitischen Transformisten und "drag queens" gewöhnlich der Fall ist, auch wenn derlei subkulturell ritualisierte, ästhetisch komplexe Performanzen sicher nicht einfach ideologiekritisch zu denunzieren sind.

36 Wenn exklusiv männerliebende Mann-zu-Frau-Transsexuelle (Adotiv-)Kinder ersehnen, dann meist als Appendix eines 'amour fou', dessen 'Symbol', aber nie für sich alleine (vgl. Buick 1970).

'schwulen' Mann-zu-Frau-Transsexuellen das Begehren des (männlichen) Partners als Identifikationsstütze, identifizieren sich ihre 'lesbischen' Kolleginnen 'direkt' mit dem Geschlecht der Partnerin. Sylviane Dullak (1983) meint deshalb, daß der 'echte' männliche Transsexuelle nur Frauen liebe, aber nicht 'sexuell', sondern ausschließlich nach 'identifikatorischem Modus'.

Die 'bisexuellen'[37] Mann-zu-Frau-Transsexuellen kommen vorwiegend in jenen neueren Texten vor, die Genre-Elemente der 'Aufmacher'-Biographie mit jenen der 'Betroffenheits'- Autobiographie mischen. Im Gegensatz zu den beiden anderen Varianten dominanter Sexualausrichtung nimmt ihre Travestie häufiger fetischistische Züge (im traditionellen klinischen Sinne; vgl. Kathy Dee 1974, Nancy Hunt 1978) an, deren "automonosexuelle" Tendenz (nach Näcke u. Hirschfeld 1910) besticht.

Den transsexuellen Sub-Typen entsprechen bestimmte Diskurstypen. Erscheint es aus kulturhistorischen Gründen wenig verwunderlich, daß in (Auto-)Biographien des angelsächsischen Raums mit Vorliebe soziodynamische Erklärungsmodelle herangezogen werden, während bei deutsch- oder französischsprachigen Publikationen eher psychoanalytische in Mode gekommen sind, lassen sich andere Korrelationen nicht so leicht verstehen. Woran liegt es denn, daß, nach bisherigen Befunden, exklusiv frauenfixierte transsexuelle Männer relativ 'individualistische' (psychologische) 'Selbstanalysen' zustandebringen, in denen sie ihre 'Entwicklung' seismographisch verfolgen, 'bisexuelle' Transsexuelle aber zu sozialkritischem Schematismus tendieren und gleichsam das Echo bestimmter Theorien abgeben? Wenn die semantische Totalisierung autobiographischer Narrationsschemata dem wissenschaftlichen Wahrheitsdiskurs pragmatisch entspricht, beide Diskurstypen aber begrifflich und argumentatorisch eng verknüpft sind, fragt es sich ferner, wie das 'erotische Primat des Geschlechtlichen', auf das die transsexuelle Anti-/Homosexualität hindeutet, jenseits repräsentationalistischer Lesarten zu begreifen wäre.

4 Spekulation: 'Spuren des Spekulären'

Wenn das Imaginäre in der Lacanschen Topologie keine anthropologische Konstante darstellt, sondern seine Überdeterminierung durch das Symbolische kulturelle Besetzungen zuallererst hervorruft, bedarf es des Versuchs einer 'symptomatischen Lektüre', die den sozialen Interdiskurs als "Konnotationssemantik" einer von unbewußten Signifikantenwirkungen durchzogenen Sprache ansieht, um über textuelle Normalisierungsverfahren hinaus Anzeichen einer 'imaginären Dynamik' des Transsexualismus ausfindig zu machen. Somit wäre etwa der psychoanalytische Diskurs trotz seiner epistemologischen Plausibilität von der Beschreibung eines 'imaginär' konstitutierten, autobiographischen Diskursfeldes her, welches man auf die 'Spuren' hin absucht, die durchs interdiskursive Raster fallen[38], ergänzend zu befragen.

---

[37] 'Bisexualität' ist hier im synchronischen als auch diachronischen Sinne gemeint, wobei es hinsichtlich operationsbedingter sexueller Reorientierung alle Kombinationen gibt, - außer einem Übergang von präoperativ exklusiver Männerliebe zur exklusiven Frauenliebe.

[38] Dazu würden etwa plötzliche Genre- und Stilwechsel ebenso gehören wie bestimmte Elisionen (Cowell 1954 schweigt sich über ihre Ehe aus, Dullak 1983 über das Verhältnis zu ihrem Vater), aber auch

1. Zunächst verweist der 'Geschlechtszusammenbruch' auf die Materialität einer imaginären Dimension. Die in allen Lebens- und Fallgeschichten imponierende Unmöglichkeit, in der Beschreibung des geschlechtlichen Seinsgefühls über tautologische Affirmationen, definitorische Varianten, rhetorische Paraphrasen oder illustrative Exempel u.ä. hinauszugehen, deutet auf das nur metaphorisch Substituierbare einer Identifikation, deren assoziative Kette interdiskursiv 'übersetzt' ist, aber zuweilen als idiosynkratische Bildkaskade in ansonsten vernünftige Rede einbricht: "Meine weibliche Natur ist [..] wie ein brennendes Feuer, [..] wie eine Miniatursonne. Sie ist wie ein neugeborenes Kind. [..] Dieses Warme und Schöne reicht tief hinab bis zum Kern meiner Seele. [..] Es ist kaum in Worte zu fassen [..]. Ich habe den Sommerwein gekostet, aus dem es besteht", usw. (Jane Fry 1974, S. 145f).

Zeugt die Metapher vom stets punktuell emergierenden Sinn aus Verschiebung, wird sie nach Lacan zum 'Symptom' des Verdrängungsprozesses als solchem, der letzten Endes bis zum (poetischen) Un-Sinn reicht, der semiotischen Infrastruktur des Symbolischen. Mehr oder weniger 'radikale Metaphern' aber staffeln sich in transsexueller Rede stets an jenen Scharnierstellen, wo ein Identitätsgefühl explizit werden soll, dessen kommunikative Vermittlung immer scheitert: "Ich fühle mich als Frau, die Frage nach dem Wie geht einfach ins Leere" (Renate Anders 1984, S. 174).

2. 'Identitäten' lassen sich seit Lacans linguistischer Wende der Psychoanalyse bekanntlich nur als labile und illusorische Effekte signifikanter Prozesse verstehen. Mit der intrasubjektiven 'Dialektik' des die Icheinheit hervorbringenden "Spiegelstadiums" (Lacan 1949, 1973) ist Identifikation als Grundmodus verkennenden Wiedererkennens ausgewiesen, dessen Nachträglichkeit und symbolische Matrix die totalisierende Bildfunktion dem Reiz/Reaktions-Programm ethologischer 'Prägung' enthebt. Der 'imaginäre Zusammenbruch' aber, von dem Transsexualismus zeugt, liegt schon in den Möglichkeitsbedingungen dieses Duals.

Die provozierende These der Lacan-Schule, Transsexualismus gehe aus einer "psychotischen Struktur" (vgl. zur Lacanschen Psychosentheorie besonders: Küchenhoff u. Warsitz 1990) hervor, besagt, daß Transsexuelle deswegen die 'geschlechtliche Endlichkeit' verweigern, weil sie die "symbolische Kastration" nicht erlitten hätten, deren traumatisch bedingte "Verwerfung" sie im Realen als Bitte um eine wirkliche Kastration wiederauftauchen ließe (Annette Runte 1985). Als gelungene Abwehr einer psychotischen 'Dynamik' wurde die transsexuelle Position für beide Geschlechter spezifiziert. Gemeinsam bleibt ihnen aber, aufgrund fehlender Triangulierung, die fortdauernde narzißtische Identifikation mit dem "Phallus der Mutter", d.h. jener Imago eines absoluten 'Objekts des Begehrens', welche jegliches 'Begehren des Subjekts' blockiert. Insofern ist das transsexuelle Projekt in seiner Unerbittlichkeit auch der Versuch, in die Prozessualität des sich stets verschiebenden Verlangens zu gelangen. Denn wenn die Liebe in ihrem konstitutiven Bezug zum Ideal-Ich narzißtisch fundiert ist, scheint es, als seien Trans-

---

Wiederholungen, Verneinungen oder spezifische Tropen. Echolalische Potentialitäten z.B. zeugen von der Verdichtungs- und Verschiebungsfunktion der Signifikantenkette: "I just wanted to be a (w)hole [Ganzes/Loch]", proklamiert eine Mann-zu-Frau-Transsexuelle. "Lili" Elbe erinnert sich, von ihrer Schwester "lille" Mann [d.h. kleiner Mann] genannt worden zu sein. Manche Inkohärenzen oder Widersprüche, bes. auch die verbreitete (infantile) Pseudo-Logik (vgl. a. Faure-Oppenheimer 1983) transsexueller Rede wären vielleicht weitere 'Spuren'.

sexuelle vor allem in ihr (antizipiertes) Körperbild im anderen Geschlecht verliebt und hielten jene "borderline"-Stellung, auf die sie klinisch gerne festgeschrieben werden.

3. Als Rekonstitution 'verfugt' der transsexuelle Prozeß Symbolisches und Imaginäres in der 'Neorealität' eines Deliriums, das die 'Spiegellogik' zur Alterität erhebt. Transsexuelle entsagen transvestitischer Simulation oder fetischistischer Lust zugunsten einer feierlichen Inkarnation, die unter die Haut geht: "Das Kleid schuf ein Gefühl, das eine Stille war. Seine Weiblichkeit war meine Weiblichkeit. Ich war wirklich geworden. Es war schön, so angenehm lebendig und meiner selbst gewärtig zu sein. Ich war das Zentrum geworden" (Brown 1966, S. 101).

Das Gewand dissimuliert vor allem, der Leib kollabiert mit ihm bis zur kutanen Lust an der Textur. Obwohl der sexierte Körper für Transsexuelle ein sie entsetzlich travestierender Todfeind ist, wird er selten zum Ort psychosomatischen Geschehens. Vielmehr erscheint er als quasi-fotographische Überblendung zweier Phantasmen: jenes des entsexualisierten Rumpfkörpers mit jenem der individuell typisierten Idealzüge des anderen Geschlechts, - eine glorifizierte Zukunftsvision, deren reale Perfektionierung lebenslang beschäftigen mag. Werden vor allem die sichtbaren Geschlechtsmerkmale als 'hypertrophisches' 'Zuviel' erlebt, wimmelt es andererseits von euphorisch getönten 'Spiegelszenen', die man bereits aus früheren Fallgeschichten kennt und die den Eindruck machen, als ob sich die Wi(e)dergespiegelten schon durch ihren bloßen Reflex zum antizipierten Ideal vereinheitlichten: Verzückung statt Orgasmus. "Endlich kann ich mich wirklich von Innen heraus kontemplieren, und dieses Innere paßt zum äußeren Bild, ich fühle es so stark [..], daß ich mich an diese Spiegelung meiner selbst klammere, um nicht vor Rührung abzustürzen" (Maud Marin 1987, S. 28).

Endet die Gestaltphobie mit der gelassenen Seligkeit nach der Operation, die die 'Selbstgeburt' als 'déjà vu'-Erlebnis stets begleitet, hört die morphologische Fixierung indes nicht auf. Daß Transsexuelle vornehmlich ins eigene Effigium im anderen Geschlecht vernarrt bleiben und die "kosmetische Operation" (Pokorny u. Bondy 1933) als eine 'Affäre zwischen sich und sich' (so Maud Marin 1987, Sylviane Dullak 1983) ansehen, ist psychoanalytisch seit den 20er Jahren reflektiert worden, doch erst Lacans Konzept einer 'imaginären Dialektik', als Konstitutions- und Funktionsmodus der Selbst- und Fremdbeziehung erlaubt es, Sexualität in bezug auf Identitätslust zu denken. Wenn die französische Schriftstellerin Ovida Delect (1982), die als Widerstandskämpfer ins Konzentrationslager kam und dort nur dank ihrer Selbstprojektion in eine 'weibliche Zukunft' überlebte, davon spricht, daß das Bild ihrer Freundin "sie assimilierte" ("L'image m'assimila" Ovida Delect 1982, S. 48), genügt es wohl nicht mehr, die heuristische Wichtigkeit der Ideal-Ich-Funktion zu betonen (Catherine Millot 1983, S. 132). "Mein 'Verhältnis' [..] hatte ich, so albern und grotesk es klingen mag, im Spiegel, und damit war ich sehr glücklich", sagte 1928 ein bisexuell-narzißtischer Patient (zit. in Rohleder 1928, S. 115). Bürger-Prinz et al. (1966) berichten von einem Transvestiten mit transsexuellen Tendenzen, der sich "Masken jungmädchenhafter Gesichter" (S. 54) anfertigen ließ, um sich damit vor einem Spiegel in Szene zu setzen. Was bedeutet es also im Vergleich zum normalen oder pathologischen Narzißmus, wenn der eigene Körper durch das Bild des anderen zum "Bild des Bildes" wird bzw. zur "Frau der Frau"? (Ovida Delect 1982, S. 48).

Die 'gestaltistische' Idealisierung des Gegengeschlechts scheint nicht nur Indiz für eine symbolische Struktur zu sein, sondern Symptom einer imaginären Dynamik, evoziert doch das Spiegelbild, diese dem Eigennamen vergleichbare "starre Designation", ein "Schwellenphänomen, das die Grenzen zwischen dem Imaginären und dem Symbolischen markiert" (Eco 1988, S. 27). Um es mit einer topischen Metapher zu sagen: Statt ins Möbiusband des Begehrens einzulaufen, laufen Transsexuelle (wie Meerschweinchen, vielleicht die "Eierstocksmännchen" und "Hodenweibchen", an denen Eugen Steinach zu Anfang des Jahrhunderts zu transplantieren begann ...) auf einem Kreis, dessen Pole des Ego und Alter Ego sie in der ei(ge)nsinnigen Richtung des gegengeschlechtlichen Ichideals durchqueren. Aber warum setzt das Messer des Chirurgen nicht frei vom "spekulären Ich" (Safouan 1974), dieser Bild-Falle, die das Kastrations--gefühl verewigt, weil der imaginäre Phallus dem eigenen Leib homogen (Pommier 1983) ist?

4. Neben einer "topischen Regression aufs Spiegelstadium" (Pommier 1983, S. 237), die das Körperphantasma als Selbstverhältnis ausweist, bestechen 'Spiegelrelationen', symbiotische und/oder spekuläre Beziehungen, in denen das Liebesobjekt bloß als doppelte Identifikationsstütze[39] fungiert. Transsexuelle wählen sich nämlich komplizenhafte Modell-Partner, mit denen sie in häufig asexueller Gemeinschaft, 'wie Bruder und Schwester', leben (Jan Morris 1975, Jeanne Nolais 1980, Renate Anders 1984 usw.), in (vor)bildlicher Kommunion. Etliche Transsexuelle meinen, dem gleichgeschlechtlichen Elternteil wie aus dem 'Gesicht geschnitten' zu sein, physiogonomische Ähnlichkeit wird aber auch auf affektiv besetzte Fremde projiziert. So entdeckt Marie-Josée Enard nicht nur plötzlich, daß die als Leihmutter engagierte Prostituierte, die für sie illegal ein Kind 'austrägt', ihr äußerlich erstaunlich gleicht (Marie-Josée Enard 1982, S. 6), sondern konstatiert dasselbe ernsthaft bei 'ihrem' nunmehr adoptierten Sohn, dessen 'Züge' eine Blutsverwandschaft vorzuspiegeln vermöchten (Marie-Josée Enard 1982, S. 60).

Viele Mann-zu-Frau-Transsexuelle nehmen sich mütterliche 'Transitfreundinnen', Zeuginnen ihrer Selbstgeburt, etliche verlieben sich kurzfristig in den Chirurgen. Trotz oder gerade wegen dieser spekulär-symbiotischen (Übertragungs-)Relationen erweisen sich Transsexuelle, zumindest in der autobiographischen Legende, als zunehmend 'beziehungsunfähig'. Canary Conn, nach der Operation überzeugtes 'single' (sie lehnt den Heiratsantrag ihres 'lovers' ab, um 'Karriere' zu machen), beschließt ihre Story mit triumphierender Selbstliebe: "Ich danke mir selbst, denn in Wirklichkeit war *ich* selbst die einzige Person, die den Mut hatte, zu mir zu stehen [..] und ich schaffte es, mich zu erhalten. Ich schuf, ich schaffe und ich werde schaffen." (Canary Conn 1974, S. 335).

Steht 'Sexualität im Dienste des Geschlechts', so die Leidenschaft unter der Fuchtel eines Begehrens, das einzig und allein auf eine Umwandlung abzielt, der 'Partner', in der (auto-)biographischen Darstellung zumindest, nötigenfalls geopfert werden (Nancy Hunt 1978, S. 260f). Daher könnte man bezüglich einer solchen Ökonomie des 'Anderen als

---

[39] Selbst dem Objekt einer schwulen Liebesfixierung, die in der Travestie-Star-Biographie angeblich zum transsexuellen Hauptmotiv wird, könnte man eine identifikatorische Bedeutung geben, handelt es sich doch ausnahmslos um einen jungen, attraktiven (virilen oder androgynen) 'homme fatal' (z.B. mit Dandy-Anklängen), der die Stelle des unerreichbaren ('imaginären') Phallus besetzt, nie aber um den Typus des älteren Mannes ('sugar daddy', Freier, etc.), mit dem Transsexualisten indes zuweilen eine 'feste Beziehung' haben (Diane 1987).

Gleichem' die Hypothese wagen, daß die imaginäre Dynamik der transsexuellen Position in einer unbewußten Verschiebung der Wunschmetonymie auf die metaphorische Achse des Subjekts bestünde, wo ihre Bewegung insofern zirkulär (aber nicht gestoppt!) würde, als die das Begehren motorisierende Differenz der Geschlechter auf eine intrasubjektive Oppositions-Relation zwischen (sexiertem) '(Ideal)Ich' und gegengeschlechtlichem 'Ich-Ideal' abgebildet wäre, - eine resymbolisierende Aktion, deren rekonstitutive Kraft sich in der Dominantsetzung der "Seele" gegenüber dem "Körper" diskursiv manifestiert. So kann die 'Spiegelszene' schließlich durch 'Spiegelmetaphern' versinnbildlicht werden. "Ich jedenfalls freue mich über das, was ich bekommen habe", endet Nancy Hunt (1978) ihre Lebensgeschichte, "selbst an den schlimmsten Tagen, wenn ich mich müde, einsam, krank und ängstlich finde, schaue ich einfach in den Spiegel, und ich bin glücklich. Ich sehe jetzt in meinem Reflex das Spiegelbild jener Person, die ich schon immer gewesen bin, nicht länger verzerrt [..] durch die verrückten Linsen der Männlichkeit. [..] endlich bin ich 'Ich', eine Frau, Nancy." (Nancy Hunt 1978, S. 263).

5 'Phallus-Sein' und 'Verweiblichung der Kultur'

Der transsexuelle 'Kurzschluß' der Alterität des Begehrens in der Identität des Ideals artikuliert sich historisch vielleicht als Kollision eines 'kulturellen Verweiblichungsbegehrens' mit einem technologisch-biopolitischen. Die allmähliche[40] Emergenz des 'transsexuellen Diskurses' könnte also globalen und lokalen Medienbedingungen geschuldet sein, die hier nur äußerst schematisch angedeutet werden können.

Unter dem kleinsten gemeinsamen Nenner eines erstrebten 'Lebens im anderen Geschlecht' gab es 'transsexuelle Wünsche' (vgl. zur historischen Problematik Hirschauer in diesem Band) zwar sporadisch schon vor der Möglichkeit operativer Geschlechts-'korrekturen'[41], aber die Publikation von Transsexuellen-(Auto-)Biographien bedurfte nicht nur eines positiven öffentlichen Echos, sondern auch des medizinischen Erfolgs[42] von Drüsen-Implantaten und Genitalplastiken, der wohl erst Anfang der 30er Jahre einigermaßen gesichert schien. Wenn 'Wünsche' als Auswirkungen eines bestimmten 'historischen Aprioris' gelten dürfen, kam den stets raffinierteren Geschlechtertausch-Phantasmen kurz nach der Jahrhundertwende ein technologisches Begehren entgegen, dem in mehrfacher Hinsicht daran gelegen war, Steinachs Tierversuche zur 'Geschlechtsumwandlung' (vgl. die begeisterten Kommentare zu Steinachs Werk bis in die 30er Jahre, z.B. von Bertalanffy 1930) experimentell auf den Menschen zu übertragen. Ging es zunächst darum, mit der systematischen Produktion künstlichen Zwittertums biologistische Spekulationen[43] zu verifizieren, so ließ sich aus den hormonell verursach-

---

[40] Will sagen: ein Auftauchen, das nicht punktuell-ereignishaft im Sinne einer datierbaren Origo vonstatten ging, sondern eher mit der zeitverschobenen Konvergenz verschiedener Strata vergleichbar.

[41] Im übrigen, ohne daß dokumentierte Kastrationswünsche oder Selbstverstümmelungsversuche (vgl. z.B. in: Krafft-Ebing 1886, 1984) zu formulierten Operations-Ansinnen oder gar -Ansprüchen an die Ärzteschaft geführt hätten.

[42] Der endokrinologische 'Erfolg' blieb noch lange Zeit umstritten, psychische Wirkungen schienen dagegen gewährleistet.

[43] Vor allem darwinistischer Provenienz: Die onto- und phylogenetisch gültige These vom "Urzwitter", deren multiple interdiskursive Einsatzmöglichkeit (z.B. psycho-physisches Zwittertum) und der verbreitete

baren Änderungen tierischen Sexualverhaltens ein Argument für chirurgische Eingriffe (Kastration und/oder Ovarien-Transplantation) an "Sexualneurotikern" gewinnen, das allerdings für Frauen nicht gelten sollte (so Mühsam [1926] nach der Darstellung zweier Fälle von Mast-, Ovar- und Hysterektomie): "Sexuelle Anomalien bei der Frau", sagte Mühsam kategorisch, "sind nicht operativ zu bekämpfen."(Mühsam 1926, S. 455). Die therapeutischen Ziele, die man für männliche Patienten nannte, gingen von der "Beseitigung der Homosexualität" bis zur "Wiedererweckung" eines erloschenen "Geschlechtstriebes" (Mühsam 1926, S. 451).

Das bevölkerungspolitische Interesse an Geschlechtsmanipulationen äußerte sich schon früh als explizit eugenisches und war noch am Ende des 2. Weltkrieges wach (vgl. Sabine Schleiermacher 1989, S. 236). 1918 verkündet ein gewisser Paul Kammerer, Spezialist für Vererbungslehre, was eine Dekade später der "gothic novel" Stoff geben wird: "Die restlose Beherrschung der Geschlechtscharaktere [..] kann als Anhaltspunkt dienen [..]. Haben wir es erst fest in der Hand, solch tiefgehende Unterschiede aufzuheben und auszuwechseln, so kann auch die Beherrschung der Rassemerkmale nicht weit sein." (Kammerer 1918, S. 50).

Das doppelte Maß aber, mit dem weibliche und männliche Bittsteller rasch gemessen wurden, erklärt den asymmetrischen Schreibeinsatz der operierten Transsexuellen nur vordergründig. Zwar hatten männliche Pseudozwitter, die ihr Geschlecht wechselten, bereits um die Jahrhundertwende unter sexualreformerischer Kontrolle zu schreiben begonnen, doch wurde die erste Autobiographie eines Frau-zu-Mann-Transsexuellen m.E. erst 1975 veröffentlicht. Von 36 Transsexuellen-Autobiographien sind lediglich drei von Ex-Frauen verfaßt, die, gemessen am realen Proporz, viel weniger publizierten als Ex-Männer. Statt darin flugs das Zeichen einer "schwerwiegendere(n) Störung" zu sehen, wie dies kürzlich in einer deutschen Frauenzeitschrift[44] geschah, müßte man doch zumindest die diskurs- und medienhistorischen Bedingungen, unter denen Transsexuelle publizieren, genauer studieren, besonders auch im Hinblick auf die engen intertextuellen Beziehungen zu anderer, thematisch verwandter 'Devianzliteratur'. Wurden die Vitae von "passing women"[45] bereits vor dem 19. Jahrhundert kolportiert (vgl. Dekker u. Lotte van de Pol 1989), verbreiteten sich Selbstzeugnisse sogenannter Weibmänner, die ihr Geschlecht aber nicht versteckten und zunächst ausschließlich als Homosexuelle in Erscheinung traten, bekanntlich erst mit dem sexualwissenschaftlichen Paradigmenwechsel. Lesbische oder transvestitische 'Mannweiber', von denen sowohl belletristisch als auch fallgeschichtlich die Rede war, schienen den Anschluß an die autobiographische Produktion zu verpassen (vgl. z.B. Claudie Lesselier 1987) und sich auch der männlich dominierten Kollektivsymbolik zu 'verweigern'.[46] Obwohl erste Brustamputationen aus

---

Glaube an die "konstitutionelle Bisexualität" wurden z.B. durch die vermeintliche Entdeckung einer "Pubertätsdrüse" (vgl. Hirschfeld 1918) erhärtet.

44 U. Fröhling, "Wenn die Seele im falschen Körper wohnt", in: 'Brigitte', 6, 1989, 131-140, hier: 136f.; diese journalistisch zitierte Psychologen-These widerspräche im übrigen auch der bislang herrschenden Meinung, daß Frau-zu-Mann-Transsexuelle besser angepaßt und 'lebenstüchtiger' sind als ihre Kolleginnen vom anderen Geschlecht (vgl. z.B. Martino 1977).

45 'Passing men' sind nach Bullough (1975) sehr selten und erst seit dem späten 19. Jahrhundert dokumentiert, z.B. Männer, die als 'Frauen' andere Männer, mit deren stillschweigendem Einverständnis, heirateten.

46 Meinen bisherigen Recherchen zufolge gebrauchen sie wesentlich weniger die 'vergeschlechtlichte

sexologischer Indikation bereits zur Zeit des 1. Weltkriegs stattfanden (Hirschfeld 1918, S. 132) und Hysterektomien usw. bald danach folgten (vgl. Mühsam 1926), zeichneten die transsexuellen Frauen, die im ärztlichen Diskurs wieder auf 'Lesbierinnen' festgeschrieben wurden[47], die Extremerfahrung eines Geschlechtswechsels nicht auf, sondern überließen dies zeitgenössischen Schauerromanen (so etwa dem expressionistischen Unterhaltungsliteraten Ewers 1928).

Als Mann-zu-Frau-Transsexuelle in den 30er Jahren mit der autobiographischen Produktion[48] begannen, ersetzten sie die kanonisierte 'Zwitter-Metapher' (vgl. schon Ulrichs 1864ff) des 'dritten Geschlechts'[49], dessen Siglum aus der Mode gekommen war, durch ein biologisch begründetes 'Zwitter-Argument', das sich dank seiner vielfältigen Konnotationen zunächst auf eine physische Anomalie, später aber auch auf die These der 'konstitutionellen' Bisexualität aller Menschen, also einen 'Normalzustand', beziehen ließ. Die fortan vereinfachte Konvertibilität wörtlicher Rede in figurative trug entscheidend zur transsexuellen Verwendung der 'Körper/Seele'- Formel bei, aber auch zur Richtungsverdoppelung innerhalb der traditionellen, ausdrucksphilosophisch fundierten Wechselbeziehung zwischen beiden Bereichen.[50] Spricht die 'Zwitter-Natur' indirekt durch ein Verhalten und physische Signale, so die transsexuelle 'Seele' direkt von einer (geschlechtlichen) 'Identität', die die Qualität eben desjenigen Mediums annimmt, in dem sie sich (ver)äußert, den stummen Monolog einer historisch jungen 'Innerlichkeit'. Obgleich Transsexuelle vielleicht neuerdings für das kollektive und wissenschaftliche Imaginäre die Funktion eines 'dritten Geschlechts' einnehmen (so etwa lautet eine von Springers [1981] Thesen), zielt ihr eigenes Imaginäres, ihr ganzes Bestreben, hingegen darauf ab, in einer der beiden Geschlechtskategorien 'aufzugehen' und den Prozeß der Produktion sozusagen im Produkt verschwinden zu lassen.

Transsexuelle siedeln sich gleichsam am Schnittpunkt von Eunuchen und Zwittern an - freiwillige 'Geschlechtskorrektur' als 'reale Kastration' (Penis- oder Brustamputation)[51]. Mit beiden 'Phänomenen' teilt das transsexuelle nicht nur den 'maskulinistischen Primat'[52], sondern auch die Diskursivierung von Paradoxstrukturen. Waren Kastraten,

---

Körper/Seele-Formel' und berichten über ihre 'Vermännlichungsgelüste' nie in terms eines (namentlich benannten oder konturierten) maskulinen 'Alter Egos', was auch in bezug auf die kulturhistorische Determination von Idealisierungsprozessen zu denken geben könnte.

47 Mühsam (1926), bei Hirschfeld (1918) noch nicht! Letzterer sieht "androgynen Wahn", psychoanalytisch dann als "Männlichkeitskomplex" (Freud, Horney, Rivière, Millot etc.) und (weiblicher) (Pseudo-)Transvestitismus registriert, auch für Frauen vor.

48 Die wir mit jenen (Auto-)Biographien anfangen lassen, die sich schon im Titel hauptthematisch auf dieses Thema beziehen.

49 Ein Begriff, den bekanntlich besonders Hirschfeld am Ende des 19. Jahrhunderts mit sexualreformerischer Absicht propagierte und erfolgreich popularisierte, was ihm entsprechende Kritiken eintrug (z.B. Elisar von Kupffer 1900 in seinem Vorwort zu seiner literarischen Anthologie der "Lieblingsminne").

50 Auf die Diskurs- und Theoriegeschichte dieser philosophischen Grundopposition, die spätestens am Ende des 19. Jahrhunderts auch 'psychologisch' ausformuliert wurde, kann an dieser Stelle nicht eingegangen werden.

51 Kann die Brustamputation als phantasmatisches Korrelat der Penisablation gelten, gab es reale Vorkommnisse überwiegend in Legendenform (Amazonenmythos), während die Eunuchen- und Gesangskastraten-Produktion ein historisches Faktum z.T. größeren Ausmaßes darstellt.

52 Glaubte man doch noch in der Teratologie der Renaissance (z.B. Ambroise Paré), daß es nur Frau-zu-Mann-Zwitter gäbe, da die 'Natur' nichts Unvollkommenes hervorbringe.

diese einstigen Hüter weiblicher Keuschheit, zunehmend in libertinistischen Ruf geraten, wurde die Sterilität ihrer 'perversen' Sexualität mit 'reiner Lust' assoziiert. Die abendländische Origo-Legende des Eunuchentums (vgl. Ancillon 1707, 1978) belegt vollends eine Parallele zum modernen Transsexualismus: 'Man(n) läßt sich kastrieren, um den Grenzen seines Geschlechts zu entgehen.' Zwittertum aber störte erst praktisch (bis zur Renaissance durften unbestimmbare Zwitter ihr Geschlecht selbst wählen, mußten ihm dann aber bei Strafe des Todes treu bleiben), dann theoretisch - den systemfunktionalen Geschlechter-Dualismus (vgl. a. Tyrell 1986). Nachdem das zwittrige 'Monster' von der aufklärerischen Medizin entmythologisiert und tendenziell abgeschafft zu werden drohte, wurde der romantisch idealisierte 'Irrtum der Natur' zur positivistisch faßbaren 'Abweichung', die phylo- wie ontogenetisch die basale geschlechtliche Bi-Potentialität des 'Lebendigen' materialisierte und sich sowohl zur Umschreibung wie auch Begründung anderer Devianzen nutzen ließ. Dennoch unterscheidet sich die Transsexuellen-(Auto-)Biographie, auch wenn sie sich als Zwitter-Bekenntnis geriert, in manchen Punkten von diesem Vorläufer[53]. Zwar nimmt die Intersex-Karriere einige Elemente vorweg, so z.B. den psychischen Schock[54] nach der Diagnose oder die sozialen Integrationsschwierigkeiten (vgl. z.B. Herculine Barbin 1868, 1978, Body 1907), aber auch jene Pseudohermaphroditen, die mit ihrem Ausgangsgeschlecht hadern, hegen deswegen keine expliziten Umwandlungswünsche und fühlen sich auch nicht dermaßen dem Gegengeschlecht zugehörig, daß sie nach körperlichen Zeichen suchten. Im Gegenteil, sie übersehen und verdrängen diese eher (vgl. Amborn 1981); Zwitter verkennen sich ebenso als 'Perverse', wie Transsexuelle sich später treuherzig für 'Zwitter' halten. (Wobei sie z.T. dem zeitgenössischen Forschungsstand folgen, so etwa Roberta Cowell, wenn sie 1954 die Goldschmidt'sche Umwandlungs-Teleologie wiedergibt [vgl. Keller 1952]. Das transsexuelle Delirium reproduziert hier nur ein biologisches.) Die Erkenntnis der wahren Identität ist noch genuin 'Fremddiagnose', der Transformations-Prozeß ein 'Sprung' ins andere Geschlecht, dem man physisch ohnehin angehört. Die ersten autobiographisch verzeichneten Wünsche nach Geschlechtsumwandlung scheinen daher fast 'vom Himmel zu fallen', spontane Eskalationen einer Travestie, - sei sie nun einem Zufall oder der 'Natur' geschuldet. Der 'lesbische Weibmann' entspringt einer nur bei Männern vorhandenen Doppelpersönlichkeit, die 'Androgyne' zu "Ultra-Androgynen" (so Werther 1922 gemäß Hirschfeld 1918) macht, auch wenn es dabei zu diskursiven Re-Kontaminationen kommt. Einer der ersten freiwilligen 'Eunuchen' plädiert angesichts seiner zwitterhaft "zwergwüchsigen" Genitalien für die Kastration (Werther 1922 gemäß Hirschfeld 1918).

Wie aber erklärt sich jene merkwürdige Tatsache, daß einerseits 'männliche Zwitter' ihre Lebensgeschichten veröffentlichen, weibliche Transsexuelle aber nicht (auch nicht als 'männliche Zwitter' eben), andererseits 'weibliche Zwitter' erst und stets *als* 'Transsexuelle' schrieben?

Im Zuge der vielzitierten 'Krise der Geschlechter' kommt als 'trans-sexualisierendes' zunächst weniger ein Vermännlichungs- denn ein Verweiblichungsverlangen zur Sprache,

---

53 Eunuchen- oder Kastraten-Autobiographien existieren meines Wissens nicht, nur romanhafte Literarisierungen (auch historischer Fälle).

54 Wäre Transsexualismus als Resultat einer (konstitutiv unbewußt bleibenden) 'Traumatisierung' zu diagnostizieren, so Zwittertum eine bewußte Traumatisierung durch Diagnose.

das auf eine auch literarisch manifestierte 'Gesetzwerdung des Imaginären' verweist.[55] In dem Moment, wo Frauen aufgehört haben, DAS Geschlecht zu sein (vgl. Rose Gropp 1990), wollen Männer es werden. Männerbündisches ist nur die 'Paraden'-Seite weibischer 'Maskerade' (vgl. Lacan 1966, 1975); die emanzipatorische 'Vermännlichung' von Frauen bleibt mimetisch. Wenn nunmehr "beide Geschlechter auf beiden Seiten der Differenz stehen" (Kittler 1985, S. 359) und 'Liebe' intransitiv geworden ist, wie es Friedrich Kittler literatur- und medienhistorisch analysiert hat, bedeutet die Auflösung der metaphysischen Geschlechter-Polarisierung in infinitesimale 'Zwischenstufen' dann nicht gleichzeitig die Möglichkeit einer narzißtischen Restabilisierung des Subjekts durch 'Exklusions-Individualität' (Luhmann 1989)? Können die vielleicht ansonsten stärker psychotisierenden Auswirkungen einer kulturhistorischen Tendenz zur 'Verwerfung des symbolischen Vaters' (vgl. die Sacher-Masoch-Analyse von Deleuze 1968) etwa dadurch gebremst werden?

Wenn die Lacan-Schule allerdings fortfährt, die Affinitäten zwischen weiblicher, narzißtischer und psychotischer Struktur lediglich auf das Axiom zurückzuführen, daß das Unbewußte 'nicht sexiert' sei (Catherine Millot 1983, S. 114), dürfte man sich wohl fragen, inwieweit die Psychoanalyse bisher auf eine kritische 'Archäologie der Geschlechter' verzichtet hat.

Individuen können zum 'Ich' werden, ohne 'Subjekt' zu sein, d.h. historisch spezifische Subjekteffekte materialisieren. Im Transsexualismus, diesem 'vergeschlechtlichten Narzißmus', schimmert der Prototyp eines Selbstverhältnisses durch, das sich, als Verhältnis des Selbst zu sich selbst wie zu einem anderen, wie kein anderes dazu eignet, die 'Wahrheit des Subjekts' auszudrücken, ohne dabei auf eine Dimension des Anderen angewiesen zu sein. Transsexuelle, - 'Dinosaurier der Postmoderne'?

---

55 Ich benutze diesen Terminus als Äquivalent von Kristevas (1974) Diagnose einer 'Symbolisierung des Semiotischen', die sich auf die moderne Avantgarde bezieht, um parallele Prozesse in der 'Signifikationsliteratur' zu bezeichnen.

6 Anhang: Inhaltsangaben einiger exemplarischer (Auto-) Biographien von Transsexuellen

6.1 Frau-zu-Mann-Transsexuelle

6.1.1 Mario Martino (1977)

Aufgewachsen im katholischen 'Klima' einer italienischen Immigrantenfamilie des amerikanischen Mittelwestens, ist Maria Martino seit ihrer frühesten Kindheit ein 'Wildfang'. Sie zieht mit Vergnügen die Soldatenuniform ihres Bruders an, spielt nie mit Puppen, meidet Mädchengesellschaft und rauft gerne. Ihre Mutter, die stirbt, als Maria zwölf Jahre alt ist, hat sich als 'Hausweibchen' dem autoritären Gatten untergeordnet, einem machohaft gezeichneten Polizisten, dessen Virilität die Tochter nachzuahmen versucht. Bis zum Alter von neun Jahren glaubt sie, ein Junge zu sein. Auch nach der frustrierenden Entdeckung des anatomischen Geschlechtsunterschieds träumt das Mädchen davon, sich als Mann zu verheiraten und 'Vater' zu werden.

Mit Beginn der Pubertät fühlt sich Maria sexuell von Frauen (Schulkameradinnen, Tanten usw.) angezogen. Da sie den 'Drill' zur 'Weiblichkeit', besonders seitens ihrer kalten Stiefmutter, nicht mehr erträgt, ihre lesbischen Neigungen aber zunächst für 'sündhaft' hält, beschließt sie, Nonne zu werden. Nachdem sie das Kloster wegen eines Liebesverhältnisses mit einer anderen Novizin verlassen mußte, versucht sie zwar, noch ein zweites Mal in einen Orden aufgenommen zu werden, wird aber wieder auf dieselbe Weise rückfällig.

Maria beginnt daraufhin eine Ausbildung zur diplomierten Krankenschwester und geht mehrere Beziehungen mit Frauen ein, merkt jedoch, daß sie nur heterosexuelle, die sie als 'Mann' anerkennen, zu begehren vermag. In "Becky", die für Maria ihre Verlobung löst, findet sie eine treue Gefährtin, welche ihr nicht nur durch finanzielle Engpässe hilft, sondern ihr vor allem, wenn auch nach einigen Krisen, beim nunmehr gereiften transsexuellen Projekt zur Seite steht. Obwohl die Brustamputation bereits große psychische Erleichterung bringt, unterzieht sich "Mario" an der Johns-Hopkins-Universitätsklinik in Baltimore (1967) langwierigen chirurgischen Prozeduren zur Konstruktion eines 'Neophallus', der zunächst von Nekrose bedroht ist. Marios sehnlichster Wunsch, von seinem Vater als Sohn anerkannt zu werden, scheitert an dessen geistiger Verwirrung infolge eines Schlaganfalls.

Mario Martino, der an jenem Krankenhaus, in dem er operiert wurde, eine Anstellung findet, gründet dort eine Selbsterfahrungs- und Beratungsgruppe für Frau-zu-Mann-Transsexuelle. Nach seiner Personenstandsänderung heiratet er Becky, wünscht sich ein normales Familienleben 'im Vororthäuschen' und möchte eine Doktorarbeit schreiben.

6.1.2 Daniel Van Oosterwyck (1975)

Die 1944 in Brüssel geborene Tochter eines Zirkus-Orchesterchefs verlebt den größten Teil ihrer Kindheit und Jugend allein mit ihrer Mutter, da der Vater, ein 'Don Juan'-Typ, seine Familie immer wieder verläßt. Die Mutter, eine Musterhausfrau, versucht, das Mädchen, das sich schon in der Vorschulzeit wie ein Junge benimmt, nach den für sie gültigen rigiden Weiblichkeitsnormen zu erziehen: Die musisch begabte Tochter soll eine gebildete und elegante 'junge Dame' werden. Danielle, die sich schon früh in eine Tante verliebt, interessiert sich fürs Reiten, bleibt dennoch Klassenbeste und gerät mit ihrer Mutter, die sie liebt, immer nur deswegen in Streit, weil sie sich möglichst jungenhaft oder wenigstens 'geschlechtsneutral' kleiden möchte. In der Pubertät wird sie aufgrund ihrer äußeren Stilisierung von Lehrern und besorgten Eltern von Mitschülern für eine zukünftige Lesbierin gehalten und z.T. gemieden.

Obwohl Danielle ihren Vater, den Charmeur und Pianisten, in Aufmachung und Klavierspiel zu imitieren versucht, ist sie von seiner Untreue nur umso schockierter, weil sie sich der von ihm teils verheimlichten, teils exhibierten Bigamie in jenem Moment bewußt wird, als ihre eigene körperliche Reifung zur 'Frau' beginnt. Jahrelang bindet sie ihren fülligen Busen ab und wagt nicht mehr, schwimmen zu gehen.

Zwar verliebt sie sich noch als Schülerin in eine verheiratete Nachhilfelehrerin, welche sie sexuell verführt, aber sie läßt sich auch in Zukunft nicht genital berühren. Indes geht der Kampf mit der Mutter, die ausgerechnet Kosmetikerin geworden ist, bis zu deren frühem Krebstod weiter.

Nach einem Selbstmordversuch Danielles, die sich für 'monstruös' hält, überfordert sich die Genesende mit Jurastudium, Pianisten-Ausbildung und etlichen Jobs. Nebenher macht sie einer älteren alleinstehenden Frau dadurch den Hof, daß sie deren Tochter noch durch die Examina hilft und sich gesundheitlich immer mehr zerrüttet. Als sie von der heimlich Angebeteten aber als 'pervers' beschimpft und brutal zurückgestoßen wird, bricht Danielle zusammen und sucht ärztliche Hilfe.

Im zweiten (Tagebuch-)Teil der Autobiographie berichtet Daniel von der langen Prozedur seiner Geschlechtsumwandlung. Er ist, dank medizinischer Umsicht, an die richtigen Adressen geraten, wird als "transsexuell" diagnostiziert und zur Hormontherapie samt Alltagstests zugelassen. Da er die parallel laufenden Anforderungen von Studium und Klavier-Ausbildung zu bewältigen hat, wird er eine Zeitlang amphetaminsüchtig.

Daniels mittlerweile 'festes Verhältnis' mit der Sozialarbeiterin Colette, die ihn ehedem betreute, trägt dazu bei, daß er die Serie der komplizierten chirurgischen Eingriffe (13 Operationen zwischen 1969 und 1973), die in London durchgeführt werden, einigermaßen glimpflich übersteht. Am Schluß des Buches plant Daniel, der auf dem Wege dazu ist, selbst Anwalt zu werden, seine Personenstandsänderung durchzusetzen und Colette zu heiraten.

6.2 Mann-zu-Frau-Transsexuelle

6.2.1 Sylviane Dullak (1983)

Der französische Pastorensohn Sylvian, der mit sechs Geschwistern in einem 'normalen' Provinzhaushalt aufwächst, leidet während seiner Kindheit und Jugend unter dem seltsamen Gefühl geschlechtlicher Identitätslosigkeit, das ihm jegliche schulisch-beruflichen Motivationen nimmt. Nach einem pädagogischen Praktikum bei 'Schwererziehbaren' beginnt er in Genf ein Psychologiestudium bei Jean Piaget, das er Anfang der 50er Jahre abschließt. Während dieser Zeit steigern erste sexuelle Erfahrungen seinen Ekel vor der männlichen 'Rolle', aber vor homosexuellen Avancen weicht er ebenfalls zurück. Als Privatlehrer in Addis Abeba lernt er seine zukünftige Frau, die deutsche Banksekretärin Greta, kennen. Aus Zuneigung und Angst vor Einsamkeit geht er eine Liebesbeziehung ein, die ihn, als Greta schwanger wird, zur Ehe 'zwingt'.

Nach achtjährigem Medizinstudium, das die Gattin, die noch drei andere Kinder bekommt, durch Teilzeitjobs mitfinanziert, promoviert Sylvian 1961 und läßt sich in der französischen Provinz als praktischer Arzt nieder. Das Geschlechtsunbehagen jedoch dauert unterdessen an und kann weder durch eskapistisches Konsumverhalten (teure Hobbies wie z.B. eine Yacht und ein Flugzeug) noch durch 'Seitensprünge' gelindert werden. Eine zweite Ehe mit einer Ex-Geliebten, die als dominierende Intrigantin geschildert wird, geht in die Brüche.

Auf dem Höhepunkt der Krise verabreicht sich der Arzt, der inzwischen erkannt hat, daß er mit Subkultur-Transvestiten nichts gemeinsam hat, Östrogene, um sich auch körperlich zu 'neutralisieren'. Er läßt sich von Prostituierten travestieren und schwört am Grabe seiner Mutter, eine 'Frau' zu werden und seine 'Rest'-Männlichkeit gänzlich zu zerstören. So nimmt er sein Junggesellen-Leben unter dem Schutz eines befreundeten Ehepaars wieder auf und gewinnt in Sophie eine mütterliche Freundin. Als er, endlich im klaren über seine 'zerebrale Weiblichkeit', eine 'Geschlechtskorrektur' in Belgien anvisiert, die ihm aber verweigert wird, entschließt er sich in einer Streßsituation zur Selbstkastration, die er am 1. April 1989 durchführt. Nach der anschließend in Holland vorgenommenen 'Restkorrektur' ist Sylviane endlich im Frieden mit sich selbst.

Als Provinz-Ärztin, die von ihren früheren Patienten toleriert wird, gelingt es Sylviane, sich zumindest den mittlerweile erwachsenen Kindern wieder anzunähern. Als glückliche Großmutter widmet sie sich nicht nur der Vervollkommnung ihrer 'Weiblichkeit', sondern vor allem auch der Ausarbeitung einer (natur-)wissenschaftlichen Transsexualismus-Theorie.

6.2.2 Coccinelle (1987)

Als Einzelkind im proletarischen Milieu aufwachsend, leidet der mädchenhafte Jacques besonders unter elterlichen Ehekrisen, die u.a. sein schulisches Fortkommen beeinträchtigen. Gegen den Willen seines Vaters beginnt der effeminierte Jugendliche, der sich mit der Komplizenschaft seiner Mutter heimlich travestiert, eine Frisörlehre in einem Damensalon. Durch eine Zufallsbekanntschaft mit dem Cabaret-Transformisten "Lucrèce" läßt sich Jacques dazu bewegen, selbst eine solche Laufbahn einzuschlagen. Im berühmten Etablissement "Madame Arthur", wo er sich vorstellt, wird er mit einer wirklichen Frau verwechselt und sofort engagiert. Von seinem Vater 'hinausgeworfen' und bei Kolleginnen wohnend, macht er professionell eine steile Karriere. Als er bei der Musterung wegen der sichtbaren Effekte einer illegal praktizierten Hormontherapie vom Militärdienst befreit wird, bringt ihn der Armee-Arzt auf die Idee einer Geschlechtumwandlung, die durch Presseberichte über den Fall Jorgensen konkretere Konturen gewinnt.

Obwohl "Coccinelle", - so der Cabaret-Spitzname für Jacques -, in ihren zahlreichen homosexuellen Kontakten meist die aktive Rolle spielt, entschließt sie sich, gemeinsam mit einer Kollegin, zur Operation in Casablanca (1959) und läßt sich danach von einem Spitzensportler 'entjungfern'. Nachdem ihr 'post festum' die Personenstandsänderung gewährt worden ist, wird ihre kirchliche Trauung mit Francis Bonnet zum Pariser Sensationsergebnis der frühen 60er Jahre. Der (Medien-)Star Coccinelle läßt sich aber bald darauf scheiden und heiratet 1966 den südamerikanischen Tänzer Mario Heyns. Doch auch diese Ehe gerät, z.T. wegen Coccinelles Eifersucht, in größere Krisen, und es kommt zur Trennung. Nachdem Coccinelle seit Anfang der 80er Jahre in Berlin gelebt und gearbeitet hat, ist sie vor kurzem in ihr Pariser Stammlokal zurückgekehrt, wo sie heute wieder auftritt.

6.2.3 Canary Conn (1974)

Schon in seiner Kindheit ist der 1949 in Texas geborene Danny O'Connor ein zarter Junge, der vom Rollendiktat seiner Familie gepeinigt wird und sich die Kleider seiner Schwester wünscht. Sein viriler Vater, der ihn lächerlich macht, wird später durch den brutalen Sportlehrer "Tex" ersetzt. Die angepaßte und einflußlose Mutter bleibt die einzige Vertrauensperson.

Im Streben nach väterlichem Wohlwollen versucht Danny zwar, ein Fußball-Profi zu werden, aber seine 'Weiblichkeit' hindert ihn daran. Um die ihm 'ähnlich sehende' Freundin Johanna zu beeindrucken, will er sogar in die Marine eintreten, wird aber abgelehnt. Nach einigen journalistischen Eskapaden steigt Danny, der nebenher Country Music macht, zum Plattenstar empor und heiratet die Geliebte. Als sie ihm einen Sohn gebiert, flammt der transsexuelle Wunsch so heftig auf wie nie zuvor. Danny verläßt seine Familie, siedelt 1968 nach Kalifornien um und zieht in eine Wohngemeinschaft mit anderen Transsexuellen. Sie ermutigen ihn zur Operation, welcher er sich 1969 in Mexiko unterzieht. 1974 nimmt "Canary" als eine 'aufgeklärte Betroffene' am Stanford-Symposium über Transsexualismus teil, wo sie von den Fachleuten vorgeführt und interviewt wird. Sie lebt weiterhin an der Westküste, hat einen relativ großen Freundeskreis, während die eigene Familie das 'Coming Out' nur langsam zu akzeptieren beginnt.

Nach einer erotisierten Beziehung zu einem Frau-zu-Mann-Transsexuellen, mit dem sie die Subkulturen durchstreift, knüpft Canary auch sexuelle Beziehungen zu Männern an und läßt sich von einem Luftwaffen-Offizier den Hof machen. Enttäuscht von Sekretärinnen-Jobs, als Bardame bedroht, lebt sie schließlich eine Zeitlang mit einem 'Sheriff', erträgt aber die 'Weibchenposition' nicht und wird - als 'Hollywood'-Reporterin - wieder selbständig.

6.2.4 Nancy Hunt (1978)

Der 1921 geborene Amerikaner wächst in einer viktorianischen Suffragetten-Atmosphäre auf. Während sein früh verstorbener Vater, Verleger und Bibliothekar, an seinem Stammhalter hing, wertet die autoritäre Mutter, die als Männerhasserin stilisiert wird, den Sohn gegenüber den Töchtern ab und zwingt ihn zu weiblichen Arbeiten, obwohl er sein Männlichkeitssoll, z.B. im Kriegsdienst, ebenfalls zu erfüllen hat.

Während seines Reporter-Jobs verliebt sich der junge Mann, der das weibliche Geschlecht heftig beneidet, in die Maskulinität einer erfolgreichen Kollegin, die er dann heiratet. Nach drei Kindern und Hausbau ist die eheliche Beziehung zerstört, der Gatte verfällt einer Eßneurose und tröstet sich mit einer Geliebten.

Obwohl er seine Virilitätsprobe als Kriegsberichterstatter in Vietnam bestanden zu haben glaubt, erkennen die beiden Frauen dies nicht genügend an. In zweiter Ehe mit der zwanzig Jahre jüngeren Ellen, die ebenfalls unter 'Freßsucht' leidet, lebt 'Nancy' endlich ihre transvestitischen Neigungen aus. Ein Presseartikel motiviert ihn bald darauf zu einer illegalen Hormontherapie, durch deren physische Auswirkungen der Journalist in berufliche Schwierigkeiten gerät, weil er für einen effeminierten Schwulen gehalten wird.

Seine Ehe scheitert nunmehr auf sexuellem Gebiet, und seine eigenen Schwestern, denen er sich eröffnet, stoßen ihn zurück, doch "Nancy" wird dank ärztlicher Hilfe gerettet. Seit ihrer 'Geschlechtskorrektur' in Virginia, Mitte der 70er Jahre, lebt sie erstmals alleine, verliebt sich zwar in Männer, erträgt aber deren Dominanzansprüche nicht.

6.2.5 Renate Anders (1984)

Geboren 1941, verlebt "René" seine frühe Kindheit in den Wirren des 2. Weltkriegs. Da sein Vater in Belgien dienstverpflichtet und dadurch kaum zuhause ist, kommt es zu einer engen Mutter-Symbiose, die durch die Geburt einer Schwester gestört wird.

In der Epoche des bundesrepublikanischen 'Wiederaufbaus' leidet der Knabe extrem an den Geschlechtsrolle-Zwängen seines Milieus. Der noch von NS-Ideologie geprägte Vater, mittlerweile als Ingenieur rehabilitiert, will ihn zum 'kernigen Mann' machen, die 'schwache' Mutter setzt dem kaum etwas entgegen.

Seit der Geburt der Schwester wünscht René, auch ein Mädchen zu sein und seinen männlichen Körper zu kaschieren. Heimliche Travestie soll durch Pfadfindertum wieder wettgemacht werden. Da der Jüngling Mädchen als 'Engel' idealisiert, kann er sie in der Pubertät zwar begehren, aber nicht als sexuelle Wesen betrachten. Er verpflichtet sich zur Bundeswehr, um dort 'Schliff' zu erhalten, wechselt aber, enttäuscht von viriler Fassadenhaftigkeit, ins Studium der Pädagogik und Sozialwissenschaften über. An der Bonner Universität lernt er seine spätere Frau Beate kennen, die für ihn zum weiblichen Vorbild wird. Aus der dennoch von sexuellen und emotionalen Krisen gezeichneten Ehe gehen drei Kinder hervor, als deren 'Mutter' René sich fühlt.

Da ihm heimliche Freizeit-Travestie keine dauernde Befriedigung verschafft und er sich mittlerweile dank Fachliteratur als "transsexuell" begriffen hat, beginnt er, inzwischen Sonderschullehrer, unter medizinischer Aufsicht Hormonbehandlung und Alltagstest trotz des periodischen Widerstands seiner Frau, die um das Fortbestehen ihrer Familie fürchtet. Nach der erfolgreichen Operation (in Hamburg) darf "Renate" dank behördlicher Toleranz zwar weiterhin im Schuldienst bleiben, doch private Schwierigkeiten dauern an. Ihre zukünftige Lösbarkeit wird im Schlußkapitel optimistisch unterstrichen, zumal sich die kleinen Kinder angeblich gut an die 'zweite Mutter' gewöhnt haben.

6.2.6 Chris Johnson und Cathy Brown (1982)

Während Anne (Jg. 1949) als behütetes Nesthäkchen einer protestantischen englischen Mittelschichts-Familie aufwächst, führt der katholische Eugène (Jg. 1948) mit seiner meist alleinstehenden Mutter schon früh ein unstetes Nomadenleben in Irland. Ist Anne ein 'tomboy' mit ausgezeichneten Schulleistungen, so kommt Eugène bereits früh in Erziehungsheime, wo er sich 'als Mädchen' unter rauhen Burschen verlassen fühlt. Hat Eugène, dessen Familien-Clan mehrmals auf Arbeitssuche nach England auswandert, seinen Vater kaum gekannt, kommt Anne in den Genuß einer zweiten Mutter, ihrer wesentlich älteren Schwester, die sie verwöhnt.

Eugènes erste heterosexuelle Erfahrungen zeigen ihm bloß, daß er sich 'als Frau' darin nicht emotional engagieren kann. Währenddessen stützen Annes Jungenbeziehungen ihre männliche Identität. Sie heiratet einen linken Kommilitonen, um eine 'schwule Existenz' zu führen. Bleibt Anne auch in Studium und Ehe emotional und finanziell von ihren Eltern abhängig, die sie sehr liebt, erkämpft sich Eugène eine eigene Existenz, u.a. als Kung Fu-Lehrer. Als Anne seine Schülerin wird, ist ihre Partnerschaft bereits in der Krise, weil der Gatte die männliche Rolle für sich allein beansprucht.

Flüchtet Anne in lesbische Affären, so Eugène in Parapsychologie. Annes und Eugènes plötzliche Zuneigung füreinander beruht auf einer gegenseitigen 'transsexuellen Intuition': Jeder betrachtet den anderen, wie dieser sich selbst sehen möchte. Dennoch zögert Anne, die mittlerweile ein Verhältnis mit Eugène hat, sich von ihrem Mann Andrew zu trennen. Sie geht allein auf Wanderschaft, bevor sie sich dann doch für Eugène entscheidet. Das junge Paar, das zunächst in bescheidenen Verhältnissen bei Eugènes Eltern lebt, entschließt sich nicht nur zum gemeinsamen Geschlechtswechsel, sondern plant, vorher noch ein Kind zu bekommen. Nachdem die Schwangerschaft, die für Anne auch eine psychische Tortur darstellt, vorüber und die Tochter geboren ist, beginnen beide mit der Hormontherapie, einer gleichsam synchronisierten Prozedur, die außerdem zum Wettlauf gegen die Zeit wird, da das Kind beide Eltern im 'richtigen' Geschlecht erleben soll. "Chris" (alias Anne) ernährt als Sozialarbeiter die Familie, "Cathy" (alias Eugène), die die Tochter "Emma" versorgt, träumt jedoch davon, einmal Punk-Sängerin zu werden.

Literatur

Abraham F (1931) Genitalumwandlung an zwei männlichen Transvestiten. Z. f. Sexualwissenschaften u. Sexualpolitik 18: 223-226

Amborn E (1981) Und dennoch 'Ja' zum Leben. Die Jugend eines Intersexuellen in den Jahren 1915-1933. Meyer: Schaffhausen

Ancillon C (1707) Traité des eunuques, hrsg. von Dominique Fernandez. Ramsay: Paris 1978

Anders R (1984) Grenzübertritt. Auf der Suche nach geschlechtlicher Identität. Fischer: Frankfurt a.M.

Anonymus (1905^2) Eine männliche Braut. Bartels: Berlin

Ashley A, Fallowell D (1982) April Ashley's Odyssey. Jonathan Cape, Arena Paperback: London

Barbin H, dite Alexina B. (1868) Mes souvenirs, Foucault M (Hrsg). Gallimard: Paris 1978

Barrière E (1986) L'inversion du sujet. Les Lettres Libres: Paris

Barthes R (1970) S/Z. Essais. Seuil: Paris

Bertalanffy L von (1930) Neues über die Geschlechtsumwandlung. Wissen und Fortschritt 4: 137-141

Binder H (1933) Das Verlangen nach Geschlechtsumwandlung. Zs. ges. Neurol. Psychiatr. 143: 84-174

Bockting W, Poortinga J (1987) Konferenzbeitrag zu 'Homosexuality, Which Homosexuality?' im "Social Sciences" - Supplement des Readers, Amsterdam

Body NO (1907) Aus eines Mannes Mädchenjahren. Mit einem Nachwort von Dr. med. Magnus Hirschfeld. Gustav Riecke: Berlin

Bogdan R (1974) Being Different: Autobiography of Jane Fry. Wiley & Sons: New York

Bolin A (1983) In Search of Eve. Transsexual Rites of Passage. Diss. Ann Arbor, University of Michigan

Breton J (Hrsg) (1985) Le transsexualisme, étude nosographique et médico-légale: rapport de médecine légale. Masson: Paris

Brown G (1966) I want what I want. Weidenfeld & Nicolson: London

Bürger-Prinz H, Albrecht H, Giese H (1966^2) Zur Phänomenologie des Transvestitismus bei Männern. Enke: Stuttgart

Buick B (1971) L'étiquette. La Jeune Parque: Bordeaux

Bullough V (1975) Transsexualism in History. Arch. Sex. Behav. 4/5: 561-571

Chasseguet-Smirgel J (1975) A propos du délire transsexuel du Président Schréber. Revue franç. Psychanal. 39 (5/6): 1013-1027

Coccinelle (1987) Coccinelle par Coccinelle. Filipacchi: Paris

Conn C (1974) Canary: The Story of a Transsexual. Nash Publ.: Los Angeles

Costa M (1961, frz. 1963) Coccinelle est lui. Pocket Mail: Paris

Cowell R (1954) Robert(a) Cowell's story. Heinemann: London

Dalba (1973) Lady-Boy (avec une postface de M Robert Gendreau). Ed. Guy Authier: Paris

Dee P K (1974) 'Travelling'. Un itinéraire transsexuel. Pierre Belfond: Paris

Dekker R, Van de Pol L (1989) The Tradition of Female Transvestism in Early Modern Europe. Macmillan Press: Houndsmills Basingstoke London

Delarue S (1978) Câline. Le sexe de l'aube. Ramsey: Paris

Delect O (anciennement: Voidies JP) (1982) La prise de robe. Itinéraire d'une transsexualité vécue. Eigenverlag: Louviers

Deleuze G (1968) Sacher-Masoch und der Masochismus. In: Von Sacher-Masoch L, Venus im Pelz. Insel: Frankfurt a. M. 1980, S. 165-281 (Nachwort)

Deleuze G, Guattari F (1974) Anti-Ödipus. Suhrkamp: Frankfurt a. M.

Diane (1987) Diane par Diane. Préface par Jacques Sternberg. Acropole: Paris
Didier B (1976) Le journal intime. Presses Universitaires Françaises: Paris
Dubarry A (1892) L'hermaphrodite. Chamuel: Paris
Dullak S (1983) Je serai...elle. Mon odyssée transsexuelle. Presses de la Cité: Paris
Eco U (1985) Über Spiegel und andere Phänomene. Hanser: München 1988
Elbe L (1931, dt.: 1932) Ein Mensch wechselt sein Geschlecht. Eine Lebensbeichte. Aus hinterlassenen Papieren hrsg. von Hoyer N. Carl Reissner: Dresden
Enard MJ (1982) Vouloir être ... Transsexuelle, Femme et Mère (avec une postface de Catherine Rihoit), Editions Persona: Paris
Erdbrügge W (1987) Die Versöhnung der Töchter. Diskurstheoretische Reflexion. [..]. In: Hurrelmann B et al. (Hrsg) 'Man müßte ein Mann sein'. Interpretationen und Kontroversen zu Geschlechtertausch-Geschichten in der Frauenliteratur. Schwann: Düsseldorf, 123-145
Ewers HH (1928) Das andere Ich. Der Tod des Barons Jesus Maria von Friedel. In: Ewers HH, Die Besessenen. Sieben-Stäbe-Verlag: Berlin, S. 189-247
Faure-Oppenheimer A (1983) Le choc de la puberté. A propos de la demande du changement de sexe. Adolescence 2: 309-319
Feinberg LD (1980) Journal of a Transsexual. World View Publishers: Atlanta-Chicago-New York
Foucault M (1961) Histoire de la folie à l'âge classique. Paris
Foucault M (1969) L'archéologie du savoir. Gallimard: Paris (dt. 1973)
Foucault M (1976) La volonté de savoir. Histoire de la sexualité I. Gallimard: Paris (dt. 1977)
Fry J (1974) s. Bogdan
Fuhrmann M (1979) Rechtfertigung durch Identität - Über eine Wurzel des Autobiographischen. In: Marquard O, Stierle K (Hrsg) Identität (Poetik und Hermeneutik VIII). Fink: München, S. 685-690
Geibel C (1983) Im falschen Körper gefangen. Report über eine Geschlechtsumwandlung. Heyne: München <Yvonne Johnson>
German (1990) in Felix Kuballa ARD-Serie: 'Miterlebt': "Endlich als Frau leben. Protokoll einer Geschlechtsanpassung", WDR ausgestrahlt am 22.03.1990
Greenson RR (1968) Dis-Identifying from Mother. Int. J. Psycho-Anal. 49
Gropp RM (1990) Freud und Leid von Frauen. In: Kittler FA et al. (Hrsg) Diskursanalysen 2 (Institution Universität). Westdeutscher Verlag: Opladen, S. 116-129
Gutheil E (1923) Analyse eines Falles von Transvestitismus. In: Stekel W (Hrsg) Störungen des Trieb- und Affektlebens. Die parapathischen Erkrankungen, Bd. VII (Fetischismus). Urban & Schwarzenberg: Berlin-Wien, S. 534-570
Hahn A (1987) Identität und Selbstthematisierung. In: Hahn A, Kapp V (Hrsg) Selbstthematisierung und Selbstzeugnis: Bekenntnis und Geständnis. Suhrkamp: Frankfurt a. M., S. 9-25
Hirschauer S (1989) Die interaktive Konstruktion von Geschlechtszuhörigkeit. Zs. f. Soziologie 18/ 2: 100-118
Hirschfeld M (1910) Die Transvestiten. Pulvermacher: Berlin
Hirschfeld M (1918) Sexualpathologie, II. Teil. Marcus & Weber: Bonn
Hunt N (1978) Mirror Image. Holt, Rinehart & Winston: New York
Irigaray L (1976) Noli me tangere oder vom Wert der Waren. In: Irigaray L (1976) Waren, Körper, Sprache. Der ver-rückte Diskurs der Frauen. Berlin, S. 46-62
Irigaray L (1977) Misère de la psychanalyse. In: Irigaray L (1985) Parler n'est jamais neutre. Merve: Paris, S. 253-279

Ishlondsky N (1926) Artificial Rejuvenation and Voluntary Change of Sex, according to Professor Steinach. Toodwood Publ. Comp.: Lawrence/Mass.
Johnson C, Brown C (1982) The Gender Trap (Introduction by Wendy Nelson), Proteus: London - New York
Jorgensen C (1967) A Personal Autobiography. With an introduction by Harry Benjamin, M.D. Bantam Books: New York
Kammerer P (1918) Geschlechtsbestimmung und Geschlechtsverwandlung. Zwei gemeinverständliche Vorträge. Moritz Perles: Wien
Kando T (1974) Males, Females, and Transsexuals: A Comparative Study of Sexual Conservativism. J. Homosex. 1/1: 45-64
Keller R (1952) Das Problem der Geschlechtsdifferenzierung und der Hermaphroditismus. Ciba-Zeitschrift 57/5: 1894-1903
Kittler FA (1985) Aufschreibesysteme 1800-1900. Fink: München
Krafft-Ebing R von (1886) Psychopathia sexualis. Matthes & Seitz: München 1984
Kristeva J (1974) La révolution du langage poétique. L'avantgarde à la fin du XIXe siécle: Lautréamont et Mallarmé. Seuil: Paris
Kristeva J (1976) Die Produktivität der Frau. Alternative 19 (108/109): 166-172
Küchenhoff J, Warsitz P (1990) Sprachkörper und Körpersprache. Psychoanalytische Psychosentheorie nach Lacan. In: Kittler FA, Tholen GC (Hrsg) Arsenale der Seele. Literatur und Medienanalyse seit 1870. Fink: München, S. 117-139
Kupffer E von (1900) Lieblingsminne und Freundesliebe in der Weltliteratur. Eine Sammlung mit einer ethisch-politischen Einleitung. Siegfried Dyck: Eberswalde - Berlin-Neurahnsdorf
Lacan J (1949) Das Spiegelstadium als Bilder der Ichfunktion. In: Schriften I. Walter: Olten - Freiburg i.Br. 1973
Lacan J (1966) Die Bedeutung des Phallus. In: Schriften II. Walter: Olten - Freiburg i.Br. 1975
Lejeune P (1986) Le pacte autobiographique (bis). In: Lejeune P (1986) Moi aussi. Seuil: Paris, S. 13-37
Lejeune P (1989) 'Cher cahier...'. Témoignages sur le journal personnel. Gallimard: Paris
Lesselier C (1987) Ecrire l'amour lesbien, 1945-1968. In: Amazones d'hier - Lesbiennes d'aujourd'hui 18: 14-33
Link J (1983) Elementare Literatur und generative Diskursanalyse. Fink: München
Link-Heer U (1988) Prousts 'A la recherche du temps perdu' und die Form der Autobiographie. BR Grüner: Amsterdam
Lothstein L (1983) Female-to-Male Transsexualism. Routledge & Kegan Paul: Boston - London - Melbourne - Henley
Luhmann N (1989) Individuum, Individualität, Individualismus. In: Luhmann N (1989) Gesellschaftsstruktur und Semantik. Studien zur Wissenssoziologie der modernen Gesellschaft, Bd. 3. Suhrkamp: Frankfurt a. M., S. 149-259
Marais C (1954) J'ai choisi mon sexe. Confidences de Michel-Marie Poulain. Fontevielle: Monaco
Marcuse M (1916) Ein Fall von Geschlechtsumwandlungstrieb. Zs. Psychother. med. Psychol. 6: 176-192
Marin M (1987) Le saut de l'ange (avec la collaboration de Marie-Thérèse Cuny). Fixot: Paris
Martino M (with Harriet) (1977) Emergence. A Transsexual Autobiography. Crown Publ.: New York
Millot C (1983) Horsexe. Essai sur le transsexualisme. Point hors ligne: Paris
Money J (1988) Homosexuell, bisexuell, heterosexuell. Zum psychoendokrinologischen Forschungsstand. Z. Sex.-Forsch. 1: 123-132

Morris J (1974) Conundrum. The Astonishing and Moving Story of a Man who was Transformed into a Woman. Faber & Faber: London

Mühsam R (1921) Der Einfluß der Kastration auf Sexualneurotiker. Dtsch. med. Wschr. 6: 155-156

Mühsam R (1926) Chirurgische Eingriffe bei Anomalien des Sexuallebens. Die Therapie der Gegenwart 67: 451-455

Murail MA (1985) Passage. Roman. P-M Favre: Paris

Pauly I (1969) Adult Manifestations of Female Transsexualism. In: Green R, Money J (eds) Transsexualism and Sex Reassignment. Johns Hopkins Press: Baltimore, S. 59-61

Pfäfflin F (1983) Probleme der psychotherapeutischen Behandlung transsexueller Patienten. Psychother. Psychosom. med. Psychol. 33 (Sonderheft 2): 89-92

Ploeger A, Flamm R (1976) Synopsis des Transvestismus und Transsexualismus. Fortschr. Neurol. Psychiat. 44/9: 493-554

Pokorny H, Bondy H (1933) Rapport sur un transvestite qui demandait une opération cosmétique. Rev. neurol. 2: 701-702

Pommier G (1983) D'une logique de la psychose. Point hors ligne: Paris

Richards R, Ames J (1983) Second Serve. Stein & Day: New York

Riddell C (1980) Divided Sisterhood. A Critical Review of Janice Raymond's 'The Transsexual Empire'. Moss Side Community Press: Manchester

Rigsbee R (1983) The Agony of Deception. Huntington House: Shreveport/La.

Rihoit C, Nolais J (1980) Histoire de Jeanne transsexuelle. Mazarine: Paris

Rohleder H (1928) Die Trisexualität, eine dreifache, bisher nicht beachtete Form des menschlichen Geschlechtstriebes. Monatsschrift für Harnkrankheiten und sexuelle Hygiene 2: 114-199

Runte A (1982) Subjektkritische Diskurstheorie. Narratologische Textanalysen von 'Erlebnisgeschichten' in der neuen deutschen Frauenpresse am Beispiel von 'Emma' und 'Meine Geschichte'. Pahl-Rugenstein: Köln

Runte A (1985) Transsexualismus in der Lacan-Schule. Psyche 39: 830-862

Safouan M (1971) Contributions à la psychanalyse du transsexualisme. In: Safouan M (1974) Etudes sur l'Oedipe. Seuil: Paris

Schickedanz HJ (1979) Homosexuelle Prostitution. Eine empirische Untersuchung über sozial diskriminiertes Verhalten bei Strichjungen und Call-Boys. Campus: Frankfurt a. M. - New York

Schiffels W (1990) Im Rock. Erzählung. Palette: Bamberg

Schleiermacher S (1989) Biologische Forschung in der SS-Stiftung 'Ahnenerbe': Ein Beispiel für Forschungsförderung während des 2. Weltkrieges. In: Bradisch P et al. (Hrsg) Frauen gegen Gen- und Reproduktionstechnologien. Frauenoffensive: München, S. 232-240

Schmidt W (1930/1) Über den Drang nach Ähnlichkeit mit der geliebten Person. Z. Sex.-Wiss. 17/1: 50-53

Schoof W (1975) Ein Jahr sexologische Poliklinik. In: Schorsch E, Schmidt G (Hrsg) Ergebnisse zur Sexualforschung. Arbeiten aus dem Hamburger Institut für Sexualforschung. Kiepenheuer & Witsch: Köln, S. 123-153

Schütze F (1981) Prozeßstrukturen des Lebenslaufs. In: Matthes J et al. (Hrsg.), Biographie in handlungswissenschaftlicher Perspektive. Verlag der Nürnberger Forschungsvereinigung: Nürnberg, S. 67-157

Sigusch V , Meyenburg B, Reiche R (1978) Transsexualität. In: Sigusch V (Hrsg) Sexualität und Medizin. Kiepenheuer & Witsch: Köln S. 249-315

Simmons DL (1970) Man into Woman: A Transsexual's Autobiography. Ph Park Press: Manchester

Simmons DL (1975) All for Love. WH Allen: London

Smentek(a), Z/W (1939) Confession amoureuse de la femme qui devient homme, recueillie par Marcel Allain. Les Editions de France: Paris

Socarides C (1968) Der offene Homosexuelle. Suhrkamp: Frankfurt a. M., 1971

Springer A (1981) Pathologie der geschlechtlichen Identität. Transsexualismus und Homosexualität. Theorie, Klinik, Therapie. Springer: Wien - New York

Stekel W (1920) Fragment der Analyse einer Transvestitin. In: Stekel W (1920) Die Geschlechtskälte der Frau. Urban & Schwarzenberg: Berlin - Wien, S. 353-375

Stierle K (1975) Text als Handlung. Perspektiven einer systematischen Literaturwissenschaft. Fink: München

Tavarès(-Rabelo) C (1987) La femme inachevé(e), Régines Desforges: Paris

Tula (1982) I am a Woman. Sphere Books: London

Tyrell H (1986) Geschlechtliche Differenzierung und Geschlechterklassifikation. Köln. Z. Soziol. Sozialpsychol. 38: 450-489

Ulrichs KH (alias Numa Numantius) (1864) 'Inclusa'. Anthropologische Studien über mannmännliche Geschlechtsliebe. Heinrich Matthes: Leipzig 1898

Vague J (1956) Le désir de changer de sexe. Forme épidémique actuelle d'un mal ancien. Presse méd. 64/41: 949-951

Van Oosterwyck D (1975) Elle ... Il. Danielle, sexe masculin. Rossel Edition: Brüssel

Vidal G (1968) Myra Breckinridge. Panther: Manchester

Waldenfels B(1987) Ordnung im Zwielicht. Suhrkamp: Frankfurt a. M.

Werther R, pseudon. (1922) The Female Impersonators; A Sequel to the Autobiography of an Androgyne and an Account of some of the Author's Experience During His Six Years' Career as Instinctive Female Impersonator in New York's Underworld, by R.W. (alias: "Earl Lind") hrsg. von Jenny June, mit einer Einf. von AW Herzog. New York

Worden G, Marsh JT (1955) Psychological Factors in Men Seeking Sex Transformation. J. Amer. Med. Ass. 157: 1292-1298

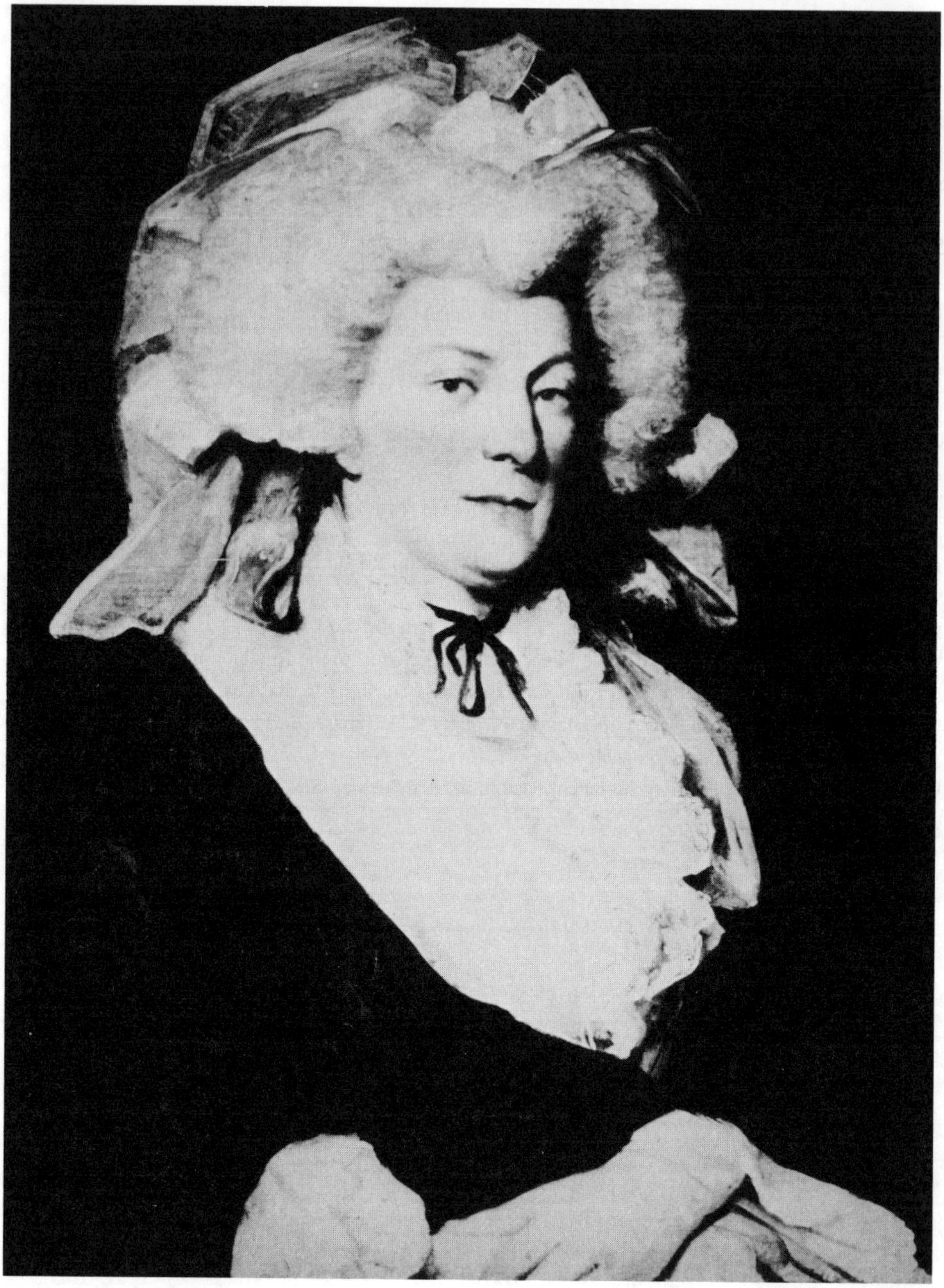

Geschlechtswechsel in nichtklinischer Zeit: Der Chevalier d'Eon

Manfred Steinkühler

1 Persönlichkeit und Quellenlage

Der Mann, der hier vorgestellt wird, ist in den Ländern deutschsprachiger Kultur wenig bekannt. Hirschfeld widmet dem Chevalier d'Eon ein Kapitel (Hirschfeld 1910, S. 438-451), stützt sich dabei aber auf Gaillardets erste Biographie aus dem Jahre 1836 (Gaillardet 1836), die dieser dreißig Jahre später in einer zweiten Version als teilweise romanhaft widerrief (Gaillardet 1866). Mehr oder weniger unbewußt dürften wir dem Chevalier in verjüngter Erscheinung aber alle bereits begegnet sein, und zwar in der künstlerischen Verarbeitung des Cherubin aus "Figaros Hochzeit", sei es unmittelbar in Beaumarchais' Komödie, auf dessen Beziehungen zu Eon ich zu sprechen komme, sei es in Mozarts Oper.

Der Chevalier d'Eon wurde 1728 in der burgundischen Kleinstadt Tonnerre geboren, wo das Geburtshaus aus dem 16. Jahrhundert als das prächtigste Palais des Ortes noch heute zu sehen ist. Auf dem Ortseingangsschild rühmt Tonnerre sich, die "Cité du Chevalier d'Eon" zu sein.

Eon verfügte über die traditionelle juristische und literarische Bildung seiner Zeit. Als Diplomat hat er Frankreichs Außenpolitik in zwei entscheidenden Momenten mitgestaltet, zu Beginn des Siebenjährigen Krieges, bei der Herbeiführung der französisch-russischen Allianz, und an dessen Ende, beim französisch-englischen Friedensschluß. Die Aufmerksamkeit nicht nur seines Jahrhunderts hat der Chevalier d'Eon aber durch die Tatsache auf sich gelenkt, daß er von den 82 Jahren seines Lebens - er starb 1810 in London - 49 Jahre als Mann und 33 Jahre als Frau verbracht hat. Ein Jahrhundert zuvor hatte er einen ihm in seinem Verhalten ähnelnden geistlichen Vorgänger, den Abbé de Choisy (Mongrédien 1966), der nicht nur als Biograph seiner selbst, sondern auch als Historiker der Herrschaft Ludwigs XIV. und Mitglied der "Académie française" glücklicher geworden war, als Eon es werden sollte.

Die schriftliche Hinterlassenschaft Eons gliedert sich in finanzwissenschaftliche Untersuchungen, durch die er sich als Zeitzeuge ausweist, der eine der Ursachen für die gesellschaftspolitischen Umwälzungen seines Jahrhunderts erkannt hat (d'Eon 1752, 1758), die diplomatische Berichterstattung, deren Aufmerksamkeit für weltmachtpolitische Entwicklungen ihn zu einem der Vorläufer des französischen Historikers Tocqueville aus dem letzten Jahrhundert macht (Archives du Ministère des Affaires Etrangères, Paris, Fonds Angleterre et Russie), und in die kaum übersehbare, aus den Irritationen um seine Person entstandene private Korrespondenz (Bibliothèque Municipale de Tonnerre; sowie Lettres, mémoires et négociations du Chevalier d'Eon, 2 vol., Londres 1764). Eon führt eine klare, gelegentlich zugespitzte Sprache, die nicht nur passagenweise literarische Qualität hat. Daß der Quai d'Orsay noch heute von Emotionen nicht frei ist, wenn es darum geht, den Chevalier seiner Geschichte einzugliedern, resultiert aus der 1987 dem Außenminister Ludwigs XV., Vergennes, in Paris gewidmeten Ausstellung, deren Katalog den "gewissenhaften" Minister diesem "verwegenen Abenteurer" gegenüberstellt (Vergennes-Katalog 1987, Nr.113).

Eine vollständige Bibliographie über Eon fehlt ebenso wie eine Bibliothek, deren Bestände eine eingehende Beschäftigung mit ihm erlaubten. Dieser Mangel hat es nicht verhindert, daß der Chevalier bis in die Gegenwart immer wieder zu biographischen und literarischen (Royer 1986) Arbeiten inspiriert hat, aber wohl dazu beigetragen, daß sich, von Ellis (1928) abgesehen, mit dem ich mich befassen werde, kein Psychoanalytiker oder Sexualwissenschaftler mit ihm auseinandergesetzt hat. Die sorgfältigste Biographie stammt von dem französischen Juristen Pinsseau, der sie während der Zeit der deutschen Besatzung verfaßte (Pinsseau 1945, vgl. Telfer 1885). Die Umstände, unter denen dieses Buch erschien, sind nicht ohne zeitgeschichtliche Merkwürdigkeit. Dem Autor wurde durch die für ihn zuständigen Zensurbehörden in Dijon die Druckerlaubnis unter dem Datum des 14. September 1944 erteilt. Aber bereits drei Tage zuvor war die Stadt von den Deutschen geräumt und von den Franzosen besetzt worden.

2 Geschlechtsrollenwechsel im Frankreich des 18. Jahrhunderts

Das Pariser Außenministerium registriert - ich behalte den französischen Ausdruck bei - eine "Transaction" (Ministère des Affaires Etrangères, Paris, Fonds Angleterre, vol. 512), die der, wie es heißt, "speziell mit den Weisungen des Königs von Frankreich" versehene Pierre-Augustin Caron de Beaumarchais unter dem 5. Oktober 1775 in London mit dem Chevalier d'Eon abschloß. Den Herrschern des Absolutismus war es bekanntlich eigentümlich, ihre personellen Entscheidungen ausschließlich nach Erwägungen der Zweckmäßigkeit zu treffen. Daher braucht es nicht zu überraschen, daß Ludwig XVI. sich des Schriftstellers Beaumarchais bediente, um die ihm von seinem Vorgänger, Ludwig XV., hinterlassene Affaire des Chevalier d'Eon beizulegen.

Als Beaumarchais' Vertragspartner wird in der Einleitung der "Transaction" "Fräulein Charles-Geneviève-Louise-Auguste-Andrée-Thimotée d'Eon de Beaumont" vorgestellt, "... Dragonerhauptmann außer Dienst, Ritter des königlichen und militärischen Ordens vom Heiligen Ludwig, Ordonnanzoffizier des Herzogs und Marschalls sowie des Grafen de Broglie, bevollmächtigter Gesandter Frankreichs beim König von Großbritannien, zuvor Doktor des zivilen und kanonischen Rechts, Anwalt am Pariser Gericht, königlicher Zensor für Geschichte und Belletristik, gemeinsam mit dem Chevalier Douglass Gesandter in Rußland zur Wiederannäherung der beiden Höfe, Botschaftssekretär des Marquis de l'Hospital, bevollmächtigter Botschafter Frankreichs bei Ihrer Kaiserlichen Majestät aller Rußland und Botschaftssekretär des Herzogs de Nivernais, außerordentlicher und bevollmächtigter Botschafter Frankreichs in England zum Abschluß des letzten Friedensvertrages".

In dieser "Transaction" forderte Beaumarchais von Eon zunächst die Herausgabe sowohl "aller öffentlichen und geheimen Papiere, die im Zusammenhang mit den verschiedenen politischen Verhandlungen standen, die zu führen der Chevalier d'Eon in England beauftragt worden war, insbesondere, was den Frieden von 1763 anbetrifft" (der den Siebenjährigen Krieg beendete), als auch "alle Papiere des geheimen Schriftwechsels zwischen dem Chevalier d'Eon, dem verstorbenen König (also Ludwig XV.) und den verschiedenen damit von Seiner Majestät beauftragten Personen".

Zu diesem Komplex ist anzumerken, daß Ludwig XV. neben der traditionellen eine geheime Diplomatie, den sogenannten "Secret du Roi", unterhielt, wobei er, wie im Falle des Chevalier d'Eon, gelegentlich die gleichen Personen in beiden Zweigen einsetzte (Les Affaires Etrangères et le Corps Diplomatique Français, tome I, De l'Ancien Régime au Second Empire, Paris 1984, S. 237-241). Ludwig XVI. begehrte die geheimen Schriftwechsel nicht nur deshalb zurück, weil er den "Secret du Roi" abschaffen wollte, sondern auch deshalb, weil er wußte, daß sich in den Händen Eons Weisungen seines Vorgängers befanden, Umschau nach den besten Möglichkeiten für eine französische Landung in Großbritannien zu halten, eine Strategie, die er angesichts des prekären kontinentalen Gleichgewichts erst nach Großbritanniens Schwächung im Amerikanischen Unabhängigkeitskrieg in Betracht ziehen wollte, so daß er deren unzeitgemäßen Nachweis unbedingt zu vermeiden suchte (Faÿ 1981, S. 131 u. 182).

Mit der folgenden Forderung rührte Beaumarchais an dem zur Ursache für den Bruch in Eons Leben gewordenen Konflikt, indem er ihm auferlegte, "sich jeglicher juristischer oder persönlicher Schritte gegenüber dem Andenken seines Gegners, des Grafen de Guerchy, seiner Namensträger und Familienangehörigen zu enthalten".

Dazu führe ich aus, daß Frankreichs Botschafter in London, Nivernais, sich hatte ablösen lassen, sobald der französisch-englische Frieden geschlossen worden war. Zu seinem Nachfolger hatte Ludwig XV. Guerchy bestimmt, der kein Diplomat war, sondern Militär. Bis zum Eintreffen Guerchys war Eon unter Ernennung zum bevollmächtigen Gesandten beauftragt worden, von Juni bis Oktober 1763 das Interim zu versehen. Eon hatte zwei Jahre zuvor während seines kurzen Militärdienstes im Siebenjährigen Krieg eine Auseinandersetzung mit Guerchy, weil er, trotz dessen taktischer Einwände, eine Kampfhandlung gegen die Preußen führte, deren Erfolg ihm schließlich Recht geben sollte. Als wesentliche Aufgabe seines Interims verstand Eon die Wiederanknüpfung der während des Krieges erlahmten Beziehungen zu den gesellschaftlich maßgeblichen Londoner Kreisen. Er machte die französische Botschaft zu einem Zentrum der Geselligkeit, wobei er auch die Vergütungen des erst noch erwarteten Botschafters Guerchy in Anspruch nahm.

Nach Guerchys Ankunft sah Eon sich einer offenbar widersprüchlichen Weisungslage gegenüber. Einerseits berief ihn der Außenminister Ludwig XV., Herzog des Praslin, mit Schreiben vom 4. Oktober zurück (Pinsseau 1945, S. 71). Andererseits wies ihn der König mit einem allerdings nur in Kopie erhaltenen Schreiben vom gleichen Tage an, "die Frauenkleider", unter denen er ihm ebenso "nützlich" gedient habe, wie unter denen, die er jetzt trage, "wieder anzulegen und sich in die Stadt zurückzuziehen". "Ich befehle Ihnen", heißt es, "mit allen Ihren Papieren in England zu bleiben, bis ich Ihnen weitere Weisungen zukommen lasse" (Pinsseau 1945, S. 72).

Unter diesen Umständen blieb es nicht aus, daß Eon, der in London blieb, jedoch in männlicher Kleidung, mit Guerchy in einen alsbald in die Öffentlichkeit umschlagenden Streit geriet, den er im Frühjahr 1765 mit der gerichtlich erzwungenen Feststellung für sich entschied, der Botschafter habe den bevollmächtigten Gesandten ermorden lassen wollen (Pinsseau 1945, S. 119f). Im Verlaufe dieses Streits hatte Guerchy auch das Gerücht ausstreuen lassen, Eon sei Hermaphrodit (Pinsseau 1945, S. 96f). Die Gazetten der Zeit hatten einen ihrer zahlreichen Skandale. Guerchy mußte London verlassen. Versailles hatte sich aber auch von Eon distanziert, indem es die Zahlung seiner Bezüge einstellte. Erst ab 1766 nahm Ludwig XV. die Dienste Eons wieder in Anspruch und besoldete ihn, allerdings ausschließlich im "Secret du Roi" (Pinsseau 1945, S. 125). Seither war bis zu Beaumarchais' Einschaltung ein Jahrzehnt verstrichen.

Ich kehre zur "Transaction" zurück, in der Beaumarchais unter Anknüpfung an den Konflikt zwischen Eon und Guerchy, "um", wie es heißt, "eine unüberwindliche Schranke zwischen die Streitenden zu legen", als letzte Forderung geltend macht, daß, ich greife den französischen Ausdruck auf, "das 'travestissement' gänzlich aufhört, das bis jetzt die Person eines Mädchens unter dem Erscheinungsbild des Chevalier d'Eon verborgen hat, und ohne ... d'Eon de Beaumont einer Verkleidung des Personenstandes und des Geschlechts beschuldigen zu wollen, deren Fehler allein bei seinen Eltern liegt, ja indem ich sogar dem besonnenen, anständigen und zurückhaltenden, obwohl mannhaften und kraftvollen Verhalten Gerechtigkeit widerfahren lasse, das sie stets unter ihren angenommenen Kleidern gewahrt hat, fordere ich entschieden, daß die Zweideutigkeit ihres Geschlechts, die bis heute unerschöpflicher Gegenstand unschicklicher Wetten und übler Scherze gewesen ist, welche sich vor allem in Frankreich wiederholen könnten, und was ihr stolzer Charakter nicht ertrüge, . . . fordere ich entschieden, sage ich, im Namen des Königs, daß das Phantom des Chevalier d'Eon völlig verschwindet und daß eine öffentliche, klare und unzweideutige Erklärung über das Geschlecht von ... d'Eon de Beaumont, bevor sie in Frankreich eintrifft und wieder ihre Mädchenkleider angelegt hat, auf immer die Vorstellungen der Öffentlichkeit über sie festlegt, was sie heute umso weniger verweigern kann, als sie dadurch beiden Geschlechtern nur interessanter erscheinen wird, welche ihr Leben, ihr Mut und ihre Gaben gleichermaßen geehrt haben". Den von Eon begehrten Zusatz, daß "sein Geschlecht" durch "Zeugen, Ärzte, Chirurgen, ehrbare Frauen und Belege bewiesen" werde, strich Beaumarchais. Abschließend sicherte er ihm "freies Geleit" zur Rückkehr nach Frankreich sowie eine "jährliche Pension" von 12.000 livres zu, die etwa 45.000 DM entsprechen.

Eon seinerseits erklärte in der "Transaction": "...ich unterwerfe mich all den vorgenannten im Namen des Königs auferlegten Bedingungen einzig und allein, um Seiner Majestät die größtmöglichen Beweise meines Respektes und meiner Unterwerfung zu geben, obwohl es sanfter für mich gewesen wäre, hätte er geruht, mich entsprechend meiner lebhaften Wünsche und nach meinem Rang erneut in der Armee oder in der Politik einzusetzen. Und da, von einigen Heftigkeiten abgesehen, die eine legitime und natürliche Verteidigung und die höchstgerechte Verstimmung in gewisser Weise entschuldbar machten, Seine Majestät sehr wohl anerkennen will, daß ich mich immer als braver Mann wie Offizier, als arbeitsamer, intelligenter und diskreter Untertan, wie als politischer Beamter betragen habe, unterwerfe ich mich, öffentlich mein Geschlecht zu erklären, meinen Personenstand außer jeder Zweideutigkeit zu lassen, meine Mädchen--kleider wieder anzulegen und sie bis zum Tod zu tragen ...".

Beaumarchais' erneute Weigerung, den weiteren von Eon begehrten Zusatz, daß er die "Mädchenkleider" bereits "bei verschiedenen S.M. bekannten Anlässen" getragen habe, in die "Transaction" aufzunehmen, führt zu der von allen Biographen Eons bisher ergebnislos behandelten Frage, ob der Chevalier tatsächlich und, wenn ja, bei welcher Gelegenheit, möglicherweise als Angehöriger des "Secret du Roi", dienstliche Aufträge in weiblicher Rolle versehen hat. Zwei Manuskripte deuten darauf hin, daß sich dieser Vorgang in Rußland ereignet haben kann. So redet Botschafter L'Hospital in einem undatierten Brief Eon während des gemeinsamen Aufenthaltes in Petersburg als "ma chère Lia" und "ma chère de Beaumont" an (Bibliothèque Municipale de Tonnerre, Fonds Eon, D 185). In einem an den Leiter des "Secret du Roi", also des Geheimdienstes, Graf de Broglie, gerichteten Schreiben aus London vom 5. Juli 1771 erklärt Eon: "Meine Schuld ist es nicht, wenn der Russische Hof und insbesondere die Fürstin Daschkowa[1], während ihres hiesigen Besuches dem Englischen Hof versichert haben, ich sei Frau" (Gaillardet 1866, S. 195). Die schon zitierte Aufforderung, die Ludwig XV. am 4. Oktober 1763 an Eon richtete, die "Frauenkleider", in denen er ihm bereits nützlich gedient habe, wieder anzulegen und sich in London zurückzuziehen, hat geringere Beweiskraft, weil es sich, wie gesagt, dabei um ein nur in Kopie erhaltenes Schreiben handelt, das zudem Anlaß und Zeitpunkt offenläßt (Pinsseau 1945, S. 72).

Das französische und sowjetische Außenministerium stimmen in dem Katalog der 1986/87 stattgefundenen Ausstellung "La France et la Russie au Siècle des Lumières" (Association Française d'Action Artistique, Paris 1986, S. 86) darin überein, daß der Chevalier zweimal, und zwar als Mann, von August 1756 bis Juni 1757 und von Oktober 1757 bis 1760 in Petersburg auf Posten war. Die Ausstellung selbst zeigte neben Manuskripten der diplomatischen Berichterstattung die beiden bekannten Kupferstiche Bradels, die Eon einmal als Dragonerhauptmann und dann als Frau darstellen. Die sowjetischen Archive, die weiteren Aufschluß geben könnten, sind Decker, dem Autor der französischen Biographie aus dem Jahre 1987, nicht zugänglich gemacht worden (Decker 1987, S. 49). Pikoul, der sowjetische Biograph des Jahres 1981, läßt die Frage offen, ob der Chevalier je als Frau in Rußland aufgetreten ist (Pikoul 1983, S. 27). Die schon erwähnte Pariser Vergennes-Ausstellung aus dem Jahr 1987 äußert sich zu dieser Frage zwar nicht, präsentiert aber über Eons Geschlechtsrollenwechsel nur Manuskripte, die aus nicht näher identifizierten Privatarchiven stammen (Vergennes-Katalog; Dokumente Nr. 113-115), so daß durchaus Grund zur Annahme besteht, daß es Quellen gibt, die sich der Forschung bisher verschließen. Ich habe Eons Entwurf für ein an Vergennes gerichtetes Schreiben vom 28. Mai 1776 gefunden, in dem die Rede von "meiner ersten Geheimreise nach Rußland" ist, was er dann in "meine ersten Geheimreisen" abändert (Bibliothèque Municipale de Tonnerre, Fonds Eon, R 23). Dennoch hat die Frage, ob Eon in Rußland als Frau tätig geworden ist, zwar berechtigt, aber weiterhin unbeantwortet zu bleiben.

---

[1] Jekaterina Romanowna Daschkowa (1743-1810) war die Ehefrau von Fürst Michail Ivanowitsch Daschkow, der maßgeblich 1762 an der Thronrevolte zugunsten Katharina I. beteiligt war. Die Fürstin Daschkowa unternahm in den siebziger und achtziger Jahren mehrere Bildungsreisen durch Europa, hielt sich längere Zeit in England auf und besuchte u. a. Friedrich II., Diderot und Voltaire. Später war sie Direktorin der Petersburger Akademie und Präsidentin der 1783 gegründeten Russischen Akademie (Katharina II., Memoiren, I. Band, München 1988, S. 377).

Die Annahme, daß es Quellen gibt, die der Forschung unzugänglich bleiben, belegt der in den Bibliographien bisher nicht ausgewiesene Katalog der Pariser Buchhandlung Em. Paul et fils et Guillemin für die von ihr im Jahre 1900 durchgeführte Auktion.[2] Bei dieser Gelegenheit wurden u.a. Handschriften d'Eons versteigert, die in dem Katalog wie folgt beschrieben werden: "Vom Chevalier d'Eon verfaßte Episteln oder Briefe an seine Mutter und an verschiedene Persönlichkeiten des Hofes aus der Zeit seiner Rückkehr von London nach Paris und Versailles; darin finden sich merkwürdige Kapitel über seine Verwandlung ('conversion'), die Frage seines Geschlechts und seine Annahme weiblicher Kleidung ebenso wie eine genaue Beschreibung der Sitten und Gebräuche am Hofe. - Studien über antike Literatur und Geschichte, über die Heilige Schrift und die antike Religion; aus diesen Studien seien seltsame Forschungen d'Eons zitiert, um festzustellen, warum die Priester der Götter und Göttinnen zumeist Eunuchen und als Frauen gekleidet waren; historische, organische und kritische Anmerkungen über die Kastraten und Eunuchen, die Hermaphroditen, die Vestalinnen, die Minerva, die Arglist der Frauen und die Bösartigkeit der Mädchen usw., über Kleidung, Verkleidung, Bälle und Maskeraden sowie die in dieser Hinsicht bestehenden Gesetze und Gewissensfragen" (S. 96f). Auf der gleichen Auktion wurden auch je eine Sammlung von 1046 und 735 an d'Eon gerichteten Briefen versteigert, deren Absender Namen trugen, die überwiegend den gesellschaftlich führenden Schichten zuzuordnen sind, zum großen Teil genannt werden und heute noch anzutreffen sind (S. 95-98).

Nach der mit Beaumarchais abgeschlossenen "Transaktion" ließ der Chevalier sich Zeit, bevor er nach Frankreich zurückkehrte. Erst knapp zwei Jahre später, im August 1777, erschien er in Versailles, und zwar nicht in weiblicher Kleidung, sondern in seiner Dragoneruniform. Es wurde "ihr" daraufhin, wie es hieß, "durch den König" befohlen, "die Dragoneruniform, die sie gewöhnlich trägt, abzulegen und wieder die Kleider ihres Geschlechts anzuziehen, mit dem Verbot, im Königreich in anderen Kleidern als den für Frauen passenden zu erscheinen" (Gaillardet 1866, S. 295). Mir fiel auf, daß für den gleichen Zeitpunkt Stefan Zweig (Zweig 1982) und Bernard Faÿ (Faÿ 1981), die Biographen Marie Antoinettes und Ludwigs XVI., erstmals nach siebenjähriger Ehe zwischen König und Königin sexuelle Beziehungen annehmen. Zweig (1982, S. 35) führt dieses Ereignis auf die erfolgreich operierte Phimose Ludwig XVI. zurück, für die Faÿ (1981, S. 159f) keine Beweise erkennt.

Ob, wie zahlreiche Biographen behaupten, die Chevalière, nachdem Marie Antoinettes Modistin sie ausgestattet hatte (Pinsseau 1945, S. 209), tatsächlich bei Hof eingeführt worden ist (Pinsseau 1945, S. 222), muß dahingestellt bleiben. Tatsache ist jedenfalls, daß sie während der Saison 1777/78 zur mondänen und publizistischen Attraktion wurde (Pinsseau 1945, S. 112-120), sich allerdings auch ernsthaft mit dem Gedanken beschäftigte, in ein Kloster einzutreten (Pinsseau 1945, S. 226ff). Über das äußere Erscheinungsbild Eons schreibt der deutsche Zeitgenosse Friedrich Melchior Grimm: "So schlicht, ja prüde die hohe schwarze Frisur auch sein mag, es ist schwer, sich etwas Ungewöhnlicheres und Unziemlicheres vorzustellen, als Fräulein d'Eon in

---

[2] Catalogue de livres anciens et modernes d'ouvrages en nombre et d'une collection très importante d'autographes, de documents manuscrits et de livres divers provenant de la bibliothèque du Chevalier d'Eon, 1900, Em. Paul et fils et Guillemin, 190 Seiten.

Röcken" (Grimm 1812, S. 329).

Eon muß die veränderte Geschlechtsrolle alsbald beschwerlich geworden sein. In einem an Vergennes gerichteten "Memorandum" vom 20. Mai 1778 beklagt sie "eine grausame Krankheit", deretwegen sie bereits "viermal" zur Ader gelassen worden sei und die sie im Bett oder im Zimmer zurückhalte, da "die Hälfte ihrer Glieder" seit drei Monaten gelähmt seien (Bibliothèque Municipale de Tonnerre, Fonds Eon, R 33). Am 27. Juni 1778 teilt sie angesichts des bevorstehenden Amerikanischen Unabhängigkeitskrieges Marineminister Sartine mit, sie sei "gram und krank vor Kummer", sich "in Röcken zu befinden", wenn man "in den Krieg" eintrete und bittet vergeblich, "ihn aus dem Zustand der Lethargie herauszuholen", in den er "getaucht" worden sei (Bibliothèque Municipale de Tonnerre, Fonds Eon, R 34). Der von Eon abwechselnd praktizierte Gebrauch maskuliner und femininer Suffixe und Pronomina liefert auch den linguistischen Hinweis, daß er in seinem weiblichen Zugehörigkeitsempfinden verunsichert gewesen sein muß.

Als der Chevalier daraufhin sowohl in weiblicher als auch in männlicher Rolle auftritt, wird er verhaftet und in seine Heimat Tonnerre verbannt. Dort verbringt er zusammen mit der Mutter - der Vater war bereits 1748 gestorben - die nächsten sechs Jahre, während derer er - als Frau - seine Ländereien bewirtschaftet, den Landadel frequentiert und als prominenten Besucher u.a. Prinz Heinrich von Preußen, den Bruder Friedrichs II., empfängt.

Mitte der 80er Jahre kehrte Eon nach London zurück, wo er seine Wohnung aufrechterhalten hatte. Für kurze Zeit lenkt sich noch einmal die öffentliche Aufmerksamkeit auf ihn. Die Revolution hat seine Sympathie, nachdem er bereits während seines früheren Londoner Aufenthaltes Freimaurer geworden war. Im Jahre 1792 ruft er die Gesetzgebende Versammlung an, ihn wieder in die Armee aufzunehmen, und schließt: "Bald, so hoffe ich, werde ich, mit den Waffen in der Hand, auf den Flügeln der Freiheit und des Sieges segeln, um für die Nation, das Recht und den König zu sterben" (Pinsseau 1945, S. 249). Zwar erhielt dieser Appell Applaus, blieb aber ohne Wirkung.

Die Schreckensherrschaft ließ Eon auf Distanz zu den Ereignissen in Frankreich gehen. Sein politisches Credo, das der Chevalier zwei Jahrzehnte zuvor formuliert hatte, charakterisiert ihn als humanistischen und kosmopolitischen, an den Gedanken Rousseaus orientierten Idealisten. Er schreibt: "Um eine vollendete Politik mit den Ideen der Tugend zu verbinden, müßte man die ganze Menschheit als eine universelle Republik und jedes Volk als eine Familie ansehen... Man würde sich nicht mehr auf die Vaterlandsliebe beschränken, sondern das Herz würde sich weiten, unendlich werden, und alle Menschen würden einander in universeller Freundschaft umarmen. Daraus entstünden die Liebe zum Ausländer, das gegenseitige Vertrauen zwischen benachbarten Nationen, das gute Gewissen, die Gerechtigkeit und der Frieden zwischen den Fürsten des Universums und den Personen eines jeden Staates" (D'Eon, 1775, Bd. 1, S. 20f).

Nach Ausrufung der Republik und dem damit verbundenen Verlust der Pension sah er sich auf sich selbst gestellt. Nachdem er seine Effekten, darunter seine mehrtausendbändige Bibliothek und Manuskriptsammlung verkauft hatte, bestritt er seinen Unterhalt als Schaufechterin, bis er 68jährig derart verletzt wurde, daß er diese Tätigkeit nicht mehr ausüben konnte. Von dem Paß, den ihm zur Heimkehr nach Frankreich Napoleon als Erster Konsul ausstellen ließ, machte er keinen Gebrauch. Er wohnte die Jahre, die er noch zu leben hatte - etwa eineinhalb Jahrzehnt - zusammen mit einer Französin, die einfacheren sozialen Schichten entstammte als er und offenbar von seinem Geheimnis nichts ahnte. Wegen Verschuldung geriet er zeitweise ins Gefängnis und starb in der Misere. Die Publizistik bemächtigte sich seiner noch einmal, als sich bei seinem Tod erwies, daß er keine Frau, sondern ein Mann war.

3 Zum Geschlechtsrollenverständnis im Frankreich des 17. bis 18. Jahrhunderts

Es ist schwierig, sich eine Vorstellung von Eons Sexualleben zu machen. L'Hospital, sein Botschafter in Petersburg - ein ausgemachter Libertin -, der zuvor in Neapel, der Hauptstadt des Königreiches beider Sizilien, akkreditiert war, neckte den Chevalier, Acht auf die "terza gamba" zu haben (Bibliothèque Municipale de Tonnerre, Fonds Eon, G 87). Aufhorchen läßt allerdings die Heftigkeit, mit der Eon in einem an 'seine/ihre' "Zeitgenossinnen" gerichteten "Appell" Beaumarchais anging. "Ich bin beleidigt", heißt es darin, "durch einen Komödianten, der es nicht gewagt hätte, dem Chevalier d'Eon ins Gesicht zu sehen, durch einen Plebejer, der seine Uhren läuten ließ" - ein verächtlicher Hieb auf die neben anderen von Beaumarchais ausgeübte Tätigkeit des Uhrmachers -, "als Europa von meinen kriegerischen und politischen Taten widerhallte... Ich klage ihn an und liefere ihn allen Frauen des Jahrhunderts als denjenigen aus, der versucht hat, seine Vertrauenswürdigkeit auf die einer Frau zu gründen, Reichtümer zu Lasten der Ehre einer Frau zu ergattern, schließlich, seine frustrierte Erwartung zu rächen und dabei eine Frau und vor allem diejenige zu erdrücken, der es am meisten am Herzen liegt, den Ruhm ihrergleichen triumphieren zu sehen" (Bibliothèque Municipale de Tonnerre, Fonds Eon, R 30).

Der Chevalier d'Eon lebte in einer Zeit, in der die Frauen die tradierte politische Hierarchie der Geschlechtsrollen umkehrten. Ob man an die beiden Zarinnen Elisabeth und Katharina, ob man an Österreichs Maria Theresia oder an Madame de Pompadour in Versailles denkt, ihnen gegenüber verblassen die Männer, wie der dem Wahn verfallende Georg III. in England, der lavierende Ludwig XV., - von denen sich vielleicht als einziger Friedrich II. mit seinen scharfen Konturen des skrupellosen Intellektuellen und politischen Hasardeurs abhebt, - aber erst recht der fatalistische Ludwig XVI., der den Chevalier zur Frau machte, weil er wohl glaubte, er sei eine, aber mit sich selbst die Revolution geschehen ließ, während sich Marie Antoinette aus ihren Zerstreuungen zu Standfestigkeit durchrang. Wenn die französische Modernität im 17. und 18. Jahrhundert in den Ideen wohl Sache der Männer war, so ist ihre Diskussion und ihre Propagierung doch erst durch die von den Frauen kreierten Salons gefördert worden.

Foucault schreibt, zu Beginn des 17. Jahrhunderts habe es in der Sexualität "noch eine gewisse Offenheit" gegeben. Der "Umgang" mit dem "Unerlaubten" sei "tolerant" gewesen (Foucault 1976, S. 9, Übers. M.S.). Damals habe aber auch die "mise en discours du sexe", d.h. die "Umsetzung des Sexus in Sprache" und, könnte man geneigt sein hinzuzufügen, "ins Bild", wie etwa bei Fragonard, begonnen, die schließlich zu seiner "Versklavung" geführt habe (Foucault 1976, S. 29f, Übers. M.S.). Er fragt sich: "Ist nicht die ganze geschwätzige Aufmerksamkeit, mit der wir seit zwei, drei

Jahrhunderten über die Sexualität lärmen, durch ein elementares Anliegen bestimmt, nämlich, um die Bevölkerung zu erhalten, die Arbeitskraft zu reproduzieren, die Form der sozialen Beziehungen zu reduzieren, kurz, eine ökonomisch nützliche und politisch konservative Sexualität einzurichten?" (Foucault 1976, S. 51, Übers. M.S.).

Im 18. Jahrhundert, zu Eons Zeit, hielten die Übergänge an. Sexuelle Vielfalt wurde zwar schon verbalisiert, kontrolliert und reprimiert, aber auch, wenngleich alles andere als unangefochten, praktiziert. Während die höfische, bzw. politische Stellung der Pompadour, der du Barry und erst recht der Maintenon neben Ludwig XIV. Ausdruck eines allgemeinen sozio-kulturellen Verständnisses war, gefällt es den Historikern, Marie Antoinettes Geliebten bis heute häufig zu verleugnen. Casanova macht aus einem Mythos Realität und Literatur. Der Marquis de Sade setzt sein Leben in literarisches "genre" um. Beide geraten ins Gefängnis, der eine häufiger und kürzer, der andere für ein Jahrzehnt und schließlich, wenn auch privilegiert, ins Irrenhaus. Die Unbilden des Chevalier hätte sich der Abbé des 17. Jahrhunderts nicht träumen lassen. Daß er zwischen geistlicher und weiblicher Tracht wechselte und seine Mätressen als Frau umwarb, hat Ludwig XIV. nicht daran gehindert, ihn zu Verhandlungen mit dem Vatikan zu entsenden oder einer Delegation nach Siam als geistlichen Betreuer beizuordnen, und die Gesellschaft nicht, in ihm einen ihrer kulturellen Repräsentanten zu küren.

Eons Biographie lehrt, daß Geschlechtsrollenwechsel im 18. Jahrhundert als Korrektur eines angenommenen urkundlichen Irrtums verstanden wurde. Selbst als literarisches Motiv wird er rückläufig. Marivaux, der dem 17. mehr als dem 18. Jahrhundert angehört und der im deutschen Sprachraum während des 19. Jahrhunderts buchstäblich abhanden gekommen war, läßt in seinem Stück "Triomphe de l'Amour", das seit einigen Jahren auf unseren Theatern wieder zu sehen ist, die Frau die Rolle des Mannes übernehmen. Aber für Vorstellungen, wie Marivaux sie in "La voiture embourbée" wie folgt formuliert: "...wenn ich will, werde ich Frau, mit einem Wort, ich verfüge frei über die Körper" (Marivaux 1972, S. 366), dürften sich kaum Pendants finden lassen. Es bedurfte des Spürsinns von Heiner Müller, der in seinem "Quartett" Frau und Mann ihre Rolle im Verhältnis zueinander tauschen läßt, um uns als seine französische Vorlage aus dem 18. Jahrhundert Choderlos de Laclos' "Liaisons dangereuses" in Erinnerung zu rufen.

Vor diesem Hintergrund läßt sich vielleicht auch eine Antwort auf die Frage finden, weshalb sich der von Havelock Ellis für den Geschlechtsrollenwechsel geprägte Terminus des Eonismus nicht durchgesetzt hat. Ellis, der den Ausdruck erstmals 1920 verwendet (Ellis 1928, S. 28), stützt sich ausschließlich auf die bis zu diesem Zeitpunkt über Eon erschienene, wenn auch kritisch von ihm verarbeitete Sekundärliteratur (Ellis 1928, S. 3). Seine Kenntnis Eons ist lückenhafter, als es selbst die unsere heute bleiben muß. Er bezieht den Eonismus auf den Rollenwechsel von Mann zu Frau. Der Eonist ist hetero-, homo- oder asexuell (Ellis 1928, S. 108). Psychologisch definiert er sein Verhalten als vergleichsweise stärkere Ausprägung der "expectant and sympathetic", als der "forceful and combatitive" Anteile (Ellis 1928, S. 103). Ellis schreibt: "The Eonist is frequently refined, sensitive, and highly intelligent ... and, as many cases show, it so often happens that the Eonist is an artist or a man of letters" (Ellis 1928, S. 101). An anderer Stelle erklärt er sich "impressed by his moral superiority" (Ellis 1928, S. 104f). Wenn der Terminus Eonismus sich klinisch nicht eingebürgert hat, so einmal, nehme ich an, weil er nur eine minoritäre, vielleicht elitäre Variante der transsexuellen Pluralität bezeichnet, und zum anderen, weil sich, wie bei Sade, zwar mit Eon eine literarische Produktion verbindet, die aber, im Unterschied zu Sade, erkennbar nichts mit seinem psychosexuellen Verhalten zu tun hat.

Im Französischen sind "Äon" und Eon Homonyme. Wer möchte, kann weiter darüber nachdenken, auf welche Weise Männer gegebenenfalls als Frauen leben können.

Literatur

Archives du Ministère des Affaires Etrangères, Fonds Angleterre et Russie: Paris

Association Française d'Action Artistique (Eds) (1986) La France et la Russie au Siècle des Lumières. Association Française d'Action Artistique: Paris

Decker M de (1987) Madame le Chevalier d'Eon. Perrin: Paris

Ellis H (1928) Studies in the Psychology of Sex, Vol. VII: Eonisme and other Supplementary Studies. Davis: Philadelphia, S. 1-110

D'Eon (1752) Essai historique sur les différentes situations de la France par rapport aux finances sous le règne de Louis XIV et la régence du Duc d'Orléans. Amsterdam

D'Eon (1758) Considérations historiques sur les impôts des Egyptiens, des Babyloniens, des Perses, des Grecs, des Romains, et sur les différentes situations de la France, par rapport aux finances, depuis l'établissement des Francs dans la Gaule jusqu'à présent, 2 vol.

D'Eon (1764) Lettres, mémoires et négociations du Chevalier d'Eon, 2 vol. Dixwell: Londres

D'Eon (1775) Les Loisirs du Chevalier d'Eon de Beaumont, tome I. Ohne Verlagsangabe: Amsterdam

D'Eon, Bibliothèque Municipale de Tonnerre, Fonds Eon, D 185, G 87, R 23, R 30, R 33, R 34

Faÿ B (1981) Louis XVI ou la fin d'un monde. La table ronde: Paris

Foucault M (1976) Histoire de la sexualité, tome I. Gallimard: Paris

Gaillardet F (1836) Mémoires du Chevalier d'Eon. 2 vol. Paris

Gaillardet F (1866) Mémoires sur la Chevalière d'Eon. Paris

Grimm FM (1812) Correspondances litéraires tome IV. Paris, S. 329

Hirschfeld M (1910) Die Transvestiten. Pulvermacher: Berlin

Katharina II (1988) Memoiren, I. Band. Beck: München

Les Affaires Etrangères et le Corps Diplomatique Francais, tome I, De l'Ancien Régime au Second Empire. Centre National de la Recherche Scientifique: Paris 1984, S. 237-241

Marivaux (1972) Oeuvres de jeunesse. Gallimard: Paris

Ministère des Affaires Etrangères. Fonds Angleterre, Paris, vol. 512

Mongrédien G (1966) Mémoires pour servir à l'Histoire de Louis XIV par feu M. l'Abbé de Choisy de l'Académie française, suivis de Mémoires de l'Abbé de Choisy habillé en femme. Mercure de France: Paris

Pikoul V (1983) Le Chevalier d`Eon et la Guerre de Sept Ans. Nouvelles Editions: Paris (russ. Ausgabe, Moskau, 1981)

Pinsseau P (1945) L'Etrange Destinée du Chevalier d'Eon. Chavreuil: Paris

Royer MJ (1986) Le double Je. Mémoires du Chevalier d'Eon. Grasset: Paris

Telfer JB (1885) The Strange Career of the Chevalier d'Eon de Beaumont. Rupture: London

Vergennes 1719-1787 et la politique étrangère de la France à la veille de la Révolution. Musée-Galerie de la Seita: Paris, 1987

Zweig S (1982) Marie Antoinette, Bildnis eines mittleren Charakters. Fischer: Frankfurt

Hermaphroditen, Homosexuelle und Geschlechtswechsler - Transsexualität als historisches Projekt

Stefan Hirschauer

1 Einleitung[1]

Die Frage nach der Entstehung der Transsexualität kann auf verschiedene Weise aufgefaßt werden: als ätiologische Frage nach der biologischen oder psychosozialen Verursachung und Entwicklung eines Zustands von Individuen, als epidemiologische Frage nach den sozialen Faktoren beim Auftreten dieses Zustandes, als wissenssoziologische Frage nach der Selbstdefinition und diagnostischen Etikettierung von Patienten als 'Transsexuelle' oder schließlich als Frage nach der *historischen Herkunft* der 'Transsexualität'. Um sie geht es mir in diesem Aufsatz.

Medizinische Beiträge hierzu haben, wie Dave King (1987, S. 353ff) feststellt, meist die Form einer 'Entdeckungsgeschichte'. Es wird angenommen, daß es die Transsexualität überall und immer schon gab. Wie ein seltenes Insekt oder ein neues Elementarteilchen sei sie in diesem Jahrhundert nur endlich entdeckt worden, d.h. korrekt beschrieben, richtig von anderen Syndromen abgetrennt und schließlich erfolgreich behandelt: "Während in früheren Zeiten konträre sexuelle Verhaltensweisen und eine konträre Geschlechtsidentität toleriert wurden wie z. B. bei den Indianern, weil die Möglichkeit der Verwandlung real nicht gegeben war, ist die endokrinologische und chirurgische Angleichung heute weitgehend, wenn auch unvollkommen machbar" (Eicher 1984, S. 10).

In der Medizin wird also meist mit dem Konzept der Transsexualität geographische und historische Universalität beansprucht. Unter Abstraktion von ihrem jeweiligen sozialen Kontext werden Phänomene des Geschlechtswechsels in anderen Kulturen und Epochen mit den Konzepten der eigenen zeitgenössischen Kultur begriffen und der 'Transsexualität' subsumiert. Die ständige historische Erneuerung dieser konzeptuellen Kolonisierung führt dazu, daß die Sexualwissenschaft des 20. Jh.s 'Transsexuelle' in anderen Gesellschaften identifiziert, wo die des 19. Jh.s 'Homosexuelle' erkannte (Bleys 1987) und die Medizin des 17. Jh.s von vielen 'Hermaphroditen' wußte (Hirschfeld 1910, S. 318ff.). In einer Fortschrittsgeschichte der 'richtigen Unterscheidungen' ist die Entdeckung der Transsexualität für die Sexualwissenschaft die Entdeckung der *eigenen* Welt, die nach Jahrhunderten konzeptueller Irrtümer endlich so wird, wie wir sie kennen.

Eine solche Geschichtsschreibung dient der Versicherung aktueller Orientierungen und Behandlungspraktiken. Die in dieser Arbeit versuchte Historiographie verfolgt

1 Für kritische Anmerkungen danke ich besonders Friedemann Pfäfflin, Jens Lachmund und Carol Hagemann-White.

dagegen einen anderen Zweck: "Das tröstliche Spiel der Wiedererkennungen ist zu sprengen. Wissen bedeutet auch im historischen Bereich nicht 'wiederfinden' und vor allem nicht 'uns wiederfinden'" (Foucault 1977, S. 97). Foucault spricht von einer 'genealogischen' Geschichte, die, statt die Einheit eines Gegenstands mit seinem Ursprung zu unterstellen, die heterogenen Anfänge und Abbrüche, die Metamorphosen, Kontinuitäten und Wendepunkte beschreibt, die diesen Gegenstand für uns konstituiert haben: "Am historischen Anfang der Dinge findet man nicht die immer noch bewahrte Identität ihres Ursprungs, sondern die Unstimmigkeit des Anderen" (Foucault 1974, S. 86).

Verzichtet man auf einen begrifflich einheitlich gemachten Gegenstand, ergibt sich eine 'Ahnenreihe' von Phänomenen mit zunächst verworrenen Verwandtschaftsverhältnissen, die in ihren Verzweigungen verfolgt werden können. So hat King (1981) bereits 'Abstammungslinien' der Transsexualität von der Homosexualität dargestellt und Foucault (1980) und Trumbach (1987) haben auf Kontinuitäten in der Konzeptualisierung von Homosexualität und Hermaphroditismus hingewiesen. Es fehlt jedoch eine Betrachtung der *systematischen* Verwandtschaft dieser Phänomene im Kontext eines allgemeinen *kulturellen Problems*: der Unterscheidung von Geschlechtern. Die Bedeutung anatomischer Unterschiede und die Zuordnung von Individuen zu genau zwei Kategorien versteht sich keineswegs 'von selbst'. Sie ist eine kulturelle Leistung (s. Hirschauer 1989). Gesellschaftsmitglieder konstruieren die Geschlechtszugehörigkeit meist durch routinemäßige *Geschlechtsbestimmungsmethoden*. Hierzu zählen die Inspektionen der Genitalien eines Neugeborenen und die 'Alltagsmethode' der kommunikativen Geschlechtszuschreibung aufgrund von Kleidung, Mimik, Habitus usw. (s.a. Lindemann, in diesem Band). Diese Routinen können durch verschiedene Phänomene irritiert werden. In der Geschichte der abendländischen Kultur haben vor allem folgende Fälle Probleme für die Bedeutung, die Eindeutigkeit und die Konstanz der Geschlechtskategorisierung aufgeworfen:

- uneindeutige Genitalien in der Geburtssituation
- die Wahl gleichgeschlechtlicher Partner für sexuelle Kontakte
- die öffentliche Beanspruchung der Darstellungsweisen und des Titels des anderen Geschlechts.

Für solche Problemfälle wurden spezifische Geschlechtskategorien und *Sonderverfahren* der Geschlechtsbestimmung entwickelt. Sie umfassen *Wissensverfahren* der Diagnose und Benennung, *politisch-juristische* Verfahren der autoritativen Anordnung und Zuweisung und *technische* Methoden der Geschlechtsdetermination. In der historischen Entwicklung dieser Verfahren drückt sich ein 'Wille zum Wissen' aus, als dessen Leitidee Foucault die Unterstellung eines 'wahren Geschlechts' identifiziert hat. Er verfolgte die Geschichte dieser befremdlichen Beziehung zwischen Wahrheit und Geschlechtlichkeit unter anderem im historischen Umgang mit Hermaphroditen (Foucault 1980), denen bis in die Renaissance ein doppelgeschlechtlicher Status und eine damit verbundene Möglichkeit der Geschlechtswahl zugestanden wurde. Die Zwittern in der Neuzeit aufgedrängte Vorstellung eines einzigen und definitiven Geschlechts habe sich in einer medizinischen Perspektive niedergeschlagen, in der auch das Handeln von virilen Frauen, passiven Männern und Individuen in gleichgeschlechtlichen Beziehungen als eine Art 'Irrtum' erscheint.

Ich werde die Genealogie der Transsexualität als Konzeption eines 'wahren' Geschlechts in einem 'falschen' Körper in diese Geschichte einordnen. Der Idee eines 'wahren Geschlechts' liegt ein bestimmtes historisches Arrangement von Geschlechterbeziehungen und die Konkurrenz *wissenschaftlicher* Geschlechtsbestimmungsmethoden zugrunde, die gegenüber juristischen und Alltagsmethoden den Primat erobert haben. Gegen die universalistische Dekontextualisierung kulturell fremden und historisch vergangenen Geschlechtswechsels[2] will ich die Transsexualität aus *ihrem* partikularen Kontext und in ihren historischen Entwicklungslinien verstehen. Nach einer knappen Darstellung der genealogischen Entwicklungen vom Hermaphroditismus zur Intersexualität (Abschn. 2) und von der Sodomie zur Homosexualität (Abschn. 3) werde ich als eine dritte Entwicklungslinie (Abschn. 4) verschiedene historische Formen des Geschlechtswechsels skizzieren, um dann die Transsexualität als *Projekt* eines medizinischen Geschlechtswechsels zu beschreiben: nicht als Krankheit von Individuen, sondern als Ergebnis von 'collective action' (Becker 1963), nicht als geniale und einmalige 'Entdeckung', sondern als konstruktive und anhaltende Aktivität Vieler, nicht als universale Tatsache, sondern als geographisch und historisch lokalisiertes Phänomen, in dessen Existenz individuelle und kollektive Akteure ihre Beiträge investiert haben.

2 Vom Hermaphroditismus zur Intersexualität: Genitalien als Problem

2.1 Der Geschlechtseid

Die Regelung der Geschlechtsbestimmung von zwittrigen Neugeburten ist ein altes Problem in der abendländischen Geschichte (s. Wacke 1989). Im römischen Reich wurde zwar ein androgynes Prinzip in Kunst und Philosophie verherrlicht, zwittrige Geburten jedoch als 'monstra', als fatales Omen, in einem Reinigungszeremoniell getötet. An die Stelle dieses heiligen Schauers gegenüber jeglicher Mißgeburt wurde im 6. Jahrhundert in die Gesetzessammlung des Justinian ein Vorschlag römischer Juristen des 3. Jh.s aufgenommen, der speziell für Fälle genitaler Uneindeutigkeit bei der Geburt galt: das *'Überwiegen'* der Merkmale sollte entscheiden. An die Figur des 'Überwiegens' wird in der abendländischen Rechtsgeschichte bis in unser Jahrhundert angeknüpft. Für die so nicht entscheidbaren Fälle entwickelte das mittelalterliche kanonische Recht jedoch eine zusätzliche Lösung: ein *geschlechtliches Wahlrecht* für Zwitter. Der Vater legte bei der Taufe das vorerst beizubehaltende Geschlecht fest (s. Foucault 1980: VII), aber im heiratsfähigen Alter konnte ein Zwitter selbst entscheiden, indem er sich in einem 'promissorischen Eid' (Wacke 1989, S. 22) zu einem Geschlecht bekannte und dem anderen abschwor. Das dem Kirchenrecht in dieser Praxis folgende Zivilrecht löste das Problem der Namensgebung bei der Taufe mit einer Regel, die man 'in dubio pro

2 Zu substantiellen Analysen fremden Geschlechtswechsels bzw. Formen 'Dritter Geschlechter' s. Ortner u. Whitehead (1981), Williams (1986). Zur historischen Koexistenz von Transsexuellen mit anderen Formen des Geschlechtswechsels s. Heiman u. Van Le (1975). Zu substantiellen historischen Analysen u.a. Perry (1987), Greenblatt (1986).

masculo' nennen könnte. Die Position schien darin begründet, daß man Zwitter nicht von den männlichen Privilegien ausschließen wollte, die ihnen möglicherweise zukamen.[3]

Ein Bruch des Geschlechtseides wurde bis ins späte 17. Jh. als Sodomie mit dem Tode bestraft. Dann wurden die Strafen milder, und es war umstritten, ob etwa ein Zwitter, der sich für ein Leben als Frau entschieden hatte, nach dem Tode des Gatten das Mannsein wählen könne. In Zedlers Enzyklopädie von 1735 heißt es, dies sei zumindest mit dem Alltagsverstand zu bejahen, "weil er von der Natur der Gestallt begabet worden, daß er beyderley Geschlechte successiue eine völlige Gnüge leisten könne" (Zedler 1735, S. 1725).[4] Auch andere Juristen des 18. Jh.s hielten den Wechsel für schimpflich, aber eine solche Ehe für gültig (Wacke 1989, S. 23). Die Abschwächung der staatlichen Bestrafung des Eidbruchs scheint jedoch auch ein Indiz für die schwindende Bedeutung der Eidespraxis. Die Kehrseite der größeren juristischen Milde war die Einschränkung des Selbstbestimmungsrechtes durch medizinische Expertenurteile. Unter den Juristen des 17. Jh.s war noch umstritten, ob eine körperliche Untersuchung nötig sei. Einige hielten sie für überflüssig, aber die Mehrheit forderte bereits mißtrauisch eine den Eid ergänzende Inspektion, um der Gefahr des Meineids und der Täuschung des Ehepartners vorzubeugen. Seit dem 18. Jh. begnügte sich die Medizin nicht mehr mit dem Feststellen eines 'Überwiegens', sondern widmete sich der Entzifferung des *wahren* Geschlechts, das hinter den täuschenden Ambiguitäten verborgen lag. Hermaphroditen wurden allmählich zu 'Pseudo-Hermaphroditen'.

Verschiedene Bestimmungen des deutschen Rechts illustrieren Kompromisse zwischen der geschlechtlichen Wahl von Zwittern und der wachsenden ärztlichen Definitionsmacht. Im Bayerischen Gesetzbuch von 1756 heißt es noch nah an der Tradition: "Hermaphroditen werden dem Geschlecht beygezehlt, welches nach Rath und Meinung deren Verständigen vordringt; falls sich aber die Gleichheit hierin bezeigt, sollen sie selbst eins erwählen, und von dem Erwählten sub Poena Falsi nicht abweichen" (zit. nach Wacke 1989, S. 20). Und im Allgemeinen Landrecht für die Preußischen Staaten von 1794 wird die Frage des 'Überwiegens' nur noch implizit einem Sachverständigenurteil überantwortet, das den interessierten Entscheidungen von Zwitter, Eltern und betroffenen Dritten diskret nachgeordnet wird, dann aber letzte Gültigkeit hat:

"§ 19 Wenn Zwitter geboren werden, so bestimmen die Aeltern, zu welchem Geschlechte sie erzogen werden sollen. § 20 Jedoch steht einem solchen Menschen, nach zurückgelegtem achtzehnten Jahre, die Wahl frei, zu welchem Geschlechte er sich halten wolle. § 21 Nach dieser Wahl werden seine Rechte künftig beurteilt. § 22 Sind aber Rechte eines Dritten von dem Geschlechte eines vermeintlichen Zwitters abhängig, so kann ersterer auf Untersuchung durch Sachverständige antragen. § 23 Der Befund des Sachverständigen entscheidet, auch gegen die Wahl des Zwitters und seiner Aeltern" (zit. nach Wacke 1989, S. 24).

Für die Dokumentation der Entscheidung des Zwitters genügten unmißverständliche Handlungen wie das Anlegen der Kleider des gewählten Geschlechts. Wacke vergleicht die altersabhängige Stufung von Fremd- und Selbstbestimmung mit den Regelungen

---

3 Für diese Partizipation an der Achtung gegenüber Männern s. etwa die Argumentation in Zedlers Enzyklopädie von 1735, S. 1724f.

4 Man war sich noch nicht sicher, ob Zwitter u.U. beide Fortpflanzungsfunktionen erfüllen können.

religiöser Konversion und spricht von *'Geschlechtsbestimmungsmündigkeit'* (Wacke 1989, S. 24).

2.2 Der ärztliche Blick

Den enormen Aufschwung medizinischer Ansprüche seit dem 18 Jh. mögen die Ausführungen des Mediziners D. Thon illustrieren, der in Ersch u. Grubers Enzyklopädie von 1829 den Artikel über Hermaphroditismus verfaßte. Statt der Erörterung juristischer Fragen breitet der Autor eine Fülle von embryologischem, anatomischem und biologischem Wissen aus, das eine doppelte, antagonistische These untermauert: die *Vielzahl* zwischengeschlechtlicher Phänomene und die *Marginalität echter* Doppelgeschlechtlichkeit gegenüber der förtschreitenden wissenschaftlichen Erhellung des wahren Geschlechts.

Zunächst wird festgestellt, echter Hermaphroditismus komme nur bei Pflanzen und niederen Tieren vor und verschwinde mit der *Höherentwicklung* der Arten bis hin zum Menschen. Bei ihm lasse sich in der Regel das wahre Geschlecht erkennen, es sei denn, die Geschlechtsorgane seien stark unterentwickelt oder aber - in seltenen Fällen - auch doppelt ausgeprägt. In jedem Fall handele es sich um pathologische Mißbildungen, die über ihre *Erkennbarkeit* zu unterscheiden seien: in 1. die Zwitter männlichen Geschlechts, deren Exemplare von bartlos-zarten Weibmännern mit schwachen Neigungen zu Frauen bis hin zu Individuen mit außerordentlichen Genitalien reichen: "Die Geschlechtstheile der Derrier geben hierzu ein gutes Beispiel. Niemand wird nach Martens Beschreibung derselben... jene Person noch für weiblich halten." (Ersch u. Gruber 1829, S. 281); 2. die Zwitter weiblichen Geschlechts, die neben den durch das Ausbleiben der Menstruation entstehenden Mannweibern auch Individuen mit vergrößerter Klitoris umfassen, die die Ausschweifungen der 'Tribadie' ermögliche; 3. die Zwitter mit zweideutigem Geschlecht. Thon hält die meisten Berichte hierüber für "unsichere Beobachtungen", schildert aber doch detailliert die anatomisch observierten Geschlechtsteile eines gewissen Hubert Jean Pierre. Auch die Geschlechtsteile "der Derrier" tauchen wegen der abweichenden Ansicht anderer Autoritäten in dieser Rubrik wieder auf, mit dem ambivalenten Hinweis versehen: "Ein schönes Wachspräparat dieser Mißbildung findet man auf dem anatomischen Museum zu Jena" (Ersch u. Gruber 1829, S. 283).

Die gerichtsmedizinische Untersuchung, die man, der nötigen anatomischen Kenntnisse wegen, nicht einer Hebamme überlassen könne, sollte neben dem Studium der Geschlechtsorgane die Betrachtung des Körperbaus, die Feststellung der Menstruationsfähigkeit und die langfristige Beobachtung der Neigungen, besonders der Richtung des Geschlechtstriebs umfassen. Thon warnt: "Die Aussagen des Individuums selbst... darf man nur mit größter Vorsicht berücksichtigen, indem dieselben nicht selten durch ein Interesse bedingt sind" (Ersch u. Gruber 1829, S. 285). Das entscheidende Hindernis sei jedoch oft die jugendliche Unentwickeltheit des Körpers. Wegen dieser Abhängigkeit der Offenbarung des wahren Geschlechts von der Lebenszeit der Patienten bedauert Thon: "Mitunter wird der gerichtliche Arzt den Hermaphroditismus wohl einräumen müssen" und: "oft wird ein vollständiges Urtheil sogar erst nach dem Tode des betreffenden Individuums durch die Section zu erlangen seyn" (Ersch u. Gruber 1829, S. 285f.).

Die ehemalige eidesstattliche Geschlechtsdeklaration des Zwitters wird in diesem medizinischen Projekt zu einer unsicheren Auskunft, die idealerweise durch das ärztliche Urteil über einem stumm gewordenen Körper ersetzt wird: erst das tote ist das wahre Geschlecht.[5]

Einblick in die praktischen Konsequenzen dieser Verschiebung der Geschlechtsbestimmungsautorität gibt der Bericht eines praktischen Arztes (Lieber 1834). Wegen ausbleibender Menstruation zu einem Hausbesuch gerufen, erkennt der Fachmann schon bei seiner Aufforderung zur Entblößung am "Mangel alles weiblichen Schamgefühls", daß er es hier nicht mit einem Frauenzimmer zu tun hat. Nach der Untersuchung offenbart er der Patientin ihr wahres Geschlecht. "Es läßt sich leicht vorstellen, wie bestürzt der junge Mann war, als ich ihm erklärte, er sei kein Mädchen, sondern ein Mann" (Lieber 1834, S. 762). Anläßlich des Falles kritisiert er die oben zitierte Bestimmung des preußischen Rechts ob der *Koexistenz* eines Selbstbestimmungsrechtes neben der wissenschaftlichen Erkenntnis. Wenn ein Individuum ein wirklicher Zwitter sei, so es dergleichen überhaupt gebe, so könne ein Sachverständiger nicht für ein Geschlecht entscheiden. Wenn aber mit 'Zwittern' Individuen gemeint seien, deren Geschlecht nur auf den ersten Blick zweifelhaft ist, dann könne von einer Wahl des Zwitters nicht die Rede sein.

Das gut sechzig Jahre später erlassene BGB folgte (wie schon der Code Civil von 1804) der medizinischen Erkenntnis, daß es keine echten Hermaphroditen gibt, und verzichtete auf entsprechende Regelungen für die Geschlechtszuordnung. Das Recht überließ damit die Geschlechtsbestimmung weitgehend der Medizin. Nur eine Dienstanweisung für Standesbeamte verwies auf das tradierte 'Überwiegen' und ermöglicht bis heute eine unauffällige Praxis der späteren Berichtigung des Geburtseintrags.

Die medizinische Forschung nahm hingegen im 20. Jh. unter dem Begriff der 'Intersexualität' eine andere Richtung, und man begann, Fälle von 'echtem' Hermaphroditismus zu sammeln (Neugebauer 1908). In einem Standardwerk der 60er Jahre heißt es, die Intersexualität sei von einem neuzeitlichen Phänomen mit Kuriositätswert zum Brennpunkt der Entwicklung von Hormon- und Chromosomenanalyse geworden: "So wurden z.B. zwischen 1952 und 1958 etwa eben soviele echte Hermaphroditen veröffentlicht wie in den Jahren 1900-1951" (Overzier 1961, S. 537). Die Fälle des Pseudohermaphroditismus eingeschlossen, betrage der Anteil intersexueller Zustände an der Bevölkerung 2-3 von 1000. Die medizinische Terminologie hat auf der Basis der neuen Geschlechtsbestimmungsmethoden ihren Gegenstand in viele Syndrome aufgefächert: Man kennt nun neben dem echten Hermaphroditismus die 'testikuläre Feminisierung', 'Triplo-X-Frauen', das 'Swyer-' und das 'Reifenstein-Syndrom', das 'Mayer-Rokitansky-Küster-Hauser-Syndrom' und das 'Klinefelter-' und 'Turner-Syndrom'. In einem neuen Spezialgebiet haben sich Ärzte und anatomische Ambiguitäten gegenseitig einen Namen gemacht.

---

5 Knapp drei Jahrzehnte später heißt es in der gleichen Enzyklopädie in einem eigenen Artikel über Geschlechtslosigkeit: "Es ist aber das Gebiet der Geschlechtslosigkeit durch die neueren Forschungen immer mehr eingeengt und fast auf Null reducirt worden". Beim Menschen könne es Fälle scheinbarer Geschlechtslosigkeit geben; "der Tod verschafft solchen Individuen aber dann leicht ihr Geschlecht" (Ersch u. Gruber 1856, S. 45).

Dabei gehen nicht alle dieser Syndrome mit zweideutigen Genitalien einher. Schon die Anatomen des 19. Jh.s orientierten sich vor allem an den Keimdrüsen, und im 20. Jh. dehnt die Suche nach dem wahren Geschlecht in Hormonen und Chromosomenstruktur die Intersexualität weiter über den alten Hermaphroditismus aus, so daß u.U. erst anläßlich von Untersuchungen zu Unfruchtbarkeit oder sportlichen Höchstleistungen ein anderes Geschlecht 'entdeckt' wird, als in der Geburtssituation angenommen wurde.

Parallel zu diesen diagnostischen Geschlechtsbestimmungsmethoden wurde im 20. Jh. auch ein technisches Verfahren entwickelt, über das noch zu sprechen sein wird: die chirurgische 'Korrektur' der Genitalien. Ihre leichtere Durchführbarkeit in Richtung einer 'Verweiblichung' ist für manche Ärzte unserer Tage der entscheidende Grund, aus dem alten 'in dubio pro masculo', das Zwittern männliche Privilegien offenhalten sollte, ein pragmatisches "im Zweifelsfall: weiblich" (Hauser u. Schmid-Thannwald 1977) zu machen, auch unabhängig von der Frage des wahren Geschlechts.

2.3 Die politische Konstruktion der Geschlechterdifferenz

Zum historischen Kontext der medizinischen Präzisierung der Geschlechterunterscheidung gibt eine Arbeit von Thomas Laqueur (1987) entscheidende Hinweise. Er zeigt, daß es im späten 18.Jh. zu einer radikalen *Neuinterpretation des Geschlechtsunterschieds* in biologischen Theorien kam, die auf die aufklärerische Konzeption des 'Menschen' und seiner 'natürlichen Rechte' reagierte. Laqueur spricht von zwei Modellen des Geschlechtsunterschieds: einem von der Antike bis in die Renaissance gültigen *vertikal-hierarchischen*, das von einer Homologie der Genitalien ausging, und einem neuzeitlichen *horizontalen Differenzmodell*, das einen binären Gegensatz zwischen den Organen annahm. Sie sollen im folgenden kurz skizziert werden.

Nach Laqueur 'wußte' man über zwei Jahrtausende, daß Frauen im Prinzip die gleichen Genitalien wie Männer haben, nur *im* statt außerhalb des Körpers. Dies schien darin begründet, daß sie 'kälter' und daher metaphysisch unvollkommener als Männer waren. In diesem männlich-teleologischen Modell hatten Frauen statt spezifischer nur 'geringere' Körperteile, so daß etwa auch die Organe, die im 19. Jh. fast zu einem Synonym für Frau-Sein werden sollten, die Ovarien, als weibliche 'testiculi' bezeichnet wurden. Galen, der im 2. Jh. das Modell am weitesten ausarbeitete, forderte die Ärzte seiner Zeit dazu auf, sich die männlichen Genitalien eingestülpt vorzustellen, um zu sehen, daß der Penis zu Vagina und Cervix, das Skrotum zum Uterus würde. Die Entstehung der Geschlechtszugehörigkeit wurde im Rahmen der klassischen Säftelehre aus der Dominanz männlichen oder weiblichen Samens erklärt, die auch nachgeburtlich zusammenwirken und konkurrieren sollten. Für die Vermischung der Samen wurde die 'Hitze' der sexuellen Erregung beider Geschlechter als notwendig erachtet.

Aus der spiegelbildlichen Gleichheit der Körper folgte die Möglichkeit der 'Geschlechtsumwandlung' - meist hin zur (männlichen) Vollkommenheit -, die Erzählungen bis in die Renaissance bezeugen. Ärzte kannten Fälle von Frauen, die sich unter dem

Einfluß von 'Wärme' in plötzlicher Ausstülpung zu Männern verwandelten.[6] Die Homologie-Annahme hielt sich auch noch im 17. Jh. trotz der anatomischen Studien, die die religiösen Schranken bei der Zergliederung von Leichen durchbrachen und zögernd die Homologie der weiblichen Hoden bestritten. Es kam zunächst nur zu Verschiebungen, in denen etwa in Hebammenführern *neben* der Vagina das 'Schaamzünglein' als das eigentliche Pendant zum Penis identifiziert wurde.

Abgelöst wurde das Modell erst im Kielwasser neuer politischer Theorien, die die gesellschaftlichen Umbrüche zum Ende des 18. Jh.s begleiteten und die Körper von Männern und Frauen auf neue Weise interessant machten. Die aufklärerischen Naturrechtslehren unterminierten mit der Behauptung der sozialen Gleichheit aller Menschen alte Rechtfertigungen dafür, Frauen von voller Teilhabe an politischen Rechten auszuschließen. Laqueur zeigt, daß erst in dieser Situation auf einer fundamentalen Verschiedenheit der Geschlechter insistiert wurde, die wesentlich in der *Spezifität der Frau* bestand. Mit dem neuen Geschlechtermodell wurde gegen das *Gleichheitspostulat* eine *Unvergleichbarkeit* der Geschlechter herausgearbeitet und diese politische These wurde an den Körpern von Männern und Frauen bewiesen.

Der politische Sinn der neuen Biologie bot auch einen Anknüpfungspunkt für einen feministischen Gegendiskurs. Zum Ende des 18. Jh.s betrachtete man die sexuelle Erregung von Frauen als nicht mehr notwendig für die Fortpflanzung. Die Spezifizierung der Frau biologisierte und desexualisierte sie zugleich zu einem leidenschaftslosen Wesen. Frauenrechtlerinnen verschiedener politischer Couleur stützten sich auf diese Zuschreibung, um für ihr Geschlecht eine größere Moralität zu reklamieren (Laqueur 1986, S. 22f).

Zeigte Laqueur, wie die Geschlechterbeziehungen die Basis für ein neues Modell des Geschlechtsunterschieds bildeten, so ist nun festzustellen, wie diese Neukonzeptualisierung ihrerseits eine veränderte praktische *Durchführung* der Geschlechterunterscheidung begründete, die für Zwitter die beschriebene medizinische Kenntlichmachung mit sich brachte.

Die alte Figur des 'Überwiegens' der Merkmale und die Wahlmöglichkeit für Zwitter hatten offenbar den konzeptuellen Hintergrund einer latenten Doppelgeschlechtlichkeit *aller* Individuen: Die relative Achtung Hermaphroditen gegenüber verdankte sich zum einen der Möglichkeit, daß sie in einem teleogischen Modell zu Männern werden konnten, zum anderen ihrer *Personifizierung* des angenommenen Wettstreits zwischen männlichem und weiblichem Sperma, in dessen ungewissen Ausgang Ärzte nicht ohne weiteres eingriffen (s. Greenblatt 1987, S. 38). So stellte sich die Frage des wahren Geschlechts lange nur innerhalb der Sorge um den züchtigen Gebrauch des Körpers, also innerhalb eines moralischen Interesses.[7]

Mit dem neuen Geschlechtermodell wurden Hermaphroditen dagegen vom nahezu *paradigmatischen* Fall menschlicher Geschlechtlichkeit zum *Hindernis* der neuen Diffe-

---

[6] Außerdem konnte Menschen des europäischen Mittelalters ein Geschlechtswechsel widerfahren, wenn sie im Jungbrunnen badeten oder unter einem Regenbogen hindurchgingen. Solche Methoden gelten heute als aussichtslos und finden sich daher im "Wörterbuch des deutschen Aberglaubens" (1930: 752ff).

[7] Foucault (1980, S. IX) sieht dieses Interesse als Grund für die Medikalisierung der Geschlechtsbestimmung. Dagegen spricht jedoch, daß die Bestrafung des Eidbruchs als Sodomie vor dem 18. Jh. sehr viel härter war. Die Medizin scheint das moralische Interesse also eher von der Justiz zu übernehmen.

renzbehauptung, die nun starrsinnig an ihnen wiederholt wurde, so daß die Medizin das Doppelgeschlecht wie beschrieben noch einmal in Geschlechter teilte. Verschärft wurde die Abwertung von Zwittern dadurch, daß sich die offene Höherbewertung des Mannes zur Anpreisung der Differenz selbst verschob. Aus dem männlichen Telos wurde das Ziel der zivilisatorischen *Höherdifferenzierung*. Ging der oben zitierte Thon (Ersch u. Gruber 1829) nur auf die Höherentwicklung der Arten ein, so wurde im Verlauf des 19. Jh.s auch die der menschlichen Rassen behauptet. So heißt es in Brockhaus' Conversationslexikon von 1884 mit einer Stoßrichtung gegen bäuerliche und proletarische Lebensformen der eigenen und anderer Gesellschaften: "Der geschlechtliche Dimorphismus ist bei den niedern Menschenrassen, bei welchen beide Geschlechter sich mehr denselben Verrichtungen widmen, geringer, als bei den kultivierten Rassen, bei welchen eine entwickeltere Arbeitsteilung sich herausgebildet hat" (1884, S. 873).[8] Die beschriebene politische Motivierung der neuen Geschlechterdifferenz kann also um ihre politische *Besetzung* ergänzt werden. Der Geschlechtsunterschied wurde als *Geschlechtsdifferenziertheit* auch zum Distinktionsvehikel der bürgerlichen Schichten. Auf diesem Hintergrund wurden Zwitter endgültig vom (potentiell) doppelten zum undifferenzierten Geschlecht.

3 Von der Sodomie zum homosexuellen Verhalten: das Problem des richtigen Gebrauchs der Genitalien

Ein zweiter Typus von Phänomenen hat in der abendländischen Geschichte Probleme für den Sinn der Unterscheidung von Geschlechtern aufgeworfen, der in ihren sozialen Bindungen und sexuellen Interessen aneinander gesucht wurde: der von ihrer (christlichen) 'Zweckbestimmung' abweichende Gebrauch der Geschlechtsorgane. Auch er bekam im Kontext einer schärferen Geschlechterunterscheidung seit dem 18. Jh. eine neue Auffälligkeit. Dabei stellte die Konstruktion des leidenschaftslosen Gattungswesens 'Frau' die Weichen für eine unterschiedliche Entwicklung in der Wahrnehmung gleichgeschlechtlicher Beziehungen von Männern und Frauen.

3.1 Die Sodomie und die Geschlechterunterscheidung

Die Geschichte der Homosexualität ist besser erforscht als die des Hermaphroditismus. Die historische Forschung hat festgestellt, daß das von uns als 'Homosexualität' begriffene Phänomen in Mittelalter und Renaissance in eine allgemeine Kategorie von Lasterhaftigkeit eingebunden war, die Sodomie. Die kirchlichen und juristischen Codizes waren um die Regulierung der Ehe besorgt und behandelten die ihr gegenüber peripheren sexuellen Praktiken unsicher, indifferent oder mit einer Abscheu, die sich ihnen nur mit Strafen, nicht aber mit einem analytischen Interesse zuwandte. 'Sodomie', das umfaßte lange den nicht der Fortpflanzung dienenden 'unnatürlichen Gebrauch der Zeugungsglieder' in der Selbstbefriedigung, mit dem gleichen Geschlecht (besonders

---

8 Zur Verschmelzung von Arbeitsteilung und Körperteilung s. 3.3.; frühere Vorstellungen von zivilisatorischer Höherdifferenzierung finden sich auch in der schottischen Aufklärung zum Ende des 18. Jh.s (Laqueur 1986: 21f).

durch 'Knabenschänder'), mit dem anderen Geschlecht in unnatürlicher Weise, mit Tieren und in der fleischlichen Vermischung mit Ungläubigen, Leichen und dem Teufel. Genauere Beschreibungen der "stummen Sünde" (Zedler 1743, S. 328) in den Gesetzestexten verbot die Scham. Die Differenzierungen wurden nicht theoretisch, sondern durch die Härte der Bestrafungen vorgenommen, die von der Beichtauflage für die Selbstbefriedigung bis zur Verbrennung der Hexen reichten.

In ihren schlimmsten Formen schien die Sodomie das Weltgefüge und seine großen Unterscheidungen anzutasten und Zwittriges zwischen Himmel und Hölle, Mensch und Tier heraufzubeschwören. Die sodomitische Praxis zwischen Männern ließ nun die *Geschlechterunterscheidung* nicht unberührt und wurde gerade in dieser Bedrohung zu einer eigenständigen Kategorie entwickelt: die erste Phase der Herausbildung einer autonomen Homosexualität stand unter dem Zeichen der Verweiblichung von Männern (Ariès 1984, S. 81). Randolph Trumbach (1987) lokalisiert den Wendepunkt dieser Konzeptualisierung um den Beginn des 18. Jh.s. Seit dem 12. Jh. hätten männliche Sodomiten sexuelle Beziehungen zu Frauen und männlichen Jugendlichen gehabt, ohne ihren Status als Männer einzubüßen. Nur eine kleine Gruppe, die neben 'aktiven' auch 'passive' Praktiken pflegte, sei manchmal als 'Hermaphroditen' identifiziert worden.[9] Seit dem 18. Jh. habe die Alters- oder aktiv/passiv-Unterscheidung jedoch an Bedeutung verloren: jeder gleichgeschlechtliche Akt war auffällig und habe beide Beteiligte zu Angehörigen einer dritten Geschlechtskategorie gemacht.[10]

3.2 Die Medizin und die Spezies der Homosexuellen

Das Medium einer spezifizierenden Aufmerksamkeit war zunächst ein System polizeilicher Überwachung und Verfolgung, das die alten Verbrechen gegen die Natur exponierte, untersuchte und differenzierte (Foucault 1985, S. 107f). Dann begann sich die Justiz mit dem liberaleren Code Napoleon zurückzuziehen. Ihm schlossen sich in den 40er Jahren verschiedene deutsche Länder an. Nur das Preußische Strafrecht hielt am Verbrechen gleichgeschlechtlicher Sexualität fest, ab 1847 allerdings unter Vernachlässigung von Frauen. Seine Bestimmung wurde 1870 als §175 in das Reichsgesetzbuch übernommen. Auf diesem spezifischen Hintergrund entstand in Deutschland die Sexualwissenschaft[11], die mit der Justiz um Zuständigkeit konkurrierte: viele der Psychiater, die in der folgenden Periode großer klassifikatorischer Debatten den 'Homosexuellen' konzipierten, standen als Gutachter vor Gericht, um die strafrechtliche Unmündigkeit ihrer neuen Klientel mit einem besonderen Zustand zu erklären, der juristischem Zugriff

---

9 Hier ist ein methodologischer Vorbehalt zu machen. Die Aussagen, daß bestimmte Sodomiten als 'Hermaphroditen' stigmatisiert wurden und daß eidbrüchige Hermaphroditen als 'Sodomiten' bestraft wurden (s. Abschn. 2.1.), können z.T. auf identischen Fällen beruhen. Aufgrund der Literatur ist nicht entscheidbar, ob die gegenläufigen Zuschreibungen den Quellen entstammen oder in der jeweiligen Gegenstandswahl des Historikers begründet liegen. Letzteres ist etwa bei John Boswell der Fall, der - wie an der medizinischen Historiographie kritisiert - die Kennzeichnung von Homosexuellen als Hermaphroditen in einer Quelle aus dem 6. Jh. und im 13. und 14. Jh. als 'Irrtum' betrachtet (Boswell 1980, S. 184f u. 375).

10 Der effeminierte Mann, etwa der Londoner Molly-Houses (McIntosh 1968, S. 37), der von seinen Partnern als 'Gatten' sprach und in seinem Umfeld als Frau angeredet wurde, wurde auch zur Integrationsfigur einer Subkultur männlicher Sodomiten.

11 Bejin (1984) verweist für diese Datierung auf zwei gleichnamige Werke von Kaan (1844) und Krafft-Ebing (1886): 'Psychopathia Sexualis'.

entzogen sein sollte. Die Pathologisierung gleichgeschlechtlicher Sexualität formierte sich gegen die juristische Besetzung des Themas. Die Krankheit wurde zunächst mit Pinels psychiatrischem Konzept des "moralischen Wahnsinns" begriffen (Bleibtreu-Ehrenberg 1978, S. 328ff), bevor sich ab Mitte des 19. Jh.s das stärker von moralischen Deutungen distanzierte biologische Konzept einer angeborenen Konstitutionsanomalie durchsetzte. Der medizinische Diskurs scheint dabei an die älteren lebensweltlichen Vorstellungen einer dritten Geschlechtskategorie anzuknüpfen, die nun als körperliche oder geistige Zwitterbildung expliziert und substantialisiert wurde.

Gleichzeitig richtete sich an der Kriminalisierung auch ein subkulturelles Projekt auf, das Selbstbeschreibungen der neuen 'Spezies' hervorbrachte. In Broschüren und Pamphleten wurde die medizinische Theorie variiert, indem man zwar von einem angeborenen Zustand ausging, seine Pathologie aber bestritt. 1869 verfaßte der Schriftsteller Kertbeny unter dem Pseudonym Benkert zwei Broschüren, in denen erstmalig der Begriff 'Homosexualität' auftaucht, und wandte sich als "wir Ärzte" an den preußischen Justizminister, um Straffreiheit für 'Homosexuelle' zu fordern (Silverstolpe 1987). Der Amtsassessor Ulrichs schrieb seit 1864 über 'Urninge' als zwitterähnliche Männer mit weiblichem Liebestrieb und 'Urninginnen' als Frauen mit umgekehrter Veranlagung. Zur Erklärung der seiner Zeit so rätselhaft gewordenen gleichgeschlechtlichen Sexualität prägte er eine Formel, die Karriere machen sollte: "Eine weibliche Seele in einem männlichen Körper gefangen". Frederic Silverstolpe beschreibt Homosexuelle und Ärzte der folgenden Zeit in einer unheiligen Allianz, in der der medizinische Diskurs die Kategorie der 'Homosexualität' aufgriff und verbreitete, und mit der ständigen Publikation von ärztlichen Fallbeschreibungen auch eine Art 'Speakers' Corner' für Homosexuelle bereitstellte, die ihnen einen indirekten Erfahrungsaustausch ermöglicht habe. Es ist allerdings eine offene Frage, wie weit die Wirkungen einer solchen subversiven 'Ko-Autorschaft' (Silverstolpe) im medizinischen Diskurs gingen.

Dort hat eine 1870 erschienene Abhandlung von Westphal eine Schlüsselposition inne. Er zitiert Ulrichs als einen der Fälle von Männern, "die sich als Weiber fühlten, deren sexuelle Neigung sich auf das eigene (d.h. männliche, S.H.) Geschlecht richtete" (Westphal 1870, S. 92). Westphal fügt den Fall eines Mannes mit weibischem Gebahren und einer Neigung zu Damenkleidern hinzu, hebt aber besonders eine Patientin hervor, die von einer "Wuth, Frauen zu lieben und mit ihnen ausser Scherzen und Küssen Onanie zu treiben" geplagt war. Die "Natur" ihrer sexuellen Neigung ist für Westphal die 'conträre Sexualempfindung', eine "Verkehrung der Geschlechtsempfindung, das Gefühl, ein männliches Wesen darzustellen" (S. 91). Das Syndrom könne aber auch in einer weniger entwickelten Form ohne sexuelle Verirrungen auftreten: als bloßes Gefühl einer vollständigen Entfremdung gegenüber dem eigenen Geschlecht (S. 107). Westphal hält die konträre Sexualempfindung für das angeborene Symptom einer Geisteskrankheit, die allerdings nur die pathologische Variante der widernatürlichen Unzucht darstelle (S. 108).

Gleichwohl hielten Westphal folgende Ärzte sie für die interessantere Variante, darunter Krafft-Ebing, Forel und Gley, der meinte, daß die 'Konträrsexuellen' ein weibliches Gehirn haben (s. Springer 1981, S. 46; Schwarz 1983, S. 68). In Frankreich sprachen Chevalier, Charcot und Magnan von 'Inversion' und Laurent von 'psychischem Hermaphroditismus' (King 1981, S. 159; Herzer 1984, S. 311). In England schließlich folgte Carpenter 1895 Ulrichs mit der Konzeption eines 'intermediate sex', und Ellis sprach 1913 von 'sexual inversion'. Der Kulminationspunkt dieses Denkstils war wohl Hirschfelds emanzipativ[12] gegen den §175 gerichtete Lehre von den 'sexuellen Zwischenstufen' (s. Abschn. 3.3.), die den Homosexuellen als Intersex konzipierte, in dessen Körperbau, Gebiß und Hoden seine Besonderheit meßbar dokumentiert ist (Hirschfeld 1918; 1923).

Foucault schreibt über diese Entwicklung von Persönlichkeitskategorien, die Medikalisierung der Sexualität habe zu einer *'Einkörperung'* der Perversionen in spezifische Individuen geführt: "Der Homosexuelle des 19. Jahrhunderts ist zu einer Persönlichkeit geworden, die über eine Vergangenheit und eine Kindheit verfügt, einen Charakter, eine Lebensform, und die schließlich eine Morphologie mit indiskreter Anatomie und möglicherweise rätselhafter Physiologie besitzt. Nichts von alledem, was er ist, entrinnt seiner Sexualität... Der Sodomit war ein Gestrauchelter, der Homosexuelle ist eine Spezies" (1977, S. 58).

3.3 Die Geschlechtscharaktere und die 'Zwischenstufen'

Warum kam es im 19. Jh. zu einer so starken Problematisierung gleichgeschlechtlicher Sexualität, daß eine eigene Geschlechtskategorie für sie nötig schien? Zu einem kontextuellen Verständnis muß betrachtet werden, wie das neue biologische Modell geschlechtlicher Differenz mit psychischen und sozialen Zuschreibungen ausgestattet wurde. Man sprach von 'Geschlechtscharakteren' und bezeichnete damit im 19. Jh. seelische Eigenarten, die mit den körperlichen korrespondieren sollten. In einem interdisziplinären Diskurs bildeten kontrastive Definitionen von Männlichkeit und Weiblichkeit eine Mixtur aus Biologie, sozialer 'Bestimmung' und Wesen. Karin Hausen (1976) zeigt die Polarisierung der Geschlechtsspezifika sozialgeschichtlich mit der Differenzierung von Erwerbs- und Familienleben verbunden, innerhalb derer der Geschlechtscharakter-Diskurs das Projekt ideologisch abstützte, den bürgerlichen Frauen in einer neuen geschlechtlichen Arbeitsteilung die minderbewertete Hausarbeit zuzuweisen. Sie waren für die Privatheit 'prädestiniert', die Männer für das öffentliche Leben.

Hausen meint, auch die *Form* der Aussagen habe eine neue Qualität gegenüber älteren Kontrastierungen der Geschlechter gehabt. Anders als Aussagen über den Geschlechtsstand, über Verrichtungen, Tugenden und Pflichten, kennzeichneten die Geschlechtscharaktere das Wesen von Individuen: "Der Geschlechtscharakter wird als eine Kombination von Biologie und Bestimmung aus der Natur abgeleitet und zugleich als Wesensmerkmal in das Innere der Menschen verlegt" (Hausen 1976, S. 369f.). Hausen weist ferner auf die Komplementaritätsrhetorik des Diskurses hin, die die Entgegensetzung der Geschlechter mit der Idee ihrer 'Ergänzung' kompensierte. Es scheint nötig gewesen zu sein, eine *Zusammengehörigkeit* von Männern und Frauen zu beschwören, nachdem ihre fundamentale Verschiedenheit behauptet wurde und die Trennung der Lebenswelten vormals gemeinsame Räume auflöste.

---

12 S. zum Scheitern dieser Strategie im Kontext des aufkommenden Nationalsozialismus Schmidt 1986, S. 117.

Diese Verunsicherung der *heterosexuellen* Paarbindung scheint mir der Hintergrund zu sein, vor dem sexuelle Beziehungen zwischen Menschen *gleichen* Geschlechts zu einem derart 'rätselhaften' Phänomen wurden. In der Thematisierung von 'Homosexualität' steckte zugleich eine Verwirrung und eine Stilisierung. Die Verwirrung verdankte sich den extrem reifizierten Kategorien des Geschlechtscharakter-Diskurses, der die Aufspaltung der Lebenswelten begleitete: Wenn 'Mann' und 'Frau' ihrerseits völlig verschiedene Spezies sind, was *ist* dann ein Mann (z.B.), der die weibliche 'Art' hat und Männer bevorzugt? Die Stilisierung bezieht sich auf die Abmilderung der Differenzierungszumutungen durch die Beschwörung von Komplementarität. Dieser Beschwörung gegenüber werden Homosexuelle zu einem Hindernis, ganz ähnlich wie Hermaphroditen der Differenzbehauptung im Wege standen: Wenn Mann und Frau notwendig zusammengehören, was für eine intime Beziehung haben dann (z.B.) Frauen und Frauen? Die kulturelle Lösung dieses Problems war bekanntlich, homosexuelle Beziehungen dem Komplementaritätsdenken einzuverleiben. Sie wurden als Verbindung von butch und femme, Tunte und Mann konzipiert, und das diese Beziehung als Typus symbolisierende Individuum[13] als 'invertiert' oder 'zwischengeschlechtlich': Wenn Männer und Frauen so grundverschiedene Eigenschaften haben *und* aufeinander verwiesen sind, dann ist Frauen zu lieben eine männliche *Eigenschaft*. Homosexuellen wurde ein 'Irrtum' unterstellt, weil in diesem komplementären Denken ein anderes Begehren keinen Sinn machte (und machen durfte). Die Irritation der heterosexuellen Zusammengehörigkeit verringerte sich im Schatten der 'Unverständlichkeit' des homosexuellen Begehrens und seiner Erforschung.

Wie eng die Konzeptualisierung der Homosexualität mit dem Geschlechtscharakter-Diskurs verbunden war, läßt sich am deutlichsten an Hirschfelds Theorie zeigen. In ihr scheint der Hermaphroditismus wieder paradigmatisch für die Geschlechtszugehörigkeit zu werden, aber er wird es auf ganz andere Weise als im alten Homologie-Modell. Verwies dort der Geschlechterdualismus auf eine *doppelgeschlechtliche* Einheit, so verweisen die *Zwischenstufen* ständig umgekehrt auf die *Geschlechterdifferenz*. Hirschfeld 'entdeckt' die geschlechtlichen Mischungen mit einem polarisierenden Blick, der die Geschlechterdifferenz mit einer expansiven Sexuierung von Körperteilen, Charakterzügen und Verhaltensweisen hochspielt:

Er unterscheidet vier Gruppen von Geschlechtsmerkmalen (1910, S. 275ff): die Genitalien, andere körperliche Merkmale (wie Behaarung, Stimme, Brustgewebe, Gang, Teint, Knochenbau), den Sexualtrieb und sonstige seelische Eigenschaften. In jeder Gruppe ergeben sich zahlreiche Zwischenstufen: neben verschiedenen Formen des Hermaphroditismus z.B. Phänomene der 'Gynäkomastie', 'Androglottie', 'Gynosphysie', 'feminae barbatae' sowie der 'Succumbierung' von Männern "nach Frauenart", des 'Metaropismus', der Bi- und schließlich der Homosexualität. Über die systematische Differenzierung weiterer Geschlechtsmerkmale kommt Hirschfeld mühelos zu einer achtstelligen Zahl von Geschlechtsvarianten und meint, es sei leicht, eine Vielfalt

13 Chauncey weist darauf hin, daß die Medizin zum Ende des 19. Jh.s sich zunächst ausschließlich für männlich auftretende Lesben, nicht aber für ihre 'normal' erscheinenden Partnerinnen interessierte (1982/83: 125ff).

zu konzipieren, die die Zahl der Erdbewohner übersteigen würde (S. 291). Hirschfelds humanistisches Projekt war das einer *geschlechtlichen* Konzeption von *Individualität*.

Dabei *gewann* er die sexuellen Zwischenstufen mit genau demselben Denkstil einer fortgesetzten geschlechtlichen Division, mit dem der Anatom Thon sie zu *beseitigen* gesucht hatte. Während Thon das Resultat seiner analytischen Teilungen an Zwittern wieder kategorisch den Männern und Frauen zuordnete, wertete Hirschfeld (wie Ulrichs) es zu eigenständigen Geschlechtern auf. Die Zwischenstufentheorie war ein Gegendiskurs zum Differenzmodell der Geschlechter, der den darin artikulierten Denkstil unbeabsichtigt ad absurdum führte[14] und noch in seinen antifeministischen Tönen auf seine Entstehungsgründe verwies. Die Homosexuellen wurden bei Hirschfeld eine Spezies unter vielen. Diese relative Entspezifizierung macht seine Theorie auch zu einem Wendepunkt.

3.4 Tendenzen der Auflösung der Spezies

Im 20. Jh. fanden trotz der Kontinuität juristisch-medizinischer Diskriminierungen auch verschiedene Bewegungen der Entspezifizierung von Homosexuellen statt, die auch als Normalisierung des Typus bezeichnet werden können: Freuds These von der verborgenen Normalität homosexueller Wünsche im Unbewußten, Kinseys Feststellung der Verhaltensnormalität und die Behauptung eines schwulen Lebensstils als anderer Normalität.

Hirschfelds Theorie hatte verschiedene Gegner in der Psychiatrie und Sexualwissenschaft, ihr größter erwuchs ihr jedoch aus einem Verfahren der Seelenforschung, das effektiver war als ältere Methoden der 'moralischen' Traktierung von Patienten und eine komplexere Dechiffrierung von Symptomen ermöglichte als die Vermessung der Körper. Freud verwarf zwar nicht die Konzeption der Homosexualität als psychischem Hermaphroditismus, meinte aber, die Beziehung zum körperlichen Hermaphroditismus sei nicht so eng, wie von Hirschfeld angenommen: beide seien "im ganzen unabhängig voneinander" (1905, GW V, S. 41), wenn auch bei Frauen weniger als bei Männern.[15] Überdies müsse man schärfer zwischen dem psychosexuellen Geschlechtscharakter und der Objektwahl trennen, da z.B. maskuline und sexuell männlich-aktive Männer auch andere Männer lieben könnten. Die populäre Vorstellung von der im falschen Körper gefangenen Seele vereinfache die Zusammenhänge zwischen *drei* Dimensionen von Geschlechtlichkeit: den somatischen Geschlechtscharakteren, dem psychischen Geschlechtscharakter (der 'Einstellung') und der Art der sexuellen Objektwahl (Freud 1920, GW XII, S. 300). Die Genese des psychischen Geschlechtscharakters suchte Freud vor allem in einem ödipalen Dreieck, in dem neben dem Begehren 'Identifizierungen' stattfänden: eine subjektive Aneignung der Geschlechtlichkeit statt Hirschfelds geschlechtlicher Eigenheit von Individuen.

---

[14] Neuen Sinn vermögen diesem Denken heutige Androgynie-Theorien in der Psychologie (s. etwa Bem 1974) abzugewinnen, die die Geschlechtsdifferenziertheit mit derselben theoretischen Technik zu entwerten suchen, mit der sie etabliert wurde.

[15] Die 'Verspätung' der theoretischen Dissoziation von Geschlechtscharakter und Sexualität bei Frauen findet sich nicht nur bei Freud (s. Chauncey 1982/83, S. 125).

Sein Beitrag zur Normalisierung der Homosexualität besteht vor allem darin, die Annahme natürlicher Heterosexualität[16] zu problematisieren, anstatt sich wie Hirschfeld auf den Nachweis der Natürlichkeit der Homosexualität zu konzentrieren (Dannecker 1986, S. 52). Wichtiger als die Aufklärung der Genese der Inversion sei die an ihr zu gewinnende Erkenntnis, daß der Sexualtrieb offenbar unabhängig von bestimmten Objekten sei (Freud 1905, GW V, S. 46f.). Sechzehn Jahre später trägt Freud explizit nach: Die freie Objektwahl in der frühen Kindheit und in primitiven und frühhistorischen Gesellschaften sei das Ursprüngliche (GW V, S. 44). Ordnete Hirschfeld die Homosexualität in ein flächiges Kontinuum von statischen Zwischenstufen ein, so lokalisiert Freud mit seiner Theorie der Bisexualität das Hermaphroditische in der Tiefendimension eines *zeitlichen Ursprungs*, in dem auch die Homosexualität in jedem Individuum 'latent' schlummert.

Eine zweite Form der Auflösung der homosexuellen Spezies entstand innerhalb einer Umorientierung der Sexualwissenschaft zwischen 1922 und 1948 (den Untersuchungen Reichs und Kinseys). André Bejin (1984) betrachtet sie als Neubegründung der Sexologie: Das Thema der Funktionsstörungen des Orgasmus als physiologisches Definiens der sexuellen Natur eines Vorgangs habe die Themen der Fortpflanzung und Perversion mit dem scharfen Gegensatz von normal und anormal verdrängt. Der empiristische Zug dieser Sexologie zeigt sich in den Laborbeobachtungen von Masters und Johnson und in den Fragebögen, mit denen der Zoologe Kinsey das Sexualverhalten der US-Amerikaner erhebt. Diese Untersuchung einer nicht-klinischen Population konstituiert Ende der 40er Jahre für die amerikanische und europäische Öffentlichkeit das Phänomen des 'homosexuellen Verhaltens', das sich in bestimmten meßbaren Häufigkeiten über die Bevölkerung verteilt, deren einzelne Mitglieder auf einer Kontinuitätsskala zwischen exklusiven Objektwahlen eingetragen werden können. Theoretisch knüpft Kinsey zwar an Theorien einer konstitutionellen Homosexualität an, die jedoch anders als dem 'Dritten Geschlecht' den ausschließlich Homosexuellen nicht wesenhaft sei (Pollack 1984, S. 56).

Eine dritte Form der Entspezifizierung der Homosexuellen ist politischer Art und formiert sich gegen juristische Diskriminierungen, aber auch gegen Repathologisierungen in der nachfreudschen Psychoanalyse, der Verhaltenstherapie und Psychiatrie (Dannecker 1986, S. 55ff). Die in der 50er Jahren mit einer affirmativen Wendung des homosexuellen Stigmas einsetzende Schwulenbewegung artikuliert Homosexualität anstatt als Eigenschaft von Personen als Lebensstil einer Kollektivität. Die Schwulenbewegung distanziert sich dabei von der alten Unterstellung der 'Effeminierung' von Männern. Während es bis in die 50er Jahre schwierig sein konnte, sich als 'Homosexueller' zu definieren, ohne damit eine Unterscheidung von 'Männern' zu verknüpfen (Marshall 1981, S. 146ff), wird die 'Tunte' - wie in der Lesbenbewegung der 'kesse Vater', die 'butch' - nun eher als Symbol der Unterwerfung unter die Wahrnehmung der Mehrheitskultur angesehen (Pollak 1984, S. 69f). Die Liberalisierung in Rechtsprechung und öffentlicher Meinung belebt einen kompensatorischen Macho-Kult (s.Blachford 1981), mit dem Homosexuelle sich von dieser Tradition zu lösen versuchen, aber eben darin ihr

---

16 Der Begriff stammt nicht von Benkert und tauchte erst in den 80er Jahren des 19. Jh.s auf (Herzer 1984, S. 311).

auch verhaftet bleiben. Die schwule Selbstbestimmung gibt dem Homosexuellen ein männliches Image bzw. nutzt die kulturelle Konstruktion von 'Männlichkeit', um dieses Selbst zu dokumentieren.

Eine zweite Absetzbewegung gilt der Medikalisierung. Gegen die klinische Praxis wird politischer Druck ausgeübt, der in der Amerikanischen Psychiatrischen Vereinigung 1974 schließlich zu einem Mehrheitsvotum für die Streichung der Homosexualität als Krankheit aus dem diagnostischen Katalog führt (Conrad u. Schneider 1980, S.204ff).[17] Unter den Psychiatern, die sich im Vorstand der Vereinigung für die Depathologisierung einsetzten, fanden sich mit Robert Stoller und Richard Green zwei, die inzwischen über eine Klientel verfügten, die für die psychoanalytische Theorie eine weit größere Herausforderung darstellte als 'Homosexuelle'. Die Entstehung dieser Klientel geht neben der Geschichte des Hermaphroditismus und der Homosexualität noch auf eine weitere Entwicklungslinie zurück, von der im folgenden einige Spuren dokumentiert werden sollen.

4 Vom Geschlechtswechsel zur Transsexualität: Geschlechtstitel als Problem

4.1 Travestie und Geschlechtswechsel

Die von Hermaphroditismus und Homosexualität für die Geschlechterunterscheidung aufgeworfenen Probleme wurden teilweise als Bruch der *zeitlichen Konstanz* einer Geschlechtszugehörigkeit thematisiert bzw. organisiert: das anatomische Wunder einer plötzlichen Verwandlung (seit der Antike), die legitime Entscheidung des mündigen Zwitters gegen die seiner Eltern (bis ins 16.Jh.), der geduldete Eidbruch (im 17. Jh.) und die späte Entdeckung eines anderen Geschlechts durch die medizinischen Bestimmungsmethoden der Neuzeit. Wenn Individuen wegen ihrer gleichgeschlechtlichen Beziehungen auffielen, konnte es zu einem degradierenden 'Geschlechtsverlust' kommen, bei dem sie als Hermaphroditen oder als eine Art 'Drittes Geschlecht' angesehen wurden.

Eine Unterbrechung der öffentlichen Geschlechtsgeltung gab es in der abendländischen Geschichte aber auch in Fällen, die zwar Parallelen und Überschneidungen zu den Formen des 'Geschlechtswechsels' der Sodomiten und Hermaphroditen haben, in denen aber offenbar vornehmlich die Aneignung der Kleidung, des Habitus und mitunter auch des Titels des anderen Geschlechts problematisiert wurden. Die historischen Berichte enttäuschen oft *unser* diagnostisches Interesse. Überdies lassen sie erkennen, daß auch der Charakter und der Zeitpunkt des Geschlechtswechsels unter den beteiligten Zeitgenossen umstritten war: für das Publikum offenbar die Zeit, in der ein Individuum anfing, sich unrechtmäßig die Kleider und das Gebaren des anderen Geschlechts anzueignen, und so gutgläubige Mitmenschen zu irritieren oder gar zu täuschen. Für die betreffende Person konnte die entscheidende Situation dagegen die Entlarvung sein, die sie zu einem

[17] Dieser symbolische Akt hatte nur eine begrenzte Reichweite: zum einen verblieb die 'ich-dysthone' Homosexualität im Katalog, zum anderen wird sie nach wie vor 'behandelt' (s. Pfäfflin 1984, S. 97) und auch immer wieder biologisch studiert.

Geschlechtswechsel zwang. Es läßt sich zur Zeit über Beweggründe und lokale Interpretationen wenig Generelles sagen[18], aber man kann zunächst festhalten, daß jene Formen des Geschlechtswechsels in Europa erst durch solche *Entdeckungssituationen* (etwa bei Krankheit, Kriminalität oder Tod) zu sozialer Existenz kamen, über die historisch berichtet werden konnte. Außerdem kann man feststellen, daß die Lösung problematisch gewordener Geschlechtsdarstellung lange der Rechtsprechung oblag.

Der berühmteste Fall des Mittelalters war wohl Päpstin Jutte alias Papst Johannes VIII. Anglicus, deren Niederkunft mitten in einer Prozession zu ihrer Entdeckung geführt haben soll. Ihre Existenz wurde von verschiedenen Chronisten ins 9. Jh. datiert und galt bis in die Renaissance als Tatsache, bevor die Geschichte mehrheitlich als Legende eingestuft wurde (Bulloughs 1974). Bereits zu ihren Lebzeiten zur Legende wurde die 'Soldaten-Nonne' Catalina de Erauso im 17. Jh., die der Exekution wegen zahlreicher Morde entging, indem sie ihren jungfräulichen Körper entbarg. Sie gab an, als Mann gelebt zu haben, um Zugang zum Militärdienst zu bekommen, und bekam ob ihrer Jungfräulichkeit und Tapferkeit die königliche und päpstliche Erlaubnis, Männerkleider zu tragen (Perry 1987). Prominente Geschlechtswechsler männlichen Geburtsgeschlechts sind etwa der Abbé de Choisy des 17. Jh.s und der Chevalier d'Eon des 18. Jh.s (s. Steinkühler in diesem Band).

Weniger berühmt ist Marie/Marin le Marcis, die zu Beginn des 17. Jh.s einer Kleinstadt bei Rouen als Frau bekannt war, aber eines Tages beanspruchte, ein Mann zu sein und die Geliebte zu heiraten. Eine erste Gerichtsinstanz verurteilte sie, da eine Menstruation bezeugt worden war, wegen Sodomie zum Tode. Der Angeklagte machte jedoch geltend, daß die Torturen der Einkerkerung seinen Penis haben verschwinden lassen und erwirkte eine genauere medizinische Untersuchung durch einen Spezialisten für Hermaphroditismus. Dieser bezeugte vor Gericht, daß auf seine manuelle Stimulation ein männliches Organ bis zu einer Ejakulation reagiert habe. Unser Zeuge, Stephen Greenblatt, stellt zu diesem Bestimmungsverfahren fest: "Medical authority had masturbated Marin's identity into existence" (Greenblatt 1986, S. 32). Das Gericht war sich schließlich jedoch nicht sicher genug, um Marie verbrennen oder Marin heiraten zu lassen und sprach sie/ihn mit der Auflage frei, bis zum 25. Lebensjahr Frauenkleider zu tragen und sexuelle Kontakte zu beiden Geschlechtern zu unterlassen.

Anders wurde über Thomas(ine) Hall entschieden, die 1570 in Newcastle upon Tyne geboren wurde, in seiner Jugend als Soldat für England in den Krieg zog, anschließend ihr Leben als Frau fortsetzte, dann wiederum als Mann auf Reisen ging, bevor sie in Virginia als Kammerzofe arbeitete. Das Gericht, vor das Thomas(ine) 1629 zitiert wurde, fand eine fixierte Doppelgeschlechtlichkeit leichter zu akzeptieren als eine ständige Metamorphose und stellte öffentlich fest: "Hall is a man and a woman" und schrieb entsprechende Kleider vor (Greenblatt 1986: 329f).

Im Stückwerk solcher und ähnlicher Berichte sind zunächst nur Anhaltspunkte für *heterogene* Motivations- und Wahrnehmungskontexte beanspruchten Geschlechtswechsels auffindbar. So ist ein Hintergrund der Zuständigkeit von Gerichten neben der Verfolgung der Sodomie die staatliche Mißbilligung der Travestie, aus der - etwa als Begleiterscheinung karnevalistischer Anarchie - alle mögliche Kriminalität erwachsen

18 S. etwa die große Heterogenität der Fälle bei Hirschfeld 1910, S. 394ff.

könnte.[19] Auf einen weiteren Wahrnehmungskontext macht Vern Bullough (1974; 1975) aufmerksam. Er findet im europäischen Mittelalter männliche Geschlechtswechsler in die Reservate der Feste und Bühnen abgedrängt und in deutlich geringerer Zahl als gebürtige Frauen, die durch mildere Verfahrensweisen weniger entmutigt worden seien. Bullough führt den asymmetrischen Geschlechterproporz auf eine frühchristliche Tradition zurück, die an das antike Geschlechtermodell anknüpft: Die biblische Verdammung (im 5.Buch Mose) der Aneignung der Kleider des anderen Geschlechts galt zwar für beide Geschlechter, aber christliche Heiligengeschichten priesen auch über Jahrhunderte die 'mannhafte' Frau, insbesondere wenn sie als Nonne bzw. Mönch 'männliche Spiritualität' erreichte.

Die Hypothesen zum Motivationskontext beziehen sich auf den sozialen Status und die sexuellen Beziehungen der Geschlechtswechsler. Bullough zufolge war der geschlechtliche 'Aufstieg' für Frauen des Mittelalters ein Motiv wie etwa das von Bauern, Adelige zu werden. Newton (1984) stellt fest, daß die 'passing women' vom 16. bis 19. Jh. überwiegend den unteren Schichten entstammen. Darüberhinaus scheint im 17. Jh. die Mehrzahl ihren Ehegatten mit einem Geschlechtswechsel in die Armee oder auch auf eine Universität gefolgt zu sein (Perry 1987, S. 93f.). Dagegen ermöglichte der Geschlechtswechsel gebürtigen Frauen im 19. Jh. vor allem sexuelle Beziehungen zu anderen Frauen, die unter der Annahme ihrer 'Leidenschaftslosigkeit' undenkbar erschienen (Chauncey 1982/83, Dekker u. v.d.Pol 1987). Es ergibt sich wieder ein deutlich asymmetrischer Geschlechterproporz, der jetzt allerdings den Kontext des neuen Geschlechtermodells hat. Vicinus (1987) sieht in dessen phallozentrischer Konzeption von Sexualität den Grund für das Aufkommen von 'female husbands', die neben den 'romantic friendships' eine der beiden Traditionen des Lesbianismus bildeten. So griff in den 20er Jahren unseres Jahrhunderts die Frauen zugeneigte Novellistin Radcliff-Hall die medizinische Assoziation von Travestie und Inversion auf, um aus dem Modell asexueller romantischer Freundschaften auszubrechen (Newton 1984). Ihre Heldin sieht sich als Mann, gefangen in einem weiblichen Körper.

4.2 Das medizinische Projekt Transsexualität

Ich werde im folgenden die Transsexualität als Projekt einer *Medikalisierung des Geschlechtswechsels* beschreiben und dabei weiterhin versuchen, seine Entwicklungsstufen in ihrer je zeitgenössischen Perspektive darzustellen. Zur Binnenstruktur des Projekts gehören Patientensammlungen und die Beschreibungsarbeit von Ärzten (Abschn. 4.2.1), neue Kategorisierungen (Abschn. 4.2.2) und technische Geschlechtsbestimmungsmethoden (Abschn. 4.2.3), Einflüsse der Öffentlichkeit auf die medizinische Praxis (Abschn. 4.2.4), die Formierung von Forschungs- und Behandlungsprogrammen (Abschn. 4.2.5), ihre juristische Ratifikation (Abschn. 4.2.6) und die kontradiktorischen Versuche, das Projekt zu expandieren oder zu beenden (Abschn. 4.2.7).

Die Medikalisierung des Geschlechtswechsels veränderte nicht nur die gesellschaftlichen Behandlungsformen, sondern auch die Phänomene des Geschlechtswechsels selbst.

---

[19] S. Hirschfeld 1910, S. 364ff. Für Gesetze im Italien und Frankreich der Renaissance s. Fontanie 1986.

Die Hellhörigkeit von Medizinern unter den bürgerlichen Zeitgenossen Mitte des 19. Jh.s entstand zusammen mit dem Interesse an gleichgeschlechtlicher Sexualität, entwickelte sich jedoch allmählich zu einer gesonderten Aufmerksamkeit für die öffentliche Darstellung und das 'Empfinden' von Individuen. Die Medizin eignete sich die niederen Diskurse des 19. und 20. Jh.s an, die sich in Autobiographien, populären Novellen und Zeitungsberichten finden, und sammelte sie um ein neues Konzept. Ihre autoritativen Beschreibungen, ihre Verständnis- und Behandlungsbemühungen kondensierten Aufmerksamkeiten in einer dauerhaften Form, die die heterogenen Berichte zu *einem* Phänomen konzentrierten. Auch die mündlichen Schilderungen der Geschlechtswechsler wurden in den autoritativen Diskurs zitiert. Sie wurden in 'Sprechstunden' und Kasuistiken sichtbar gemacht, so daß an die Stelle der zufälligen Entdeckung[20], die frühere Geschlechtswechsler ihrer Anonymität beraubte, allmählich eine systematische Hervorlockung mit Heilungsangeboten trat. Die Berichtbarkeit der 'Transsexualität' verdankt sich *nicht* 'Entdeckungen', sondern einer *induzierten* 'accountability'. Als Spezifikum des transsexuellen Geschlechtswechsels erscheint schließlich die Übersetzung des sozialen Konfliktes darum, welche Realitätsdefinition sich einer anderen anpassen muß, in den Expertenkonflikt um Geschlechtsbestimmungsmethoden: ob man die Seele therapeutisch dem Körper oder den Körper chirurgisch der Seele anpassen soll.

4.2.1 Die Beschreibungen: neue Aufmerksamkeiten

Die deskriptiven Fallgeschichten, in denen Ärzte ihre Eindrücke und Befragungsergebnisse aus den Begegnungen mit Patienten vertexten, bilden quasi den 'Grundstock' des medizinischen Unternehmens: nicht so sehr, weil sie auf den tatsächlichen Mitteilungen und Erfahrungen von Patienten 'beruhten', die sie auf bestimmte Weise selegieren und interpretieren, sondern weil sie als eine Art *Sammlung* der medizinischen Konzeptbildung einen Gegenstand sichern, ähnlich wie die Schaustücke der Anatomie. Umgekehrt können diagnostische Kategorien die Sammlung organisieren, auch wenn die Aufnahmekriterien zunächst diffus sind. In diesem Wechselspiel kann ein Typus entstehen, der später in diagnostischen Symptomenkatalogen formalisiert werden kann und auch andere Ärzte in die Lage versetzt, 'solche Patienten' zu *sehen*.

Eine solche Beschreibungsarbeit stammt von dem Kreis-Physikus Hieronymus Fränkel. Er berichtet 1853 unter dem Titel "Homo-Mollis" den Kollegen in Sachsen von seiner gerichtsmedizinischen Besichtigung der Leiche des berüchtigten Gardinenaufsteckers und "passiven Päderasten" Sueßkind Blank, der seiner steckbrieflichen und polizeilichen Verfolgung mit einem Sprung in den Tod entkommen war. Fränkel hatte schon einige Jahre zuvor mit Blank zu tun bekommen, über den Gerüchte kursierten, er treibe Unzucht mit den durchreisenden Gesellen, die er beherbergte, und sei ein Zwitter. Sein Ersuchen, sich weiblich kleiden und nennen zu dürfen, war von den Behörden abgelehnt worden. Als nun einer von Blanks Partnern mit einem Tripper gerichtsmedizinisch auffällt, verfolgt Fränkel die Ansteckung und widerlegt dabei den Glauben des Burschen, Blank habe eine Scheide. In einer Untersuchung "gelang es mir... im

20 Einer der letzten, Anfang 1989 von verschiedenen Zeitungen berichteten Fälle 'entdeckten' Geschlechtswechsels ist wohl der Jazzmusiker Billy Tipton, dessen Mannsein bei seinem Tod ein plötzliches Ende erfuhr.

Jahre 1844 sein wahres Geschlecht und seine Verbrechen an den Tag zu bringen" (Fränkel 1853, S. 102). Der Kreis-Physikus gibt seinen Kollegen eine detaillierte Beschreibung des degenerierten Zustands von Blanks Anus und auch, "so ekelhaft auch die Sache ist doch der psychologischen Merkwürdigkeit halber" eine Schilderung der Verführungstechniken und der sexuellen Praxis, mit der der Delinquent seine Opfer getäuscht hatte. Ferner rekonstruiert Fränkel, aufgrund einer Befragung oder vom Hörensagen: "In Folge der Beschäftigung mit weiblichen Arbeiten ergab er sich weibischer Eitelkeit, zerstörte sorgfältigst seinen Bart, legte sein Haar in Locken, stopfte sich Busen und Hüften aus und benutzte jede Gelegenheit, sich als Frauenzimmer zu maskiren. Was anfangs bloß läppische Affektation gewesen sein mochte wurde allmälig zur andern Natur, der Ton seiner Stimme, von Natur tief, wurde fein und kreischend und der Gang trippelnd." Der Todesfall, meint Fränkel, habe nun endlich "die Quelle eines Giftes verstopft, welches seit langen Jahren eine unabsehbare Menge junger Männer inficirt hatte."

Es gibt zwei Gründe, den Fall in die Genealogie der Transsexualität einzureihen, die weniger in der Person des Patienten-Delinquenten als in der Perspektive des Arztes auf ihn liegen. Der eine Grund ist Fränkels anatomische Entlarvung, daß sein Untersuchungsobjekt "ohne jede Bildungsabweichung seiner Geschlechtstheile" verbreitet hatte, ein Zwitter oder gar eine Frau zu sein. Diese Gewißheit der anatomischen Untersuchung scheint der Stützpunkt für die Eröffnung eines neuen Untersuchungsgebiets zu sein. Der andere Grund ist, daß Fränkel nicht theoretisch, aber durch die Form seiner Beschreibung den Kleidertausch als größtes Skandalon und erste Ursache hervorhebt. Innerhalb einer allgemeinen 'Ansteckung', die neben der Tripper-Infektion auch die soziale Verführung umfaßt, ist es für ihn vor allem die Ansteckung des Charakters und des Körpers an den Kleidern und Neigungen des anderen Geschlechts, die die fatale Entwicklung in Gang setzt. So schließt Fränkel, der Fall erläutere Moses Gesetz: "Ein Mann soll nicht Weiberkleidung anlegen; wer solches thut ist dem Herrn ein Gräuel" (S. 103).

In den folgenden Jahrzehnten entstehen aus weiteren Begegnungen größere Kasuistiken wie die von Westphal 1869, Krafft-Ebing 1886 und Hirschfeld 1910. In der Form von Fallgeschichten eignen sich Ärzte die Erfahrungen und Wirklichkeitsdefinitionen von Geschlechtswechslern an. Tritt diese Aneignung bei Fränkel noch als Überführung eines *falschen* Geltungsanspruchs und mit zahllosen Distanzierungsgesten auf, so hält Westphal die 'conträre Sexualempfindung' bereits für die Ursache der Neigung zu den Kleidern und Tätigkeiten des anderen Geschlechts. Allmählich identifizierte sich die Medizin mit dem Begehren der Geschlechtswechsler.

4.2.2 Die Unterscheidungen: eine neue Spezies

Die diagnostischen Begriffsraster, die die Patientensammlung organisierten, wurden im 20. Jh. differenziert und über dem Feld der Phänomene verschoben, so daß sie neue 'Symptome' in den Vordergrund rückten, an denen sich neue klinische Typen kristallisierten. Mit der 'Homosexualität' wurde zu Beginn des 20.Jh. ein Konzept etabliert, das statt einer schillernden Zweigeschlechtlichkeit die bloße Gleichheit des Partner-Geschlechts hervorhob. Von den weiten Begriffen der Inversion oder Konträrsexualität blieb nach dieser Abspaltung die stärker subjektivierte Vorstellung einer 'inneren Entgegensetzung'. Sie ist neben der Idee eines zwischengeschlechtlichen Zustands schon in Ulrichs Formel von der im falschen Körper gefangenen Seele formuliert.

Bei einigen Autoren finden sich die beiden Vorstellungen noch *innerhalb* der 'Homosexualität' differenziert. Blüher (1913) unterscheidet drei Formen der Homosexualität gegen deren Assoziation mit Effeminierung/Virilisierung durch Hirschfeld. Er stellt dem invertierten Weibling/Mannling zum einen - von Freud beeinflußt - die latente Inversion als eine allgemeine menschliche Neigung gegenüber; zum anderen den virilen "Männerhelden". Das "verfänglichste Theorem der Sexualwissenschaft" sei, daß es "eine *weibliche* Eigenschaft des Mannes (ist), den Mann zu lieben" (S. 71); vielmehr sei weiblich nur die passive Liebe. Auch der Psychoanalytiker Ferenczi benutzt 1914 die aktiv/passiv-Dichotomie für eine Unterscheidung der männlichen Homosexuellen in die "wesenhaft verschiedenen" 'Objekthomoerotiker' und die (konstitutionellen) 'Subjekthomoerotiker'. Letztere seien in Bezug auf das Ich invertiert und lebten nicht nur in der Sexualität, sondern auch im Alltagsleben ihre Weiblichkeit aus, ohne sich dabei krank zu fühlen.

Dannecker (1986, S. 33) erscheint es als grotesk, daß die Gleichsetzung von 'passiv' mit 'weiblich' Ferenczi dazu führt, auch noch die Empfänglichkeit der Subjekthomoerotiker für Zärtlichkeiten von Frauen als Teil ihrer "homosexuellen Komponente" anzusehen (Ferenczi 1914, S. 36). Diese Vorstellung einer *Homo*sexualität mit dem *anderen* Geschlecht scheint jedoch innerhalb der Psychoanalyse eine der Weichenstellungen für ein neues Konzept. Sie deutet einen mühsamen Perspektivenwechsel an: von der Beschreibung einer äußeren geschlechtlichen Mischung zu der eines psychischen 'Gegensatzes'. Ferenczi belegte mit dem Begriff der Homosexualität ein Phänomen, das ihn offenbar gerade wegen seiner größeren Therapieresistenz viel stärker interessierte als die gleichgeschlechtliche Objektwahl.[21]

Die Differenzierung der Phänomene über die aktiv/passive Form des Begehrens setzte sich jedoch nicht durch und verlor allmählich an Relevanz gegenüber der Unterscheidung nach dem Sexualobjekt. Als einen sozialen Kontext für die schwindende Plausibilität der Gleichsetzung von Passivität mit Weiblichkeit nennt George Chauncey (1982/83, S. 143) das wachsende politische Selbstbewußtsein von Frauen. Hatten viele Ärzte der Jahrhundertwende die Suffragetten noch als 'invertiert' angesehen, so habe auf der anderen Seite die Normalisierung einer größeren Unabhängigkeit und Initiative von Frauen die Aufmerksamkeit der Ärzte von ihrem Charakter zu ihrer Objektwahl wechseln lassen, so daß die 'Inversion' allmählich zur 'weiblichen Homosexualität' verblaßte.

Erfolgreich wurde eine Differenzierung, die etwas von der Homosexualität abgrenzte. Ellis charakterisiert 1913 die neue Spezies mit den Bezeichnungen 'sexo-aesthetic inversion' oder 'Eonism'. Wie Blüher geht es ihm darum, die (männlichen) nur sexuell Invertierten vom Makel der Weiblichkeit zu befreien (King 1981, S. 161). Dagegen sind die 'Transvestiten' für Hirschfeld (1910) eine 'seelische Zwischenstufe' neben vielen anderen. Ihre nosologische Selbständigkeit liege darin, daß die Effeminierung bei Homosexuellen nur eine Begleiterscheinung, den Transvestiten jedoch wesentlich sei. Außer-

21 Diese Umorientierung der Aufmerksamkeit ist bei Ferenczi mit einer kognitiven Entwertung der gleichgeschlechtlichen Objektwahl verbunden: der Objekthomoerotiker wird zu einem Zwangsneurotiker, der in Männern unbewußt die Frauen liebe, abqualifiziert (1914, S. 38).

dem handle es sich um "Männer und Frauen[22], ... die *trotz* völlig normalsexueller Triebrichtung psychisch starke Einschläge des anderen Geschlechts aufweisen" (Hirschfeld 1910, S. 5). Hirschfeld isoliert zwei Phänomene gegeneinander und verschiebt die Typizität der Effeminierung. Im Jahr 1918 beschreibt er noch ein weiteres Phänomen: den 'androgynen Drang' nach einer körperlichen Vermännlichung bzw. Verweiblichung, der mittels verschiedener (auch operativer) Manipulationen an Bart, Brust und Genitalien Geschlechtsmerkmale einer intersexuellen Psyche entsprechend zu "korrigieren" trachte (Hirschfeld 1918, S. 130ff.). Auch dieser Drang scheint ihm vom Transvestismus weitgehend unabhängig.

Hirschfelds Indiz für die psychische Geartetheit des Transvestitismus ist der "erotische Verkleidungstrieb" seiner Klientel. Die so kategorial hervorgehobene Praxis des Kleidertauschs wurde in der Literatur sowohl mit Selbstausdruck als auch mit Sexualität assoziiert, bevor mit einem neuen Begriff die Vorstellung eines inneren Gegensatzes weiter isoliert und von der Umkleidungspraxis abstrahiert wurde. Wo Hirschfeld (1923) en passant und synonym für Transvestitismus von "seelischem Transsexualismus" (1923: 15) sprach und Ellis deskriptiv eine große Gruppe Eonisten, die nur die Kleider des anderen Geschlechts anlegt, von einer kleineren, aber "vollständigeren" Gruppe unterschied, die sich ganz dem anderen Geschlecht zugehörig fühle, prägt 1949 der für die transvestitische Subkultur schreibende Cauldwell den Ausdruck *'psychopathia transsexualis'*. Anders als Benkert 80 Jahre früher mit der 'Homosexualität', verfolgt Cauldwell mit diesem Begriff offenbar ein Interesse, sich von den Operationswünschen einiger Transvestiten zu *distanzieren* (s. King 1981, S. 166).

Kurz darauf bringt ein Aufsatz von Harry Benjamin (1953), der (ohne Cauldwell zu nennen) Transvestiten und 'Transsexuelle' deskriptiv unterscheidet, den Terminus in die medizinische Diskussion. Transsexualität wird von ihm zunächst als höchster Grad des Transvestitismus aufgefaßt: der Wunsch nach den Kleidern des anderen Geschlechts könne so stark werden, daß eine vollständige Zugehörigkeit zum anderen Geschlecht erstrebt werde. Durch die Anknüpfung anderer Autoren bestärkt, behält er sich 1964 vor, umgekehrt den Transvestitismus als mildeste Form der Transsexualität aufzufassen oder eventuell beides zu trennen. Solche Unterscheidungsoszillationen änderten nichts am Erfolg der 'Transsexualität', der auch darin begründet scheint, daß Benjamin über eine große Sammlung anderswo abgewiesener Patienten verfügte. Jedenfalls folgten in Deutschland Bürger-Prinz et al. (1966, S. 51) seinem schließlichen Sechs-Typen-Kontinuum zwischen Transvestitismus und Transsexualität, weil er über "das größte Transvestitenmaterial" verfüge. Benjamin hatte die meisten Patienten-Bausteine für das neue Konzept.

Als sich Mitte der 60er Jahre der Terminus 'transsexuell' für die Vorstellung rein subjektiven Geschlechtsempfindens zu etablieren beginnt, wird der Transvestitismus enger als eine gelegentliche Praxis des Kleidertauschs aufgefaßt und (wie bereits von Stekel in den 30er Jahren) als fetischistisches Sexualverhalten begriffen. Damit läßt sich ein erstaunlicher Wandel der kulturellen Assoziation des Kleidertauschs mit sexuellen Motiven feststellen: wurde die Travestie von Männern seit dem Mittelalter verdächtigt, sexuellen Zugang zu Frauen anzustreben (Bullough 1974, S. 1382), um dann ab dem

22 Seine Kasuisik von 17 Fällen enthält allerdings nur eine gebürtige Frau.

17.Jh. mit gleichgeschlechtlicher Sexualität assoziiert zu werden, so wird sie der Medizin im 20. Jh. zum Zeichen einer rein selbstbezogenen Sexualität, die zwar dem Transsexuellen psychodynamisch verwandt um das Thema von Männlichkeit und Weiblichkeit kreist, aber als Form des Geschlechtswechsels gegenüber der Radikalität der 'Geschlechtsumwandlung' entwertet ist.

Widerstand gegen diese abgewertete klinische Kategorie des Transvestiten wird in den 70er Jahren von der Transvestiten-Subkultur artikuliert. In vielen Schriften wendet sich Virginia Prince gegen den medizinischen 'Gender-Zuschlag' an Transsexuelle und spricht statt von Transvestitismus auch von 'femiphilia' und 'transgenderism'.[23]

Hatte Cauldwell mit der 'Transsexualität' noch eine absonderliche Neigung ausgrenzen wollen, so ist zwanzig Jahre später der körperliche Geschlechtswechsel unter medizinischer Regie so stark geworden, daß nach neuen Begriffen für ein altes Phänomen gesucht werden muß.

4.2.3 Die Behandlungen: neue Geschlechtsbestimmungsmethoden

Klinische Kategorien werden in der ärztlichen Praxis in diagnostischen Einzelentscheidungen aufrechterhalten, die als 'Indikationen' auch auf Behandlungen zielen. Deren Erfolg oder Scheitern kann aber auch umgekehrt diagnostische Entscheidungen begründen und zur Grundlage neuer theoretischer Differenzierungen werden. So war der Erfolg des Konzeptes Transsexualität vom Scheitern psychotherapeutischer Geschlechtsbestimmungsmethoden begleitet, die Transvestiten/Transsexuellen von ihren Wünschen und ihrer Selbstdefinition abzubringen, indem ihnen andere Lösungsmöglichkeiten ihres 'psychischen Konfliktes' angeboten wurden.

Auf der anderen Seite gelang es in den 20er und 30er Jahren, die sogenannten Sexualhormone in chemisch reiner Form darzustellen und schließlich auch zu synthetisieren. Innerhalb der Alternative, die 'Seele' dem Körper oder ihn der Seele anzupassen, experimentierte man mit entgegengesetzten Hormontherapien. So wurden männliche Homosexuelle sowohl homolog mit dem Ziel einer Vermännlichung als auch heterolog mit dem Ziel einer triebdämpfenden Entmännlichung behandelt (Springer 1981, S. 155). Der gleiche Expertenkonflikt existierte auch um die Behandlung der Transvestiten. Benjamins Patienten der 20er Jahre waren oft mit homologen Hormonen vorbehandelt, bevor er die Medikation im Sinne eines biologischen 'Tranquilizers' umstellte, nicht um eine Operation vorzubereiten, sondern um den Wunsch nach Kleidertausch und Operation zu dämpfen (King 1986, S. 73).[24] Die Differenzierung der Konzepte mittels anderer Behandlungen ist auch für die Anwendung aversionstherapeutischer Methoden anzunehmen: wurden in den folgenden Jahrzehnten viele Homosexuelle und seit den 60er Jahren auch Transvestiten mit ihnen traktiert, so galt das Verfahren bei 'Transsexuellen' als nicht erfolgreich (Gelder u. Marks 1969).

---

23 Ähnlich heißt es in der Hamburger Szene-Zeitschrift "Die Freundin", deren Titel an eine gemeinsame Zeitschrift von Lesben und Transvestiten im Berlin der 20er Jahre anschließt: "Für mich sind Transvestiten nicht Männer, die manchmal Frauenklamotten tragen, sondern Männer, die manchmal Frauen sind" (1984, Nr. 1, o.S.).

24 Benjamin berichtet von seinem ersten Kontakt zur Transsexualität: In den früheren 20er Jahren habe ihn ein Patient, der in seiner Familie als Transvestit in akzeptierter Exzentrik lebte, nach einem neuen Medikament - Progynon - gefragt, das in Deutschland produziert würde. Benjamin beschaffte es und erzielte eine Gynäkomastie zur Zufriedenheit des Patienten (1969: 2).

Die Behandlung, durch die die Transsexualität zur eigenständigen Kategorie wurde, ist die Genitaloperation. Die neuzeitlichen chirurgischen Bemühungen hatten im Gegensatz zu chirurgischen Manipulationen in anderen Kulturen[25] einen 'therapeutischen' Sinn und begrenztere Anwendungsgebiete, etwa beim 'Masturbationswahn' (Szasz 1981) und bei der Homosexualität. Steinachs Transplantation von "heterosexuellen Hoden" beeindruckten auch Freud: der Psychoanalyse seien sowohl bei der ätiologischen Aufklärung der Homosexualität als auch bei der therapeutischen "Umwandlung"[26] in Heterosexualität Grenzen gesetzt. "Vergleicht man dieses Ausmaß von Beeinflussung mit den großartigen Umwälzungen, die Steinach in einzelnen Fällen durch operative Eingriffe erzielt hat, so macht es wohl keinen imposanten Eindruck" (Freud 1920, GW XII, S. 301).

In einem Übersichtsartikel über das junge, "noch in der Entwicklung begriffene Gebiet" der Sexualchirurgie berichtet B. Slotopolsky 1925 - in der "Aera der Endokrinologie" - in der Zeitschrift für Sexualwissenschaft über Anwendungsgebiete verschiedener Operationen an Männern: die Kastration bei Hypersexualismus (bes. bei schwerem Onanismus), Perversionen und - als eugenische Maßnahme - bei Geisteskranken und (Sexual-)Verbrechern, vor allem Exhibitionisten; die Steinachoperation (Vasektomie, Epididyktomie) zur Sterilisation, Steigerung und Herabsetzung der Libido und zur Verjüngung; die Keimdrüsentransplatation zur Verjüngung, Steigerung der Libido bzw. Dämpfung bei Homosexuellen und für Transvestiten; und schließlich "verstümmelnde und plastische Eingriffe verschiedener Art bei hermaphroditischen Zuständen und bei 'Geschlechtsumwandlungstrieb' (Transvestitismus)" (S. 105).

Slotopolsky warnt vor Steinachs und Hirschfelds endokrinologischer Auffassung der gesamten Sexualpathologie als Keimdrüsenpathologie, besonders für den Fall, daß ein "Furor operativus" zu ihnen trete, "in dem Sinne, daß man bei jeder Störung durch Exstirpation des 'schuldigen' Organs am besten abzuhelfen glaubt" (S. 108). Er kommt zu einer strengen Indikation von Kastrationen als durch gesellschaftlichen Druck erzwungenem "kleinerem Übel" in manchen Fällen und schlägt einen Mittelweg der Sexualchirurgie zwischen "voreiligen Festlegungen" und einem "sterilen Skeptizismus" vor, der weitere Entwicklungen stagnieren lassen würde.

Nachdem die ersten 'Geschlechtsumwandlungen' vor allem in den deutschsprachigen und skandinavischen Ländern durchgeführt wurden, fanden diese Entwicklungen seit den 50er Jahren besonders in den USA in der Behandlung von Intersexuellen statt, bevor man sie an dem Syndrom vorantreiben konnte, für das der Operationswunsch zum Definiens wurde. Vor allem die Plastische Chirurgie profitierte von der Transsexualität, da man in der ohnehin seltenen Behandlung angeborener Mißbildungen mit der

---

25 In vielen außereuropäischen Kulturen muß die soziale Geschlechtszugehörigkeit mit einem zusätzlichen Initiationsritus befestigt werden, bei der auch 'chirurgische' Manipulationen der Genitalien vorkommen. In diesen Kontexten symbolisieren sie vor allem den Einschluß von Individuen in die Gesellschaft und in eine Geschlechtskategorie, d.h. die soziale Geschlechterunterscheidung wird hier körperlich hergestellt. Entsprechend haben (auch in der europäischen Geschichte) Kastrationen den Sonderstatus des Eunuchen oder Kastraten hervorgebracht.

26 Neben diesem Sinn von "Umwandlung" formulierte Freud auch quasi-metaphorisch: "sie wandelte sich zum Manne um und machte die Mutter anstelle des Vaters zum Liebesobjekt" (1920: 299). Die Umbesetzung der Positionen im ödipalen Dreieck ist als eine Art aktiver 'Selbstumwandlung' u.U. eine psychoanalytische Adaption der endokrinologischen Vorstellung von 'Geschlechtsumwandlung'.

Konkurrenz von Urologen und Gynäkologen zu tun hatte. Insbesondere Peniskonstruktionen waren immer an der zu geringen Zahl von Patienten gescheitert, und man versprach sich von einer Technikentwicklung an Transsexuellen auch eine Anwendungsmöglichkeit auf Unfallopfer und wieder auf Intersexuelle (Money u. Schwartz 1969, S. 255 u. 265).

Die endokrinologische und chirurgische Praxis seit Beginn des 20. Jh.s verändert aber nicht nur Körper, sondern auch die Semantik, mit der sie beschrieben und erlebt werden. Hirschfelds Vorstellung eines 'androgynen Drangs' nach einer körperlichen Geschlechtsverwandlung wird nun auch für die Kategorie des Transvestitismus hochsignifikant. Und Ulrichs Formel bekommt durch die operative Praxis eine spezifischere Bedeutung: der Körper wird nun auch durch ein technisches Bestimmungsverfahren als 'falsch' identifizierbar.

4.2.4 Das öffentliche Echo

Der Fall der Christine Jorgensen markiert eine starke Expansion des Projektes Transsexualität. Eine Schilderung faßt das medizinische Ereignis wie Pioniertaten einer Entdeckungsreise zusammen: "die chirurgische Kastration... (erfolgte) im September 1951. Ein Jahr später amputierte der Chirurg Dahl-Iversen den Penis, Fogh-Andersen formte die Vulva aus Skrotum und ersetzte die Urethra. Im Jahr 1954 wurde in New Jersey eine Neovagina konstruiert" (Eicher 1984, S. 8). Zum 'Weltereignis' wurde es jedoch erst durch die eher lokalpatriotische Schlagzeile der New Yorker 'Daily News' "EX-GI BECOMES BLONDE BEAUTY - OPERATIONS TRANSFORM BRONX-YOUTH". Von Presseagenturen verbreitet, stellt sich erstmals ein breites öffentliches Echo auf die experimentelle medizinische Praxis ein. Die Medien diskutieren vor allem, ob ein 'Sex-Change' stattfindet oder nicht (King 1986, S. 342ff). Das Thema mit dem fremden medizinischen Namen bekommt plötzlich ein Gesicht und eine bewegende Geschichte ganz anderen Typs als medizinische Fallschilderungen: ein 'Schicksal'.

Die öffentliche Reaktion veranlaßt umgekehrt die Medizin, ihre Praxis und ihren Gegenstand genauer zu umreißen. Sowohl Benjamin als auch Hamburger nehmen in ihren wegweisenden Artikeln von 1953 explizit zur Öffentlichkeit um Jorgensen Stellung. So will Benjamin gegen die "sensationelle" und "unwissenschaftliche" Darstellung des individuellen Falles seiner Patientin das allgemeine Problem klarstellen (1953, S. 12). Für das Kopenhagener Team ergeben sich darüber hinaus zwei weitere Konsequenzen: zum einen über tausend auf die Presseveröffentlichungen reagierende Briefe aus Amerika und Europa, deren Verfasser u.a. Hilfe für Impotenz, kleine Brüste, Homosexualität und Zwergwuchs suchen und die medizinische Geschlechtsumwandlung als hoffnungsvolles Symbol für die Überwindung körperlicher Unzulänglichkeiten aufgreifen. In einer weiteren Publikation im gleichen Jahr selegiert Hamburger aus diesen Zuschriften als größte Gruppe die Nachfrage nach Geschlechtsumwandlungen und etabliert sie damit als ein quantitatives Phänomen, das scheinbar unabhängig von medizinischen Entscheidungen über Diagnose und Behandlung durch die Selbstdefinition von Patienten in der Welt ist: "The desire for change of sex as shown by personal letters from 465 men and women" (Hamburger 1953, Titel des Aufsatzes).

Die zweite Konsequenz für das Kopenhagener Team war qualitativer Art. Mit Aktenstudien und Interviews rekonstruieren Hertoft u. Sorensen (1979, S. 167f), daß die Absicht der Behandler von Jorgensen war, ihre 'homosexuellen Impulse' mit Hormonen und Kastration zu dämpfen. Jorgensen bekam die Operation aus einem anderen Grund, als sie sie haben wollte. Erst nach der publizistischen Deklaration des Ereignisses als 'Geschlechtsumwandlung' sahen es auch seine Urheber als solche an und empfahlen die Hormonbehandlung als Vorbereitung der Operation.

Der 'Fall Jorgensen' hatte Konsequenzen für die Patientensammlung und für die Strukturierung der Behandlung. Er illustriert aber auch eine geographische Verschiebung des Zentrums des medizinischen Projektes, das nach den deutschen Denkern in der Folgezeit vor allem von amerikanischem Pragmatismus geprägt wird.

4.2.5 Das Behandlungsprogramm: Interdisziplinarität und Forschung

Zur Etablierung einer Krankheits-Einheit bedurfte es auch der Vereinigung von (potentiellen) Patienten mit den richtigen Ärzten und der von Ärzten untereinander. Benjamin und Hamburger hatten mit Jorgensen eine gemeinsame Patientin. Sie hatte durch die Publizität um ihren Fall wie Hamburger in Europa Hunderte von Briefen erhalten, und beide überwiesen deren Verfasser an Benjamin nach New York (Benjamin 1969, S. 3). Sorgte diese Überweisungspraxis für Kontakte zwischen Operationsnachfragern und Therapeuten, so begann die Erikson Educational Foundation Informationskreise, Aufklärungsfilme, Workshops und Kongresse zu fördern (Billings u. Urban 1982, S. 271) und führte 1964 erstmals Behandler von Transsexuellen zur "Harry Benjamin Foundation" zusammen. Bis in die 80er Jahre folgten neun weitere internationale Symposien. Die schriftliche Kommunikation zwischen Ärzten in Form von Aufsätzen verdreifachte sich in den Jahren zwischen 1965 und 1980 (Pauly 1981). 1984 stellt Pfäfflin fest, die Transsexualität sei zum "zugkräftigsten Thema der internationalen Sexualforschung" geworden (1984, S. 98). Neben dieser Quantität der medizinischen Kommunikation ist ihre *Interdisziplinarität* auffällig.

Nach den frühen Sexualwissenschaftlern Hirschfeld und Ellis waren es vor allem Endokrinologen und plastische Chirurgen, die das Projekt Transsexualität über die Weiterentwicklung der Behandlungstechniken vorantrieben.[27] Somatiker waren die Schlüsselfiguren der Transsexuellenbehandlung; sie suchten sich Psychiater höchstens zu einer diagnostischen Einschätzung. Dieses Bild änderte sich Mitte der 60er Jahre, als Psychiater als Organisatoren, Theoretiker und soziale 'Gatekeeper' des Geschlechtswechsels in den Vordergrund traten (King 1986, S. 76).

Der soziale Hintergrund dieser Verschiebung ist die drohende 'Sittenwidrigkeit' einer chirurgischen Manipulation an den geschlechtlichen Insignien, ein Legitimationsproblem, das mit dem öffentlichen Interesse wuchs und von Juristen, aber auch innerhalb der Medizin, artikuliert wurde. Sowohl in den USA (s. Billings u. Urban 1982) als auch in Europa (s. die Kontroverse in der "Psyche" 1950/51) wurden heftige standesethische Debatten um das professionelle Selbstverständnis geführt.

Die lange gängige Legitimation der Operationen war die unsystematische Betrachtung der Transsexualität im Rahmen einer biologischen Ätiologie, die eine Assimilation an die

---

27 King (1987, S. 366) vermutet, daß die Bereitschaft von Ärzten beider Disziplinen, Transsexuelle experimentell zu behandeln, auch im Kontext der Etablierung der Disziplinen als medizinische Fächer in den 40er Jahren zu verstehen ist.

Intersexualität erlaubte. Untersuchungen des Hormon- und Chromosomenstatus von 'Transvestiten' in den 50er Jahren (z.B. Barr u. Hobbs 1954) fanden jedoch keinen Anhaltspunkt für Intersexualität, und vereinzelte 'positive Befunde' konnten in der Folgezeit nicht mehr als typisch etabliert werden. Schultz stellte fest: Das Phänomen "entzieht sich daher beim heutigen Stand unseres Wissens jeder rein biologischen Auffassung" (1961, S. 533).[28] Die Behandlung von Transsexuellen befand sich damit in einem Zwielicht, das durch Medienberichte über die Reiseaktivitäten von Patienten zu einer Privatklinik nach Casablanca ergänzt wurde. Anfang der 60er Jahre war die Transsexualität, mit den Worten Benjamins, "not only a *terra incognita* but also a *noli me tangere*" außerhalb der Zuständigkeit der seriösen Medizin (Benjamin 1969, S. 5).

Diese ließ sich Mitte der 60er Jahre auf das Unternehmen des Geschlechtswechsels ein, indem sie spitzfingrig Risiken der eigenen Involvierung reduzierte und der Transsexualität einen *forschungsstrategischen Wert* zuschrieb. Green wirft der eigenen Profession vor, sie habe durch ihre reservierte Haltung Patienten ins Ausland getrieben und so für die Forschung über allgemeine Probleme der Geschlechterpsychologie verloren gehen lassen (1969c, S. 467). Stoller spricht von Transsexuellen als "natural experiment" und als 'Schlußstein' für das Verständnis menschlicher Sexualität: "we shall have the same exciting prospects as did the earliest microscopists or psychoanalysts" (1968, S. 106). Es ging um die medizinische (und nationale) *Wiedergewinnung* von Patienten, die bis dahin in einem 'ungleichen Tausch' die Behandlungen von der (außerakademischen) Medizin bekamen, ohne viele Informationen über sich preisgeben zu müssen. Die Behandlungsprogramme, mit denen man die Geschlechtswechsler als forschungsstrategische Gelegenheit kooptierte, boten ihnen umgekehrt eine Gelegenheit, als 'Transsexuelle' ihren Geltungsanspruch auf die andere Geschlechtszugehörigkeit mit größeren Chancen gesellschaftlich durchzusetzen. Hastings formuliert diesen 'Deal' so: bei Erfüllung bestimmter diagnostischer Kriterien "the patient will be accepted into the research project" (1969, S. 250).

Als erste Universitätsklinik initiiert 1965 das Johns Hopkins Hospital in Baltimore ein 'gender-identity-program'. Es folgen die Kliniken von Los Angeles und Minnesota, und bis Ende der 70er Jahre entstehen etwa vierzig Zentren. Thomas Kando beschreibt die Gründung eines solchen Zentrums: "In 1967, the University of Minnesota Hospital embarked on a project that would, during the following two years, involve the conversion operation of twenty-six transsexuals. A Gender Identity Committee was created, ... the project was given some publicity, and hundreds of applications of sex surgery were received ... The Identity Committee interviewed, tested and screened the applicants through the use of projective tests such as MMPI and known criminal records. The roughly two dozen applicants who were finally selected for the project were ... the most promising for successful postoperative adjustment. The conversion operations took place in 1968 and early 1969. Since then, a ten-year follow-up study has been under way to determine the patients' long-term adjustment as new females" (Kando 1973, S. 6f).

---

28 Dieser Rückzug ist natürlich nicht das Ende biologischer Erkenntnisansprüche; s. zu endokrinologischen Versuchen vor allem Dörner (1988), der auch bei Homosexuellen statt Steinachs 'zwittrigen Hoden' nun ein zwittriges Zwischenhirn vermutet und damit in den 60er Jahren in Deutschland zu neurochirurgischen Manipulationen des Sexualzentrums Anlaß gab (s. Schmidt 1986, S.119).

Der Bericht illustriert, wie die Reputationsrisiken bei der Involvierung in den Geschlechtswechsel angegangen wurden. Zum einen spielten 'public relations' in der Vorbereitung der Programme eine große Rolle. Man befragte die eigene Profession auf ihre Widerstände (Green 1969b), suchte Unterstützung in der Klinikadministration (Hastings 1969, S. 244), kooperierte mit Juristen in der Frage der Operationslegalität und schließlich auch mit der Presse, als sich abzeichnete, daß eine vorläufige Geheimhaltung der Behandlungspraxis nicht gelingen konnte und zusammen mit dem Projekt auch das Image der Universität gefährdet schien (Money u. Schwartz 1969, Hastings 1969). Zum anderen machte man den *Behandlungserfolg* zum entscheidenden Kriterium der Legitimität der eigenen Involvierung. Die Behandlungsprogramme waren von vornherein auch Projekte der *Selbstbeforschung* mittels katamnestischer Kontrollen, die bis heute einen Großteil der Forschung ausmachen (s. Pfäfflin u. Junge in diesem Band). Zur Sicherung des Behandlungserfolges wurden aus der Vielzahl von Anfragen, die auf die öffentliche Annoncierung reagierten, erfolgversprechende Patienten selegiert. Das Legitimationsproblem wurde damit *diagnostisch gewendet*. Es wurde proklamiert, eine Geschlechtsumwandlung könne nicht wie eine Tätowierung Gegenstand individueller Wahl sein, sondern müsse von Sachverständigen entschieden werden: "A sin and a crime are ostensibly acts of free choice; a developmental anomaly is not" (Money u. Schwartz 1969, S. 263). Wer mit Selbstverstümmelung drohte oder sie gar ausführte, wurde als für die Behandlungsprogramme ungeeignet angesehen. Mit dieser beanspruchten Geschlechtsbestimmungsautorität wurden *Kriterienkataloge* entwickelt, die juristische Probleme mit dem Ausschluß verheirateter und straffälliger Kandidaten vermieden und von den Patienten Kompetenzen wie öffentliches 'passing' und persönliches 'self-supporting' verlangten. Ein zeitlich gestrecktes diagnostisches Verfahren hatte den Zweck, "to rule out a condition that is grossly disqualifying" (Hastings 1969, S. 249). Für die medizinische Kontrolle der 'gender mobility' (King 1981, S. 182) wurde eine *Geschlechtsqualifikation* eingerichtet.

Im Gegensatz zum Pragmatismus der meisten Kliniken forderte Stoller (1968) theoretisch begründete Kriterien. Er kritisierte Hamburgers Patientensammlung, die mit der Zusammenfassung der Operationsnachfrager zu einer diagnostischen Kategorie einen bloßen Behandlungswunsch zum Kennzeichen machte (S. 247). Das entscheidende Kriterium müsse dagegen die Stärke und Dauer der 'weiblichen Identifizierung' sein, die (männliche) Transsexuelle, so Stoller, mit anderen Persönlichkeitstypen teilen, aber im Extrem zeigen, so daß sich in ihren Biographien überhaupt keine Affinität zu Männlichem finde. Bei dem Versuch, das relevante Phänomen auf diese Weise unabhängig von seiner Behandlung zu definieren, beruft sich Stoller auf Freud, der sich bereits auf weibliche Identifizierung bezogen habe, wenn er von 'Homosexualität' sprach (S. 146).

Nach dem Scheitern psychologischer Geschlechtsbestimmungsmethoden in der Therapie sorgt Stoller für ihre Aufwertung in der *Diagnose* und für einen *theoretischen* Erfolg. Seine Monographien von 1968 und 1975 und ihnen folgende Beiträge (von Socarides und Person u. Ovesey) werden als Ende des theoretischen "Stillstands" der psychodynamisch indifferenten, deskriptiven Psychiatrie und Sexologie begrüßt (Sigusch et al. 1979, S. 253f). Hatten die Universitätskliniken mit ihrem Renommee der *Behandlung* Seriosität verliehen, so fundiert Stoller das Phänomen selbst mit einer Rekonstruktion der psychischen Bedingungen der Möglichkeit des Operationswunsches.

Die theoretische Herausforderung, die er dabei annimmt, ist die Irritation der psychoanalytischen Theoreme des Ödipuskonflikts und der Kastrationsangst durch Transsexuelle (1975, S. 4). Er sucht die Lösung dieses dogmatischen Problems in nichtkonflikthaften vorödipalen Prozessen der Prägung oder Konditionierung, die ontogenetisch zwischen den von Freud (und ihm selbst 1968) bemühten biologischen Faktoren und den Konflikten der ödipalen Phase wirken (1975, S. 11). So entstehe eine 'core gender identy', deren Verlust der eigentliche Gegenstand der Kastrationsangst sei und von den Transsexuellen mit den verstümmelnden Operationen vermieden werde. Die Annahme der konfliktfreien Entstehung und unerschütterlichen Konstanz der 'core gender identy' erbringt eine doppelte strategische Leistung: die Normalisierung der transsexuellen Geschlechtszugehörigkeit und die theoretische Rekonstruktion des psychotherapeutischen Scheiterns.

Die Entwicklung interdisziplinärer Behandlungsprogramme wendete die Berührungsängste der Medizin mit dem Geschlechtswechsel in ein aufwendiges Management und eine umfassende Erforschung, die der 'Transsexualität' neue kognitive Grundlagen gab. Die biologische Ätiologie, von der noch Benjamin und Hamburger überzeugt waren, wurde seit den 60er Jahren zurückgedrängt. Die somatischen Geschlechtsbestimmungsmethoden vermochten den 'anderen Körper' nicht zu finden, nur technisch herzustellen. Umgekehrt konnten psychologische Verfahren die 'Seele' nicht therapeutisch 'umpolen', aber sehr wohl diagnostisch Komponenten der 'Geschlechtsidentität' feststellen: mit biographischen Interviews in der therapeutischen Beziehung, mit M-F-Skalen und anderen Tests, mit Befragungen über sexuelle Praktiken und Phantasien. So wurde das Behandlungsprogramm zu einem interdisziplinären Zusammenschluß von Geschlechtsbestimmungsmethoden.

4.2.6 Die juristische Ratifikation

Das medizinische Projekt hatte Gestalt angenommen, aber nur ein vorläufiges juristisches Plazet für die Operation erreicht. Mit wachsender Zahl operierter Transsexueller, die medizinisch als anderes Geschlecht bestätigt waren, sah sich die Rechtsprechung gezwungen, das Phänomen als Geschlechtswechsel ernster zu nehmen. Man behandelte die transsexuellen Ansprüche auf Personenstandsänderung zunächst mit den Berichtigungsverfahren bei Intersexuellen. Bis in die 60er Jahre war diese Anlehnung und bisweilen wohl strategische Assimilation an die Intersexualität die einzige Möglichkeit, den Namen und Personenstand zu ändern (Sigusch 1984, S. 142).[29] Aber als die biologische Ätiologie als Legitimation der Operationen an Bedeutung verlor, wurde auch diese Praxis fragwürdig.

Die ersten Transsexuellengesetze (TSG) gab es in Bundesstaaten der USA (Illinois 1961, Arizona 1967, Louisiana 1968) und in Schweden 1972 (s. Will in diesem Band). Sie setzten die Tendenz der Behandlungsprogramme fort, Transsexualität zu einer nationalen Angelegenheit zu machen, deren öffentliche Diskussion wiederum von seriöseren Medien aufgegriffen wurde. An der Entstehung der deutschen TSG (s.

---

29 Vorherige informelle Kooperationen von Recht und Medizin gab es im 20 Jh. etwa in Form spezieller Atteste und einzelner Interventionen (z.B. Hirschfelds) bei Polizeipräsidenten, die Transvestiten Sondererlaubnisse für das Tragen von Kleidern und Namen des anderen Geschlechts verschaffen sollten (für Paris s. Fontanie 1986, für Berlin Niemann 1922).

Hirschauer 1992) ist als spezifisch juristischer Beitrag zur Transsexualität eine *moralische Differenzierung* von verwandten Phänomenen auffällig, die weit über die Ausschlußkriterien der Behandlungsprogramme hinausgeht. Schon im Vorfeld der juristischen Diskussion heißt es etwa: "In die zwielichtige Atmosphäre, in der Perversion, Homosexualität und Transvestitismus gedeihen, versuchen gerichtliche Entscheidungen bisweilen hineinzuleuchten, um die Fragen der Grenzen der Geschlechter einwandfrei... zu klären" (Becker 1965, S. 189). Andere Juristen widersprechen: "Wer schon Gelegenheit hatte, Lyrik von Transsexuellen zu lesen, wird nicht zögern zu erklären, daß diese Atmosphäre weit ab ist von Perversität, die wir uns nur in ihren mannigfaltigen ekelhaften Abarten flüchtig vorzustellen brauchen. Denken wir lediglich einmal an Nekrophilie, Exkrementophilie... oder etwa Sadomasochismus" (Eberle 1971, S. 140). Der gleiche Autor meint aber zu Benjamins Kontinuum: "Der bitterböse Makel der Perversität wird der Transsexualität anhaften, solange sie noch im gleichen Atemzug mit dem Transvestismus genannt wird", d.h. "solange nicht in Medizin und Recht ein scharfer Trennungsstrich gezogen wird" (S. 139).

Bereits der für die Entstehung des TSG weichenstellende Beschluß des Bundesgerichtshofs von 1971 zeigt, auf welche Weise dieser 'scharfe Trennungsstrich' gezogen werden sollte. Die Richter formulieren: "... keinesfalls dürfte eine Geschlechtsumwandlung angenommen werden, solange die betroffene Person noch über einigermaßen funktionstüchtige äußere Geschlechtsorgane des Ausgangsgeschlechts verfügt, solange etwa der männliche Transsexuelle in der Lage wäre, mittels ihrer die Straftatbestände des § 175 StGB zu verwirklichen; auch würde es nicht angehen, ihm, solange er sich auf dem geschlechtlichen Gebiet noch als Mann betätigen kann, die Eheschließung mit einer anderen Person männlichen Geschlechts zu ermöglichen" (BGH 1971, S. 333). Das moralische Interesse am eindeutigen Geschlecht, das hier artikuliert wird, setzt die jahrhundertealte Tradition der punitiven 'Bereinigung' von Zwittrigkeit fort. Die Phantasien der Richter finden Eingang in die Begründung der Bundesregierung zum Gesetzentwurf und werden auch in der folgenden politischen Auseinandersetzung kaum in Frage gestellt.[30] Die moralische Unterscheidung der Transsexualität von sexueller Praxis findet sich gerade auch in den engagiertesten Stellungnahmen von Bundestagsabgeordneten für ein TSG. Gegen das Zögern des Parlaments, sich mit der Sache von 'Geschlechtsumwandlungen' per Gesetz zu liieren, wird eine Rhetorik aufgeboten, die die Ehrenhaftigkeit der Geschlechtswechsler beschwört, damit ihnen die Ehre eines eigenen Gesetzes zuteil werden kann.

Mit der frühzeitigen Festlegung auf die Operation als notwendiger Bedingung der Personenstandsänderung lieferte man sich jedoch erneuter Willkür (von Patienten und Chirurgen) aus, und so wurde betont, daß sie keine hinreichende Bedingung sei. In der Begründung der Bundesregierung zum TSG heißt es, ein Transsexueller könne nicht nur, weil er operiert ist, mit einer positiven Entscheidung des Gerichts rechnen (Bundesregierung 1979, S. 34). Der deutsche Gesetzgeber verwahrt sich gegen einen Zugzwang und gibt die Geschlechtsbestimmungsautorität nicht ganz aus der Hand.

30 Das weitgehende Scheitern der kompensatorisch gedachten 'Kleinen Lösung' ist ein Beispiel für die Unberechenbarkeiten des Projektes: die psychotherapeutischen Intentionen bezüglich einer geringeren Altersgrenze für die Vornamensänderung wurden durch die politische Mechanik der Gesetzgebung in ihr Gegenteil verkehrt (Pfäfflin 1986, S. 201).

Gegen die mögliche Willkür von Geschlechtswechslern schreibt das TSG die Entscheidung zweier Gutachter und eines Richters sowie die Notwendigkeit einer Genitaloperation vor und hält darüber hinaus bereits in der 'Tatbestandsbeschreibung' fest, daß der Antragsteller "unter dem Zwang" stehe, als anderes Geschlecht zu leben. Die medizinisch etablierte Vorstellung einer inneren Determiniertheit wird hier mit einer leichten Bedeutungsverschiebung in das juristische Bestimmungsverfahren übernommen.

Mit der durch das TSG festgelegten Prozedur werden medizinische Geschlechtsbestimmungsmethoden in ihrer Rolle bestätigt und der Richterbeschluß als ratifizierender Abschluß in das Behandlungsprogramm integriert. Die juristischen Regelungen des Geschlechtswechsels werden wohl als staatenspezifische kulturelle Tatsachen je nationale 'Transsexualitäten' mitgestalten: ob sich deutsche Transsexuelle juristisch in der Ablehnung ihres Körpers bestätigt sehen, oder ob sich französische Transsexuelle mangels Rechten stärker subkulturell organisieren und durch die Prostitution geprägt werden. Jedenfalls würde sich eine europäische Rechtsvereinheitlichung auch auf die Gestalt der Transsexualität auswirken.

4.2.7 Stabilisierungs-, Expansions- und Ausstiegsversuche

Das historische Projekt der Transsexualität hat sich weitgehend etabliert. Das bezeugt neben den Transsexuellengesetzen auch die Aufnahme in den Krankheitskatalog der Amerikanischen Psychiatrischen Gesellschaft 1980. Auf der anderen Seite gab und gibt es innermedizinische Kritik an den Genitaloperationen und entsprechende Bemühungen, das Projekt zu beenden. So stehen den Versuchen einer weiteren Etablierung und Expansion Ausstiegsversuche[31] gegenüber. Die 'Verhandlungsmasse' dieser Kontroverse, die die Zukunft des Projektes mitgestalten wird, ist die Begrenzung oder Ausdehnung der Population, aus der die Patientensammlung rekrutiert wird.

Verglichen mit anderen medizinischen Projekten fällt die Intensität der Iatrogenese-Skepsis auf, mit der die Medizin sich einer Beteiligung an der Konstruktion der Transsexualität verdächtigt. In den 70er Jahren wächst dieses Unbehagen mit der Popularisierung des Begriffs 'transsexuell', die eine Selbstdiagnose von Patienten schon vor einem Arztbesuch erleichterte. Als Gegenstrategie zur Erhaltung der Krankheitseinheit schlägt Stoller eine exaktere Eingrenzung des Konzeptes vor, und Person u. Ovesey (1974 a, b) formalisieren die Unterscheidung 'echter' und 'unechter' Transsexueller in die (mit verschiedenen Ätiologien verknüpfte) von 'primären' und 'sekundären' Transsexuellen. Andere Begriffspolitiken werden mit dem Konzept 'gender dysphoria syndrome' verbunden. So greifen 1974 Meyer und Hooper das Konzept auf (s. King 1981, S. 175), um es als bloß deskriptive Arbeitsdiagnose, die eine unspezifische Patientenvielfalt mit Operationswünschen erfassen soll, kritisch gegen das Behandlungsprogramm zu richten. Sie bestreiten damit wie vor ihnen schon Socarides Transsexualität als Krankheitseinheit und weisen ihr einen bloß symptomatischen Stellenwert zu. Während Meyer seinen Vorstoß gegen das Behandlungsprogramm mit einer Katamnese führte, setzen andere Ausstiegsversuche immer wieder an den Behandlungen an, und es werden vereinzelte psychotherapeutische Erfolge berichtet (s. etwa Janssen 1984; Désirat

---

31 Der jüngste dieser Ausstiegsversuche in Deutschland sind die Überlegungen Siguschs zur Depathologisierung der Transsexualität (Sigusch 1991).

1985) und mit verschieden hohen Ansprüchen präsentiert. Ein systematisches Problem dieser Ansprüche im medizinischen Diskurs besteht darin, daß die Transsexualität semantisch so sehr mit den Operationen assoziert ist, daß immer bestritten werden kann, daß es sich bei den Patienten um 'echte Transsexuelle' handelte.

Den Kritikern stehen Versuche einer ätiologischen Fundierung gegenüber. Nachdem Endokrinologen im theoretischen Diskurs eher eine marginale Rolle spielten, war die Forschung zum HY-Antigen (Eicher et al. 1980) ein Versuch der (deutschen) Schulmedizin, die Meinungsführerschaft in der Ätiologie-Diskussion wiederzugewinnen. Darüber hinaus hätte das Antigen auch die Selektion von Patienten neu begründen können. Der Vorstoß ging in Deutschland auch mit großer öffentlicher Aufmerksamkeit einher, weil der Bundestag gerade über das TSG debattierte, das mit einer genetisch begründeten Einordnung der Transsexualität in die Intersexualität unnötig geworden wäre. Der Versuch, die HY-Antigen-Ätiologie zu etablieren, wurde jedoch schnell konterkariert (Pfäfflin 1981) und scheiterte.

Können alle bisher genannten Strategien als *Begrenzung* der gegenwärtigen Patientensammlung betrachtet werden, so ist die bereits eingangs dargestellte Vereinnahmung historischer Formen des Geschlechtswechsels für die Transsexualität eine *Expansion* der Patientensammlung in die Vergangenheit. Schon Hirschfeld stellte im umfangreichen ethnologisch-historischen Teil seiner 'Transvestiten' zahlreiche Fälle dar und kritisierte an den berichteten Motiven, es handele sich 'in Wirklichkeit' um transvestitische Neigungen (1910, S. 451). Ebenso sicher ist sich sechzig Jahre später Green (1969a), in historischen Berichten eine "cross gender identity" zu finden. Wir können nun feststellen, daß die *universalistische Einverleibung* historischer Phänomene als 'Transsexualität' *Teil der Geschichte der Transsexualität* ist. Die in ärztlicher Praxis begonnene Patientensammlung wird mit dem 'Käscher' einer neuen Kategorie historisch fortgesetzt.

Anders als in solchen stabilisierenden Geschichtsschreibungen hat Alfred Springer (1981) in der wohl ausführlichsten innermedizinischen Kritik des Behandlungsprogramms neben therapeutischen Versuchen und Revisionen von Diagnosen auch versucht, die Transsexualität historiographisch aufzulösen. Er verfolgt den Weg der Ulrichschen Formel in der Geschichte der Sexualwissenschaft, um zu dem (kurzen) Schluß zu kommen, Transsexualität und Homosexualität seien nicht voneinander zu trennen (S. 121). Ulrichs 'Urning', Ferenczis 'Subjekthomoerotiker' und Blühers 'invertierter Weibling' entsprächen dem heutigen Transsexuellen. 'Transsexuelle' seien nur ein Synonym für 'kranke Homosexuelle' (S. 122). Die Sexologie hinge seit Jahrzehnten einem verhängnisvollen klassifikatorischen Irrtum an, der auf der unkritischen Übernahme der Selbstbeschreibung von Patienten beruhe, die ihre Homosexualität nicht annehmen können (S. 229f). Nur auf dem Hintergrund von Kinseys behavioristischem Begriff von 'Homosexualität' sei zu verstehen, "daß die Angabe Transsexueller, zwar Personen des gleichen Geschlechts zu begehren, aber dennoch nicht homosexuell zu sein, als objektiv gültige Wahrheit akzeptiert wird" (S. 113). Springer folgt ferner Mitchells Psychoseverdacht gegen Transsexuelle: Mann-zu-Frau-Transsexuelle wüßten zwar (wie Stoller betonte), daß sie einen Penis haben, seien aber offenbar unfähig, ihn als Symbol zu erfassen, d.h. zu akzeptieren, daß er sie zum Mann *macht* (S. 149f).

Die Formulierungen lassen erkennen, daß die Rücknahme der historischen Differenzierungen nicht nur auf den Widerstand der Behandler, sondern auch auf den der Geschlechtswechsler stoßen muß. Das Projekt der Transsexualität ist trotz seiner medizinischen Konstruiertheit und trotz seiner Verquickung mit der 'Homosexualität' schon so weit in der Population möglicher Patienten *realisiert*, daß heute - mit Springers Worten - "der Transsexuelle ...hartnäckig den Standpunkt vertritt, nicht homosexuell zu sein" (1981, S. 147). Darüber hinaus scheint es bereits soweit fortgeschritten, daß das therapeutische Beharren auf 'objektiver' Homosexualität und 'objektiver' Symbolhaftigkeit der Genitalien sich in dem Geschlechtswechsel über die Motivation der Patienten verstrickt. Springer selbst erwähnt in seiner Kasuistik einige Patienten, die offenbar gegen die Hartnäckigkeit ihres Therapeuten den operativen Beweis für ihren Geltungsanspruch antraten und so bestätigten, daß die Genitalien Geschlechtsinsignien zu bleiben haben.

Andere Therapeuten konnten in den 80er Jahren auch andere 'Standpunkte' von Transsexuellen hören. 1981 berichtet Casey über einige Mann-zu-Frau-Transsexuelle, die sich als Lesben verstünden; ein Phänomen, das in der 'Szene' schon lange bekannt sei, den Diagnostikern aber meist verschwiegen wurde, um die Operationsindikation nicht zu gefährden. Hier scheint sich mit der Etablierung der Transsexualität auch die Selbstunterscheidung der Geschlechtswechsler von Homosexuellen zu entspannen. So würde die Homosexualität auf der 'anderen Seite' der Geschlechtergrenze wieder in die Transsexualität zurückkehren, so daß sich die Kategorie auch für Individuen öffnet, die bisher wegen ihrer sexuellen Vorlieben an ihrer transsexuellen Geschlechtszugehörigkeit zweifelten.

Eine andere Ausweitung der Patientensammlung zeigt sich in der Angleichung des Geschlechterproporzes (s. Eicher 1984, S. 6). Die Kategorie der Transsexualität wird nun auch gleichermaßen auf und von Frauen angewandt, nachdem sie über Jahrzehnte auf gebürtige Männer konzentriert war, so daß das statistische Ungleichgewicht bei der Zuschreibung von 'Transvestitismus' fortgesetzt wurde. Die Unterzahl weiblicher Geschlechtswechsler im 20. Jh., die im Gegensatz zu ihrer jahrhundertealten Überzahl steht, hat ihren Grund vermutlich in der *Politisierung* des 'Symptoms' des Transvestitismus zu einem Symbol sozialen Aufstiegs. Viele der Motive der 'passing women' sind von der Lesben-Subkultur und der Frauenbewegung absorbiert worden. Wo Frauen zu Beginn des 20.Jh.s mit männlicher Kleidung gegen ihre Desexualisierung auftraten (Vicinus 1987), wurde und wird die umgekehrte Praxis von Männern dagegen vorwiegend medizinisch interpretiert.[32] Die Frauenbewegung hat offenbar einen größeren Teil der alten Inversion aus medizinischer Zuständigkeit 'herauspolitisiert' als die Schwulenbewegung. Die Angleichung des Geschlechterproporzes bei Transsexuellen kann nun als Indiz der Differenzierung der Transsexualität vom Transvestitismus und d.h. auch als Indiz einer erfolgreichen Medikalisierung des Geschlechtswechsels verstanden werden: statt einer sozial unterschiedlich bewerteten Praxis des

32 Die Differenz scheint auch in der Besetzung des Begriffes 'Feminismus' auf. Wo die bürgerliche Frauenbewegung des 19. Jh.s damit die Autonomie von (selbstaffirmativen) Frauen meinte, meinte Hirschfeld (1918) mit dem "Feminismus des Mannes" die Verweiblichung von Männern.

Kleidertauschs ist die medizinisch indizierte Operation zum semantischen Kern der Kategorie geworden.

Eine weitergehende Expansion ist die 'präventive' psychotherapeutische Behandlung 'transsexueller Kinder' und ihrer Familien, die mit einer Modifikation ihrer Geschlechtsdarstellungen vor den Härten des Behandlungsprogramms 'bewahrt' werden sollen (Green 1987). Einen anderen Grund für das Unternehmen formulierte Green bereits 1969: "longitudinal, large-population studies" mit direkten Beobachtungen der Interaktion von 2-5jährigen 'effeminierten' Jungen mit ihren Familien seien nötig, um die Lücke zu schließen, die zur Zeit mit den verzerrenden retrospektiven Aussagen von Transsexuellen nur vertuscht würde (Green 1969, S. 468). Hier tritt an die Stelle der Patienten-*Retrospektive* auf ihre Transsexualität deren *prospektive* Konstruktion, die die Patientensammlung in die Zukunft hinein auszudehnen versucht.[33]

Schließlich versuchen zwei Autoren eine Lücke in der Geschichte der Transsexualität zu schließen. Ähnlich wie Hamburger versuchte, mit der Veröffentlichung der Briefe von Operationsnachfragern ein von medizinischen Suggestionen unabhängiges Phänomen zu etablieren, haben Wheeler u. Schaefer (1988) die Krankenakten von Benjamins "ersten zehn Patienten" (1938-53) studiert, um gegen das Unbehagen am Lehrbuchtranssexuellen 'authentische' Patientenversionen zu finden. Sie meinen, daß schon bevor es irgendeine Literatur 'zur Sache' gegeben habe, "Harry's earliest patients came to him selfdiagnosed, describing symptoms and conditions exactly as his patients continued to describe themselves throughout his 30-year practice; and exactly as *we* continue to hear them describe themselves even today" (S. 179). Sie schreiben, Benjamin "learned from *them* what gender dysphoria was about" (S. 179). Die Autoren sehen in dieser Kontinuität einen Beleg für die biologische Verursachung der Transsexualität.

Wir können an ihrem Vorgehen beobachten, wie die Medizin eine Kontinuität ohne Entwicklung konstruiert. Man unterstellt, daß die 'Sache' immer schon sie selber war. Dann nimmt man an, daß die Interaktionsprozesse zwischen dem 'lernbereiten' Benjamin und seinen Patienten sowie seine Endredaktion ihrer Biographien deren 'Authentizität' nicht berühren. Und schließlich abstrahiert man auch von den eigenen Lernprozessen: Alle Patienten, meinen Wheeler u. Schaefer, hätten die "frühere Gewißheit" gehabt, dem anderen Geschlecht anzugehören. Dies gelte sicher auch für die, von denen 'die Akten' hier nichts berichten, denn auch sie hätten die Operation nicht bereut (S. 180). Die Autoren nutzen hier implizit die Ergebnisse von Nachuntersuchungen und schließen mit diesem späten Produkt des medizinischen Projektes die Lücke in der Entdeckungsgeschichte. Sie rekonstruieren die Biographie der Transsexualität im Sinne eines 'so muß es gewesen sein' genauso wie die Menschen, die ihr Geschlecht wechseln, ihre Biographie rekonstruieren: es gab 'immer schon' Transsexuelle und sie waren 'immer schon' das andere Geschlecht.

---

33 Weitere Visionen von Green, der 1969 fast die gesamte Sexologie an das Projekt knüpfte, waren "large-population surveys" des Zusammenhangs von transsexuellen Verhaltensweisen mit pränatalen Hormonspiegeln (1969c, S. 468). Seine 18 Jahre später publizierte Studie über 'sissy boys' widmet das 'Syndrom' allerdings um: es soll nun in die Genese der Homosexualität gehören, während der einzige Fall daraus entstandener Transsexualität als Ausnahme präsentiert wird (1987, S. 115).

5 Schluß

Der erste Transsexuelle war kein Transsexueller. Das Empfinden, in Wahrheit dem anderen Geschlecht anzugehören und der Wunsch, den Körper operativ korrigieren zu lassen, entstehen in einem historischen Kontext, in dem auch juristische Diskurse und polizeiliche Verfolgungen von *Homosexuellen*, biologisches Wissen über *Intersexuelle*, die chirurgische Behandlung *anderer sexueller Minderheiten* und *andere sexologische Diskurse* ihre Wirkung hatten. Dabei kommt es zu Ungleichzeitigkeiten, in denen die verzögerte lebensweltliche Übernahme medizinischer Konzepte die Selbstbeschreibungen der Patienten zu einem späten Echo früherer Konzeptualisierungen macht, mit denen neue Konzepte interferieren.

So wenig, wie man also von *einem* Anfang des Projekts sprechen kann, so wenig von *einem* Interesse oder gar *einem* unambivalenten Sinn, etwa 'Heilung' (Wheeler u. Schaefer 1988) oder 'Profit' (Billings u. Urban 1982) oder 'Männerschaft' (Raymond 1980). Die Pluralität von Interessiertheiten und Perspektiven garantiert dem historischen Projekt eine Eigendynamik, in der Teilnehmer sich ständig mit nicht-intentionalen Konsequenzen ihres Handelns konfrontiert sehen. Die Zukunft des Projekts erscheint entsprechend offen. Ohne etablierte Ätiologie und ohne vollständig akzeptierte Behandlung ist die Transsexualität als Krankheit ein Provisorium. Auch Sozialgerichte sehen sie nicht immer als solche an und viele Transsexuelle lehnen das Krankheitsetikett ebenfalls ab. Hinzu kommt das lose Anhaften der Transsexualität an den Geschlechtswechslern: anders als Hermaphroditismus, Homosexualität und Transvestitismus als bloß temporäre Passage konzipiert, ist ein Geschlechtswechsler 'transsexuell' nur zwischen der Selbstetikettierung und dem Richterbeschluß, d.h. im Bereich des Behandlungsprogramms, in dem wiederum die Ambivalenzen der Geschlechtswechsler und der Behandler offenkundig sind (Pfäfflin 1988). Man wird sehen, welche neue Wende das Projekt nimmt und ob es in einem medizinischen Rahmen bleibt, oder ob es eine weitergehende gesellschaftliche Aneignung des Geschlechtswechsels geben wird.

In diesem Aufsatz ging es mir vor allem um die historische *Bewerkstelligung* und einige der *Voraussetzungen* des Projektes, die zum Abschluß noch einmal kurz resümiert seien, um eine - unvollständige - Antwort auf die eingangs formulierte Frage nach der Herkunft der Transsexualität zu geben: Wie konnte die Seele des einen Geschlechts in den Körper des anderen kommen?

1. Zunächst dadurch, daß diese Körper im Rahmen einer konzeptuellen Polarisierung der Geschlechterdifferenz erst eindeutig männlich oder weiblich wurden. So sehr Geschlechtswechsler auch heute noch nach Zeichen an ihrem Körper suchen, um für ihren Geltungsanspruch einen biologischen 'Beweis' zu haben, so aussichtslos ist dieser Versuch gegenüber der Autorität der somatischen Geschlechtsbestimmungsmethoden, die unter der Prämisse, zwei Geschlechter zu finden, historisch gegen den Leib vorgerückt sind. Darüber hinaus hat die Besetzung der Differenz als Geschlechtsdifferenziertheit den Raum zwischen den Geschlechtern auch sozial unbewohnbar gemacht.

2. Wie konnte der vereindeutigte Körper zum 'falschen' Körper werden? Die Rede vom 'falschen Körper' hatte bereits einen *moralischen* Sinn auf dem Hintergrund der Stigmatisierung von Sodomiten, Homosexuellen und Tranvestiten, die, in Konventionen 'gefangen', für ihre Lebenspraxis den falschen Körper hatten. Einen *theoretischen* Sinn

bekam die Formel in einer biologischen Ätiologie der Homosexualität, bevor sie schließlich mit den Geschlechtsumwandlungsoperationen auch einen *pragmatischen* Sinn bekam. Die Operationen und ihre psychotherapeutische Kritik präzisierten auch den Sinn des 'Gegensatzes' zwischen Körper und Seele: als semantische Form eines grundlegenden Konflikts zwischen medizinischen Disziplinen.

3. Bleibt die Frage, wie das Geschlecht in die 'Seele' wanderte. Wir können am Ende dieser Untersuchung nur die vorläufige Antwort geben, daß die psychologischen Verfahren der Geschlechtsbestimmung es dort *suchen*. Für sie ist, im Gegensatz zur Ahnungslosigkeit einer von der Sportmedizin eines anderen Geschlechtes überführten Athletin, ein Selber-Wissen der Klienten zentral. Es setzt Selbstbeobachtungen und Selbstbefragungen voraus, die geschlechtlich kodiert sind. Allerdings gilt - wie in der Anatomie der täuschende Körper - auch die geschlechtliche Introspektion der Patienten als mögliche Selbsttäuschung. Die 'Geschlechtsauskunft' wird also nach der Verdrängung des mittelalterlichen Eids durch die Anatomen wieder wichtig, jetzt aber eher in der Form einer zu prüfenden Symptomschilderung. Die 'Identifikation' ist die Chiffre, unter der ein beanspruchtes Selbstbestimmungsrecht bedingt zurück an die Geschlechtswechsler geht: vermittelt durch die Advokation eines Seelenexperten und die Vorstellung eines inneren Zwangs. Vielleicht ist die 'Geschlechtsidentität' die letzte Bastion des Glaubens an ein wahres Geschlecht.

Literatur

Ariès P (1984) Überlegungen zur Geschichte der Homosexualität. In: Ariès et al. (1984), S. 80-96

Ariès P, Bejin A, Foucault M (Hrsg) (1984) Die Masken des Begehrens und die Metamorphosen der Sinnlichkeit. Fischer: Frankfurt

Barr M, Hobbs GE (1954) Chromosomal Sex in Transvestites. Lancet 1: 1109-10

Becker H (1963) Outsiders. Free Press: New York

Becker W (1965) Mann oder Frau? Rechtsprobleme der Intersexualität. Das Standesamt 18: 189-192

Bejin A (1984) Niedergang der Psychoanalytiker, Aufstieg der Sexologen. In: Ariès et al. (1984), S. 226-252

Bem S (1974) The Measurement of Psychological Androgyny. J. consult. clin. Psychol. 42: 155-162

Benjamin H (1953) Transvestism and Transsexualism. Int. J. Sexol. 7: 12-14

Benjamin H (1964) Transsexualismus, Wesen und Behandlung. Nervenarzt 35: 499-500

Benjamin H (1969) Introduction. In: Green u. Money (1969), S. 1-10

Billings D, Urban T (1982) The Socio-Medical Construction of Transsexualism. Social Problems 29: 266-282

Blachford G (1981) Male Dominance and the Gay World. In: Plummer (1981), S. 184-210

Bleibtreu-Ehrenberg G (1978) Tabu Homosexualität. Fischer: Frankfurt

Bleys R (1987) The Geography of Perversion/Desire. In: Conference Reader 'History' of the International Conference 'Homosexuality, Which Homosexuality?', Free University, Amsterdam, S. 5-17

Blüher H (1913) Die drei Grundformen der Homosexualität. In: Schmidt W (1984), S. 27-104

Boswell J (1980) Christianity, Social Tolerance, and Homosexuality. Chicago University Press: Chicago

Brockhaus (1884) Conversations-Lexikon, Allgemeine deutsche Realencyklopädie. Brockhaus: Leipzig

Bürger-Prinz H, Albrecht H, Giese H (1966) Zur Phänomenologie des Transvestitismus bei Männern (2., erweiterte Auflage). Enke: Stuttgart

Bullough V (1974) Transvestites in the Middle Ages. Am. J. Sociol. 79: 1381-1394

Bullough V (1975) Transsexualism in History. Arch. Sex. Behav. 4: 561-571

Bundesgerichtshof (1971) Unzulässigkeit der Eintragung einer Geschlechtsänderung im Geburtenbuch. NJW 25 (1972): 330-333

Bundesregierung (1979) Entwurf eines Gesetzes über die Änderung der Vornamen und die Feststellung der Geschlechtszugehörigkeit in besonderen Fällen (Transsexuellengesetz - TSG) In: Bundesrat, Drucksache 6/79

Casey W (1981) Transsexual Lesbians. In: Proceedings of the 7th International Gender Dysphoria Symposium. Lake Tahoe (o.S.)

Chauncey G (1982/83) From Sexual Inversion to Homosexualiy. Salmagundi 58/59: 114-146

Conrad P, Schneider J (1980) Deviance and Medicalization - from Badness to Sickness. Columbus: St. Louis - Toronto - London

Dannecker M (1986) Der Homosexuelle und die Homosexualität. Syndikat/EVA: Frankfurt a. M.

Dekker R, Van de Pol L (1987) The Tradition of Female Crossdressing in Early Modern Europe. Macmillan: London

Désirat K (1985) Die transsexuelle Frau. Enke: Stuttgart

Dörner G (1988) Neuroendocrine Response to Estrogen and Brain Differentiation in Heterosexuals, Homosexuals, and Transsexuals. Arch. Sex. Behav. 17: 57-75

Eberle A (1974) Ungelöste Probleme der Transsexualität. Sexualmedizin 3: 139-145

Eicher W (1984) Transsexualismus: Möglichkeiten und Grenzen der Geschlechtsumwandlung. Fischer: Stuttgart - New York

Eicher W, Spoljar M, Murken J-D, Richter K, Stengel-Rutkowski S, Cleve H, Martin F (1980) Transsexualität und Intersexualität. Sexualmedizin 9: 12-15

Ersch JS, Gruber JG (Hrsg) (1829) Allgemeine Enzyklopädie der Wissenschaften und Künste. Gleditsch: Leipzig. 2. Section, 6.Theil, S. 278-286

Ersch JS, Gruber JG (Hrsg) (1856) Allgemeine Enzyklopädie der Wissenschaften und Künste. Gleditsch: Leipzig. 1. Section, 63. Teil, S. 45

Ferenczi S (1914) Zur Nosologie der männlichen Homosexualität (Homoerotik). Internationale Zeitschrift für Psychoanalyse und Imago 2: 131-142

Fontanié P (1986) Législation française et port de vêtement de l'autre sex. In: Doucé J (ed) La question transsexuelle. Lumière & Justice: Paris, S. 91-100

Foucault M (1974) Nietzsche, die Genealogie, die Historie. In: Subversion des Wissens. Hanser: München, S. 83-109

Foucault M (1977) Sexualität und Wahrheit. Bd 1. Der Wille zum Wissen. Suhrkamp: Frankfurt a. M.

Foucault M (ed) (1980) Herculine Barbin - Being the Recently Discovered Memoirs of a Nineteenth-Century French Hermaphrodite. Harvester Press: Brighton

Foucault M (1985) Von der Freundschaft als Lebensweise. Merve: Berlin

Fränkel H (1953) Homo Mollis. Medicinische Zeitung (vom Verein für Heilkunde in Preußen) 22: 101-103

Freud S (1905) Drei Abhandlungen zur Sexualtheorie. In: GW V, S. 27-145. Fischer: Frankfurt a. M.

Freud S (1920) Über die Psychogenese eines Falles von weiblicher Homosexualität. In: GW XII, S. 269-302. Fischer: Frankfurt a. M.

Gelder M, Marks I (1969) Aversion Treatment in Transvestism and Transsexualism. In: Green, Money (1969), S. 383-412

Green R (1969 a) Mythological, Historical, and Cross Cultural Aspects of Transsexualism. In: Green, Money (1969), S. 13-22

Green R (1969 b) Attitudes towards Transsexualism and Sex-Reassignment Procedures. In: Green, Money (1969), S. 235-242

Green R (1969 c) Conclusion. In: Green, Money (1969), S. 467-473

Green R (1987) The 'Sissy Boy Syndrom' and the Development of Homosexuality. Yale University Press: New Haven - London

Green R, Money J (eds) (1969) Transsexualism and Sex Reassignment. Johns Hopkins Press: Baltimore

Greenblatt S (1986) Fiction and friction. In: Heller C, Sosna M, Wellbery D (eds) Reconstructing Individualism. Stanford University Press, S. 30-52 u. 329-332

Hamburger C (1953) The Desire for Change of Sex as shown by Personal Letters from 465 Men and Women. Acta endocrinol. 14: 361-375

Hastings D (1969) Inauguration of a Research Project on Transsexualism in a University Medical Center. In: Green, Money (1969), S. 243-252

Hausen K (1976) Die Polarisierung der 'Geschlechtscharaktere' - Eine Spiegelung der Dissoziation von Erwerbs- und Familienleben. In: Conze W (Hrsg) Sozialgeschichte der Familie in der Neuzeit Europas. Klett: Stuttgart, S. 363-393

Hauser G, Schmid-Tannwald I (1977) Im Zweifelsfall: weiblich - Vorgehen bei unklarem äußeren Genitale des Neugeborenen. Sexualmedizin 6: 653-661

Heiman E, Van Le C (1975) Transsexualism in Vietnam. Arch. Sex. Behav. 4: 89-95

Hertoft P, Sorensen T (1979) Transsexuality: Some Remarks Based on Clinical Experience. In: Sex Hormones and Behaviour. Ciba Foundation Symposium 62. Excerpta Medica: Oxford, S. 165-173

Herzer M (1984) Glossar. In: Schmidt W (1984), S. 310-312

Hirschauer S (1989) Die interaktive Konstruktion von Geschlechtszugehörigkeit. Z. Soziol. 18: 100-118

Hirschauer S (1992) Die soziale Konstruktion der Transsexualität. Über die Medizin und den Geschlechtswechsel. Suhrkamp: Frankfurt (im Druck)

Hirschfeld M (1910) Die Transvestiten - eine Untersuchung über den erotischen Verkleidungstrieb. Pulvermacher: Berlin

Hirschfeld M (1918) Sexuelle Zwischenstufen - das männliche Weib und der weibliche Mann (Sexualpathologie, 2. Teil). Marcus &Webers: Bonn

Hirschfeld M (1923) Die intersexuelle Konstitution. In: Schmidt W (1984), S. 9-26

Janssen PL (1984) Zum transsexuellen Symptom in einem Partnerarrangement - Nur ein Fall? Psychother. Psychosom. med. Psychol. 34: 76-80

Kando T (1973) Sex Change. The Achievement of Gender Identity among Feminized Transsexuals. Thomas: Springfield

King D (1981) Gender Confusions: Psychological and Psychiatric Conceptions of Transvestism and Transsexualism. In: Plummer (1981), S. 155-183

King D (1986) The Transvestite and the Transsexual: A Case Study of Public Categories and Private Identities. Ph.D.Thesis, University of Essex

King D (1987) Social Constructionism and Medical Knowledge: The Case of Transsexualism. Sociology of Health & Illness 9: 351-377

Laqueur T (1986) Orgasm, Generation, and the Politics of Reproductive Biology. In: Laqueur T, Gallagher C (eds) The Making of the Modern Body. University of California Press: Berkeley - Los Angeles, S. 1-41

Lieber (1834) Notiz über einen Zwitter. Wochenschrift für die gesamte Heilkunde (Berlin): 761-764

Marshall J (1981) Pansies, Perverts and Macho Men. In: Plummer (1981), S. 133-153

McIntosh M (1968) The Homosexual Role. In: Plummer (1981), S. 30-44

Money J, Schwartz F (1969) Public Opinion and Social Issues in Transsexualism. In: Green, Money (1969), S. 253-270

Neugebauer FL v (1908) Hermaphroditismus beim Menschen. Klinkhardt: Leipzig

Newton E (1984) The Mythic Mannish Lesbian. Signs 9: 557-575

Niemann W (1922) Geschlechtsberichtigung in der modernen Gesetzgebung. Sexualreform und Sexualwissenschaft: 180-185

Ortner S, Whitehead H (1981) Sexual Meanings - The Cultural Construction of Gender and Sexuality. Cambridge University Press

Overzier C (Hrsg) (1961) Die Intersexualität. Thieme: Stuttgart

Pauly I (1981) Outcome of Sex Reassignment Surgery for Transsexuals. Aust. N.Z. J. Psych. 15: 45-51

Perry ME (1987) The Manly Woman: A Historical Case Study. Amer. Behav. Scientist 31: 86-100

Person E, Ovesey L (1974a) The Transsexual Syndrome in Males. I. Primary Transsexualism. Amer. J. Psychother. 28: 4-20

Person E, Ovesey L (1974b) The Transsexual Syndrome in Males. II. Secondary Transsexualism. Amer. J. Psychother. 28: 174-193

Pfäfflin F (1981) HY-antigen and Transsexuality. Paper read at the 7th International Gender Dysphoria Symposium. Lake Tahoe

Pfäfflin F (1984) Bemerkungen zu den gegenwärtigen Trends der internationalen Sexualforschung. In: Dannecker M, Sigusch V (Hrsg) Sexualtheorie und Sexualpolitik. Enke: Stuttgart, S. 91-100

Pfäfflin F (1986) Fünf Jahre Transsexuellengesetz - Eine Zwischenbilanz. Das Standesamt 39: 109-203

Pfäfflin F (1988) Zur Ambivalenz im klinischen Management der Transsexualität. Vortragsmanuskript, 16. Wissenschaftliche Tagung der Deutschen Gesellschaft für Sexualforschung, Berlin

Plummer K (ed) (1981) The Making of the Modern Homosexual. Hutchinson: London

Pollak M (1984) Männliche Homosexualität - oder das Glück im Getto? In: Ariès et al. (1984), S. 55-79

Raymond J (1980) The Transsexual Empire. Womens Press: London

Schmidt G (1986) Das große Der Die Das. März: Herbstein

Schmidt W (Hrsg) (1984) Jahrbuch für sexuelle Zwischenstufen, Bd 2. Qumran: Frankfurt - Paris

Schultz JH (1961) Intersexualität und Transvestitismus. In: Overzier (1961), S. 516-535

Schwarz G (1983) 'Mannweiber' in Männertheorien. In: Hausen K (Hrsg) Frauen suchen ihre Geschichte. Beck: München

Sigusch V (1991) Die Transsexuellen und unser nosomorpher Blick. Zeitschr. Sexualforsch. 4: 225-256 und 308-343

Sigusch V (1984) Medizinischer Kommentar zum Transsexuellengesetz. In: Vom Trieb und von der Liebe. Campus: Frankfurt a. M., S. 140-156

Sigusch V, Meyenburg B, Reiche R (1979) Transsexualität. In: Sigusch V (Hrsg.): Sexualität und Medizin. Kiepenheuer und Witsch: Köln

Silverstolpe F (1987) Benkert Was Not A Doctor. On the Nonmedical Origin of the Homosexual Category in the Nineteenth Century. In: Conference Reader 'History' of the International Conference 'Homosexuality, Which Homosexuality?', Free University, Amsterdam, S. 206-220

Slotopolsky B (1925) Sexualchirurgie. Zs. Sexualwiss. 12: 105-117 u 143-157

Springer A (1981) Pathologie der geschlechtlichen Identität. Transsexualismus und Homosexualität. Springer: Wien - New York

Stoller R (1968) Sex and Gender. Hogarth: London

Stoller R (1975) The Transsexual Experiment. Hogarth: London

Szasz T (1981) Sex: Facts, Frauds and Follies. Basil Blackwell: Oxford

Thon D (1829) Hermaphroditismus. In: Ersch JS, Gruber JG (1829), S. 278-286

Trumbach R (1987) Gender and the Homosexual Role in Modern Western Culture. Public Lecture at the International Conference 'Homosexuality, Which Homosexuality?', Free University, Amsterdam.

Vicinus M (1987) Lesbian Historiography. Public Lecture at the International Conference 'Homosexuality, Which Homosexuality?', Free University, Amsterdam

Wacke A (1989) Vom Hermaphroditen zum Transsexuellen - zur Stellung von Zwittern in der Rechtsgeschichte. In: Eyrich H, Odersky W, Säcker F (Hrsg): Festschrift für Kurt Rebmann zum 65. Geburtstag. Beck: München (Seitenangaben nach Manuskript)

Westphal C (1870) Die conträre Sexualempfindung, Symptom eines neuropathischen (psychopathischen) Zustandes. Arch. Psychiat. Nervenkrh. 2: 73-108

Wheeler CC, Schaefer LC (1988) Harry Benjamin's First Ten Cases 1938-1953: Historical Influences. In: Eicher W, Kockott G (eds) Sexology. Springer: Berlin - Heidelberg - New York, S. 179-182

Williams W (1986) The Spirit and the Flesh. Sexual Diversity of American Indian Culture. Beacon Press: Boston

Zedler JH (Hrsg) (1735) Großes vollständiges Universal-Lexikon. Halle: Leipzig (Bd 12)

Zedler JH (Hrsg) (1743) Großes vollständiges Universal-Lexikon. Halle: Leipzig (Bd 38)

Zur sozialen Konstruktion der Geschlechtszugehörigkeit

Gesa Lindemann

Geschlecht ist eine Realität, die niemand leugnet. Die Differenz von Mann und Frau ist allgegenwärtig und unübersehbar. In den Vordergrund schiebt sich diese Wirklichkeit allerdings selten. Fast nie thematisiert, bildet das Geschlecht die Grundlage - oder den Hintergrund, wie der Ethnomethodologe Harold Garfinkel (1967) sagen würde, - jeder alltäglichen Begegnung. Alle sorgen dafür, daß diese Grundlage erhalten bleibt, d.h. Geschlecht wird in jeder Sekunde von allen immer neu hergestellt.

Die Betonung des Präsens ist unüblich. Soweit Geschlecht überhaupt dem sozialen oder individuellen Schaffen von Bedeutung als zugänglich angesehen wird, wird es so betrachtet, als läge die wesentliche Aktivität in der Vergangenheit. Soweit Geschlecht machbar ist, ist es gemacht worden. Wesentliche Beiträge hat hier die psychoanalytische Forschung u.a. anläßlich des als Transsexualität bekannten Phänomens geleistet. Burzig (1982) hat allerdings auf die Fragwürdigkeit dieser Ergebnisse hingewiesen. Ich möchte mich einer Bewertung enthalten und statt dessen die Fragestellung erweitern.

Geschlecht wird als alles mögliche gedacht: als Machtverhältnis, als Rolle, als Identität, als Natur. Immer wird aber schon vorausgesetzt, daß es selbstverständlich da ist. Diese Selbstverständlichkeit möchte ich in der Tradition Garfinkels zum Phänomen machen. Dabei wird die doppelte Existenz des Geschlechtes deutlich: es ist gleichzeitig soziale und individuelle Realität. Beide Ebenen sind dabei in einer Weise verquickt, daß das Geschlecht im selben Augenblick sowohl eine innere als auch eine äußere Realität ist. Geschlecht ist als sozial bedeutsames Moment innerlich und als innerlich bedeutsames Moment sozial. Es läßt sich also nur durch eine Thematisierung der Schnittstelle zwischen Individuum und Gesellschaft verstehen. Es ist das Leitschema und das Ergebnis einer komplexen Integrationsarbeit, die an dieser Stelle von uns allen mit großer Bescheidenheit geleistet wird, so bescheiden, daß sie meist erfolgreich dafür sorgt, übersehen zu werden. Bei dieser schon fast an Demut grenzenden Bescheidenheit nimmt es nicht Wunder, daß der zentrale Bestandteil dieser Arbeit das Glauben ist. Bevor ich eine eigene Situationsanalyse vorstelle, möchte ich kurz das Ergebnis einer Studie Garfinkels (1967) über eine Mann-zu-Frau-Transsexuelle vorstellen, die schon vor der Operation zwei Jahre als Frau gelebt hat.

1 Die Thesen Garfinkels

Er sieht das Geschlecht als unbefragten Grund eines sicheren und sinnvollen Alltagshandelns. Um die Tragweite dieser These zu veranschaulichen, ist es zweckmäßig, die

Rede vom Grund zunächst in ihrer unmittelbaren materiellen Bedeutung zu verstehen. Schon um wählen zu können, in welche Richtung ich gehen möchte, muß ich den materiellen Boden - ganz einfach die Erde, den Fußboden, auf dem ich stehe - als fest und sicher voraussetzen. Ich darf nicht anfangen, darüber nachzudenken, ob der Boden unter mir plötzlich nachgeben könnte, ob er sich auftut o.ä.. Wenn das so wäre, könnte ich nicht mehr selbstverständlich handeln, sondern wäre nur noch damit beschäftigt, den Boden unter meinen Füßen daraufhin zu untersuchen, ob er fest ist. Ich könnte keinen Schritt mehr tun.

Gewöhnlich glauben wir daran, daß die Erde bis auf weiteres hält, glauben bedenkenlos, daß der Boden, auf den wir morgens beim Aufstehen treten, fest und sicher ist. Diese unmittelbare Gutgläubigkeit ist die Voraussetzung für praktische alltägliche Wahlentscheidungen: zuerst aufs Klo gehen und dann Kaffeewasser aufsetzen oder umgekehrt, welchen Lippenstift nehme ich, mache ich heute blau, oder was auch immer.

Gemäß der Schützschen Theorie des Alltagslebens (Schütz u. Luckmann 1979, 1984) sind uns die grundsätzlichen Strukturen des Alltags fraglos und selbstverständlich. Wir vertrauen auf sie bis auf weiteres genau so fest und unumstößlich wie auf die Stabilität der Erde. Nach Garfinkel ist das Geschlecht eine Struktur dieses Grundes, an den jeder/jede glaubt und der für alle die unbedingte Voraussetzung rationalen, sinnvollen Handelns ist. Er bezeichnet das Geschlecht als Struktur des sozialen Hintergrundes, der von allen in jeder Situation gemacht wird. Dabei ist das Präsens wichtig. Soziale Strukturen lagern sich nicht im Individuum ab und führen dort kein statisches Dasein, sondern sie werden von den Individuen in der jeweiligen Situation geschaffen. Um im Bild zu bleiben, nageln wir den Fußboden fest und können ihn deswegen als Thema unserer Aufmerksamkeit weitgehend vernachlässigen und in Ruhe Kaffee kochen.

Durch Verhalten, Mimik, Gestik, Sprechen usw. bestätigen wir unentwegt, welchem Geschlecht wir angehören, und verlangen dies auch von allen anderen; etwaige Zweifel müssen entweder sofort geklärt werden, oder die betreffende Person wird als für uns unwichtig definiert und gerät mit ihrem zweifelhaften Geschlecht in den Zustand des Unbestimmten, aber prinzipell Bestimmbaren. Das permanente Klären und Bestätigen, welchem Geschlecht wir angehören, wird fast nie zum Thema der Aufmerksamkeit, sondern geschieht unbemerkt, wie nebenbei.

Jeder produziert diesen Hintergrund; er bezieht sich in seinen Handlungen darauf, indem er nicht nur eine Handlung ausführt, sondern sie in der Weise eines Mannes ausführt. Das gleiche gilt umgekehrt für Frauen. Alle Personen beziehen sich in jeder Situation bei jeder Handlung auf die von ihnen gemachte Tatsache Mann und Frau, und alle fordern voneinander, daß sich jeder und jede bei jeder Handlung darauf bezieht. Der Bezug auf die Hintergrundstruktur Geschlecht ist also ein doppelter. Ich tue dies, um die Handlungen anderer einordnen zu können und mache mich durch meine Reaktion, die einem bestimmten allgemeinen Verhaltensstil folgt, für die anderen als Geschlechtswesen berechenbar und verständlich. Jede und jeder stellt sich auf diese Weise als gutgläubiges und vertrauenswürdiges Gesellschaftsmitglied dar, das sich nicht nur heute von der Hintergrundstruktur Geschlecht leiten läßt, sondern schon immer, und es auch für immerdar tun wird. Soweit Garfinkel.

2 Unterwegs

Ich werde jetzt die Geschichte einer Zugfahrt erzählen. Meine Interviewpartnerin Frieda - eine Frau mit einem transsexuellen Geschlechtszugehörigkeitsempfinden, also eine Mann-zu-Frau-Transsexuelle in klinischer Terminologie - war in Frankreich gewesen und hatte dort mit der Einordnung als Frau weitaus größere Schwierigkeiten gehabt als in Deutschland, wo sie zur Zeit des Interviews fast ausschließlich als Frau angesehen wurde. Die beschriebene Begegnung ist die erste in der BRD, kurz nach der Grenze. Friedas Bericht:

Auf der Rückfahrt stieg eine Frau ins Zugabteil ... Ich hatte den Stadtplan von Paris in der Handtasche und beim Kramen war er wohl eine zeitlang zu sehen. Auf jeden Fall fragte sie mich, ob ich in Paris gewesen war. Ich habe "ja" gesagt, und wir kamen dann ins Gespräch. Wegen der vielen schlechten Erfahrungen in Paris war ich unsicher, ob sie mich als Mann oder Frau einordnet, und ich wußte nicht, wie ich mich verhalten sollte, eigentlich wollte ich in Ruhe gelassen werden. (Ich habe Frieda später gefragt, ob sie die Frau korrigiert hätte, wenn sie von ihr als Mann angesprochen worden wäre. Darauf antwortete Frieda, daß sie so schlecht drauf gewesen sei, daß sie es wahrscheinlich nicht gemacht hätte, G.L.). Schließlich fragte sie mich, wo ich herkomme. Ich sagte "aus Berlin." Und sie dann: "Ach, Berlinerin, nach Berlin werde ich demnächst auch einmal fahren."

Seit die andere Frau, ich werde sie im weiteren die "Zugfreundin" nennen, das Abteil betreten hat, sind die beiden irgendwie aufeinander bezogen. Für Frieda ist eine Frau ins Abteil gekommen, die für sie fraglos und selbstverständlich eine Frau ist. Die Kleidung und der agierende Leib, hinter dem sich alles mögliche verbergen könnte, verweisen darauf. Wie sich aus der Bemerkung, "Ach, Berlinerin", ergibt, ist es umgekehrt genauso. Auch für die Zugfreundin ist es der bekleidete, agierende, der erscheinende Leib, der die Grundlage für die Einordnung männlich/weiblich abgibt. Frieda und die Zugfreundin sind füreinander Frauen, und das zweifellos.

Frieda sagt, daß sie nicht wüßte, wie sie sich verhalten solle. Was heißt das? Frieda wird gefragt und antwortet. Ihre Reaktion ist so angemessen, daß sie bei der Zugfreundin zumindest keine für Frieda sichtbare Verunsicherung hervorruft. Trotzdem sagt Frieda, daß sie nicht wüßte, wie sie sich verhalten soll. Der Sinn dieser Unsicherheit liegt darin, daß Frieda im Grunde die Frage nicht versteht. Sie weiß nicht, ob diese sich an sie als an einen Mann oder eine Frau richtet. Sie antwortet und weiß nicht, ob sie richtig antwortet, wobei "richtig" hier eine doppelte Bedeutung hat. Richtig im Sinne dessen, wie die Zugfreundin sie geschlechtlich erfährt, und richtig im Sinne dessen, wie sie erfahren werden möchte, nämlich als Frau. Die Unsicherheit vergrößert sich noch dadurch, daß sich die beiden Bedeutungen von richtig unter Umständen gegenseitig ausschließen. Frieda versteht also weder sich, d.h. ihre eigene Reaktion, noch die Zugfreundin. Dieses doppelte Unverständnis, das ihr die Situation soweit entzieht, daß sie am liebsten in Ruhe gelassen werden möchte, führt dazu, daß sie ein extrem hohes Bewußtsein der Notwendigkeit der geschlechtlichen Erscheinung hat. Weil Frieda nicht weiß, wie sie erscheint, hat sie ein weit über das alltägliche Maß hinausreichendes Bewußtsein ihrer Sichtbarkeit. Der Alltag als der vermittelnde Boden, auf dem sich Individuen konfliktfrei begegnen können, hat einen Riß bekommen, durch den Frieda gleichsam in eine absolute

Fremdheit rutscht, gegenüber sich selbst, der anderen und der Situation.

Das muß man sich vor Augen halten, wenn man die Bedeutung der Bemerkung, "Ach, Berlinerin", verstehen will. Sie bedeutet nicht nur, daß Frieda jetzt weiß, als was sie gilt, sondern auch, daß sie weiß, vor welchem Hintergrund sie das Verhalten und die Bemerkungen der Zugfreundin zu verstehen hat. Mit einem Wort, die Situation wird für sie verstehbar, kalkulierbar und ermöglicht ihr, rational sinnvoll und angstfrei zu handeln. Ab jetzt braucht Frieda z.B. nicht mehr zu fürchten, unangemessen oder gar lächerlich zu wirken, wenn sie sich weiblich verhält. Grundlage dieser Sicherheit ist ein Glaube an die Situation, der in einem Glauben an ein wechselseitiges Wissen fundiert ist. Die Bemerkung, "Ach, Berlinerin", hätte für Frieda nicht die Situation klären können, wenn sie der Zugfreundin nicht unterstellen würde, daß sie die Wahrheit sagt. Frieda glaubt, daß die Zugfreundin glaubt, daß Frieda eine Frau ist. Das kann Frieda der Zugfreundin nur dann glauben, wenn Frieda gleichzeitig glaubt, daß die Zugfreundin guten Glaubens ist und keinen Zweifel hegt. Insofern die Zugfreundin diese Gutgläubigkeit für Frieda erfahrbar macht, ist sie vertrauenswürdig. Für die Zugfreundin gilt im Prinzip das Gleiche.

3 Die Funktion der Biographie in Situation

Im weiteren Verlauf wird Frieda auf den ersten Blick mit einem ganz normalen Problem Stigmatisierter konfrontiert. Sie berichtet weiter:

Ich erzähle ihr von der Stadt (Berlin, G.L.) und was ich da mache; dann wechselte das Gespräch sehr schnell auf sehr persönliche Dinge. Sie erzählte mir von ihren Eheschwierigkeiten und von der komplizierten Beziehung zu ihren Eltern. Es war so vertraut, daß ich mich um ein Haar verplappert hätte. Zwischen Abitur und Studium war auf einmal ein Jahr, da war ich bei der Bundeswehr, aber das konnte ich ja nicht sagen. Wenn ich von Anfang an daran gedacht hätte, hätte ich nur ein paar Jahreszahlen verändern müssen. Aber das Gespräch, die ganze Atmosphäre war so, daß ich gar nicht auf den Gedanken gekommen bin, etwas Falsches zu sagen. Normalerweise reicht es ja, wenn man ein paar Sachen verschweigt. Im großen und ganzen kann man dann schon bei der Wahrheit bleiben, aber jetzt mußte ich etwas erfinden. Ich habe dann meine Mutter etwas kränker gemacht und ihr (der Zugfreundin, G.L.) gesagt, daß ich noch ein Jahr länger zuhause geblieben bin, um sie zu pflegen.

Durch die Bemerkung, "Ach, Berlinerin", ist Frieda in die ganz normale Interaktion normal-geschlechtlicher Individuen - also solcher mit einer nicht-transsexuellen Geschlechtzugehörigkeit - eingesetzt. Ab jetzt weiß Frieda wieder, was sie tut. Wenn man Sprechen und Zuhören als eine soziale Handlung ansieht, tut Frieda eine ganze Menge. Frieda und die Zugfreundin schaffen gemeinsam die Situation zwei-Frauen-unterhalten-sich-im-Zug, wie sich zwei Frauen unterhalten, wenn keine Männer dabei sind.

Diese weibliche Intimität bringt sie in die Bredouille. Wie Goffman (1967, S. 95) sagt, werden "intime Beziehungen zu anderen ... in unserer Gesellschaft durch gegenseitige Bekenntnisse unsichtbarer Mängel ratifiziert." Die Zugfreundin bedient sich dieser rituellen Strategie anscheinend problemlos, sie bekennt eine ganze Reihe unsichtbarer Mängel (Eheschwierigkeiten usw.). Ohne daß wir wissen, was Frieda im einzelnen bekennt, kann man ihrer Schilderung entnehmen, daß das Ritual der wechselseitigen Offenbarung gut in Gang kommt. Sogar so gut, daß sie der Wahrhaftigkeitsanspruch dieses Rituals fast dazu verführt hätte, das Bekentnis abzulegen, das der Situation den Grund entzogen hätte, nämlich daß sie nicht in derselben Weise eine Frau ist wie ihre Gesprächspartnerin.

Frieda erzählt naiv-wahrheitsgetreu einige Tatsachen aus ihrem Leben und sieht sich auf einmal vor die Aufgabe gestellt, eine ad hoc improvisierte Neufassung ihrer Geschichte erzählen zu müssen, um die Situation in einem guten Zustand zu erhalten. Da Friedas Erzählung diesem Erfordernis genügt, muß das von ihr dargestellte biographische Objekt die dafür wesentlichen Eigenschaften haben.

Frieda und ihre Zugfreundin führen ein recht intimes Gespräch unter Frauen, jede wendet sich an die andere als Frau, und zwar als Frau mit einer Geschichte, in der sie schon Frau war, und mit einer Zukunft, in der sie Frau sein wird. Neben den Tatsachen, die sie sich erzählen, etablieren sie die zeitliche Dimension des Objektes, an das sie wechselseitig glauben, und als das sie sich erweisen müssen. Beide sind füreinander nicht nur Frauen, sondern immer-schon-und-für-immer-Frauen. Diese historische Kontinuität ist die unbedingte Voraussetzung dafür, daß die Situation als solche mit ihrer spezifischen Form der Rationalität erhalten bleibt. Oder, positiv gesagt: Das, was vorher unmittelbare Evidenz des wechselseitigen Erscheinens war, wird jetzt durch die Inhalte der Rede nicht nur neu hervorgebracht und bestätigt, sondern in die Vergangenheit und in die Zukunft ausgedehnt; das Geschlecht einer Person als wesentliche Struktur des Hintergrundes muß über den Verlauf des Lebens in Situation immer gleich bleiben. Nur als dieses Gleichbleibende ist das Geschlecht eine Struktur, vermittels derer sich die Individuen die Situation zugänglich und verfügbar, d.h. verstehbar und rational behandelbar machen können.

Deswegen kann Frieda nicht sagen, daß sie bei der Bundeswehr war. Wenn sie die Tatsache, daß sie Kriegsdienst geleistet hat, in ihre Erzählung aufnähme, würde sie die Situation zerstören. Ihre Begegnung wäre dann nicht mehr die zwischen zwei immer-schon-und-für-immer-Frauen, die einander in der Weise, wie Frauen es tun, Vertrauen entgegenbringen, sondern es wäre die Begegnung zwischen einer Frau mit einer nicht-transsexuellen Geschlechtzugehörigkeit und einer Frau mit einer transsexuellen Geschlechtszugehörigkeit, einem verkleideten Mann oder was auch immer. Das festgeglaubte, wechselseitige Wissen, das die beiden hergestellt und bestätigt haben und das der Boden ihres persönlichen Vertrauens war, wäre in einer Weise erschüttert worden, daß eine selbstverständliche Kommunikation nur noch schwer möglich gewesen wäre.

Frieda erhält willentlich und absichtlich den Hintergrund des zwanglosen Gespräches aufrecht, indem sie ihre Biographie umschreibt. Die Frieda aus dem Alltag exkommunizierende Unsicherheit über die geschlechtliche Ordnung der Situation ist durch den weiteren Verlauf in Richtung einer prekären Integration verändert worden. Deren Grundlage bildet ein wechselseitiger guter Glaube an die jeweilige Gutgläubigkeit und Vertrauenswürdigkeit der anderen. Frieda glaubt an die Situation und die Möglichkeit, sich in ihr rational und konfliktfrei verhalten zu können, insofern Frieda glaubt, daß die Zugfreundin glaubt, daß Frieda ein respektables Gesellschaftsmitglied ist und an sich als ein solches glaubt. Frieda glaubt an die Situation, insofern sie sich für diese verantwortlich glaubt, bzw. insofern sie glaubt, daß sie eine Garantin der Situation ist.

Frieda kann aber an sich selbst als Situationsgarantin nicht blindlings glauben, da sie bei sich um den Fehler weiß, der die Situation sprengen kann. Folglich muß auch ihr Glaube an die Situationsrationalität gebrochen sein.

In anderer Hinsicht glaubt Frieda allerdings blindlings. Frieda glaubt, daß die Zugfreundin eine Frau ist, und daß der Glaube dieser Frau an sie die Situation geklärt hat. Die Zugfreundin ist Friedas Situationsgarantin. Besser: Frieda glaubt, daß die Zugfreundin an die Situation und die Möglichkeit, sich in ihr rational und konfliktfrei zu verhalten, glaubt, insofern die Zugfreundin glaubt, daß Frieda glaubt, daß die Zugfreundin ein respektables Gesellschaftsmitglied ist und an sich als ein solches glaubt. Folglich glaubt Frieda, daß die Zugfreundin an die Situation glaubt, insofern sie sich für diese verantwortlich glaubt, bzw. insofern sie glaubt, daß sie eine Garantin der Situation ist.

Vor der Zugfreundin als der die soziale Realität garantierenden Person darf Frieda sich nicht als eine vertrauensmißbrauchende Person erscheinen machen. Das Umschreiben der Biographie ist sozusagen eine Angelegenheit unter Situationsgarantinnen. Weiter folgt daraus, daß Frieda glauben muß, daß sie sich als Situationsgarantin erscheinen macht; denn nur wenn sie das glaubt, kann sie der Zugfreundin als Situationsgarantin glauben, daß diese ihr glaubt.

Diesen Aufstieg in den Status eines respektablen - weil Situationsrealität garantierenden - Gesellschaftsmitgliedes muß Frieda mit einer definitiven und bewußten Negation der eigenen gelebten Erfahrung bezahlen. Frieda negiert nicht nur die eigene Vergangenheit, sondern auch die Tatsache, daß sie sie negiert. Frieda macht sich also zu einer Unperson. Ihre cigene Realität wird unsagbar.

Der Glaube der Zugfreundin muß im wesentlichen genauso beschaffen sein, nur daß sie wahrscheinlich an sich selbst als respektables Gesellschaftsmitglied ebenso sicher glaubt, wie sie an Frieda als an eine immer-schon-und-für-immer-Frau glaubt. Auf jeden Fall aber muß auch ihr Glaube über Frieda vermittelt sein, auch sie kann an sich als situationsgarantierende Person nur glauben, wenn sie glaubt, daß Frieda ihr glaubt, daß sie das ist.

4 Der Körper

Das, was sich Frieda und die Zugfreundin glauben, ist für sie nicht nur eine soziale Ordnung, sondern eine natürliche. Sie glauben alle beide voneinander, daß sie Frauen sind, daß sie es schon immer waren und auch in Zukunft sein werden, daß sie sich diesbezüglich vertrauen können und sich auch als vertrauenswürdig erweisen müssen, und ebenso glauben sie voneinander, daß sie den richtigen Körper haben. Diese Aussage ergibt sich nicht aus der Analyse der Situation, aber ich vertraue darauf, daß ich diesbezüglich blindlings auf die Glaubenserfahrungen der Leserschaft bauen kann. Es wäre reizvoll, würde aber den Rahmen dieses Beitrags sprengen, die Beziehung dieses Kulturkörpers zum agierenden, sich-erscheinen-machenden Körper zu analysieren, d.h. die Beziehung des Kulturkörpers zu dem, was die Phänomenologie unter den Titeln Leib, Fleisch oder Sinneserfahrung behandelt.

5 Die guten Gründe

Bis jetzt habe ich die Struktur der Situation beschrieben, die gemacht wird und als solche vorausgesetzt wird usw. Die Tatsache, daß sie gemacht ist, führt dazu, daß sie dauernd in gutem Zustand gehalten werden muß. Wie leicht dabei ein Malheur passieren kann, zeigt das Beispiel von Frieda, die eine biographische Lücke produziert. Die Art und Weise, wie Frieda damit umgeht, verweist auf etwas Allgemeines. Frieda stellt eine weibliche Biographie vor, die von einer erwarteten weiblichen Biographie durch diese Lücke abweicht, und Frieda fühlt sich durch die Situation verpflichtet, für diese Abweichung einen guten Grund zu geben: die kranke Mutter. Frieda berichtet, daß ihre Zugfreundin nicht irritiert war, d. h., der gute Grund ist problemlos eingewoben worden in den Strom der wechselseitigen Offenbarungen kleiner und großer Geheimnisse.

Es ist leicht einzusehen, daß Menschen mit einer transsexuellen Geschlechtszugehörigkeit wahre Virtuosen und Virtuosinnen des guten Grundes sind, und sie könnten damit nicht so erfolgreich sein, wenn gute Gründe nicht ein allgemein akzeptiertes Mittel wären, um eine Situation zu klären oder die Klarheit aufrecht zuerhalten. Ich will im folgenden ein Beispiel bringen, in dem die transsexuelle Person direkt auf eine Auffälligkeit angesprochen wird, die in der transsexuellen Geschlechtszugehörigkeit begründet ist, und die sie mit der natürlichen immer-schon-und-für-immer-Frau in Einklang bringen muß. Es geht um das Problem der Stimme:

"Einer fing es besonders raffiniert an und fragte mich scheinheilig, ob ich Amanda Lear kennte, deren wahres Geschlecht zu der Zeit gerade in etlichen Publikationen zum Gegenstand peinlicher und geschmackloser Spekulationen gemacht wurde, ihr jedoch zu enormer Popularität im Plattengeschäft verhalf; die solle früher ein Mann gewesen sein. Als ich seine Frage bejahte, fügte er hinzu: 'Wissen Sie, daß Sie auch so eine Stimme haben?' Da lachte ich ihm ins Gesicht und dankte ihm für das Kompliment: 'So etwas Nettes hat mir lange keiner mehr gesagt. Wenn ich damit doch auch nur soviel Geld verdienen könnte.' Er aber ... schämte sich wohl ..., mich in einem so unhaltbaren Verdacht gehabt zu haben" (Anders 1984, S. 159).

In Situationen, wo es angemessen ist, wirklich einen Grund anzugeben, werden Stimmbanderkrankungen angeführt oder ähnliches. Das entscheidende Merkmal des guten Grundes ist, daß er die Situation in ausreichendem Maße und der Situation angemessen bis auf weiteres klärt. Wie das Beispiel zeigt, kann es sogar ausreichend sein, daß gar kein Grund im eigentlichen Sinne gegeben wird; wichtig ist nur, daß die grundlegende Hintergrundstruktur bzw. die Verhältnisse des wechselseitigen Glaubens als unantastbar und unveränderbar behandelt werden. Grundsätzlich war und bleibt es, wie es ist. Kein Grund zur Beunruhigung.

Ganz in der Logik des guten Grundes haben PsychologInnen und Transsexuelle in kongenialer Weise den primären Transsexuellen erfunden. Wenn schon nicht natürlicherweise und immer schon Mann oder Frau, dann doch wenigstens immer schon transsexuell. Die Kehrseite dieser Argumentation ist die strikte Ablehnung einer transsexuellen Geschlechtszugehörigkeit. Das wesentliche Anliegen sowohl der meisten TheoretikerInnen als auch der gutgläubigen Alltagsmenschen ist es zu negieren, daß eine Ordnung, an die im Alltag alle als eine natürliche glauben müssen, ihre Natürlichkeit den Glaubensverhältnissen des Alltags verdankt. Welche Argumentationsstrategie im einzelnen verfolgt wird, spielt dabei eine sekundäre Rolle.

Literatur

Anders R (1984) Grenzübertritt. Fischer: Frankfurt a. M.

Burzig G (1982) Der Psychoanalytiker und der transsexuelle Patient. Ein Beitrag zur notwendigen Auseinandersetzung mit 'psycho'-chirurgischen Eingriffen an den Geschlechtsmerkmalen. Psyche 9: 848-856

Garfinkel H (1967) Passing and the Managed Achievement of Sex Status in an "Intersexed" Person. In: ders.: Studies in Ethnomethodology. Englewood Cliffs: New Jersey

Goffman E (1967) Stigma. Suhrkamp: Frankfurt a. M.

Schütz A, Luckmann T (1979, 1984) Strukturen der Lebenswelt. Bd 1 u. 2. Suhrkamp: Frankfurt a. M.

Zur rechtlichen Situation Transsexueller in der Bundesrepublik Deutschland

Maria-Sabine Augstein

1 Das Transsexuellengesetz und seine Anwendung

Das Transsexuellengesetz (TSG) regelt die Voraussetzungen, unter denen Transsexuelle ihre Vornamen ändern (kleine Lösung, §§ 1 ff TSG) und ihre neue Geschlechtszugehörigkeit rechtlich anerkennen lassen können (große Lösung, Personenstandsänderung, §§ 8 ff TSG). Andere Fragen sind im TSG nicht geregelt, so z.B. nicht die ärztliche Behandlung Transsexueller und die Frage der Kostenübernahme für geschlechtsumwandelnde Maßnahmen.

Voraussetzungen der Vornamensänderung

Die *kleine Lösung* ermöglicht eine Änderung in eindeutige Vornamen des anderen Geschlechts; die bisher geführten Vornamen entfallen. Dafür müssen zwei medizinische oder psychologische Gutachter (§4 Abs. 3 TSG) feststellen, daß die/der Betreffende transsexuell ist, seit mindestens drei Jahren unter dem Zwang steht, den transsexuellen Vorstellungen entsprechend zu leben (was nicht bedeutet, daß sie/er seit drei Jahren im neuen Geschlecht gelebt haben muß) und daß sich das Zugehörigkeitsempfinden zum anderen Geschlecht mit hoher Wahrscheinlichkeit nicht mehr ändern wird (§1 Abs. 1 TSG). Medizinische Eingriffe (Operationen oder Hormonbehandlung) sind nicht erforderlich.

Die/der Betreffende muß mindestens 25 Jahren alt sein (§1 Abs. 1 Nr. 3 TSG). Jüngere Transsexuelle haben allerdings die Möglichkeit, die Erteilung eines zusätzlichen geschlechtsneutralen Vornamens nach §11 Namensänderungsgesetz zu beantragen. Dies bedeutet, daß mindestens einer der bisherigen Vornamen bestehen bleibt und ein geschlechtsneutraler Vorname (z.B. Claude) hinzugefügt wird. Diese Möglichkeit ist ein sinnvoller Ausweg, weil nur im Paß und Personalausweis *alle* Vornamen stehen müssen. In allen anderen wichtigen Papieren (z.B. Lohnsteuerkarte, Schulzeugnisse, Arbeitszeugnisse, Studentenausweis, Kraftfahrzeugpapiere) braucht nur der geschlechtsneutrale Vorname zu erscheinen, so daß sich dadurch in vielen Situationen ein Widerspruch zwischen der äußeren Erscheinung und den amtlichen Papieren vermeiden läßt.

Verheiratete Transsexuelle können von der kleinen Lösung Gebrauch machen. Der Gesetzgeber hat dies mit Bedacht so geregelt. Es sollte vermieden werden, daß Transsexuelle nur deshalb zur Scheidung gezwungen sind, weil sie sonst keine Anerkennung ihrer neuen Identität erreichen können (Bundestagsdrucksache 8/2947, S. 25). Dies gilt natürlich auch dann, wenn bereits geschlechtsumwandelnde Operationen durchgeführt worden sind. Im Gegensatz dazu können Transsexuelle *nach* Ausspruch der Vornamensänderung nicht erneut heiraten, ohne die Vornamensänderung zu verlieren, die dann kraft Gesetz automatisch unwirksam wird (§7 Abs. 1 Nr. 3 TSG).

Ausländer können weder nach dem TSG noch nach dem Namensänderungsgesetz eine Vornamensänderung erreichen, es sei denn, sie sind anerkannte Asylberechtigte (§1 Abs. 1 Nr. 1 TSG). Hier ist dringend eine Gesetzesreform erforderlich, damit Ausländer ab einer bestimmten Aufenthaltsdauer in Deutschland das TSG in Anspruch nehmen können, wie es beispielhaft in den Niederlanden geregelt ist. Dort können auch Ausländer die rechtliche Anerkennung ihrer neuen Geschlechtszugehörigkeit erreichen, wenn sie seit mindestens einem Jahr ihren berechtigten Aufenthalt in den Niederlanden hatten (§ 29a Abs. 3 des neuen Niederländischen Bürgerlichen Gesetzbuchs).

Voraussetzungen der Anerkennung der neuen Geschlechtszugehörigkeit

Für die *große Lösung* muß sich die/der Betreffende einer geschlechtsanpassenden Operation unterzogen haben und dauernd fortpflanzungsunfähig sein (§ 8 Abs. 1 Nr.3 und 4 TSG). Für Frau-zu-Mann-Transsexuelle bedeuten diese Erfordernisse die operative Brustverkleinerung und die Entfernung der inneren Geschlechtsorgane (Beschluß des Oberlandesgerichts (OLG) Hamm vom 15.2.1983, Az 15 W 384/82, FamRZ 83, 491ff). Eine Phalloplastik (Nachbildung des männlichen Geschlechtsorgans) ist für die Feststellung der männlichen Geschlechtszugehörigkeit nicht erforderlich. Eine bestehende *Ehe* muß *vorher geschieden* worden sein (§ 8 Abs. 1 Nr. 2 TSG).

Im übrigen gelten dieselben Voraussetzungen wie für die Vornamensänderung, mit Ausnahme der *Altersgrenze*. Das TSG hatte zwar ursprünglich auch für die große Lösung eine Altersgrenze von 25 Jahren vorgesehen. Diese wurde jedoch aufgrund einer von mir eingelegten Verfassungsbeschwerde vom Bundesverfassungsgericht im März 1982 wegen Verstoßes gegen das Gebot der Gleichheit vor dem Gesetz für nichtig erklärt und damit aufgehoben (Beschluß vom 16.3.1982, Az 1 BvR 938/81, StAZ 81, 170 ff). In der Begründung zu dieser Entscheidung hieß es, wenn der Gesetzgeber die operative Geschlechtsumwandlung unabhängig vom Alter zulasse, dann könne er auch für die logische Folge, die rechtliche Anerkennung der neuen Geschlechtszugehörigkeit, keine Altersgrenze festlegen. Dies sei willkürlich. Transsexuelle können also nach Durchführung der operativen Geschlechtsumwandlung auch ihre Personenstandsänderung einschließlich Vornamensänderung erreichen, unabhängig vom Alter.

Die Rechtswirkungen der kleinen und großen Lösung

Die Vornamensänderung ermöglicht es, unauffällig im gewünschten Geschlecht aufzutreten. Denn die Geschlechtszugehörigkeit, die ja durch die kleine Lösung nicht verändert wird, ist in den meisten *Ausweispapieren* nicht vermerkt. Eine Ausnahme bilden die neuen europäischen Reisepässe, die den Geschlechtsvermerk enthalten. Man kann sich aber grundsätzlich genauso durch den Personalausweis ausweisen. Und für Reisen in Länder, für die der Personalausweis nicht genügt, kann man sich einen *vorläufigen* bundesdeutschen Reisepaß ohne Geschlechtsvermerk ausstellen lassen. Da dieser Paß generell auch in Eilfällen ausgestellt wird, kann er nicht als spezieller Hinweis auf die Transsexualität des Paßinhabers bzw. der Paßinhaberin genommen werden.

Eine Schwierigkeit lag bisher in der geschlechtsspezifischen *Seriennummer der Rentenversicherungsträger* (an der Stelle für das Geschlecht steht eine 0 für männlich und eine 5 für weiblich), die dem Arbeitgeber durch Vorlage der Versicherungskarte bekannt werden muß. Die Vornamensänderung gibt keinen Anspruch auf eine dem neuen Geschlecht entsprechende Seriennummer. Die Rentenversicherungsträger haben sich jedoch Anfang 1991 in einem Brief an Arbeitsminister Blüm bereit erklärt, auch Transsexuellen mit der kleinen Lösung auf Antrag eine neue Seriennummer zu erteilen.

Die Vornamensänderung gibt das Recht, von Behörden und der Umwelt im empfundenen Geschlecht angesprochen zu werden (OLG Hamm a.a.O., S. 494). Behördenschreiben *müssen* die den neuen Vornamen entsprechende Anrede verwenden. Vom Computer mit der alten Anrede erstellte Schreiben müssen notfalls handschriftlich geändert werden.

Insgesamt gesehen ist die *kleine Lösung* für den Alltag eine große Hilfe. Geschlechtsspezifische Rechte können daraus jedoch nicht hergeleitet werden. Die Eheschließung ist nicht möglich. Eine Mann-zu-Frau-Transsexuelle kann mit der Vornamensänderung nicht wie eine Frau im Alter von sechzig Jahren in Rente gehen. Ein Frau-zu-Mann-Transsexueller kann im Beruf Probleme bekommen, wenn die Einzelheiten der gewünschten Tätigkeit mit sog. Arbeitsschutzbestimmungen für Frauen in Konflikt geraten. Die kleine Lösung schützt Mann-zu-Frau-Transsexuelle nicht davor, eine Freiheitsstrafe im Männergefängnis verbüßen zu müssen (bzw. Frau-zu-Mann-Transsexuelle im Frauengefängnis). Es kann bei der Aufnahme ins Krankenhaus und der Toilettenbenutzung am Arbeitsplatz Schwierigkeiten geben. Diese Probleme bestehen allerdings dann nicht mehr, wenn geschlechtsumwandelnde Operationen erfolgt sind, weil die Zuordnung zur Männer- oder Frauenabteilung ausschließlich nach dem körperlichen Zustand getroffen wird.

Im Gegensatz dazu gewährt die *große Lösung* ab Rechtskraft der gerichtlichen Entscheidung über die Personenstandsänderung die volle Rechtsstellung im neuen Geschlecht als Frau oder Mann, bei Eheschließung, Rente, Berufstätigkeit usw. (§10 Abs. 1 TSG). Die bei der kleinen Lösung geschilderten Schwierigkeiten gibt es dann von vornherein nicht.

2 Vom Transsexuellengesetz nicht geregelte Fragen

Ärztliche Behandlung und Krankenkassen

Es gibt keine gesetzlichen Vorschriften, die für die Hormonbehandlung oder geschlechtsumwandelnde Operationen Bedingungen festlegen. Dies liegt vollständig in der Verantwortung des behandelnden Arztes. Daß diese Maßnahmen keine sittenwidrige Körperverletzung darstellen, die trotz Einwilligung der Betroffenen strafbar wäre, ist seit einer Entscheidung des Bundesgerichtshofs aus dem Jahre 1971 höchstrichterlich geklärt (Beschluß vom 21.9.1971, Az IV ZB 61/70, S. 13, JZ 72, S. 281 ff).

Es ist zulässig, Geschlechtsumwandlungsoperationen an Verheirateten durchzuführen. Es gibt für diese Operationen auch keine feste Mindestaltersgrenze. Dies ist medizinisch richtig, da nach bisherigen Erfahrungen die Anpassung durch Hormonbehandlung und Operationen bei jungen Transsexuellen besonders gut gelingt und ihnen auch das Zurechtfinden in der neuen Identität leichter fällt (Eicher 1984, S. 79). Es gibt auch keine Belege dafür, daß bei Durchführung der operativen Geschlechtsumwandlung an jungen Transsexuellen eine erhöhte Gefahr bestünde, daß sie sich später wieder dem alten Geschlecht zugehörig empfinden oder die Operationen bereuen würden.

Gelegentlich verstecken Ärzte die eigene Ablehnung hinter dem Gesetz. Mir wurde von einem Fall berichtet, in dem der Operateur die Operation ablehnte, weil die Patientin verheiratet war, und sich zur Begründung seiner Ablehnung auf das TSG berief. In einem anderen Fall wurde einer 18jährigen Patientin gleich beim ersten Besuch in der Sprechstunde gesagt, vor dem 25. Lebensjahr seien medizinische Maßnahmen schon gesetzlich nicht möglich. Diese Meinungen sind rechtlich falsch. Klar ist aber auch, daß der Arzt in seiner Entscheidung für oder gegen die Behandlung frei ist und rechtlich zu nichts gezwungen werden kann.

Die *gesetzliche Krankenkasse* muß bei entsprechender gutachtlicher Indikationsstellung die Kosten für geschlechtsumwandelnde Maßnahmen übernehmen. Darüber bestand lange Jahre ein erbitterter Streit zwischen Transsexuellen und den Krankenkassen, die die Kostenübernahme oft abgelehnt haben. Die Rechtsprechung der Sozialgerichte hatte jedoch eindeutig die Linie, daß Transsexualität rechtlich als Krankheit zu betrachten ist und geschlechtsumwandelnde Operationen eine medizinisch notwendige Heilbehandlung der "Krankheit" Transsexualität darstellen. Im August 1987 hat dies auch das Bundessozialgericht höchstrichterlich entschieden (Urteil vom 6.8.1987, Az 3 RK 15/86), und seither stellt sich keine gesetzliche Krankenkasse mehr auf den Standpunkt, sie sei für geschlechtsumwandelnde Maßnahmen bei Transsexualität nicht leistungspflichtig.

Mit den *privaten Krankenversicherungen* gibt es für Transsexuelle spezifische Schwierigkeiten, die daraus resultieren, daß das Rechtsverhältnis *zivilrechtlicher* Natur ist. Die privaten Krankenkassen haben die allgemeinen zivilrechtlichen Möglichkeiten, sich durch Rücktritt, Kündigung und Anfechtung vom Krankenversicherungsvertrag zu lösen (§§18, 41 Abs. 2 Versicherungsvertragsgesetz, §123 des Bürgerlichen Gesetzbuches [BGB]). Darüber hinaus können sie Leistungen auch ablehnen. Wenn jemand z.B. bereits vor dem Vertragsabschluß wegen Transsexualität ärztlich behandelt wurde, bestehen keine Leistungsansprüche gegen die private Krankenversicherung. Oft beruft sich die private Krankenkasse darauf, daß die Transsexualität schon zum Zeitpunkt des Vertragsabschlusses vorhanden war und deshalb hätte angegeben werden müssen. Bei Unterlassung tritt sie dann vom Krankenversicherungsvertrag zurück. Dies ist besonders unangenehm, weil durch den Rücktritt der Vertrag aufgehoben wird und die Krankenkasse auch für andere Erkrankungen keine Leistungen mehr erbringen muß. Es kommt in dieser Situation darauf an, anhand des Lebenslaufes der/des Transsexuellen aufzuzeigen, daß die Transsexualität der/dem Betreffenden zur Zeit des Vertragsabschlusses nicht bewußt war und deshalb auch nicht angegeben werden konnte, und somit der Rücktritt der Krankenkasse rechtsunwirksam ist.

Mit den gesetzlichen Krankenkassen gibt es diese Schwierigkeiten nicht, weil die Mitgliedschaft aufgrund gesetzlich angeordneter Tatbestände der Versicherungspflicht zustande kommt und nicht durch zivilrechtlichen Vertragsschluß. Wenn die geschilderten Schwierigkeiten nicht vorliegen, ist die private Krankenkasse für geschlechtsumwandelnde Maßnahmen bei Transsexualität genauso leistungspflichtig wie die gesetzliche. Sie ist für Transsexuelle dann sogar günstiger, weil auch privatärztliche

Operationshonorare und nicht nur, wie bei der gesetzlichen Krankenversicherung, die reinen Krankenhauskosten bezahlt werden.

Die Kostenübernahmepflicht der Krankenkassen betrifft die ärztlich-psychologische Betreuung, die Behandlung mit gegengeschlechtlichen Hormonen und die operative Geschlechtsumwandlung. Darunter fällt bei Frau-zu-Mann-Transsexuellen natürlich auch eine Penis- und Hodenplastik. Bei Mann-zu-Frau-Transsexuellen muß die Krankenkasse auch die Kosten einer Epilationsbehandlung zur Entfernung des Bartes und die Kosten einer operativen Brustvergrößerung übernehmen, wenn die Hormonbehandlung nicht zu ausreichendem Brustwachstum geführt hat. Bei weitergehenden Eingriffen (z.B. Verkleinerung des Adamsapfels) ist es eine Frage des Einzelfalles, ob sie noch medizinisch-psychologisch notwendig oder nur kosmetischer Natur sind, wofür die Krankenkasse nicht mehr einstehen müßte.

Ehe und Scheidung: Zur Situation verheirateter Transsexueller

Ehepaare, die *zusammenbleiben* wollen, sind rechtlich nicht zur Scheidung gezwungen. Es ist möglich, ein Leben im neuen Geschlecht mit dem Fortbestand der Ehe zu vereinbaren. Medizinische Eingriffe sind auch bei verheirateten Transsexuellen möglich. Die operative Geschlechtsumwandlung führt nicht zur Nichtigkeit der Ehe, sondern läßt ihren rechtlichen Bestand unberührt. Verheiratete Transsexuelle können von der kleinen Lösung Gebrauch machen und eindeutige Vornamen des neuen Geschlechts bekommen. Das einzige, was ohne vorherige Scheidung nicht möglich ist, ist die Personenstandsänderung. Dies lehnte der Gesetzgeber ab, weil es die Anerkennung der gleichgeschlechtlichen Ehe bedeutet hätte. Für den Alltag jedoch genügen die kleine Lösung und die operative Geschlechtsumwandlung, um zurechtzukommen und von Peinlichkeiten verschont zu bleiben. Ich kenne inzwischen mehrere Ehepaare, bei denen der frühere Mann sich einer Geschlechtsumwandlung unterzogen hat und beide nun als Frauen-Ehepaar zusammenbleiben. Dies mag bei älteren Ehepaaren auch aus Versorgungsgründen geschehen. Bei jüngeren Ehepaaren steht jedoch im Vordergrund, daß sie ihre Ehe als Arrangement in Freundschaft oder manchmal sogar als lesbische Ehe weiterführen wollen. Viele Transsexuelle leben nach der operativen Geschlechtsumwandlung gleichgeschlechtliche Beziehungen, und zwar nicht nur Mann-zu-Frau-, sondern auch Frau-zu-Mann-Transsexuelle, auch wenn dies von letzteren weniger bekannt ist.

Eine *Scheidung* richtet sich nach denselben Rechtsvorschriften wie bei anderen Ehepaaren auch. Das neue Scheidungsrecht von 1977 verlangt, daß das Paar mindestens ein Jahr getrennt lebt und die Ehe zerrüttet ist (§ 1565 Abs. 1 BGB). Jede/r Ehepartner/in kann durch das Getrenntleben die Voraussetzungen der Scheidung einseitig herbeiführen. Der/die nichttranssexuelle Ehepartner/in kann unter Berufung auf die Transsexualität der/des anderen die sofortige Scheidung bzw. Aufhebung der Ehe erreichen, ohne diese Trennungsfrist einhalten zu müssen (§ 1565 Abs. 2 BGB, § 32 Ehegesetz [Aufhebung wegen Irrtums über wesentliche Eigenschaften des anderen Ehegatten, Landgericht Bochum, Urteil vom 2.10.1974, Az 4 R 132/74, FamRZ 75, 496f]).

Nacheheliche *Unterhaltspflichten* für Kinder und die/den geschiedene/n Ehegattin/en werden durch die Transsexualität nicht beeinflußt, auch nicht durch die Personenstandsänderung (§ 11 TSG). Eine Frau, die ein verheirateter Mann war, bleibt ihrer geschiedenen Frau gegenüber unterhaltspflichtig, wenn die allgemeinen gesetzlichen Voraussetzungen dafür vorliegen. Umgekehrt verliert ein Mann, der eine verheiratete Frau war, seine Unterhaltsansprüche gegen seinen geschiedenen Mann nicht deshalb, weil er sich einer Geschlechtsumwandlung unterzogen hat (Urteil des OLG München vom 5.12.1985, Az 26 UF 998/85, NJW 86, S. 937f).

Bei der Entscheidung über das *Sorgerecht* oder das *Besuchsrecht* für gemeinsame Kinder kann sich die Transsexualität eines Elternteils nachteilig auswirken. Es ist allerdings nicht so, daß das Sorge- oder Besuchsrecht für den transsexuellen Elternteil von vornherein ausscheiden würde. Maßgeblich ist, was nach Auffassung des Gerichts dem Kindeswohl dient. Mir ist ein Fall bekannt, in dem zugunsten des Besuchsrechts des transsexuellen Elternteils entschieden wurde.

Die Neuausstellung von Zeugnissen

Bei Bewerbungen um eine Arbeitsstelle ist es wichtig, daß die Betreffenden ihren schulischen, ausbildungsmäßigen und beruflichen Werdegang vollständig mit Papieren belegen können, die der neuen Geschlechtsidentität entsprechen. Es ist unzumutbar, einem potentiellen Arbeitgeber den höchstpersönlichen Sachverhalt einer Geschlechtsumwandlung offenbaren zu müssen (wozu auch keine rechtliche Verpflichtung besteht). Mit alten Zeugnissen läuft man Gefahr, die Stelle nicht zu bekommen. Es ist daher notwendig, daß Zeugnisse aus der Vergangenheit auf die neuen Vornamen und die neue Geschlechtszugehörigkeit neu ausgestellt werden.

Diese Frage ist zwar nicht ausdrücklich gesetzlich geregelt, aber im Sinne der Neuausstellung aus ungeschriebenen Rechtsgrundsätzen des Verwaltungs- bzw. Arbeitsrechts zum Anspruch auf Zeugniserteilung positiv zu beantworten. Inzwischen gibt es dazu eine Reihe von mir erwirkter ministerieller Erlasse, die sämtlich die Neuausstellung befürworten. Als erstes Bundesland hat Berlin in § 7 Abs. 2 Satz 5 der Ausführungsvorschriften über Noten und Zeugnisse vom 25.7.1988 den Anspruch auf Neuausstellung im Falle einer Namensänderung nach dem TSG gesetzlich anerkannt. Die Neuausstellung erfolgt mit dem Vermerk "Zweitschrift" oder "Ersatzausfertigung" unter aktuellem Datum. Der Anspruch auf Neuausstellung gilt in gleicher Weise für private Arbeitgeber wie für öffentliche Institutionen (Schulen, Universitäten, Behörden, Prüfungsämter usw.). Es ist hierbei gleichgültig, ob eine Personenstandsänderung oder nur eine Vornamensänderung erfolgte.

Transsexuelle und Arbeitsplatz

Transsexualität oder ein Geschlechtswechsel sind als solche kein Kündigungsgrund. Ein Arbeitgeber, der kündigen will, wird dafür dann auch einen Grund finden, der nicht so anfechtbar ist wie die Berufung auf die Transsexualität der/des Betreffenden. Transsexuelle zeigen auch wenig Neigung, sich gegen eine Kündigung zu wehren, vor allem dann, wenn sie für den Verlust des Arbeitsplatzes eine Abfindung erhalten. Aus diesen Gründen gibt es nur selten Prozesse vor dem Arbeitsgericht, in denen es um eine Kündigung wegen Transsexualität geht. Bekannt wurde eine Entscheidung des Landesarbeitsgerichts Berlin, in der eine Kündigung u.a. wegen Transsexualität für rechtmäßig erklärt wurde (Urteil vom 21.1.1980, Az 9 Sa 80/79). Die Urteilsgründe zeigen aber, daß das Gericht nicht allein auf die Transsexualität und den Geschlechtswechsel abstellte.

Entscheidend war, daß die Klägerin die körperlich schweren Arbeiten (Heben schwerer Lasten), die sie als Mann verrichtet hatte, als Frau nicht mehr verrichten wollte.

Auf der anderen Seite gibt es erfreulich viele Beispiele, in denen Arbeitgeber für die transsexuelle Situation Verständnis aufbringen und eine Weiterbeschäftigung im neuen Geschlecht ermöglichen, dies auch in gehobenen Positionen und Bereichen, in denen man es nicht unbedingt erwarten würde. Ein Beamter der Kriminalpolizei erhielt die Möglichkeit, während der Übergangszeit im Innendienst und nach abgeschlossener Geschlechtsumwandlung als Frau bei der weiblichen Kriminalpolizei weiterzuarbeiten. Ein Redakteur beim Bayerischen Fernsehen wurde als Frau dort weiterbeschäftigt und konnte zur Aufnahmeleiterin aufsteigen. Ein Flugzeugtechniker wurde eine Flugzeugtechnikerin bei der Lufthansa. Ein Ingenieur bei der Fa. Siemens konnte als Ingenieurin weiter tätig sein. Die Evangelische Kirche bewilligte einem Theologen mit erstem Staatsexamen für die Übergangszeit ein Stipendium und stellte für die Zeit nach abgeschlossener Geschlechtsumwandlung eine Anstellung als Vikarin in Aussicht. Diese Beispiele zeigen, daß es sich lohnt, beim Arbeitsgeber Verständnis für die transsexuelle Situation zu wecken, um eine Weiterbeschäftigung im neuen Geschlecht zu erreichen. Es wäre ein Fehler, zu resignieren und dies von vornherein nicht zu versuchen.

Ein neues Urteil des Bundesarbeitsgerichts (BAG) in Kassel befaßt sich mit der Frage, ob der Arbeitgeber bei nachträglich bekannt gewordener Transsexualität den Arbeitsvertrag anfechten oder fristlos kündigen kann (Urteil vom 21.2.91, Az 2 AZR 449/90). Die Klägerin dieses Verfahrens war eine Mann-zu-Frau-Transsexuelle, die eine Vornamensänderung nach § 1 TSG erreicht hatte, nicht jedoch die rechtliche Zuordnung zum weiblichen Geschlecht nach § 8 TSG (sie war nicht geschlechtsumwandelnd operiert). Sie wurde von einem Arzt als Arzthelferin eingestellt, der als Chirurg eine Durchgangspraxis mit einem hohen Anteil türkischer Patientinnen hatte. Nachdem der Arbeitgeber von der Transsexualität seiner Arzthelferin erfahren hatte, befürchtete er Schwierigkeiten mit seinen Patienten im Falle des Bekanntwerdens der Transsexualität und kündigte deshalb fristlos. Außerdem focht er den Arbeitsvertrag wegen arglistiger Täuschung an, weil die Klägerin ihn über ihr (noch männliches) biologisches Geschlecht getäuscht habe. Im anschließenden Rechtsstreit ging es nur um die Rechtmäßigkeit der fristlosen Beendigung des Arbeitsverhältnisses. Eine Kündigung unter Einhaltung der Kündigungsfrist wäre ohne weiteres möglich gewesen, da die Klägerin noch keine sechs Monate beschäftigt und das Kündigungsschutzgesetz daher nicht anwendbar war. Das Landesarbeitsgericht (LAG) Berlin gab dem Arbeitgeber recht und ließ die Anfechtung wegen arglistiger Täuschung durchgreifen. Die biologisch weibliche Geschlechtszugehörigkeit sei für den Beruf der Arzthelferin wesentlich. Die Patientinnen würden in der Behandlung auch ihren Intimbereich öffenen und müßten in dieser Situation wissen, ob sie einen Mann oder eine Frau vor sich hätten.

Das BAG hob diese Entscheidung auf. Wenn der Gesetzgeber die Möglichkeit der Vornamensänderung geschaffen habe, dann folge daraus, daß die Betreffenden im Rechtsverkehr auch entsprechend auftreten dürften. Daher bestehe grundsätzlich keine Offenbarungspflicht über die biologische Geschlechtszugehörigkeit. Das Verhalten der Klägerin sei durch das Transsexuellengesetz erlaubt und deshalb nicht arglistig. Das BAG verneinte zwar die Anfechtung wegen arglistiger Täuschung, ließ jedoch die Möglichkeiten einer Anfechtung wegen Irrtums über wesentliche Eigenschaften oder einer außerordentlichen Kündigung offen und verwies deshalb den Rechtsstreit zurück an das LAG Berlin. Dieses entschied, daß der Arbeitgeber eine Anfechtung wegen Eigenschaftsirrtums nicht erklärt habe. Die außerordentliche Kündigung sei unwirksam, da es dem Arbeitgeber im vorliegenden Falle zumutbar gewesen wäre, die Klägerin bis zum Ende der Kündigungsfrist weiterzubeschäftigen. Der Rechtsstreit endete also zugunsten der Klägerin mit dem Ergebnis, daß das Arbeitsverhältnis bis zum Ende der Kündigungsfrist fortbestand.

Die besprochenen Entscheidungen sind trotzdem zu kritisieren, weil nicht überzeugend begründet wurde, warum die biologisch weibliche Geschlechtszugehörigkeit für eine Tätigkeit in der betreffenden Arztpraxis wesentlich gewesen sein soll. Die türkische Patientin, die ihren Intimbereich einem männlichen Arzt öffnet, wird auch gegen einen männlichen Arzthelfer kaum etwas einzuwenden haben. In Wirklichkeit ging es um die Gefahr negativer Reaktionen im Falle des Bekanntwerdens der Transsexualität. Dazu hatte jedoch das Arbeitsgericht Berlin festgestellt, daß weder Aussehen noch Verhalten der Klägerin Anlaß zu solchen Befürchtungen gaben; die Klägerin hatte ja auch monatelang ohne Beanstandungen oder Auffälligkeiten als Arzthelferin gearbeitet.

Transsexuelle und Wehrpflicht

Mann-zu-Frau-Transsexuelle sind aus psychischen Gründen nicht wehrdienstfähig im Sinne des § 9 Nr. 1 Wehrpflichtgesetz. Es genügt ein ärztliches Attest, um dies der Bundeswehr nachzuweisen und nicht eingezogen zu werden. Das Attest muß sich in der Diagnose nicht auf Transsexualität festlegen. Es ist ausreichend, wenn von Geschlechtsidentitätsstörungen die Rede ist; Transvestiten werden auch nicht eingezogen. Transsexuelle und Transvestiten werden auch nicht zum Zivildienst herangezogen. Denn zivildienstfähig ist nur, wer auch als wehrdienstfähig gilt (§ 7 Abs. 1, Satz 1 und 2 Zivildienstgesetz).

Frau-zu-Mann-Transsexuelle unterliegen theoretisch der Wehrpflicht, wenn sie ihre rechtliche Anerkennung als Mann erreicht und die Höchstaltersgrenze für die Einberufung (28 Jahre) nicht überschritten haben. Die Bundeswehr zieht sie jedoch nicht ein, um Schwierigkeiten zu vermeiden, die sich im Gemeinschaftsleben mit anderen Männern ergeben könnten.

Transsexuelle im Strafvollzug

Transsexuelle im Strafvollzug können die Vornamensänderung nach dem Transsexuellengesetz in Anspruch nehmen. Im Gegensatz dazu gibt es keinen Anspruch auf Bereitstellung bzw. die Erlaubnis zum Tragen der entsprechenden Kleidung und der Verwendung von Kosmetika. Ebenso haben Transsexuelle während der Haft kein Recht auf die Durchführung medizinischer Maßnahmen (Hormonbehandlung und geschlechtsumwandelnde Operationen). Die §§ 56 ff Strafvollzugsgesetz erkennen nur allgemein einen Anspruch auf ärztliche Behandlung an, aber keinen auf bestimmte einzelne Behandlungsmaßnahmen. All diese Dinge sind vom Wohlwollen des Anstaltsleiters abhängig. Entsprechende gerichtliche Verfahren gegen die Strafanstalt blieben bisher erfolglos.

Nach dem Coming-out

Transsexuelle können nach ihrem Coming-out nicht sofort die Vornamensänderung erreichen. Sie müssen erst einige Erfahrungen mit dem Leben in der neuen Identität sammeln, bevor sich Gutachter finden, die bereit sind, die gesetzlichen Voraussetzungen für die Vornamensänderung zu bestätigen. Die Verfahren dauern dann auch noch mindestens ein halbes oder dreiviertel Jahr. Transsexuelle müssen also eine Zeitlang ohne Vornamensänderung mit den alten Papieren auskommen.

Ein Leben in der neuen Geschlechtsidentität ist gleichwohl möglich, auch in der Öffentlichkeit. Es gibt keine Vorschriften, die das Tragen der Kleidung des anderen Geschlechts verbieten, wie dies beispielsweise in vielen Bundesstaaten der USA und auch in Frankreich heute noch der Fall ist. Man kann den neuen Vornamen im Alltag verwenden und mit ihm unterschreiben und Verträge abschließen. Dies wäre nur dann als Urkundenfälschung und Betrug strafbar, wenn dadurch der Vertragspartner um seine Gegenleistung gebracht werden sollte. Es können also Kauf- und Ratenverträge sowie Mietverträge abgeschlossen werden. Nur bei der Identitätsfeststellung durch die Polizei und der Zeugenaussage vor Gericht muß der alte Vorname angegeben werden. Ein Bankkonto kann auf den neuen Vornamen nicht eingerichtet werden. Das Steuerrecht verbietet es, ein Konto unter einem anderen als dem gesetzlichen Namen zu führen (§ 154 Abgabenordnung).

Schwierig sind Situationen, in denen Transsexuelle in der Kleidung des anderen Geschlechts auftreten und sich ausweisen müssen. Die Erfahrung hat jedoch gezeigt, daß entwürdigende Behandlungen durch die Polizei (z.B. bei einer Verkehrskontrolle) oder durch Grenzbeamte allenfalls Ausnahmen sind. Um diese Möglichkeiten zu vermeiden und sich mehr Selbstsicherheit zu geben, empfiehlt sich die Mitnahme einer ärztlichen Bescheinigung darüber, daß frau/man wegen Geschlechtsidentitätsstörungen in Behandlung steht und in der Kleidung des anderen Geschlechts auftritt. Dann sind solche Schwierigkeiten leichter zu bewältigen.

Literatur

Eicher W (1984) Transsexualismus. Fischer: Stuttgart

"... ein Leiden mit dem Recht."
Zur Namens- und Geschlechtsänderung bei transsexuellen Menschen in Europa

Michael R. Will

1 Das Problem und problemlose Lösungen (Schweiz, Schweden, Österreich)

Beim Europäischen Gerichtshof für Menschenrechte in Straßburg sitzt nun Frankreich auf der Anklagebank. Mißachtung ihres Privatlebens, auch unmenschliche und erniedrigende Behandlung, wirft eine Französin der eigenen Regierung vor: Trotz einer geschlechtsanpassenden Operation vor bald zwanzig Jahres sei es ihr bis heute verwehrt, Vornamen und Geschlechtseintrag in der Geburtsurkunde entsprechend korrigiert zu sehen. Nach wie vor lauteten ihr Paß und andere offizielle Papiere auf "Monsieur Norbert B.", ebenso ihr Bankkonto; und ihre amtliche Personalnummer, mit der vor allem die Sozialversicherung arbeite, beginne mit der den Männern zugeteilten Ziffer "1". Weil ihr weibliches Aussehen und Auftreten nicht mit diesen Dokumenten übereinstimme, sehe sie sich unaufhörlich argwöhnischen Reaktionen ausgesetzt und zu Auskünften über privateste Dinge genötigt.[1]

Es ist dies nicht die erste Menschenrechtsbeschwerde eines Europabürgers zur Wahrung seiner Geschlechtsidentität. Längst vor der Französischen Republik hatten sich hier die Bundesrepublik Deutschland[2], das Königreich Belgien[3], die Italienische

---

[1] Fall *Botella*. Der Zug durch die Instanzen begann mit einer Klage der eben 43jährigen gegen die Staatsanwaltschaft am 18.4.1978. Das Landgericht Libourne wies die Klage am 22.11.1979 ab, ebenso das Oberlandesgericht Bordeaux am 30.5.1985 (beide Urteile unveröffentlicht); die Kassationsbeschwerde in Paris scheiterte am 31.3.1987 (Bull. civ. I N°116, S. 87 = D.1987, 445 note *Jourdain* = JCP 1988.II.21000 2e Arrêt obs. *Agostini*). - Ende 1987 ging dann die Menschenrechtsbeschwerde in Straßburg ein. Die Kommission erachtete sie am 13.2.1990 hinsichtlich Art. 3 (Folter) und Art. 8 (Privatleben) für zulässig, hinsichtlich Art. 12 (Eheschließungsfreiheit) jedoch mangels Erschöpfung des Rechtsweges für unzulässig. Da in der Folge eine gütliche Einigung nicht zustandekam, berichtete die Kommission dem Ministerkomitee des Europarats: Art. 8 der Konvention sei verletzt (17:1), Art. 3 nicht (15:3). Für alle Einzelheiten siehe *Council of Europe*, European Commission of Human Rights, Application No. 13343/87 - *B. against France* - Report of the Commission (adopted on 6 September 1990). - Seit dem 8.11.1990 ist der Fall beim Gerichtshof unter der Nr. 57/1990/248/319 anhängig, EuGRZ 1991, 249.

[2] Beschwerde Nr. 6699/74 - nach der Bundesverfassungsgerichtsentscheidung vom 11.10.1978 (unten n. 18) gütlich beigelegt (11.10.1979, *Meissner*, D.R. 11, 16 und 17, 21).

[3] Fall *Van Oosterwijck* (Frau zu Mann), Bericht der Kommission No. 7654/76 vom 1.3.1979, 3 E.H.R.R. (1981) 557, 581-591, Urteil des Gerichtshofs am 6.11.1980, Series A vol. 40 = Revue Universelle des Droits de l'Homme I (1980) 302-319 = Human Rights Law Journal 1 (1980) 302-320 = 3 E.H.R.R. (1981) 557-581 = Journal de Droit International, Clunet 109 (1982) 209-213. Die Geschlechtsänderung, erstmals beantragt am 18.10.1973, verfügte das Landgericht Brüssel letztendlich am 16.4.1986, "Le Soir" 22.4.1986, p. 4 = Revue Générale de Droit Civil 1989, 47-52. Seither sind aus Belgien keine Klagen mehr zu hören; fünf weitere erstinstanzliche Gerichtsentscheidungen (Neufchâteau

Republik[4] und - wiederholt - das Vereinigte Königreich[5] zu rechtfertigen, nachdem die klageführenden Staatsbürger daheim gewöhnlich schon längere Instanzenzüge erfolglos durchlaufen hatten. Erfolglos heißt: Keinem von ihnen war gelungen, die beiden scheinbar kleinen Korrekturen im Geburtsregister zu erwirken: Paula statt Paul, oder umgekehrt; weiblich statt männlich, oder umgekehrt. Auf europäischer Ebene ging es dann jeweils darum, ob die ihren Bürgern wenig willfährigen Behörden und Gerichte nicht Grundrechte verletzten, deren Schutz die Europäische Menschenrechtskonvention von 1954 garantiert: Achtung des Privatlebens (in Artikel 8), Recht auf Eheschließung (in Artikel 12) und die Freiheit von Folter oder unmenschlicher oder erniedrigender Behandlung (in Artikel 3).

Vergleicht man den immensen Einsatz hoher und höchster nationaler und internationaler Gerichte während des vergangenen Vierteljahrhunderts in diesen wie auch in anderen Mitgliedsländern des Europarats mit dem, was an konkreten Ergebnissen bisher zuwege gebracht worden ist, so drängt sich die Frage auf, warum ein so einfach gelagerter Sachverhalt nicht einfach und einheitlich gelöst werden konnte. Warum ausgerechnet in Europa, ausgerechnet in unserer sich sonst so aufgeklärt und funktional gebenden Zeit ein solches Rechtsspektakel, ein solches Leiden mit dem Recht?

Würde "Monsieur Norbert B." sich erst in diesen Tagen operieren lassen, so bräuchte sie nicht mehr wie damals im Jahre 1972 die Reise ins ferne Casablanca anzutreten. Die medizinischen Behandlungs- und Operationsfortschritte haben längst Ländergrenzen und Kontinente übersprungen, kommen den Patienten entgegen. Anders das anwendbare Recht. Meist hinkt es nach. An jedem Grenzpfahl macht es halt. Während also auf dem Gemeinsamen Markt dieses immer enger zusammenrückenden Europa die Menschen, ihre Waren, ihre Dienstleistungen, ihr Kapital immer ungehinderter zirkulieren, während Recht und Rechtsdurchsetzung allgemein sich fortschreitend einander angleichen, bleiben die Kriterien für transsexuelle Personen strikt national. Jeder Staat reagiert für sein Gebiet, für seine Bürger anders. Alle zusammen aber produzieren - europäisch gesehen - ein Flickwerk der Methoden und Inhalte, das kaum noch jemand überblickt.

Dabei begann alles so vielversprechend. Mit der Möglichkeit geschlechtsanpassender Operationen hat die Medizin, wie mit anderen Entwicklungen auch, jedwede Rechtsordnung überrascht. Keine Kodifikation, kein Fallrecht konnte auf derartiges gefaßt sein. Am Anfang also war die Lücke im System. Nun sind Lückenhaftigkeit, Lückenfeststellung, Lückenfüllung dem Juristen nicht unvertraut. Unterschiedlich beurteilt wird nur die Art und Weise, wie eine festgestellte Lücke zu füllen sei. Wem also im gewaltengeteilten Rechtsstaat kommt diese Aufgabe zu: der Gesetzgebung? der Verwaltung? der Rechtsprechung?

Im Rückblick fällt auf, daß gerade die drei neutralen Staaten Europas jene Lückenfüllung ein jeder auf seine Weise bewältigt haben, und zwar geräuschlos. Weder

---

14.1.1987, Luik 15.6.1987, Tongeren 2.10.1989, Dendermonde 1.12.1989, Mechelen 31.5.1990 - alle stattgebend) haben indes den Wunsch nach Gesetzgebung nicht verstummen lassen, vgl. zuletzt mit allen Nachweisen *Gerlo*, Transseksualiteit, wetgevende tussenkomst overbodig?, Rechtskundig Weekblad 1990-91, 512-513.

[4] Beschwerden Nr. 9347 und 9420/81 - nach Erlaß des Gesetzes vom 14.4.1982 erledigt (5.10.1982).

[5] Beschwerde Nr. 8391/78 - unzulässig (16.10.1980); Nr. 8418/78 - erledigt (16.12.1980); Nr. 9532/81 - Urteil des Gerichtshofs (17.10.1986, *Rees*); Nr. 10622/83; Nr. 10843/84 - Urteil des Gerichtshofs (27.9.1990, *Cossey*); Nr. 11095/84.

auf der nationalen noch auf der europäischen Ebene war je von nennenswerten Reibungen zu hören.

1.1 Die Schweiz

Allen voran muß man der Schweiz die Ehre geben, die gemeinhin nicht den Ruf genießt, leichtsinnig zu reformieren; hier reifen Gesetzesentwürfe oft jahrelang vor sich hin. Denkt man an die peniblen Auseinandersetzungen in Nachbarländern wie Italien und Frankreich noch während der achtziger Jahre, so ist bemerkenswert nicht allein, daß der erste nach einigem Schwanken schließlich doch antragsgemäß entschiedene Fall schon aus dem Jahre 1931 stammt; noch eindrucksvoller vielleicht, Zeugnis auch für das Zusammenwirken von Medizin und Recht, ist, wie in einem zweiten Fall aus dem Jahre 1945 bereits zwei Kriterien hervortreten: Einmal sieht das Gericht die späterhin noch so oft beschworene Gefahr freiwilliger Manipulation und verlangt, daß der Gesuchsteller "unter dem Zwang von innersten Kräften steht, die er nicht bemeistert." Und zur zentralen Frage der Geschlechtsdeterminanten sagt es ohne Schnörkel: "Es ist nicht allein der Körper, der das Geschlecht einer Person bestimmt, es ist auch seine Seele."[6] Problemlos haben die Richter in der Folge auch das Kriterium der Unfruchtbarkeit entwickelt, sobald sie konkret mit der Frage konfrontiert waren. Mit einem Wort, es herrscht ein menschenfreundlicher, wenngleich vorsichtiger Pragmatismus. So sehr, daß prozessuale Zweifel und damit die Gesetzeslücke erst im nachhinein ins Bewußtsein traten.

Für den Fall der Lücke freilich ist Vorsorge getroffen, so daß der schweizerische Richter ein *horror vacui* nicht zu fürchten braucht. Das prägnant und volkstümlich abgefaßte Zivilgesetzbuch autorisiert ihn in solchen Notfällen, "nach der Regel zu entscheiden, die er als Gesetzgeber aufstellen würde". Daran hat man sich gehalten. Auf überzeugende postoperative Gutachten hin wird einfach festgestellt - um ein Beispiel von 1979 aus Basel zu zitieren - "daß der Gesuchsteller nun weiblichen Geschlechts ist und fortan die Vornamen S.S. führt". Die Worte "nun" und "fortan" zeigen die *Ex-nunc*-Wirkung des daraufhin erfolgten Registereintrags. Dieses Ergebnis bedurfte nicht jahrelangen Prozessierens durch sämtliche Instanzen, auch mußten nicht höchste Verfassungsprinzipien bemüht werden. Nur: Wiewohl diese vorbildliche kantonale Rechtsprechung in deutscher wie in französischer Fassung veröffentlicht ist, hat man sie weder in Deutschland noch in Frankreich oder Belgien erwogen; wahrscheinlich wurde sie gar nicht zur Kenntnis genommen.[7]

1.2 Schweden

Sehr wohl zur Kenntnis genommen wurde hingegen das in Schweden ergangene "Gesetz zur Feststellung der Geschlechtszugehörigkeit in gewissen Fällen" vom 21. April 1972 -

---

[6] Neuenburg, 2.7.1945, Schweizerische Juristen-Zeitung 1946, 23 = Journal des Tribunaux 1946.1.122.

[7] Siehe *Will*, Geburt eines Menschenrechts, Gedächtnisschrift für Constantinesco, Köln 1983, S. 916. Einzelheiten, auch zur Registerführung, zuletzt bei *Aubert/Reich*, Zeitschrift für Zivilstandswesen / Revue de l'état civil 1986, 369 (deutsch: 1987, 2) und *Heussler*, ZZW/REC 1990, 166 - jeweils mit Nachweisen. Lange und erbittert stritten in der Schweiz nur die Krankenkassen wegen der Kostenübernahme!

das erste Transsexuellengesetz Europas überhaupt.[8] Danach muß man schwedischer Staatsbürger sein, 18 Jahre alt, unverheiratet und steril. Anders als nach dem Richterrecht der Schweiz, bedarf es nicht unbedingt einer geschlechtsanpassenden Operation. Wird aber, wie zumeist, eine solche Operation gewünscht, so gibt es hierfür ein besonderes Genehmigungsverfahren. Beide Verfahren - Genehmigung der Operation, Feststellung der Geschlechtszugehörigkeit - obliegen der Obersten Sozialbehörde; ihre Entscheidungen sind verwaltungsgerichtlich nachprüfbar.

Von diesem Sondergesetz gibt es mindestens drei publizierte Übersetzungen - eine deutsche (1972), eine französische (1976) und eine italienische (1980). Aber als Anstoß hat es nur langsam und spärlich gewirkt: in Deutschland und Italien erst ein knappes Jahrzehnt später, in Frankreich und Belgien bis heute nicht.

1.3 Österreich

Ohne Gesetz und Richterspruch kommt Österreich aus. Hier wird im Verwaltungsweg entschieden. Um eine einheitliche Verwaltungspraxis zu gewährleisten, besteht seit 1981 die Weisung, alle Anträge zuvor dem Innenminister vorzulegen. Anfangs scheint die Vornamensänderung auch ohne Operation bewilligt worden zu sein. Inzwischen wird in jedem Fall ein fachmedizinisches Gutachten verlangt. Dieses muß bestätigen, daß "geschlechtskorrigierende Maßnahmen ... zu einer deutlichen Annäherung an das äußere Erscheinungsbild des anderen Geschlechts geführt haben". Sterilität wird nicht ausdrücklich gefordert, aber doch wohl impliziert. Von einer Begrenzung auf eigene Staatsbürger und auf Volljährige steht nirgends etwas geschrieben. Da ein Randvermerk über die Änderung des Geschlechts im Geburtenbuch eine bestehende Ehe automatisch auflöst, wird sich, wer diese Folge nicht wünscht, mit der Änderung des Vornamens begnügen.

In Österreich hält man gesetzgeberische Maßnahmen für unzweckmäßig, solange die medizinischen Fragen nicht ausdiskutiert und die Kriterien ausländischer Gesetze so unterschiedlich seien, zumal es "offenkundig nur um wenige Fälle" gehe. Der Staat zeigt sich andererseits jedoch fest entschlossen, "daß zumindest die Fälle bereinigt werden sollen, in denen bereits operative und begleitende sonstige medizinische Maßnahmen mit dem Ziel einer wenigstens äußerlichen Angleichung an das Gegengeschlecht durchgeführt" worden sind.[9]

Drei Länder - drei Wege: In der Schweiz haben Gerichtsurteile, in Schweden Gesetzesnormen, in Österreich Verwaltungserlasse die Lücke im heimischen Recht offenbar derart gefüllt, daß aus keinem dieser Länder größere Beschwernisse Einzelner oder auch nur literarische Fehden bekannt geworden wären. An der Wahl des Weges, der Methode kann es somit nicht liegen, wenn die drei als glückliche Ausnahmen gelten dür-

---

[8] SFS 1972:119 (deutsch StAZ 1972, 332). Kritisch mit weiteren Nachweisen *Will* (1983), S. 917 n. 21.

[9] Sämtliche Zitate aus dem Runderlaß vom 18.7.1983, Österreichisches Standesamt 1983, 65 (der sich am deutschen Transsexuellen-Gesetz inspiriert). Vorüberlegungen bei *Edlbacher*, Österreichische Juristenzeitung 1980, 173; zuletzt *Augstein*, StAZ 1986, 340. Den stilleren Verwaltungsweg bevorzugen auch andere Länder: zum Justizministerium in Dänemark (siehe PE Dok A 3-16/89, S. 10) und Norwegen (siehe *Will* 1983, S. 916 n.17), zum Gesundheitsministerium in der ehemaligen DDR (siehe unten bei nn. 14, 15) und in Israel (siehe Verwaltungsrichtlinie 39/86 vom 16.4.1986).

fen, während im übrigen Europa die inhaltlichen Kontroversen nicht enden wollen. Woran liegt es aber dann?

Es wäre sicher ebenso reizvoll wie lehrreich, dieser Frage für den ganzen Kontinent nachzugehen, im Norden also alle skandinavischen Länder einzubeziehen, im Süden Griechenland[10] und die iberische Halbinsel[11], im Osten Polen[12], die Tschechoslowakei[13] und Ungarn - freilich Sisyphusarbeit für ein ganzes Team von Medizinern und Juristen. Lohnend schiene ein solch interdisziplinäres Gemeinschaftsprojekt nicht zuletzt deshalb, um den wechselseitigen Einflüssen von Gutachtern auf Gerichte, und umgekehrt von Gerichten auf Gutachter nachzuspüren - ein bislang ganz vernachlässigtes Untersuchungsfeld. Wo freilich, wie hier, Zeit und Kraft und Raum bemessen sind, treten ganz von selbst jene kontinentalen Rechtsordnungen in den Vordergrund, welche durch große Privatrechtskodifikationen geprägt und damit von vornherein eher disponiert sind, auf neue Rechtsfragen mit Gesetzesnormen zu antworten.

Einige haben für die Zivilstandsprobleme der Transsexuellen diese Art von Therapie versucht, wobei gewisse Erfolge die Mängel nicht verdecken können (Teil 2). Erstaunlicherweise hat aber gerade im Mutterland der Kodifikation der Gesetzgeber die Richter im Stich gelassen, welche ihn - wie zu sehen sein wird - nicht zu ersetzen vermochten (Teil 3). Aller Augen ruhen nun auf dem europäischen Menschenrechtsschutzsystem, das nach und nach zumindest Minimalstandards garantieren und durch eine gewisse Rechtsangleichung das Leiden mit dem Recht wenn schon nicht beenden, so doch wenigstens mildern könnte (Teil 4).

2 Abhilfe durch nationale Gesetze

So wären zunächst einmal jene vier Staaten zu nennen, die sich im Verlauf der achtziger Jahre nach und nach entschlossen haben, *mutatis mutandis* dem schwedischen Vorbild folgend, Gesetze zu erlassen: Deutschland (1980), Italien (1982), die Niederlande (1985) und die Türkei (1988).

---

10 In Griechenland ist das Thema völlig tabu. Vgl. aber die Buchbesprechung von Kornilakis, Harmenopoulos 40 (1986), 745 und den harmlosen Drei-Zeilen-Bericht im EG-Parlament, PE Dok A 3-16/89 (1.9.1989), S. 12.

11 Kurz und mit den wichtigsten Literaturangaben *Garcia Cantero*, Spain: Sex Change and the Courts, Journal of Family Law 29 (1990-91), 425. Die Suprema Corte, 9.3.1980, lehnte zunächst ab; sieben Jahre später jedoch, vertraut mit allen vier Transsexuellengesetzen Europas wie mit den Fällen *Van Oosterwijck* und *Rees*, erlaubte sie im Wege richterlicher Rechtsschöpfung nach Art. 6 Código civil die Änderung von Vorname und Geschlecht, aber nur als "Fiktion einer Frau" und ohne das Recht, als solche zu heiraten: Urteile vom 2.7.1987, 8.7.1988, 3.3.1989 und 19.4.1991, "El País" 5.5.1991, S. 22.
In Portugal auf rechtsvergleichender Basis ohne tiefere Analyse zustimmend Lissabon, 17.1.1984, Colectânea de Jurisprudência (Coimbra) IX 1984 I-109.

12 Polen kannte seit der ersten Operation (1963) eine Serie großzügiger Urteile: Warschau, 24.9.1964 und Oberstes Gericht, 25.2.1978 (Registeränderung sogar *vor* der Operation), vgl. die Beiträge in Państwo i Prawo 1965, 602; 1982, 71 und 1987, 67 mit allen Nachweisen. Trotz der Kehrtwende in OG, 22.6.1989, wird Sterilität anscheinend weiterhin nicht verlangt, vgl. *Gralla*, StAZ 1991, 186.

13 Nach einem Bericht aus Prag waren bei 19 Frauen und 2 Männern (!) Vorname und Geschlecht mit dem Recht auf Heirat problemlos auf dem Behördenweg geändert worden, vgl. Brzek/Šipová, Sexualmedizin 1983, 110.

2.1 Deutschland

Bei der Bundesrepublik Deutschland ist heute, da Ost und West wieder vereinigt sind, vorweg ein Hinweis zur früheren Rechtslage auf dem Gebiet der ehemaligen Deutschen Demokratischen Republik angebracht. Die Lage transsexueller Menschen wurde dort zwar weder allgemein noch in juristischen Zirkeln diskutiert, das Thema war jedoch nicht tabu. Wenn das medizinische Schrifttum in diesem Zusammenhang sogar "eine größere Gruppe" erwähnt, erklärt sich denn auch, daß der zuständige Minister für Gesundheitswesen es "zur Sicherung einer einheitlichen Verfahrensweise bei der Prüfung und Durchführung einer Geschlechtsumwandlung von Transsexualisten" für notwendig hielt, im Februar 1976 eine entsprechende Verfügung zu erlassen: Nur volljährigen, unverheirateten Bürgern der DDR war gestattet, auf dem Verwaltungsweg die notwendige chirurgische Behandlung zu beantragen.[14] Über den Antrag befand eine beim Ministerium bestellte Expertenkommission. Hatte der Eingriff nach dem Urteil jener Experten zu einer hinreichenden Geschlechtsanpassung geführt, so wurden Vornamen und Geschlecht im Geburtenbuch mit Wirkung *ex tunc*, also rückwirkend auf den Zeitpunkt der Geburt, berichtigt. Die Praxis empfahl allerdings "größte Zurückhaltung ... bei chirurgischen Maßnahmen", ohne dabei zu verkennen: "Personenstandsänderung und operative Geschlechtskorrekturen können einen schweren Leidensdruck nehmen und werden so ... zu einem humanen Anliegen."[15] Nach allem, was man hören konnte, wurde jedenfalls nicht kleinlich verfahren.

Über ein Jahrzehnt später ist diese Verwaltungspraxis, die der österreichischen vergleichbar ist und gleich dieser anscheinend ohne größeres Beben und Klagen funktionierte, von dem in der alten Bundesrepublik unter dem Bonner Grundgesetz mühselig herausgeformten Recht abgelöst worden. Hier waren langanhaltende juristische Querelen allmählich abgeklungen, welche die Rechtsprobleme einer wachsenden Schar transsexueller Menschen in den sechziger und siebziger Jahren ausgelöst hatten.[16]

1. Die Rechtslage bis zum Gesetz. - In einer ersten Phase hatten die Standesbeamten und Richter das Wort: Über die Geschlechtszuordnung entscheiden die äußeren Merkmale, nicht das innere Gefühl. Grundrechtsbedenken des Berliner Kammergerichts im Fall einer Krankenschwester begegnet der Bundesgerichtshof 1971 noch einmal mit der "Natur": Es durchziehe "das Prinzip der eindeutigen und unwandelbaren Einordnung des Menschen in die alternative Kategorie 'männlich' - 'weiblich' als selbstverständliche Voraussetzung nicht nur das gesamte soziale Leben, sondern auch die gesamte Rechtsordnung". Auffällig indes schon das dennoch ausgesprochene Verständnis für "ein anerkennenswertes Bedürfnis der Transsexuellen" nebst dem Eingeständnis, von jenem Prinzip der Unwandelbarkeit abzuweichen, sei nicht undenkbar. Hier dürfe man aber die Richterschaft nicht überfordern: Einmal wegen der Fülle zusätzlicher, über den konkreten

---

[14] Vom Hausarzt zum Kreisarzt (Prüfung auf Kreisebene u.a. mit der Abteilung Innere Angelegenheiten und dem Wehrkommando) über den Bezirksarzt an das Ministerium für Gesundheitswesen (Expertenkommission prüft, Ministerium bestätigt) und an das Ministerium des Innern.

[15] Sämtliche Zitate aus *Schott*, Deutsches Gesundheitswesen 1978, 2102. Kurz zuvor *Vietze*, Der Transsexualismus, Zeitschrift für ärztliche Fortbildung 1975, 939: Personenstandsänderung als Regel, Operation als Ausnahme (S. 943).

[16] Die Entwicklung in Deutschland und Italien wird hier nur knapp resümiert, da ausführlich und mit vielen Nachweisen abgehandelt bei *Will* (1983), S. 911.

Fall und über das bloße Personenstandsrecht hinausgehender Regelungsprobleme, "für deren Lösung wegen der Erstmaligkeit der Problematik keine Maßstäbe und Richtlinien aus der gegebenen Rechtsordnung geschöpft werden könnten", zum anderen wegen des zu fixierenden Zeitpunktes. "Nicht der Richter, sondern allein der Gesetzgeber" könne sich umfassend informieren und dann in Kenntnis aller Umstände und Folgen sachgerecht normieren.[17]

Während der folgenden Jahre 1971-1978 scheiterten deshalb die meisten Anträge. Wenn ab und zu ein Erfolg glückte, dann teils über eine gewisse Manipulation der Prämissen (Intersexualität statt Transsexualität), teils über eine direkte Anwendung der Verfassung.

Das Bundesverfassungsgericht war es denn auch, das schließlich den Durchbruch schaffte. Just in jenem Fall der Berliner Krankenschwester - Mitte der sechziger Jahre begonnen und 1971 beim Bundesgerichtshof vorläufig zu Ende gegangen - führten weitere sieben Jahre des Nachdenkens im Oktober 1978 zur unumstößlichen Erkenntnis: Das Grundrecht auf Menschenwürde und freie Entfaltung der Persönlichkeit (Artikel 1 und 2 des Grundgesetzes) geböten es, den Geschlechtseintrag im Geburtenbuch jedenfalls dann zu berichtigen, wenn es sich nach den medizinischen Erkenntnissen um einen irreversiblen Fall von Transsexualismus handele und eine geschlechtsanpassende Operation durchgeführt worden sei. Die damit eröffnete Möglichkeit, einen früheren Geschlechtsgenossen zu heiraten, verstoße nicht gegen das Sittengesetz. Ohne eigene Begründung suchen die Richter unterschwellige Ängste und sittliche Mißbilligung in der Bevölkerung zu beschwichtigen: "Rational nicht zu begründende Auffassungen können dem Abschluß einer Ehe ... nicht entgegenstehen".

Damit fiel die These der Unwandelbarkeit des Geschlechts, welches durch die äußeren Merkmale bei der Geburt bestimmt werde; Transsexuelle trachteten nicht danach zu manipulieren, sondern das Auseinanderklaffen von Morphe und Psyche zu versöhnen. Es fiel ferner die These der hier notwendigen Zurückhaltung des Richters bei der Rechtsfortbildung; die Gerichte seien vielmehr verpflichtet, grundrechtskonform zu verfahren, so daß die Lücke im Gesetz nicht als Lücke im Recht erscheine. Im übrigen setze der Begriff "Berichtigung" nicht notwendig eine von Anfang an fehlerhafte Angabe voraus, er könne - ähnlich wie im Grundbuchwesen - auch eine nachträgliche Richtigstellung bezeichnen.[18]

Die Entscheidung verhalf dazu, einen Stau oft jahrelang anhängiger Zivil- und Verwaltungsgerichtsverfahren zu bereinigen.[19] Sie vermochte freilich nicht alle Unsicherheiten zu beseitigen. So kam es unter anderem im April 1980 zur höchstrichterlichen Anerkennung - wohl erstmals - einer fortdauernden ehelichen Verbindung zwischen ... zwei Frauen.[20]

Wie von den obersten Gerichten, zuletzt auch vom Bundesverfassungsgericht selbst aus Gründen der Rechtssicherheit postuliert, bedurfte es nach zwanzigjährigem Richterbemühen schließlich doch der ordnenden Hand des Gesetzgebers.

---

[17] BGH, 21.9.1971, BGHZ 57, 63 = NJW 1972, 330 (Anm. *Eberle*) = FamRZ 1972, 82 (Anm. *Bosch*).

[18] BVerfG, 11.10.1978, BVerfGE 49, 286 = NJW 1979, 64 = EuGRZ 1979, 50 (Anm. *Seibert*). Hierzu auch *Blankenagel*, Die Öffentliche Verwaltung 1985, 953.

[19] *Augstein*, StAZ 1982, 240.

[20] OLG Hamburg, 8.4.1980, StAZ 1980, 244.

2. *Das Gesetz.* - Gesetzesinitiativen reichen bis ins Jahr 1972 - das Jahr des schwedischen Gesetzes - zurück, befördert jeweils durch engagierte sozialdemokratische Parlamentarier[21], keineswegs durch die Regierung. Deren sich hinschleppende Vorarbeiten ließen auch qualitativ zu wünschen: Man dilettierte medizinisch wie juristisch.

Für diese Phase konstatiert ein sachverständiger Zeitzeuge "publizistische Aktivitäten ungewöhnlichen Ausmaßes" der Sexualforscher verschiedener Provenienz, die im Namen der Menschenrechte für eine "Randgruppe" gekämpft hätten, aber auch von Presse, Funk und Fernsehen, die ihr Bestes getan hätten, um "Transsexuelle populär" zu machen und "jeden mündigen wie unmündigen Staatsbürger über deren Intimsphäre erschöpfend zu informieren".[22] Dann auf einmal steigerte sich der Druck. Zum innenpolitischen kam ein außenpolitisches Moment. Schon seit Mitte 1974 war in Straßburg eine Menschenrechtsbeschwerde gegen die Bundesrepublik Deutschland anhängig.[23] Nach vergeblichem Zuwarten auf die für 1976 in Aussicht gestellte Bundesverfassungsgerichtsentscheidung hatte die dem Europäischen Menschenrechtsgerichtshof vorgeschaltete Kommission schließlich die Sache in die Hand genommen und im Dezember 1977 die Beschwerde - wegen überlanger Dauer des innerstaatlichen Verfahrens - für zulässig erklärt. Spätestens nach der mündlichen Verhandlung im Mai 1978 war damit zu rechnen, daß sie auch für begründet erklärt würde, wie bald darauf die Parallelbeschwerde gegen Belgien.[24] Also galt es, weiteren Gesichtsverlust vor dem Forum des Europarats zu vermeiden.

Trotz dieser für die Betroffenen günstigen Konstellation formierten sich im Parlament, als der Regierungsentwurf im Juni 1979 endlich eingebracht wurde, erhebliche Widerstände. Nach längerem Seilziehen erging das "Gesetz über die Änderung der Vornamen und die Feststellung der Geschlechtszugehörigkeit in besonderen Fällen (Transsexuellengesetz)" vom 10. September 1980, in Kraft seit dem 1. Januar 1981.[25]

Es verwundert, wie dieses Kompromißgebilde eines Sondergesetzes, bestehend aus nicht weniger als achtzehn Paragraphen, dem staunenden Publikum vollmundig als "das fortschrittlichste Gesetz in der Welt", "die humanste ... der Lösungen, die es bisher in Rechtsstaaten gibt" präsentiert und sein Modell-Charakter insbesondere für Europa plakatiert wurde.

Gewiß - eine "Rechtswohltat" sollte es sein "aus humanitären und sozialen Beweggründen", und das war es auch. Doch eine überaus sparsam dosierte. In ihren Genuß gelangen nur Deutsche. Ausländern bleibt sie unzugänglich, auch den in Deutschland beheimateten, sogar den hier geborenen. Nicht einmal allen mündigen Deutschen kommt sie zugute - nur solchen, die mindestens 25 Jahre alt sind. Wer also irreversibel transsexuell als Volljähriger mit 18 Jahren operiert war, sollte nicht weniger als sieben Jahre lang auf die Folter gespannt warten, ehe die Ausweispapiere seinem Äußeren anzupassen waren?

---

21 *Augstein*, Festschrift für Arndt, Heidelberg 1987, S. 1.
22 *Ehrhardt*, Festschrift für Deneke, Köln 1985, S. 280.
23 Oben n. 2.
24 Oben n. 3.
25 BGBl 1980 I S. 1654.

Diesmal, als ein mit eben 21 Jahren Operierter anfragte, ob der verfassungsrechtliche Gleichheitssatz zulasse, die Personenstandsänderung den Über-25-jährigen zu gewähren, den Unter-25-jährigen aber - *ceteris paribus* - zu verweigern, reagierte das Bundesverfassungsgericht prompt: Das Grundrecht auf Gleichbehandlung (Artikel 3 des Grundgesetzes) sei verletzt. Wenn man - so der Beschluß vom März 1982[26] - den entscheidenden medizinischen Eingriff an kein Mindestalter gebunden, dessen Zeitpunkt vielmehr in der alleinigen Verantwortung von Arzt und Patient belassen habe, dann bleibe keinerlei Raum mehr für eine Altersgrenze bei den personenstandsrechtlichen Folgen. Die so begründete Annullierung der Altersgrenze bezieht sich freilich nur auf die in diesem Verfahren beanstandete "große", nicht auf die "kleine" Lösung, was letztere nun wiederum in ihrer Funktion als "Probelauf" untauglich macht.

Die das deutsche Transsexuellengesetz kennzeichnende Zweispurigkeit rührt daher, daß nicht alle transsexuellen Personen operative Eingriffe oder die Auflösung ihrer Ehe bzw. die Schließung einer neuen Ehe ins Auge fassen können oder wollen. Jüngere oder Ältere, Diabetiker oder Epileptiker, Scheidungs- oder Heiratsunwillige, denen die "große" Lösung (Änderung des Geschlechtseintrags) verschlossen bleibt, weil sie deren Voraussetzungen nicht erfüllen (operiert und fortpflanzungsunfähig), können sich wenigstens mit der "kleinen" Lösung (Änderung nur des Vornamens) den Alltag etwas erleichtern.

In nunmehr zehnjähriger Praxis hat das Gesetz, wiewohl noch immer nicht bedenkenfrei (vor allem hinsichtlich der Altersgrenze bei der "kleinen" Lösung), zu einer deutlichen Beruhigung geführt, und dies weit über den Personenstandsbereich hinaus.[27] Inzwischen wurde die Schlacht um die Behandlungs- und Operationskosten geschlagen[28] und die Fortdauer von Unterhaltspflichten[29] ebenso klargestellt wie die Möglichkeit eines Besuchsrechts oder gar einer Übertragung des elterlichen Sorgerechts, wenn Kinder vorhanden sind.[30] All diese und andere, vor allem erzieherische Neben- und Fernwirkungen des deutschen Transsexuellengesetzes von 1980 sollte man keineswegs unterschätzen. Vor allem aber hat das Eingreifen des Gesetzgebers etwas Licht ins Halbdunkel der Tatsachenwelt gebracht und wohlfeile statistische Spekulationen kräftig korrigiert: die weit unterschätzte Zahl der Frau-zu-Mann-Transsexuellen im besonderen, und die weit übertriebene Zahl transsexueller Personen ganz allgemein.[31]

2.2 Italien

Die Entwicklung in Italien - so anders die Auseinandersetzungen dort in vielen Einzelheiten verlaufen sind: schärfer, farbiger, drastischer - zeigt doch auffallend ähnliche Grundmuster: Auf eine lange Phase uneinheitlichen Richterrechts, in der die höchsten Gerichte entschieden bremsen, folgt unter innen- und außenpolitischem Druck ein die

---

26 BVerfG, 16.3.1982, StAZ 1982, 170 (Anm. *Augstein*).

27 Was der Strukturkritik bei *Wacke*, Festschrift für Rebmann, München 1989, S. 861 (895), nichts von ihrer Berechtigung nimmt; man muß nur beides in die Waagschale legen.

28 BSG, 6.8.1987, BSGE 62, 83 = NJW 1988, 1550.

29 OLG München, 5.12.1985, NJW 1986, 937 = FamRZ 1986, 171.

30 OLG Schleswig, 25.8.1989, FamRZ 1990, 433 (Anm. *Luthin*).

31 Zwischenbilanz ziehen *Augstein*, StAZ 1983, 339 und *Pfäfflin*, StAZ 1986, 199.

Rechtszersplitterung beendendes Sondergesetz. Es ist etwas anders strukturiert als das deutsche, doch gleich diesem alsbald auch wieder reformbedürftig.[32]

1. Die Rechtslage bis zum Gesetz. - Die erste Phase, die der Standesbeamten und Richter, zeigte sich gerade während der siebziger Jahre, als man in Deutschland den Spruch des Bundesverfassungsgerichts erwartete, besonders bewegt. War, wie hier, etwas nicht von Anfang an Unrichtiges zu "berichtigen" - sollte das dann im Verfahren der freiwilligen Gerichtsbarkeit geschehen? oder aber im ordentlichen Streitverfahren? Wenn letzteres, gegen wen war dann die Statusklage zu richten: gegen den Innenminister? gegen den Bürgermeister oder Standesbeamten? oder aber gegen die Staatsanwaltschaft?

Prozessuales Vorgeplänkel vielleicht, für die Betroffenen freilich aufreibend und zeitraubend. In der Sache herrscht "genitalismo". Demgegenüber will eine solide Minderheit der Instanzgerichte auf die psychische Orientierung abstellen und auf die gesellschaftliche Eingliederung, will das Dogma der Unwandelbarkeit durch Prävalenzüberlegungen ablösen, wie seit eh und je bei Intersexen. Alledem vermag das oberste Gericht, der Kassationshof, rein gar nichts abzugewinnen. Nicht weniger als drei Entscheidungen in kurzer Abfolge (1972, 1974, 1975) bekunden - ähnlich wie zuvor das oberste deutsche Zivilgericht - zwar menschliches Verständnis für eine Anomalie, rekurrieren dann aber - was der Bundesgerichtshof nicht tat - auf unverzichtbare Kulturmerkmale, auf "das Bewußtsein der allermeisten Italiener wie gemeinhin sämtlicher höherentwickelter Völker" und bezeichnen Kastration, Konstruktion einer Neovagina als "widerwärtig und ganz und gar untauglich", als "trügerische Attrappen", die rechtlich nichts auszurichten vermögen.[33]

Statt auf diese Linie einzuschwenken, haben untere Gerichte ihre Gegenposition nur aktiviert und unter anderem mit verfassungsrechtlichen Argumenten verstärkt. Aus dieser Richtung kam im Frühjar 1976 eine Richtervorlage zum Verfassungsgerichtshof. Auch die italienischen Verfassungsrichter ließen sich reichlich Zeit - bis zum Sommer 1979. Doch ihr Spruch, anders als der des deutschen Bundesverfassungsgerichts im Jahr zuvor, brachte keine Wende: ein bemerkenswerter Wertungsunterschied! Dem 77jährigen Berichterstatter folgend, fand der Gerichtshof an den Berichtigungsnormen nichts Verfassungswidriges. "Unverletzliche Menschenrechte" seien auf die in der Verfassung aufgeführten Persönlichkeitsrechte beschränkt, ein Recht auf Umschreibung des Geburtsgeschlechts wegen abweichender "identità sessuale" gehöre nicht dazu. Jedenfalls obliege eine Regelung der Problematik dem Gesetzgeber, welcher aber seinerseits - warnender Zeigefinger - auf den verfassungsmäßigen Schutz der Familie als "società naturale" zu achten haben werde.[34] Im Verweis auf den Gesetzgeber eine Parallele zu den im Grunde offenen Beweggründen der deutschen Richter sehen zu wollen, wäre sicher verfehlt. Das unterstreichen übrigens zwei weitere Entscheidungen des Kassationshofes (1980, 1981), welche die Sätze des Verfassungsgerichtshofes als zusätzliche Begrün-

---

[32] Oben n. 16. Ferner *Patti/Will*, Mutamento di sesso e tutela della persona, Padova 1986.

[33] Corte di cassazione, 13.6.1972, n. 1847; 3.12.1974, n. 3948; 7.4.1975, n. 1236; 3.4.1980, n. 2161 und 9.3.1981, n. 1315.

[34] Corte costituzionale, 1.8.1979, n. 98.

dung übernehmen und so die den höchsten Richtern zu verdankende Isolierung einer nationalen Rechtsordnung in Europa zementieren. Einziger Ausweg nach zwanzig Jahren: Ein Machtwort des Gesetzgebers.

2. Das Gesetz. - Im Februar 1980 gelangte ein erster Gesetzesvorschlag der Radikalen vor die Abgeordnetenkammer. Niemand dachte an eine Normierung außerhalb des Zivilgesetzbuches. Vielmehr sollte nur der Artikel 454 Codice civile geringfügig erweitert werden, damit künftig die Zivilstandsbeamten imstande wären, auf richterliche Weisung hin einen Registereintrag richtigzustellen, "falls der gegenwärtige Befund sich nicht mehr mit dem bei Geburt festgestellten deckt". Nach welchen Kriterien der Richter die mangelnde Übereinstimmung zu beurteilen haben würde, blieb seinem Gutdünken überlassen - er wäre an keinerlei Mindestgrenzen, noch nicht einmal nach Art der vom deutschen Bundesverfassungsgericht 1978 gezogenen, gebunden gewesen. Damit hätte ein Extrem das andere abgelöst. Eine derart abrupte Rechtsumkehr verhinderten politische Händel, die aber nun ihrerseits unter Druck gerieten. Vor allem unter den Druck der Straße. Anders als in Deutschland gewannen die Betroffenen, als Gruppe organisiert, Einfluß auf die Partei der Radikalen, demonstrierten in großen Städten für ihr beklagenswertes Los und mobilisierten geschickt die Medien. Zum Europäischen Menschenrechtsgerichtshof, vor dem nur zwei Deutsche und sie als Einzelkämpfer angetreten waren, zogen die Italiener in einem Geschwader von 38 Beschwerdeführern. Das geschah um die Jahreswende 1981.[35] Schon im Februar 1982 wurde im römischen Senat der Kompromiß geschmiedet: Das "Gesetz zur Berichtigung der Geschlechtszuordnung" vom 14. April 1982; es trat am 4. Mai 1982 in Kraft.[36]

Weitaus weniger liberal als der erste Entwurf gleicht diese Regelung, die mit sieben Artikeln auskommt, weder der schwedischen noch der deutschen. Wie in Schweden wird man das Wort "transsexuell" vergeblich suchen, es sind also auch Intersexe einbezogen. Ebenso fehlt jeder Zwang unters Operationsmesser. Anders als in Deutschland gibt es keine Zweispurigkeit im Sinne einer "großen" und einer "kleinen" Lösung. Wer die Kriterien des Sondergesetzes nicht erfüllt, dem bleibt nur der Weg ins normale Namensänderungsverfahren. Es gibt aber eine andere, für die italienische Lösung charakteristische Zweispurigkeit des Verfahrens: Zunächst muß der Richter, falls eine Angleichung der Geschlechtsmerkmale durch chirurgischen Eingriff erforderlich wird, diesen autorisieren; nach Abschluß der Operation verfügt dann abermals der Richter die Berichtigung. Auf weitere Hürden hat man verzichtet. Anders als in Schweden und Deutschland kennt das Gesetz weder Altersgrenzen noch einen Staatsbürgervorbehalt. Weniger durchdacht und lobenswert erscheint dagegen, daß auch eine Probezeit und gar Unfruchtbarkeit als Voraussetzungen fehlen.

Ähnlich wie in Deutschland, aber aus anderen Gründen, hatte sich das italienische Transsexuellengesetz alsbald einer Prüfung seiner Verfassungsmäßigkeit zu unterziehen. So beugte sich der Verfassungsgerichtshof ein zweites Mal über die Problematik, diesmal von keinem geringeren Gremium befaßt als dem Kassationshof selbst. Die höchsten Zivilrichter hegten Zweifel, ob das subjektive Empfinden allein für eine Registeränderung

---

35 Oben n. 4.
36 Gazzetta Ufficiale, 19.4.1982, n. 106 - kommentiert in *Patti/Will* (1986), S. 17.

genüge - das Gesetz sei in diesem Punkt nicht genügend explizit; man könne nicht unbegrenzt den eigenen Körper und wichtige Interessen Dritter opfern. Es sollte dies ein letztes Aufbäumen sein. Denn die Verfassungsrichter, inzwischen geläutert, konnten solche Zweifel nicht mehr teilen. Erkenntnisse wie in der "bekannten Entscheidung" des Bundesverfassungsgerichts von 1978, wonach, um Soma und Psyche zu versöhnen, ein chirurgischer Eingriff unumgänglich sei, der dann in der Regel auch ein normales Geschlechtsleben eröffne, hätten auch Italien bewogen, die Vergangenheit hinter sich zu lassen und, dem Stand der Medizinwissenschaft entsprechend, die "identità sessuale" neu zu definieren. In diesem Sinne wolle die Regelung transsexuellen Personen helfen, sich zu behaupten und jene Vereinsamung, Feindseligkeit und Erniedrigung zu überwinden, die ihnen nur allzu oft begegne. Der Gesetzgeber sei eingeschwenkt auf die Linie der Gesetzgebung, Verwaltung, Rechtsprechung "zahlreicher" Staaten, auf den einstimmigen Bericht der Europäischen Menschenrechtskommission im Fall *Van Oosterwijck* 1978, auf den Entschließungsentwurf des Europaparlaments 1983, kurz: auf eine fortschreitende Rechtskultur, auch zugunsten von Minderheiten und Anomalen, der menschlichen Freiheit und Würde. So besehen, diene die vordem beanstandete Verfügung über den eigenen Körper in Wirklichkeit dem Schutz der Gesundheit, auch der seelischen - einem von Verfassungs wegen geschützten Gut. Ihre therapeutische Natur schließe die Rechtswidrigkeit aus. Und die Rechte Dritter, vor allem der Familienmitglieder, seien gewahrt.[37]

Gerade aber was die familienrechtlichen Bande angeht, scheint es dem Gesetzgeber so geheuer selber nicht gewesen zu sein, lief doch die Eheauflösungsautomatik auf die ansonsten verpönte Möglichkeit hinaus, einseitig über Bestand oder Nichtbestand einer Ehe zu entscheiden: eine Art Verstoßung durch Geschlechtswechsel, womöglich als Überraschungscoup! Im Jahre 1987 wurde deshalb beim Scheidungsrecht nachgebessert: Die Auflösung der Ehe kann u.a. nun auch nach rechtskräftiger Berichtigung der Geschlechtszuordnung beantragt werden. Aber wie? Riskiert man nicht mit dieser Lösung kurz- oder längerfristig eine Ehe zwischen zwei Personen gleichen Geschlechts?[38]

Trotz aller Fragezeichen zur Qualität dieser Sondergesetzgebung muß man ihr doch zugutehalten, daß auch in Italien inzwischen eine deutliche Beruhigung der Lage eingetreten ist. Man sollte freilich die Grenzen sehen und das Gesetz nicht als Garantie nehmen. Daß Gutachten kein Freibrief sind, der nur noch mit dem Plazet der Gerichte abzustempeln wäre - bloße Formsache also -, das lehrte nach reihenweise positiven Bescheiden ein ablehnender Richterspruch im Juli 1987. Mit ihrem betont "durchdachten und durchlittenen" Urteil weigerten sich die Richter nämlich, die von einer 26jährigen, an der Universität erfolgreichen Medizinstudentin beantragten chirurgischen Eingriffe zu genehmigen, weil "eine sclche Verwüstung der Natur und des Fleisches" (tanto scempio della natura e della carne) unvergleichlich größere, wenn nicht gar tödliche Folgen habe

---

37 Corte costituzionale, 24.5.1985, n. 161 - auch kommentiert in *Patti/Will* (1986), S. 123.

38 Den durch das Gesetz vom 6.3.1987, n. 74 in das Scheidungsgesetz vom 1.12.1970, n. 898 bei Artikel 3 eingefügten Buchstaben g) kritisiert *Patti*, Rivista di diritto civile (Padova) 1988, I, 231 (245-246) und Rivista critica del diritto privato (Napoli), 1990, 327 (338-339).

als der gegenwärtige psychische Leidensdruck.[39] Das ist nicht mehr der klassische Konflikt zwischen Medizinern und Juristen, ob das Prinzip einer Geschlechtsänderung anzuerkennen sei; hier geht es um die Grenzziehung im konkreten Einzelfall - eine Aufgabe, bei der im Rechtsstaat leistungsfähigen und unabhängigen Gerichten das letzte Wort überlassen bleibt.

Was die Rechtsentwicklung in Deutschland und Italien während eines Vierteljahrhunderts kennzeichnet, sind jene langwierigen und leidvollen Rechtsschlachten durch alle Instanzen hindurch: bis zum Obersten Gericht, bis zum Verfassungsgericht, ja bis zum Europäischen Gerichtshof für Menschenrechte; sind ferner die umstrittenen und alsbald neuen Streit heraufbeschwörenden Normierungen des Gesetzgebers, sind Sondergesetze, die ihrerseits - kaum verkündet - schon wieder die Verfassungsgerichte beschäftigen, nachgebessert werden und gleichwohl nachbesserungsbedürftig bleiben. Dennoch: Beide Gesetze haben nicht wenig dazu beigetragen, Ruhe und Frieden zu stiften und das Rechtsbewußtsein weiter Bevölkerungskreise umzuprägen. Insofern haben sie auch eine gewisse therapeutische Funktion - leidlich - erfüllt.

Etwas weniger überschäumend war der Rechtsluxus in zwei weiteren Ländern, deren Kulturen mehr trennt als nur ein Alpengürtel, die es aber trotz ihrer auch bei Gesetzgebungsvorhaben so unterschiedlichen Verhaltensweisen beide für richtig hielten, der Gesetzeslücke per Gesetz abzuhelfen. Beide wählten jedoch nicht den Weg eines Sondergesetzes zu dem dafür fälligen Preis der "decodificazione", sondern Normen, die direkt in die Zivilrechtskodifikation eingegangen sind: die Niederlande (1985) und die Türkei (1988).

2.3 Niederlande

In den Niederlanden dauerte es über ein Jahrzehnt, bis Gesetzesrecht das Richterrecht überwinden konnte - auch hier eine Wendung von einem Extrem zu anderen.

1. Die Rechtslage bis zum Gesetz. - Zwischen einhundert und dreihundert operierte "Transsexisten" sollen nach Schätzungen aus den siebziger Jahren[40] damals in Holland gelebt haben. Entsprechend gering ist die Zahl der im Schrifttum bekannt gewordenen Gerichtsentscheidungen. Vier erstinstanzliche und sechs zweitinstanzliche, die den Antragstellern entgegenkamen und die begehrte Geschlechtsänderung im Wege der Fehlerberichtigung nach Artikel 29 des Bürgerlichen Gesetzbuches von 1838 bewilligten, stehen gegen eine Entscheidung der zweiten Instanz und zwei des obersten

---

39 La Spezia, 25.7.1987, Archivio civile 1987, 1233 mit kritischer Anmerkung von *Mucaria*, 1235-1238.

40 Für einen ganz engen Zeitraum findet man drei verschiedene Angaben. Der vom Gezondheidsraad auch in einer englischen Version herausgegebene "Interim Report on Transsexualism" (21.10.1977) nennt "over a hundred surgically changed transsexuals" (S. 4), *Van Zeben*, HPS 29 (1978) 82 "200 à 300 getransformeerde transsexisten" (S. 85) und *Doucé* (1986), einer Quelle des Gesundheitsministeriums folgend, schreibt: "Il y a actuellement (en 1978) 200 personnes qui ... ont changé de sexe, mais il y en a encore 500 qui attendent ... leur opération." (S. 185).

Gerichtshofes, die ein klares Nein sprachen.[41] Im Jahre 1973 äußerte sich der Hoge Raad das erste Mal ablehnend, als die Vorinstanz feststellte, der Antragsteller sei bei Geburt männlich gewesen, nach dem heutigen Stand der Wissenschaft *nun aber* weiblichen Geschlechts. Beim zweiten Mal, 1975, ging die Vorinstanz vorsichtiger zu Werke: Der Antragsteller sei zwar mit männlichen Attributen zur Welt gekommen, bei einer Gesamtschau seiner Persönlichkeitsstruktur jedoch *schon damals* weiblichen Geschlechts gewesen. Es half nichts. Der Hoge Raad winkte wieder ab. Eine der Anatomie gegenläufig sich entwickelnde Konstitution sei kein "Fehler" im Sinne der geltenden Berichtigungsregelung von 1838. Diese wenn nötig zu ändern, wäre nicht Sache der Gerichte, sondern des Gesetzgebers.[42] Die Begründung gleicht der des Bundesgerichtshofs von 1971.[43] Nur besitzen die Holländer über dem Hoge Raad kein Verfassungsgericht, auf das sie weitere Hoffnung hätten setzen können. So hatten die Betroffenen noch ein paar Jahre länger zu warten, bis der Gesetzgeber endlich reagierte.

2. *Das Gesetz.* - Eine einflußreiche Rolle bei den gesetzlichen Vorarbeiten spielte der "Gezondheidsraad". Sein erster einschlägiger Bericht von 1965, Reaktion auf eine angeblich 1960 in Arnhem vollzogene Geschlechtsumwandlung, ging so weit, strafrechtliche Sanktionen einführen zu wollen. Infolgedessen wagte man jahrelang keine Operationen; holländische Patienten wichen notgedrungen ins Ausland aus. Nachdem der Bericht einer zweiten Kommission, 1976 eingesetzt, im Oktober 1977 die Wende gebracht hatte, bereitete der Justizminister rasch einen Gesetzentwurf vor, der dann allerdings seine Zeit brauchte, bis er als Gesetz vom 24. April 1985 verkündet werden und am 1. August 1985 in Kraft treten konnte.[44]

Es handelt sich dabei um nicht mehr als vier Paragraphen, die als Artikel 29a - 29d ins erste Buch des Bürgerlichen Gesetzbuches eingestellt worden sind. Demnach müssen Kandidaten für eine Änderung des Geschlechtseintrags das zuständige Landgericht nur noch in drei Punkten überzeugen: daß sie nicht verheiratet sind, dauerhaft steril und dauerhaft überzeugt, dem Gegengeschlecht anzugehören, dem sie körperlich "so weit angepaßt sind, als es medizinisch oder psychologisch möglich und verantwortbar ist". Neben dem Geschlecht wird auf Antrag auch der Vorname geändert, beides mit Wirkung ab Registereintrag und ohne Rückwirkung auf bestehende familienrechtliche Beziehungen.

Einer zweispurigen, d.h. "großen" und "kleinen" Lösung wie in Deutschland, bedurfte es schon deshalb nicht, weil, anders als im deutschen Personenstandsrecht, der Vorname nicht das Geschlecht seines Trägers widerspiegeln muß; außerdem verzichtet das Gesetz auf geschlechtsanpassende Operationen von vornherein, wo sie nicht

---

[41] *Grosheide* in *Van der Reijt/Pen/Kirkels/Hondius*, Transsexualiteit (1976), S. 44 (70 mit allen Nachweisen).

[42] Hoge Raad, 13.12.1973, NJ 1975 nr. 130 (Anm. *Luyten*) und 3.1.1975, NJ 1975 nr. 187 (Anm. *Luyten*) = HPS 1975, 38 (Anm. *Bakker*).

[43] *E. Hondius* in *Van der Reijt/Pen/Kirkels/Hondius* (1976), S. 95 (104) und in Tijdschrift voor privaatrecht 1977, 61 (62).

[44] Staatsblad 1985, 243, 371 und 401. Zur Vorgeschichte: Tweede Kamer der Staten-Generaal, zitting 1981-1982, 17297, nrs. 1-4, S. 5-18. Zu den Einzelheiten der Regelung: *Meyer-van der Aa*, Ars Aequi 35 (1985) 117 sowie in deutscher Sprache *Breemhaar*, StAZ 1986, 204 und *Jessurun d'Oliveira*, IPRax 1987, 189.

vertretbar sind. Verzichtet wurde auch auf die zunächst vorgesehene Altersgrenze von 18 Jahren und auf eine feste Probezeit. Schließlich zeugt es von der Weltoffenheit im Königreich der Niederlande, wie wohlwollend auch die Ausländer einbezogen sind: Statt drei Jahre lang, wie noch im Entwurf zu lesen, müssen sie nur ein Jahr im Inland gelebt haben und eine gültige Aufenthaltserlaubnis besitzen.

Liberal wie das Gesetz ist die unter ihm ergangene Judikatur. Im Fall einer transsexuellen Person aus Luxemburg hat der Richter international-privatrechtliche Bedenken bezüglich der Vornamensänderung mühelos beiseitegeschoben.[45] Und, um mit einem weiteren Beispiel sensibler Richterpraxis abzuschließen: Wenn im Geburtsregister der Kinder eines transsexuellen Vaters dessen Vornamensänderung beigeschrieben ist, so darf ein solcher Randvermerk auch in einer vollständigen Abschrift des Registereintrags nicht erscheinen - das wäre ein Einbruch in die Privatsphäre der Kinder, den Artikel 8 der Europäischen Menschenrechtskonvention verbietet.[46]

Alles in allem wird man den Niederlanden zugeben, daß sie in Europa - verglichen mit den Vorläufern Schweden, Deutschland und Italien - wohl die liberalste und am besten durchdachte gesetzgeberische Antwort auf die Zivilstandsprobleme transsexueller Personen gefunden haben.

2.4 Türkei

Der Sprung in die ferne Türkei mag überraschen, weil man am Rande Europas mit dergleichen Problemen und einem ähnlich hartnäckigen Tauziehen zwischen unteren und oberen Gerichten vielleicht nicht ohne weiteres rechnet, schon gar nicht mit der Aufmerksamkeit des Gesetzgebers für ein Randphänomen.[47]

1. Die Rechtslage bis zum Gesetz. - Das richterliche Tauziehen begann wohl erst im Jahre 1981, als eine landesweit bekannte Chanson-Sängerin aus Istanbul nach der Operation in London ihren männlichen Geburtseintrag zu ändern wünschte. Die erste Instanz gab dem Antrag statt. Das Urteil wurde aber vom obersten Gerichtshof aufgehoben, der nicht weniger als dreimal allein mit diesem Fall[48], später noch mit drei weiteren Fällen beschäftigt war.

Auf die Frage, ob ein Mann durch Wegoperieren seiner Genitalien wirklich eine Frau werde - so der Kassationshof zunächst - vermöge nur die Medizin zu antworten. Doch als daraufhin die Gerichtsmediziner dem Kläger die begehrte Weiblichkeit attestierten, da wollten die Richter keineswegs blind und automatisch folgen, sondern besannen sich

45 Amsterdam, 9.4.1986, deutsch in IPRax 1987, 186 mit Kommentar von *Jessurun d'Oliveira*.

46 Hoge Raad, 15.9.1989, NJ 1990 nr. 322, besprochen in HPS 1990, 13.

47 Die Informationen zur Türkei verdanke ich ungezählten Anstrengungen meiner Kollegin *Bilge Öztan*, die Personen- und Familienrecht in Ankara lehrt. Für Einzelheiten und Nachweise siehe *Will*, Die Sängerin im Zivilgesetzbuch, Festschrift für W. Lorenz, Tübingen 1991, S. 825-846.

48 Fall *Ersoy*. Der Zug durch die Instanzen begann nur einen Monat nach der Operation mit der ersten Klage vom 28.5.1981. Unzufrieden mit dem stattgebenden Urteil (Fatih, 5.6.1981) verlangt das oberste Gericht eine neue amtsärztliche Untersuchung: Yargıtay, 21.1.1982, Yargıtay Kararları Dergisi 1982, 323; das daraufhin ablehnende Urteil (Fatih, 6.9.1982) wird bestätigt von Yargıtay, 30.12.1982. Die am 30.11.1984 erhobene zweite Klage scheitert ebenso: Fatih, 31.12.1984 und Yargıtay, 27.3.1986, Yargıtay Kararları Dergisi 1986, 1112 - die Grundsatzentscheidung! Erst der dritte Anlauf am 14.1.1988 gelingt, diesmal in der Hauptstadt und in Rekordzeit: Ankara, 6.6.1988 (zum Vergleich die Eckdaten des Gesetzes: Entwurf - 2.2.1988, Verkündung - 12.5.1988).

deutlich ihrer eigenständigen juristischen Wertungsaufgabe. Es sei nach geltendem Recht - so fanden sie nun - nicht erlaubt, aus freien Stücken über seine körperliche Identität zu verfügen und sein Geschlecht künstlich zu verändern. Ferner seien Gesetzesumgehungen zu befürchten: Auf diese Weise könne nämlich ein Wehrpflichtiger leicht dem Militärdienst, ein Scheidungswilliger ohne Scheidungsgrund leicht der Ehe entfliehen und ein Arbeitsunwilliger gar die fünf Jahre früher fällige Pension einer Rentnerin erlangen - erstaunliche Richterphantasien, die ihrerseits analysiert zu werden verdienten. Mitleid wenigstens im Nachhinein? Nein! Wenn durch die Operation unwiderrufliche Tatsachen geschaffen seien, so habe die betroffene Person dies allein sich selbst zuzuschreiben; solche Fehler zu reparieren sei nicht Aufgabe der Rechtsordnung. Das geltende Recht kranke auch keineswegs an einer Gesetzeslücke, keiner offenen und keiner verdeckten. Wer mit diesem Recht unzufrieden sei, möge sich an den Gesetzgeber halten. Zwar widersprach einer der fünf Richter in Ausführungen von fast der siebenfachen Länge des Mehrheitsvotums und beschwor eine verfassungskonforme Auslegung, beschwor die Menschenwürde und die Rechtsgrundsätze sowohl der UN-Menschenrechtserklärung von 1948 als auch der Europäischen Menschenrechtskonvention von 1950 - alles freilich eher vage und konturenarm. Ungeachtet dessen kassierte die Mehrheit 1986 und 1987 mit den alten Argumenten wieder zwei stattgebende Urteile aus Izmir.[49]

Doch dann, im folgenden Jahr 1988, kam eine urplötzliche Wende. Noch im Februar war ein ablehnendes Urteil aus Ayvalık - mit erstmals der Konstellation Frau-zu-Mann - vom Kassationshof gutgeheißen worden, im Juli wurde es schon kassiert. Lakonische Begründung: "wegen des durch Gesetz Nr. 3444 geänderten Artikels 29 des Zivilgesetzbuches".[50]

2. Das Gesetz. - "Tritt nach der Geburt eine Änderung des Geschlechts ein, so wird, wenn diese durch das Attest zumindest einer Gesundheitskommission bestätigt worden ist, die erforderliche Berichtigung im Zivilstandsregister vorgenommen. Ist die von der Geschlechtsänderung betroffene Person verheiratet, so wird an den diesbezüglichen Klagen auch der Ehegatte beteiligt, und dasselbe Gericht bestimmt auch, wem die elterliche Gewalt über gegebenenfalls vorhandene gemeinsame Kinder zu übertragen ist; die Ehe endet von selbst mit Rechtskraft des Urteils für die Geschlechtsänderung."

Die unscheinbare Änderung in Artikel 29 des Zivilgesetzbuches - bestehend aus diesem angefügten Absatz 2 von zwei Sätzen - soll ganz allein jener Sängerin aus Istanbul und ihren guten Beziehungen zur Regierungsspitze zu danken sein. In der Tat sucht man vergebens Spuren irgendeines innen- oder außenpolitischen Drucks durch Volksaufläufe und Massenmedien, durch das türkische Verfassungsgericht etwa oder durch den Europäischen Menschenrechtsgerichtshof. Es fehlen auch Spuren gründlicher Vorbereitung durch Umschau beim Europarat oder bei der Internationalen Zivilstandskommission. Zwar spottet die parlamentarische Opposition über den Satz, es sei dieses Thema "in unserem Jahrhundert zu einem der wichtigsten Probleme in den hochentwickelten west-

---

49 Yargıtay, 22.5.1986 und 30.12.1987, beide unveröffentlicht.

50 Yargıtay, 11.2.1988 und, in der Wiederaufnahme nach Erlaß des Gesetzes, 5.7.1988 - beide Urteile unveröffentlicht.

lichen Gesellschaften geworden", der so begründete Gesetzesentwurf des Justizministeriums vom Februar 1988 wird dessenungeachtet im Handumdrehn Gesetz.[51]

Weniger Aufmerksamkeit fand die juristische Qualität eines Textes, dessen bestechende Kürze die inhaltlichen und handwerklichen Mängel nicht wettmacht. So schweigt die Norm zur Frage der Namensänderung ganz und gar. Für die Änderung des Geschlechts verweist sie auf keinerlei Kriterium, lediglich auf ein Beweismittel: das Attest einer Ärztekommission. Hormonbehandlung? Operationen (Amputation und Konstruktion von Neovagina bzw. Neopenis)? Fortpflanzungsfähigkeit? - alles bleibt offen und damit den Ärzten und Richtern überlassen, ihrem Gutdünken wie ihrem Schulenstreit. Daß schließlich auch so wichtige Gesichtspunkte wie Probezeit, Mindestalter, Staatsangehörigkeit unerwähnt und damit ungeregelt bleiben, trägt kaum dazu bei, die Rechtsanwendung zu erleichtern. Bei Verheirateten wird der Ehegatte zwar an den diesbezüglichen Verfahren "beteiligt", bleibt aber letztlich doch Opfer einseitigen Handelns, wenn mit Rechtskraft des Urteils über die Geschlechtsänderung die Ehe "von selbst endet" - jene Automatik, die Italien ein Jahr zuvor aufgegeben hatte.

3 Abhilfe durch nationale Gerichte? (Frankreich)

Wer den Franzosen nachsagt, wenig kümmere sie, was um sie herum vor sich geht, der muß auch umgekehrt zugeben: Wenig weiß das deutsche Schrifttum von den Verhältnissen beim großen Nachbarn. Sonst hätte man hierzulande bemerken müssen, wie die einstige "Spitzenposition" - was die "umfängliche" Befassung der Juristen mit dem Thema Transsexualismus angeht[52] - von Deutschland (und Italien!, wie zu sehen war) längst an Frankreich übergegangen ist. Um die zweihundert Gerichtsentscheidungen aus allen sechs Ecken, elf allein vom Kassationsgerichtshof, zwei Anläufe zu einem Sondergesetz, und dazu eine schier unüberschaubare juristische Bibliographie[53] - verschwenderische Eloquenz eines Vierteljahrhunderts, welche die kleine Lücke im Code Napoléon eigentlich würdig zu füllen hätte imstande sein müssen. Nichts dergleichen. Anders als die Medizin, auf die seit den ersten Operationen Ende der siebziger Jahre zunehmend Verlaß war, gelang es dem Recht, zunehmend Unsicherheit zu verbreiten, wie es sich mit immer wechselnden Kriterien und Interpretationen durch die Instanzen wand. Inzwischen erscheinen die Zustände ziemlich chaotisch.

Während einige Glückliche medizinisch und juristisch am Ziel sind, mußte ein Großteil der Betroffenen auf halbem Wege stehen bleiben: Psychosozial wie operativ angepaßt, leben sie das tagtägliche Trauma ihres nichtangepaßten Geburtseintrags und dürfen vom Heiraten nur träumen. Seit den unerbittlichen Sätzen des Kassationshofes vom Mai 1990 sind auch alle Zukunftsträume vorbei. Jeder verantwortungsvolle Arzt müßte -

---

[51] Resmî Gazete, 12.5.1988, Nr. 19812.

[52] *Ehrhardt* (1985), S. 278.

[53] Genannt seien hier nur die jüngeren Arbeiten von *Michelle Gobert*, JCP 1988.I.3361 und 1990.I.3475, *Jacqueline Rubellin-Devichi*, RTDC 1989, 721, *Georges-Michel Fauré*, Rev. dr. sanit. et soc. 1989, 1 und *Michèle-Laure Rassat*, Mélanges Raynaud (1985), S. 667 - alle mit zahlreichen weiterführenden Nachweisen. Ferner *Dominique Thouvenin*, Rev. dr. sanit et soc. 1979, 291 und *Jacqueline Petit*, Revue trimestrielle de droit civil 1976, 263.

und sei der Leidensdruck noch so extrem, sei die Prognose noch so günstig - geschlechtskorrigierende Maßnahmen scheuen, die juristisch derzeit mit Sicherheit nicht nachzuvollziehen sind.

Solange nicht der Gesetzgeber aus eigenem Antrieb die derart entzweiten Mediziner und Juristen wieder zusammenspannt, bleibt nur, auf einen äußeren Anstoß von dort zu hoffen, wo Frankreich eben auf der Anklagebank sitzt: vom Europäischen Gerichtshof für Menschenrechte in Straßburg.

3.1 Die Ungewißheit in den Instanzen

1. Das Nein von 1975. - Lange vor den Medizinern waren die Juristen Frankreichs mit dem Wunsch des Geschlechtswechsels konfrontiert. Denn schon in den sechziger Jahren "verwandelte" eine französisch geführte Klinik in Casablanca bei entsprechendem Voraushonorar und mit Ergebnissen, die durchaus fachliche Anerkennung fanden, am laufenden Bande umstiegswillige Männer in Frauen. Die Umschreibung konnte natürlich nicht in Marokko, sie mußte am Geburtsort erfolgen. So beginnt das französische Transsexuellenrecht mit der Boulevardfigur "Coccinelle", deren offenbar nicht ganz lupenreines Spiel vor einem Gericht in Paris zu Anfang der sechziger Jahre das Klima bei Richtern wie Medizinern heillos verdorben haben muß.[54]

Danach nämlich scheiterten fünfzehn Jahre lang sämtliche Anläufe, eine Personenstandsänderung zu erreichen, gleich ob Mann-zu-Frau oder umgekehrt. Als erstmals ein Fall aus Bordeaux zum Kassationshof gelangt, pflichtet auch diese höchste Instanz bei: "Wenn sich jemand freiwillig einer Hormonbehandlung und dann - außerhalb Frankreichs - einem chirurgischen Eingriff unterzieht, beides mit der Folge einer künstlichen Veränderung seiner Geschlechtsattribute, dann hat das Berufungsgericht zu Recht erkannt, daß die Nichtverfügbarkeit des Personenstandes - ein unumstößlicher Grundsatz der staatlichen Ordnung - es verbietet, solcherart erzielten körperlichen Umformungen Beachtung zu schenken."[55] Das hier im Dezember 1975 noch als zwingend verstandene Unwandelbarkeitsdogma, auf das sich auch die deutsche und noch mehr die italienische Judikatur gestützt hat, wird, da von allen Seiten angefeindet, später fallengelassen werden und nicht wieder auftauchen, ohne daß sich freilich die obersten Richter in ihrer Linie je irgendwie hätten beirren lassen.

---

[54] Zu *Coccinelle* siehe oben *Runte*, Verschriftete Spiegelbilder 6.2.2. Das Urteil des Tribunal civil de la Seine vom 18.1.1965 (JCP 1965.II.14421 concl. *Fabre* = D.1966 somm.14), das immer wieder - zuletzt im QUID 1991, S. 172 col. b - fälschlich auf sie bezogen wird, wohl weil es das erste veröffentlichte Gerichtsurteil war, betraf nicht Jacques-Charles bzw. Jacqueline-Charlotte Dufresnoy (geboren 1931, operiert in Casablanca 1958), sondern einen gewissen Jean Roland J... (geboren 1928, operiert in Casablanca 1961). Die zugunsten von *Coccinelle* ergangene Entscheidung des Tribunal civil de la Seine muß gegen Ende 1961 datieren - "décembre 1961" nach *Doucé* (1986), S. 82; sie hat wegen des anschließenden Hochzeitsrummels (10.3.1962) alsbald die Ärztekammer auf den Plan gerufen, welche ihrerseits das Justizministerium einschaltete, so daß für die nächsten 15 Jahre alles blockiert blieb. Hierzu kurz *Hervet* (1975), 326 col. 1. Kaum verschlüsselt und aufschlußreich für die Stimmung damals ein Kommentar des Chirurgen *Troques* (1962), der in den beiden Sinnsprüchen gipfelt: *dura lex sed lex* und *tota mulier in utero*.

[55] Fall *Aubin* (Mann-zu-Frau): Ablehnend wie die erste Instanz auch Bordeaux, 13.6.1972, bestätigt durch Cass., 16.12.1975, Bull.civ. I N° 374, S. 312 = D. 1976.397 1re Espèce note *Lindon* = JCP 1976.II.18503 obs. *Penneau*.

2. Das Nein von 1983. - Schon im Januar 1976 beginnt mit einem stattgebenden Urteil aus Toulouse eine 15jährige Periode zunehmender Konfusion und Rechtsunsicherheit. Die positiven Urteile mehren sich in dem Maße, in dem es den ärztlichen Sachverständigen gelingt, Richter der ersten und bald auch der zweiten Instanz davon zu überzeugen, daß transsexuelle Menschen nicht aus Willkür, sondern unter Zwang handeln, nicht anders handeln können.[56] Einflüsse aus der frankophonen kanadischen Provinz Québec wären nicht undenkbar, weil dort seit 1977 eine Vornamens- und Geschlechtsänderung beim Justizminister beantragt werden kann.[57] Eine höchstrichterliche Entscheidung, welche diese Strömung aufgegriffen hätte, würde niemanden überrascht haben, zumal nicht nach Erlaß der Transsexuellengesetze in den Nachbarländern Deutschland und Italien.

Vielleicht war es diese Erwartung, die den Kassationshof 1983 bei seinem wiederholten Nein äußerst vorsichtig zu Werke gehen ließ. In einem Bilderbuchfall von Frau-zu-Mann-Transsexualität begnügte er sich damit, das ablehnende Urteil aus Nancy zu bestätigen: "Das Berufungsgericht hat festgestellt, daß Nadine S. trotz der Operationen, denen sie sich unterzogen hat, nicht männlichen Geschlechts ist."[58] Nicht mehr.

Jeder mochte daraus nun ablesen, was ihm behagte: Optimisten, daß die Tatsacheninstanzen freie Hand behalten sollten, Pessimisten, daß nur der objektive Befund zähle. Was nicht im Urteil geschrieben stand, wohl aber später im Jahresbericht des Kassationshofes: daß man der Medizin noch nicht hinreichend traute, um sich eindeutig zu äußern.[59] Und, wie erst kürzlich offenbar wurde: daß die "etwas sibyllinische Formel" durchaus "freie Hand für die Tatsacheninstanzen" bedeuten konnte und beim eigenen Gesetzgeber oder beim Europäischen Menschenrechtsgerichtshof Wirbel vermeiden sollte.[60]

3. Das Nein von 1987. - Kein Wunder, wenn die enigmatische Kürze der Begründung - bei weitem mehr beachtet als das harte Ergebnis - weitere Untergerichte erster und zweiter Instanz geradezu ermunterte, eine gelungene medizinische Therapie juristisch abzu-

---

56 Die erste Zeitungsnotiz in "Le Monde", 8.11.1978, S. 14 scheut noch die namentliche Nennung ("trois magistrats français appartenant à des tribunaux de province" - in Wirklichkeit waren es aber schon fünf): TGI Toulouse, 29.1.1976, D. 1976 somm. 61, gefolgt von TGI Toulouse, 25.5.1978 und Toulouse, 11.10.1978, D. 1980 somm. 324 = JCP 1981.II.19529 obs. *Penneau* (die wiederum Lisboa, 17.1.1984, oben n. 11, beeinflußt haben). Rechtskräftig wurden erstinstanzliche Entscheidungen in den Jahren 1977 - 1980 beispielsweise aus Dijon, Rouen, Bobigny, Nanterre, St.Etienne (hierzu *Linossier*, D. 1981 chr. 139), in den Jahren 1981 - 1983 überdies aus Amiens, Tours, Evry, Créteil, Paris, Niort, Papeete, Le Havre. Als weiteres Obergericht folgt Agen, 2.2.1983, G.P. 1983.2.603 note *Sutton* (sogar in Italien abgedruckt und kommentiert: Foro italiano 1984.IV.320).

57 Loi sur le changement de nom et d'autres qualités de l'état civil, Section II, 1977, c.19, a.9 - heute Chapitre C-10 des Lois refondues, Art. 16-22. Antragsberechtigt ist aber nur ein volljähriger, lediger kanadischer Staatsbürger, der seit mindestens einem Jahr in Québec wohnt und mit Erfolg (?) medizinisch und chirurgisch behandelt worden ist "impliquant une modification structurale des organes sexuels (?) et destinés à modifier ses caractères sexuels apparents." (Art. 16).

58 Fall *Saggioro* (Frau-zu-Mann): Ablehnend TGI Briey, 18.11.1976 und Nancy, 22.4.1982, JCP 1983.IV.323 und 1984.II.20222, bestätigt durch Cass., 30.11.1983, Bull.civ. I N° 284, S. 253 = D. 1984.165 note *Edelman* = JCP 1984.II.20222 concl. *Sadon*, obs. *Penneau*. Dazu *Grimaldi*, JCP 1986.I.3227 n° 5.

59 Rapport Annuel de la Cour de Cassation 1983, S. 41. Kritisch *Gobert* (1988) n. 38 und (1990) n. 33.

60 Richter *Massip* in seinem Bericht (21.5.1990 unter II), JCP 1990.II.21588.

segnen.[61] Lange schien es, als ließen sich die Geister am Kriterium des freien Willens scheiden: Freiwillig? oder unfreiwillig?, und so schien es durch das dritte und vierte Nein des Kassationshofes im März 1987 nur bestätigt: Die Richter in Nîmes sahen ihr stattgebendes Urteil kassiert, weil sie versäumt hätten darzulegen, daß "ein Geschlechtswechsel kraft einer vom Willen des Betroffenen unabhängigen Fremdursache ("cause étrangère à la volonté") vorliege",[62] während die Richter in Bordeaux abermals ein abweisendes Urteil bestätigt fanden, weil der gegenwärtige Zustand des Betroffenen auf seinen eigenen Willen zurückgehe ("volonté délibérée").[63]

"Cause étrangère" - schillernd erlaubt die neue Richterformel neue hoffnungsvolle Haarspaltereien. Warum nicht den unwiderstehlichen inneren Trieb zu einer wie von außen wirksamen Fremdursache erklären? Das jedenfalls empfahlen viele Autoren, dementsprechend gutachteten viele Ärzte und so verstanden es viele Gerichte, vor allem auch im Pariser Raum.[64] Die Formel enger zu verstehen und nur auf wirklich von außen eingreifende Ursachen zu beziehen, hätte ja das Phänomen der Transsexualität von vorneherein eliminiert und jede weitere Diskussion erübrigt.

4. Das Nein von 1988 und 1989. - Warum auf diesem Hintergrund der Kassationshof auch beim fünften und sechsten Nein in den beiden folgenden Jahren die Karten nicht aufgedeckt hat, bleibt schlechterdings unverständlich. Farblos werden zwei abweisende Urteile dahin bestätigt, die jeweils "geltend gemachten psychologischen und gesellschaftlichen Erwägungen reichten nicht aus, um einen Wechsel des Geschlechts zu rechtfertigen."[65] Noch immer blieb die Tür einen Spaltbreit offen, konnte man mutmaßen; denn es wäre ja durchaus denkbar gewesen, daß bei anderer Gelegenheit massiver und überzeugender vorgebrachte Erwägungen dieser Art für ausreichend gehalten werden würden.[66]

5. Das vierfache Nein von 1990. - Mutmaßungen, Hoffnungen, Zweifel, die im Mai 1990 jäh zerstoben. Da nämlich schlug mit einem neuerlichen vierfachen Nein der Kassationshof die Tür zu: "Auch wenn Transsexualität medizinisch anerkannt ist, kann sie nicht zu einem wahren Geschlechtswechsel führen; der Transsexuelle mag gewisse

---

[61] In den Jahren 1984 - 1986 treten zu Toulouse und Agen neue Obergerichte hinzu: Nîmes*, Versailles und Dijon, bei den Untergerichten neben Toulouse, Rouen, Nanterre, Créteil und vor allem Paris neu: Angoulême, Grasse, Avignon*, Reims, Blois, Montpellier, Nice, Lyon, Thionville, Nancy - mit lauter rechtskräftigen Entscheidungen (wenn man von TGI Avignon und Nîmes absieht, die keinen Bestand hatten).

[62] Fall *Franquet* (Mann-zu-Frau): Ablehnend TGI Avignon, 10.1.1984, stattgebend Nîmes, 2.7.1984, auf die "im Interesse des Rechts" von der Staatsanwaltschaft eingelegte Kassationsbeschwerde hin dann aufgehoben durch Cass., 3.3.1987, Bull.civ. I N° 79, S. 59 = D. 1987.445 1re Espèce note *Jourdain* = G.P. 1987.2.577 note *S. de La Marnierre* = JCP 1988.II.21000 1er Arrêt obs. *Agostini*.

[63] Fall *Botella*: Oben n. 1. Dazu *Gobert* (1988) n° 12.

[64] Beispielsweise Paris, 22.10.1987, D. 1987 IR 231 (Mann-zu-Frau) - dazu *Gobert* (1988) n° 14, (1990) n° 45, 46 - und 19.4.1988, D. 1988 IR 137 (Frau-zu-Mann). In Opposition auch Agen, 24.6.1987 und Aix, 17.5.1988, erwähnt bei *Rubellin-Devichi* (1989), 731-732.

[65] Fall *Mayet* (Frau-zu-Mann): Ablehnend wie die Erstinstanz auch Nîmes, 10.3.1986, bestätigt durch Cass., 7.6.1988, Bull.civ. I N° 176, S. 122 = D. 1988 IR 177 = JCP 1988.IV.286 = G.P. 1989.1.417 note *Agostini*. Fall *Hervalet* (Mann-zu-Frau): Ablehnend TGI Le Havre, 21.11.1985 und Rouen, 8.10.1986, bestätigt durch Cass., 10.5.1989, Bull.civ. I N° 189, S. 125.

[66] Neue Opposition: Grenoble, 22.6.1989, erwähnt bei *Rubellin-Devichi* (1989), 732.

Merkmale seines Ausgangsgeschlechts verloren haben, hat aber damit nicht die des Gegengeschlechts erworben."[67]

Endlich klare Grenzen: Dort die medizinischen Kriterien - hier die juristischen. Endlich klare Kriterien: Nicht Unwandelbarkeit des Personenstandes, nicht Fremdursache, nichts psychosozial Subjektives, sondern allein das faßbar Objektive - das wahre biologische Geschlecht. Frau bleibt Frau. Endlich klare Worte: Ent-brüstet, ent-scheidet, ent-keimt - mag sein! Wie aber steht es bei dem Neo-Mann mit der Urinier-, Kopulier- und Zeugungsfähigkeit? Brutaler, deutlicher, endgültiger hätte das höchstrichterliche Verdikt nicht ausfallen können.

Wer also für Rechtssicherheit plädiert, wird sich nun nicht länger beklagen können. Denn daß unter diesen Umständen noch irgendeine untere Instanz weiteren Widerstand leisten wird, erscheint äußerst unwahrscheinlich. Der tote Punkt, auf dem das französische Transsexuellenrecht nach allen Wirrungen heute festsitzt, läßt sich wohl nur noch mit Hilfe eines spektakulären Anstoßes von außen überwinden.

3.2 Die Gewißheit am Kassationshof

Die hier skizzierte, in den vergangenen fünfzehn Jahren einmal von Null nach Null im Kreise gelaufene Entwicklung des französischen Transsexuellenrechts läßt sich aus den ritualisiert knappen Begründungsformeln des obersten Gerichts, und seien die entschiedenen Fälle so zahlreich wie hier, kaum begreifen. Man kennt, wie beim Eisberg, nur die Spitze; was sie trägt, schwimmt unter der Oberfläche.

Als klassische Deutungshilfen jener Begründungsformeln gelten stets das Plädoyer des Generalanwalts sowie - noch authentischer, da aus dem Spruchkörper selbst stammend - die vom Berichterstatter ausgearbeitete Entscheidungsgrundlage für seine Richterkollegen. Hier nun liegen für die jüngste Urteilsserie von 1990 beide veröffentlicht vor, Indiz für besonderes Gewicht: die "conclusions" der Generalanwältin und der "rapport" des Berichterstatters[68] - eines Berichterstatters übrigens, der an sich für seine liberalen Positionen im Familienrecht bekannt ist und der seine Funktion bereits seit dem zweiten Nein von 1983 innehat. Das eine wie das andere Dokument erlauben gewisse Rückschlüsse, wie die höchsten Richter Frankreichs zur Medizin stehen, zur Gesellschaft, zum Gesetzgeber, zum Recht in Europa und zu den Antragstellern.

1. Medizin. - Das Verhältnis zur Medizin, um mit dem Wichtigsten zu beginnen, ist wohl nirgendwo so distanziert. Prinzipiell legen die Richter allergrößten Wert darauf, nicht ins Schlepptau der Mediziner zu geraten - verurteilt sozusagen, eine ärztlich verordnete

---

67 Die vier, ganz unüblich bereits vier Wochen vor Erlaß angekündigten Urteile der ersten Zivilkammer vom 21.5.1990 (sämtliche Frau-zu-Mann) sind mit dem Bericht des Richters *Massip* und den Schlußanträgen der Generalanwältin *Flipo* veröffentlicht in JCP 1990.II.21588:

Fall *Ancelin*, ablehnend TGI Nîmes, 23.4.1986 und Nîmes, 7.5.1987;

Fall *Vasta*, ablehnend TGI Nîmes, 5.11.1986 und Nîmes, 2.7.1987;

Fall *Jacquin*, ablehnend Lyon, 19.11.1987;

Fall *Nadaud*, ablehnend TGI Bordeaux, 16.9.1985 und Bordeaux, 5.3.1987, JCP 1987.IV.194 - auf diesen Fall, und nur auf ihn, bezieht sich der Bericht *Massip*. Kritisch zu dieser Urteilsserie vor allem *Gobert* (1990) und *Hauser*, Revue trimestrielle de droit civil 1991, 289.

68 JCP 1990.II.21588. Aus dem "rapport" *Massip* kann in der Folge nach seinen Teilen I - IV, aus den "conclusions" *Flipo* nur entlang den Fußnoten zitiert werden.

Therapie zu Ende zu führen. Das Recht sei schließlich kein Medikament, das Gericht keine Apotheke und irgendeine Abhängigkeit des Richters ganz und gar unvorstellbar. Während Äußerungen medizinischer Kapazitäten ansonsten wie alle anderen Sachverständigengutachten der freien richterlichen Beweiswürdigung unterlägen, bliebe ja - sobald ein Antragsteller als wirklich transsexuell eingestuft sei - überhaupt kein Entscheidungsspielraum mehr: das Gericht wäre dem Diktat des Gutachters unterworfen.[69]

Folglich bedeutet auch das von der Wissenschaft inzwischen anerkannte Syndrom Transsexualität den höchsten Richtern nichts. Mögen sie eine Zeitlang noch gezögert und auf neue medizinische Erkenntnisse und Fortschritte gewartet haben, jetzt ist beschlossene Sache: Bei dieser Diagnose kann es zu einer wirklichen Geschlechtsumwandlung niemals kommen. Nicht die Medizin, sondern das Recht urteilt über das "wahre" Geschlecht. Wahr aber ist das objektiv Wahrnehmbare, das genetisch anhand der Chromosomen immer Feststellbare. An dieser Realität hat sich das Recht zu orientieren, am Sein also und nicht am Schein, nicht an fixen Ideen. Auch wenn ich mir noch so tief und fest einbildete, sagt der Berichterstatter, ich sei Napoleon, und gliche ihm nach vielen Operationen auf's Haar - so wäre ich deshalb noch lange nicht Napoleon. Ebensowenig hätten hormonale und operative Eingriffe je Männer in Frauen oder Frauen in Männer zu verwandeln vermocht; nur Optik sei dabei herausgekommen, die der Logik und dem gesunden Menschenverstand widerstrebe.[70]

Zu den Operationen - wie der Berichterstatter einräumt: von der Gesellschaft akzeptiert, von der Ärztekammer autorisiert und von der Sozialversicherung finanziert - erhebt interessanterweise die Generalanwältin drohend den Finger. Die Operateure würden derzeit zwar nicht verfolgt, verstießen freilich "evident" gegen das Strafgesetz.[71] In der Tat sind kürzlich drei französische Ärzte zu Gefängnis- und Geldstrafen verurteilt worden, weil sie 1980 einen angehenden Krankenpfleger bereits zwei Monate nach dessen erster Bitte operiert und offenbar mit so schlechtem Erfolg operiert hatten, daß er sich nach zahlreichen Nachoperationen (darunter in Casablanca) schließlich im Jahre 1989, wie angedroht, erschoß.[72]

Wie abschreckend solche Einzelfälle ärztlicher Leichtfertigkeit auch immer wirken mögen, man wird nicht sie dafür verantwortlich machen dürfen, das Recht auf derartigen Kollisionskurs mit der Medizin gebracht zu sehen. Dafür müssen die Gründe tiefer liegen - dort, wo es um das den Richtern anvertraute Gefüge der Gesellschaft geht. In den Worten der Generalanwältin: "Manchmal heilen, oftmals lindern, immer trösten" gilt für den Arzt; der Richter aber soll nicht therapieren, er soll Recht und Ordnung garantieren.

2. Gesellschaft. - Das Bild der französischen Richter von ihrer Gesellschaft korrespondiert mit der gewählten Definition der Geschlechter. Unwandelbar wie Mann und Frau sind Ehe und Familie. In diesem Gefüge wirkt ein Antrag auf Geschlechtsänderung

---

69 *Flipo*, nach n. 12. Dazu *Gobert* (1988) n° 13, (1990) n°s 7, 10.

70 *Massip*, unter IV.

71 *Flipo*, zwischen nn. 5 und 6.

72 "Le Monde", 26.3.1990 und Aix-en-Provence, 23.4.1990, G.P. 1990.2.575 note *Doucet* = JCP 1991.III.21720 obs. *Mémeteau.*

bedrohlich. Ihm stattzugeben würde - wieder in den Worten der Generalanwältin - "die Grundfesten erschüttern, auf denen eine Gesellschaft ruht."[73]

Erste Grundfeste ist die Ehe - hier nach zwei Richtungen zu bedenken. Die bei Transsexuellen angeblich "vorherrschende" Idee, sich zu verheiraten, verbreitet wohl, wie immer, den allergrößten Schrecken.[74] Gegen die unvorstellbare Vorstellung einer Vereinigung zweier Geschöpfe des gleichen anatomischen und genetischen Geschlechts feit die Erinnerung an die eigene Rechtsprechung des Vorjahres: "Ehe bezieht sich nur auf ein Paar, das aus Mann und Frau besteht."[75] Daß das französische Familienrecht für die Gültigkeit einer Ehe Kopula und Zeugung gar nicht zwingend voraussetzt, bleibt außer Betracht. Das andere Schrecknis bereiten die ungelösten rechtlichen Komplikationen bei bereits bestehender Ehe. Fragen über Fragen: Was der Partner verlangen könne - Scheidung oder Nichtigerklärung wegen Irrtums über die Person? Wenn er es aber nicht könnte oder wollte - ob die Kinder dann zwei Mütter oder zwei Väter hätten? und wem von beiden die elterliche Gewalt zustünde?

Damit ist man schon bei der Kindschaft als zweiter Grundfeste. Psychosoziale Traumata bei den leiblichen Kindern stünden zu befürchten. Noch beunruhigender aber erscheint die Zukunftsvision - wie es verhindern? - daß eine transsexuelle Person ein Kind oder gar mehrere adoptiert. Die Transsexuellen-Adoption, der man schon früh in der medizinischen Fachliteratur begegnet, erscheint als eine für die französische Gesellschaft geradezu charakteristische Obsession.[76]

3. Gesetzgeber. - Unausgesprochen bleibt das Verhältnis der Richter zum Gesetzgeber. Auf den Gesetzgeber war in den Nachbarländern zuvor stets ausdrücklich verwiesen worden: Die Voraussetzungen und Folgen einer Geschlechtsänderung seien zu komplex, um den beschränkteren Erkenntnisquellen von Gerichten überantwortet zu bleiben.

Aber in Frankreich war die Entwicklung nun ja schon weiter fortgeschritten, waren im Abstand von sieben Jahren zwei Gesetzesinitiativen wieder von der Bildfläche verschwunden: Als erstes kam 1982 aus dem Schoße des Senats ein Entwurf "mit dem Ziel, die chirurgische Behandlung von Anomalitäten der Transsexualität zu autorisieren und die Personenstandsänderung der Transsexuellen anzuerkennen"; er war sichtlich dem damals in Italien kursierenden Gesetzentwurf nachempfunden, muß aber, anders als dieser, irgendwo auf der Strecke geblieben sein - bald nämlich war nichts mehr von ihm zu hören.[77]

Als sich nach den enttäuschenden Kassationshofsurteilen von 1987 und 1988 neue Gesetzgebungswünsche regten, da war es der Staatsrat, der mit einem von Juristen und

---

73 *Flipo*, vor n. 7.

74 *Flipo*, nach n. 6: "idée ... prépondérante"; *Massip*, unter IV: "demandes les plus fortes". Dazu *Gobert* (1990) n° 15.

75 *Flipo*, vor n. 13, verweist auf die in arbeitsrechtlichem Zusammenhang ergangene Entscheidung Cass., 11.7.1989, Bull. civ. V N° 514, S. 311; diese bezieht sich freilich nicht auf "mariage", sondern auf "union libre"!

76 *Flipo* erwähnt die Adoption allein dreimal: nach n. 6 sowie vor und nach n. 13; *Massip* erwähnt sie unter IV am Ende. Dazu *Gobert* (1990) n° 16. Vgl. schon *Mises/Noel/Castagnet* (1980) und *Scherrer* (1980), S. 351/711 sowie TGI Versailles, 9.5.1984, zitiert bei *Breton* (1985), S. 173.

77 Gesetzentwurf *Caillavet*, Sénat N° 260, 1981-1982 (9.4.1982), auch in: Concours médical 1982, 3481 und *Breton* (1985), S. 175.

Medizinern gemeinsam erstellten Bericht im März 1989 klar gegen ein französisches Transsexuellengesetz votierte. Der Bericht beläßt es aber nicht bei den drei Uralt-Argumenten: strafrechtlich geschützte körperliche Unversehrtheit, personenstandsrechtliche Unwandelbarkeit, öffentliche Ordnung. Man geht jetzt differenzierter vor: Es gebe derzeit in Frankreich nur etwa 500 bis 1000 wirklich transsexuelle Personen, ein Gesetz aber werde durch seine Publizität - wie in Italien erlebt - Ansteckungsgefahr, also nur noch mehr Unruhe in die Gesellschaft bringen. Ein Gesetz könne auch rasch überholt sein angesichts der Fortschritte in der Medizin, die dem Syndrom eines Tages vielleicht durch Anpassung der Psyche an die Physis beikomme anstatt umgekehrt.[78] Schließlich werde mit dem Ehe-, Kindschafts- und Personenstandsrecht ein ganzes Stück des Zivilrechts aus den Angeln gehoben, wird die Generalanwältin später hinzufügen. So interessant und diskutabel all diese Elemente sein mögen, der springende Punkt - eine Gesetzesvermeidungsstrategie geradezu einladend - war die angebliche Offenheit der Gerichte.

Der Bericht, der die Möglichkeit einer Personenstandsänderung durchaus eröffnet sehen will, nur eben nicht durch Gesetz, stützt sich entscheidend auf eine überaus günstige Analyse der damaligen Rechtsprechungssituation. War diese Analyse rosarot oder blauäugig? Wunschdenken oder gar gezielte Richterbeschwörung? Jedenfalls konnte man in allen Tageszeitungen lesen, wie positiv die interministerielle Arbeitsgruppe "Bioethik und Recht" über das inzwischen herausgearbeitete "wahre Richterrecht des Transsexualismus" urteilte: Zwar zeigten einige Obergerichte noch Zurückhaltung, doch gäben die Instanzrichter den Anträgen der Betroffenen im allgemeinen statt. Der Kassationshof habe seine grundsätzlich abweisende Haltung des Jahres 1975 aufgegeben und scheine jetzt vor allem darauf zu achten, daß die Tatsacheninstanzen ein geltend gemachtes transsexuelles Syndrom auch wirklich gründlich nachprüften; in der Würdigung der ihnen vorliegenden Beweise seien diese aber frei und souverän.[79] So positiv die Arbeitsgruppe. "Zu positiv", sollte der Berichterstatter des Kassationshofes ein Jahr später bemerken. "Etwas überrascht" gab sich die Generalanwältin.[80] Und die Urteile selbst lassen ja, wie zu sehen war, an Deutlichkeit nichts zu wünschen übrig.

Der Schwarze Peter ist also - anders als in anderen Ländern - hin- und hergewandert: erst vom Gesetzgeber zu den Gerichten, dann wieder zurück. Diesem in den obersten Rängen stattfindenden Spiel zuzuschauen, wo die eine Hand anscheinend nicht weiß, was die andere tut, muß im Rechtsstaat bei den in erster Linie Leidtragenden und ihren Ratgebern ein Gefühl ratloser Ohnmacht auslösen. Was nun mit den vielen bereits operierten Patienten? Wohin mit all den noch zu operierenden? Wofern nicht der französische Gesetzgeber - hier zunächst in Gestalt der diversen mit der Gesetzesvorbereitung befaßten Stellen - aus der offenkundigen Fehleinschätzung der eigenen Judikatur Konsequenzen zieht, getrieben von besserer Einsicht oder einer innenpolitisch wirksamen Lobby (das eine derzeit so unwahrscheinlich wie das andere), muß man zuwarten, bis ein Machtwort

---

78 Rapport *Braibant* zum Transsexualismus (mars 1989), hierzu *Rubellin-Devichi* (1989), S. 723 und *Gobert* (1990) n° 3.

79 "Le Monde", 8.3.1989, S. 17/18.

80 *Massip*, unter IV; *Flipo*, nach n. 11.

von außen den nötigen Anstoß gibt, um die augenblickliche Patt-Situation per Gesetz aufzulösen.

4. Recht in Europa. - Ein Verhältnis zum europäischen Umfeld manifestiert sich bei den obersten Richtern erst, als sie sich 1988 und 1989 im Rahmen des Artikels 8 der Europäischen Menschenrechtskonvention mit dem über ein Jahrzehnt zuvor von der Europäischen Menschenrechtskommission beim Fall *Van Oosterwijck* entwickelten Grundrecht auf Geschlechtsidentität konfrontiert sehen. "Artikel 8 ist nicht verletzt", lautet beide Male der kategorische, nicht weiter ergründbare Entscheidungssatz.[81]

Als im nachfolgenden Jahr 1990 in zweien der vier anstehenden Fälle dieser Artikel 8 aufs Neue angerufen wird, wirft man wohl einen Blick auf dessen Interpretation in Straßburg, weil die Konvention, wie es bei der Generalanwältin heißt, "für den nationalen Richter von grundlegender Wichtigkeit" sei. Aber ist es mehr als nur ein flüchtiger Blick? Zwar sieht der Berichterstatter, was die Generalanwältin verkennt: daß nämlich der Europäische Menschenrechtsgerichtshof selbst sich mit der Rechtsansicht der Kommission noch keinmal wirklich auseinanderzusetzen hatte. Doch übersieht wie jene auch er die abweichende Meinung immerhin dreier Richter aus der Schweiz, aus Dänemark und aus Italien. Nicht gewürdigt, nur erwähnt werden vier der fünf Transsexuellengesetze in Europa nebst einem Entschließungsentwurf des Europaparlaments; unerwähnt bleibt die Pionier-Entscheidung des deutschen Bundesverfassungsgerichts vom Oktober 1978, die auf jenen bahnbrechenden Bericht der Menschenrechtskommission vom März 1979, wie erinnerlich, ja nicht ohne Einfluß geblieben ist.[82]

Während nun aber die Straßburger Kommission damals, in Würdigung der morphologischen und sozialen Anpassung an das psychische Geschlecht, den Artikel 8 als verletzt ansah, weil der Staat den Transsexuellen in ein Geschlecht einsperre, "das kaum noch das Seine sei", kehrt der Pariser Kassationshof die Vorzeichen kurzerhand um: Artikel 8 nötige keinen Staat, dem Transsexuellen ein Geschlecht zuzuweisen, "das nicht wirklich das Seine sei".[83] An einen Zufall mag man kaum glauben, wenn solchermaßen die Kernaussage der Kommission aufgegriffen und gespiegelt zitiert wird, weil die Kassationsrichter bei der Geschlechtsbestimmung eben nur die physische Komponente gelten lassen wollen. Da steht nun Stirn gegen Stirn: Jedem "das Seine".

Mag man dieses Wort- und Begriffsspiel so oder anders einschätzen, ein tieferes rechtsvergleichendes Studium des europäischen Umfeldes ist dahinter nicht zu vermuten - das ist es, was man bedauern und anprangern muß.

5. Antragsteller. - Anders als manches untere Gericht, auch in anderen Ländern, hat der Kassationshof die Klägerpartei nie mit ihrem psychosozial gelebten Geschlecht benannt - eine menschliche Geste, wie sie beispielsweise beim Europäischen Gerichtshof - unabhängig vom Ausgang des Verfahrens - von Anbeginn selbstverständlich war. Keinerlei Zugeständnis also in der persönlichen Anrede vor Gericht.

---

81 Oben n. 65.

82 *Massip*, unter III; *Flipo*, nach n. 13.

83 In den beiden Fällen *Jacquin* und *Nadaud*, oben n. 67.

Hingegen fallen beiläufige Worte des Mitleids, zwar nicht in den traditionell kargen Entscheidungen selbst, so doch in den Vorarbeiten: über "die oftmals beklagenswerte, manchmal tragische, immer schwierige Lage der Transsexuellen" (Generalanwältin), über "das delikate und schmerzliche Problem des Transsexualismus" (Berichterstatter)[84] - ein Mitleid, das wiederum der Europäische Menschenrechtsgerichtshof schon längst und eindrucksvoll in seinen Entscheidungen zugestanden hat, als er sagte, er sei sich durchaus "bewußt, wie ernst man die Probleme transsexueller Menschen zu nehmen habe und den Leidensweg, den sie gehen."[85]

Angesichts solch distanzierter Haltung beim Kassationshof überrascht dann eine fast beflissene Hilfestellung bei der sozialen, den Alltag entlastenden Anpassung. Emsiger noch als die Generalanwältin verweist der Berichterstatter auf die inzwischen von der Allgemeinheit akzeptierten und finanzierten chirurgischen Eingriffe, auf die im juristischen Freiraum des Alltags liegenden Anreden "Monsieur, Madame, Mademoiselle" (Präzedenzfall: unverheiratete Frauen könnten sich ohne weiteres Madame nennen lassen), ja sogar - für die üblichen Ausweispapiere - auf die bei Fremdenlegionären und anderen Sonderfällen vorgesehene Möglichkeit einer zweiten, also "echt falschen" Identität. Bei Paß, Personalausweis, Führerschein, Wahlschein also ja - beim Geburtseintrag nein. Und er zieht daraus auch die volle Konsequenz beim Vornamen: die Diagnose "Transsexualität" als wichtigen Grund bei der Vornamensänderung nach Artikel 57 III Code civil anzuerkennen, um die Führung eines der äußeren Erscheinung entsprechenden männlichen bzw. weiblichen Vornamens - also nicht lediglich eines geschlechtsneutralen, wie die Generalanwältin will - zu ermöglichen.[86] So als wollte er seine schroffe Ablehnung einer "großen Lösung" für Frankreich sogleich abmildern, hat der Kassationshof diesen Gedanken aufgegriffen: ohne Not, wie sogleich bemerkt wurde, wiesen die Richter in einer der vier Entscheidungen von 1990 den Weg der "kleinen Lösung".[87] Weder Fisch noch Fleisch? Oder aber dosiert leidmildernde Pragmatik "nach englischer Art"?

Eben diese englische Art hat ja jüngst der Europäische Gerichtshof für Menschenrechte in zwei Urteilen zugunsten des Vereinigten Königreichs hingenommen. Hingenommen als derzeit gerade noch haltbare Notlösung nur? oder doch als vorläufige Dauerlösung? Vielleicht bringt das augenblicklich gegen Frankreich laufende Verfahren uns hier einer Antwort näher.

4 Abhilfe durch den Europäischen Gerichtshof für Menschenrechte? (England, Frankreich)

Begibt man sich von der nationalen Ebene nun auf die europäische Ebene, so ist es auch da wieder ein rechtes Leiden mit dem Recht. Wieder steht der Ertrag an Rechtssicherheit, Rechtsgleichheit in keinem rechten Verhältnis zum Aufwand. Wie wenig hätte es geko-

---

84 Vgl. *Massip* am Ende und *Flipo*, nach n. 13.

85 Siehe unten n. 96.

86 *Massip*, unter IV; *Flipo* am Ende.

87 Fall *Jacquin*, oben n. 67. Hierzu *Gobert* (1990) n° 9.

stet, wenn an der Wende der siebziger zu den achtziger Jahren die Internationale Zivilstandskommission einheitliche Richtlinien für die nationalen Gesetzgeber ausgearbeitet hätte, der Europarat entsprechende Empfehlungen oder einen Konventionsentwurf, die Europäische Gemeinschaft wenigstens den bordeauxroten Europa-Paß ohne Geschlechtsangabe...! Doch reichte es nur zu einigen ziemlich verspäteten, ebenso gutgemeinten wie folgenlosen Appellen beider Europaparlamente.[88]

Bewegung hat es in all den Jahren eigentlich nur beim Europäischen Gerichtshof für Menschenrechte gegeben - seit Juni 1974, als in Straßburg die erste Beschwerde aus Deutschland eintraf[89], gefolgt von weiteren Beschwerden aus Belgien und Italien. Der heilsame Binneneffekt in den genannten Ländern ist wohlbekannt[90], die Abstrahlung auf andere der nun bald dreißig Signatarstaaten der Europäischen Menschenrechtskonvention nicht zu unterschätzen. So weit so gut. Weniger heilsam wirkt der lange verborgen gebliebene Riß zwischen Kommission und Gerichtshof. Man erinnert sich: Im März 1979 hatte die Kommission einstimmig ein Menschenrecht auf Geschlechtsidentität *(sexual identity, identité sexuelle)* anerkannt und Belgien wegen Verstoßes gegen Artikel 8 der Konvention (Achtung des Privatlebens), mit 7:3 Stimmen auch wegen Verstoßes gegen Artikel 12 (Recht auf Eheschließung), gerügt. Der Gerichtshof brauchte sich aus formalen Gründen seinerzeit zur Sache nicht zu äußern. Erst anläßlich zweier Beschwerden aus England, bei denen die Kommission ihren von der Literatur überwiegend geteilten Standpunkt bekräftigte, zeigte sich 1986 und wieder 1990, daß der Gerichtshof zögerte.

4.1 Die Rechtslage in England

Das englische Zivilstandsrecht mag Transsexuelle an manche Frucht erinnern: süßes Fleisch, aber harter Kern. Eine Namensänderung war schon immer leicht zu bewerkstelligen.[91] Nach Abgabe einer einseitigen Erklärung vor der zuständigen Registerbehörde *(deed poll)* steht der neu gewählte Name für alle amtlichen Papiere zur Verfügung; zum neuesten Foto passend kann man "Mr." statt "Mrs.", "Ms." oder "Miss" voransetzen lassen und umgekehrt. Damit scheinen die Alltagsprobleme elegant gelöst, zumal in England allgemein Führerschein und Reisepaß genügen, wo andernorts der Personalausweis oder gar eine Geburtsurkunde vorzulegen sind. Die Geburtsurkunde benötigt aber, wer erstmals einen Paß beantragt, wer bestimmte Versicherungen abschließt, sich in der Universität einschreibt oder in den Staatsdienst strebt. In der Geburtsurkunde freilich, ob Registerkopie oder nur Registerauszug, sind nachträgliche Änderungen unmöglich - das ist der harte Kern. Denn das seit 1837 bestehende Registersystem dient allein der Auskunft über historische Fakten. Historische Fakten lassen sich nicht berichtigen, allenfalls Fehler. Wie nun das Geburtsgeschlecht richtig bestimmt wird, sagt zwar kein Gesetz

---

88 Zur Internationalen Zivilstandskommission (CIEC): Rapport *Simitis*, ZZW/REC 1981, 88 (90-91) und *Böhmer*, StAZ 1980, 109 (110-111). Zum Europa-Paß: EG-Amtsblatt Nr. C 241 (19.9.1981), S. 1 (5). Zur Parlamentarischen Versammlung des Europarats: Empfehlungsvorschlag vom 17.1.1985 (Doc. 5336) und Empfehlung Nr. 1117 vom 29.9.1989. Zum EG-Parlament: Entschließung vom 12.9.1989, EG-Amtsblatt Nr. C 256 (9.10.1989), S. 33.

89 Oben n. 2.

90 *Will* (1983), S. 938-941.

91 *Meyer-Witting* (1990), der aber die Namensänderung beim Geschlechtswechsel außer Acht läßt.

und keine Dienstanweisung, wohl aber die ständige Praxis: Genitalien, Gonaden, Chromosomen. Eine anders orientierte psychosoziale Entwicklung muß, auch bei operativer Anpassung des Körpers, außer Betracht bleiben. Gestützt wird diese rein biologische Sicht durch eine berühmte Entscheidung von 1970, nicht etwa aus dem Zivilstandsrecht, sondern dem Eherecht; ein Richter am High Court, der auch Mediziner ist und über Transsexualität selbst publiziert hat, erklärte damals mit der These "Einmal Mann, immer Mann" die Ehe einer Frau (nach der Operation Mann-zu-Frau) auf Antrag des enttäuschten Mannes für nichtig. Man kann den Wert dieses, übrigens 1983 vom übergeordneten Court of Appeal zustimmend aufgegriffenen Präzedenzfalles[92] in Frage stellen, wie es vielfach in der Fachliteratur, aber auch in anderen vom Common law geprägten Ländern, jüngstens etwa in Australien[93], geschehen ist. Aber da für den Bereich des englischen Rechts derzeit kein Weg an diesem Hindernis[94] vorbei zu einer gültigen Eheschließung führt, blieb und bleibt nur die Hoffnung auf einen Wink aus Straßburg. Daher die beiden Beschwerden.

4.2 Der Fall *Rees* (1979 - 1986)

Dem ersten englischen Fall waren seit dem Jahre 1973 verschiedene Demarchen des Beschwerdeführers vorausgegangen, auch Versuche, Parlamentsabgeordnete für ein Transsexuellengesetz zu gewinnen - alle fruchtlos. Infolgedessen fand sich die Europäische Menschenrechtskommission im April 1979, also kurz nachdem sie das Recht auf Geschlechtsidentität unter der Menschenrechtskonvention sozusagen aus der Taufe gehoben hatte, abermals mit dem Problem befaßt. Abermals bejahte sie im Dezember 1984 einmütig einen Verstoß gegen Artikel 8 (Achtung des Privatlebens), verneinte jedoch - mit gespaltener Begründung - einen Verstoß gegen Artikel 12 (Recht auf Eheschließung). Der Gerichtshof, und zwar das Plenum, war diesmal in der Sache gefordert. Im Oktober 1986 verneinte er einstimmig eine Verletzung des Artikels 12, aber auch - mit einem Votum 3:12 - des Artikels 8.[95]

---

[92] *Corbett v Corbett (otherwise April Ashley)*, Ormrod J., [1970] 2 All ER 33 = [1970] 2 WLR 1306 = [1971] Probate Reports 83. Dazu auch *Ormrod* (1972). Die wichtigste Bestätigung kam mit *R v Tan* [1983] 2 All ER 12 = [1983] 3 WLR 361 = [1983] 1 Q.B. 1053, weitere Fälle in den Urteilen *Rees* N° 30 und *Cossey* N° 26; ferner Gefolgschaft in Neuseeland und Südafrika.

[93] Schon Mitte der sechziger Jahre gab es Widerstand in den USA, vgl. *M.T. v J.T.*, (1976) 355 A.2d 204 = 2 F.L.R. 2247 (übrigens von Richter *Martens* im Urteil *Cossey* dem deutschen Bundesverfassungsgerichtsurteil von 1978 an die Seite gestellt, siehe unter 2.6.3). Hinzu kommen jetzt, unabhängig voneinander, die Strafrechtsfälle in New South Wales: *R v Harris* (1988) 17 NSW LR 158, und in Victoria: *R v Cogley* [1989] V.R. 799, siehe Annual Survey of Australian Law 1990, 54-57.

[94] Richter *Martens* nennt es BSD-system, gebildet aus "*B*iological *S*ex is *D*ecisive", Urteil *Cossey* unter 3.3, n. 19.

[95] Fall *Rees* (Frau-zu-Mann): 1971, mit 29 Jahren, Namensänderung, 1974 Operation, seit 1973 fruchtlose Demarchen bei Abgeordneten und beim Registrar General, der am 25.11.1980 einen förmlichen Antrag auf Berichtigung des Geschlechtseintrags ablehnt. Am 18.4.1979, wohl in Kenntnis des Berichts der Kommission im Fall *Van Oosterwijck* vom 1.3.1979, Beschwerde in Straßburg. Sie wurde für zulässig erklärt, 6 E.H.R.R. (1984) 603-604 und nach dem Bericht der Kommission No. 9532/81 vom 12.12.1984, 7 E.H.R.R. (1985) 429-456, ergeht das Urteil des Gerichtshofs No. 2/1985/88/135 am 17.10.1986, Series A vol. 106 = 9 E.H.R.R. (1987) 56-70 = Journal de Droit International, Clunet 114 (1987) 795-799 *R(olland)*. Nach dem Bericht der Kommission No. 9532/81 vom 12.12.1984, 7 E.H.R.R. 429, ergeht das Urteil des Gerichtshofs No. 2/1985/88/135 am 17.10.1986, Series A vol. 106 = 9 E.H.R.R. 56.

1. Artikel 8. - Zu Artikel 8, um mit dem Entscheidenden zu beginnen, konnte man durchaus die Meinung vertreten, die englische Krone habe ihr Register so zu organisieren, daß transsexuellen Menschen erspart bleibe, eine ihrer gelebten Identität entgegengesetzte Geburtsurkunde hinnehmen und vorweisen zu müssen, und sei es auch nur ab und zu bei besonderen Gelegenheiten. So sehen es in der Tat die Kommission sowie drei überstimmte Richter in ihrem abweichenden Minderheitsvotum. Sie erinnern an die Beschwerde der 38 italienischen Transsexuellen, der seinerzeit durch entsprechende Gesetzgebung abgeholfen wurde, und sie halten die geltend gemachten administrativen Schwierigkeiten einer Umstellung des Registersystems für überwindbar.

Was die Mehrheit anders votieren ließ, waren eben jene von der englischen Regierung in den Vordergrund gerückten Umstellungsprobleme. Weit entfernt von einem gemeineuropäischen Lösungsansatz für das Transsexuellenproblem sehe man jeden Staat auf seine Weise reagieren: durch Gesetzgebung den einen, den anderen durch Rechtsprechung von Fall zu Fall, und wieder andere durch Verwaltungspraxis; einige unter strengeren, andere unter weniger strengen Voraussetzungen und Folgen; manche reformfreudiger, manche zurückhaltender. Aufs Ganze gesehen offenbar eine Übergangszeit des Suchens und Tastens nach Lösungen, deren Bewährung noch abzuwarten bleibe. In einer solchen Zeit des Umbruchs aber sei den Staaten ein weiter Ermessenspielraum für ihre nationale Regelung zuzugestehen. Man könne also - im Klartext gesprochen - England nicht die schwedische, deutsche, italienische oder holländische, auch nicht die schweizerische oder österreichische Lösung aufzwingen, jedenfalls nicht beim gegenwärtigen Stand einer noch so wenig ausgegorenen Entwicklung. Vorsichtig sei abzuwägen: Hier die Interessen des Einzelnen, dort die Interessen der Gesellschaft. Die Abwägung ging letztlich zu Lasten des Einzelnen, "for the time being"/"pour le moment" - vorläufig, wie es im Urteil heißt. Und es folgt der bedeutungsvolle, auf die dynamische Auslegungsmethode hinweisende Satz:

"Der Gerichtshof ist sich bewußt, wie ernst das Problem transsexueller Menschen ist und wie leidvoll ihre Not. Die Menschenrechtskonvention ist stets im Lichte der gegenwärtigen Lebensumstände auszulegen und anzuwenden. Deshalb bleibt, gerade im Hinblick auf wissenschaftliche und gesellschaftliche Fortschritte, die Notwendigkeit angemessener Steuerung durch den Gesetzgeber im Auge zu behalten."[96]

Das ist nicht nur rechtstheoretisch auf Wandel angelegt und hält dem Gerichtshof die Zukunft offen; das ist zugleich überaus rechtspraktisch. Ein Wink mit dem Zaunpfahl an die Adresse der diesmal noch obsiegenden Regierung: Das nächste Mal, wenn bei fortschreitender Entwicklung der Rechtsschutz für Transsexuelle nicht entsprechend Fortschritte gemacht haben sollte, könnte die Abwägung möglicherweise nicht mehr zugunsten einer zu wenig flexiblen oder zu lange zögernden nationalen Rechtsordnung ausfallen. Ein Wink zugleich an die Adresse der Betroffenen, mit der vorliegenden Entscheidung nicht in Resignation zu verfallen, sondern sich im Gegenteil ihrer Freiheitsgarantien eingedenk zu rühren: die rechtspolitische Entwicklung daheim voranzutreiben und wieder und wieder ihre Beschwerden vor den Gerichtshof zu tragen.

---

[96] Urteile *Rees* Nos 42, 47 und *Cossey* Nos 35, 40, 42.

2. Artikel 12. - Zu Artikel 12 - Eheschließungsfreiheit - war, wie gesagt, schon die Kommission gespalten, der Gerichtshof dann einhellig ablehnend: Einmal garantiere dieser Artikel nur die traditionelle - sozusagen die biblische - Ehe zwischen biologischem Mann und biologischer Frau. Zum anderen stehe er unter dem ausdrücklichen Vorbehalt einschränkender nationaler Gesetze, solange diese den Wesenskern des geschützten Rechts nicht antasten.

4.3 Der Fall *Cossey* (1984 - 1990)

Die zweite englische Beschwerde - natürlich keine Folge der aufmunternd dynamischen Konventionsauslegung - datiert schon vom Februar 1984, also sogar noch vor dem zuletzt genannten Bericht der Kommission. Wieder vergehen über fünf Jahre. Überraschend gelangt die Kommission im Mai 1989 mit 10:6 Stimmen zum umgekehrten Ergebnis: Keine Verletzung des Artikels 8, jedoch Verstoß gegen Artikel 12. Der Gerichtshof, der Ende September 1990 entscheidet, verneint wieder beides. Man achte freilich auf das Stimmenverhältnis - 8:10 und 4:14. Bei Artikel 8 war im Vergleich zum vorigen Mal die Richtermehrheit sichtlich abgebröckelt, fünf neue Stimmen verstärkten die Mindermeinung, das Ergebnis hing am seidenen Faden![97]

1. Artikel 8. - Zu Artikel 8: Während die Kommissionsmehrheit nur wortgetreu den Gerichtshof zitiert, weil die Fälle nicht signifikant verschieden seien, fragt der Gerichtshof wenigstens - getreu seiner eigenen Formel - nach signifikant neuen Entwicklungen seit 1986. Er findet aber "keine" medizinischen Fortschritte, allenfalls "gewisse" rechtliche. Letztere freilich - im Spiegel der Initiativen beider Europaparlamente vom September 1989 - ließen im Kreis der Mitgliedstaaten nach wie vor keinen gemeinsamen Nenner erkennen.[98] Die starke Opposition in der Kommission beruft sich auf die menschenunwürdige Heiratsbarriere, die noch stärkere im Gerichtshof auf die Notwendigkeit und Möglichkeit, das englische Registersystem anzupassen, auf "klare" rechtliche Fortschritte seit 1986; "mager" sei die Vertröstung auf ungewisse Zukunft.[99] Ein besonders ausführliches Sondervotum verweist eindringlich auf die Rolle des Gerichtshofs, gemeineuropäische Standards nicht abzuwarten und dann abzusegnen, sondern diese selbst mitzuentwickeln und hierfür gegebenenfalls aus der sonst so löblichen Reserve herauszutreten: "... indem der Gerichtshof dennoch Zurückhaltung übte, hat er in bedauerlicher Weise seinen Auftrag verfehlt, bedrängten Menschen letzte Zuflucht und Schutz zu sein".[100]

---

97 Fall *Cossey* (Mann-zu-Frau): 1972, mit 18 Jahren, Namensänderung, 1974 Operation. 1983, aus Anlaß der Verlobung mit einem Italiener, fruchtlose Demarchen beim Registrar General. Nach Einlegung der Beschwerde vom 24.2.1984 in Straßburg wird die Verlobung gelöst. Eheschließung dann mit einem anderen Mann in der Synagoge am 21.5.1989, Trennung am 11.6.1989, Nichtigkeitsurteil des High Court vom 17.1.1990. Nach dem Bericht der Kommission No. 10834/84 vom 9.5.1989 ergeht das Urteil des Gerichtshofs No. 16/1989/176/232 am 27.9.1990, Series A vol. 184 = Revue Universelle des Droits de l'Homme 2 (1990) 353-368 = Journal de Droit International, Clunet 118 (1991) 806-809 *T(avernier)* = 13 E.H.R.R. (1991) 622-665.

98 Urteil *Cossey* N° 40. Entgegengesetzt berufen sich darauf aber auch die abweichenden Voten der Richter *MacDonald* und *Spielmann* sowie *Martens* 5.5. am Ende und 5.6.2.

99 Dissent der Richter *MacDonald* und *Spielmann*.

100 Dissenting opinion of Judge *Martens* 3.6.4. am Ende.

2. Artikel 12. - Zu Artikel 12: Daß zwischenzeitlich der traditionelle Ehebegriff in den Mitgliedstaaten abgestreift worden wäre und sie deshalb anders zu entscheiden hätte als zuvor, kann die Mehrheit der Richter am Gerichtshof nicht feststellen; darum bleibt sie bei ihrer bisherigen Rechtsprechung. Die Kommissionsmehrheit hingegen hatte sich davon beeindruckt gezeigt, daß hier - anders als bei der ersten englischen Beschwerde - konkrete Heiratsabsichten vorlagen, und dazu bemerkt, daß das Recht auf Eheschließung keine Fortpflanzungsfähigkeit voraussetze. Die Minderheit der vier Richter am Gerichtshof fügt hinzu, daß die Väter der Menschenrechtskonvention das Recht zu heiraten den Transsexuellen schon mangels Problemkenntnis gewiß seinerzeit nicht haben verwehren wollen; daß ungeachtet dessen, wenn denn die Heirat unter den heutigen Lebensumständen verwehrt bleiben sollte, dies solide begründet werden müßte; daß heutzutage statt der biologischen eine funktionale Betrachtungsweise angebracht sei, und vor allem: daß der Beschwerdeführerin, welche seit Jahren physisch wie psychisch als Frau in der Gesellschaft akzeptiert sei und deshalb unmöglich - physisch wie psychisch unmöglich - eine Frau ehelichen könne, die Ehe damit ein für allemal versperrt bleibe.

4.4 Ausblick

Wer nun sieben Jahre lang an die glückliche, 1979 erfolgte Geburt eines Menschenrechts auf Geschlechtsidentität in Straßburg geglaubt hatte, mußte also in den vier darauffolgenden Jahren 1986 bis 1990 anläßlich der von England aus angestrengten Beschwerdeverfahren mitansehen, wie sich nicht nur der Europäische Gerichtshof und später die ihm vorgeschaltete Kommission, jeweils in sich, sondern auch beide untereinander entzweiten.[101] Getreues Abbild entsprechender Differenzen zwischen Bundesgerichtshof und Bundesverfassungsgericht? zwischen deutschem und italienischem Verfassungsgericht? zwischen Rechtsprechung und Gesetzgebung in einigen Ländern? Nur: jene Auseinandersetzungen liegen lange zurück, und vergeblich sucht man neue Argumente. Alles ist schon hundertmal gesagt und wiederholt. Es geht immer nur um Wertung, um Rechtspolitik; letztlich vielleicht um Ängste, vielleicht immer noch um jene "*summa divisio*, welche der Finger Gottes in jedem Augenblick dem Menschengeschlecht

101 *Übersicht über die Abstimmungen am Menschenrechtsgerichtshof*

	Art. 8	*Art. 12*	*Art. 3*
Fall *Van Oosterwijck* (B)			
Kommission: 1.3.1979	10 : 0	7 : 3	
Gerichtshof: 6.11.1980			
Fall *Rees* (GB)			
Kommission: 12.12.1984	10 : 0	0 : 10	
Gerichtshof: 17.10.1986	3 : 12	0 : 15	
Fall *Cossey* (GB)			
Kommission: 9.5.1989	6 : 10	10 : 6	
Gerichtshof: 27.9.1990	8 : 10	4 : 14	
Fall *Botella* (F)			
Kommission: 6.9.1990	17 : 1		3 : 15
Gerichtshof: *25.3.1992*	*15 : 6*		

zuweist", wie ein französischer Staatsanwalt einst im Jahre 1965 die Weichen stellte?[102] Immerhin, nimmt man die große Spaltung in Frankreichs Richterrecht dazu, so muß man auch dieses herausstellen: Während der Pariser Kassationshof ein medizinisch längst anerkanntes Syndrom neuerdings kategorisch beiseiteschiebt, hat es der Straßburger Menschenrechtsgerichtshof von Anfang an ausdrücklich zur Kenntnis genommen: "Operierte Transsexuelle bilden eine ziemlich gut umschriebene und abgrenzbare Gruppe."[103] Das läßt hoffen.

Aus dieser Position heraus, und wenn sich unter den Richtern das dynamische Rollenverständnis - möglicherweise beflügelt durch die neuen osteuropäischen Signatare der Konvention - stärker durchsetzt, könnte die eingangs genannte Beschwerde aus und gegen Frankreich eine Wende anbahnen. Zwar stößt kein internationaler Gerichtshof - zumal einer, der erst dabei ist, seine Autorität bei den Staaten zu festigen - leichthin zwei Präzedenzfälle um. Doch werden die Richter zur Kenntnis nehmen, daß die Kommission im September 1990 mit überwältigender Mehrheit (17:1 Stimmen) wiederum eine Verletzung des Artikels 8 festgestellt hat.[104]

Und wenn es nicht diese französische Beschwerde ist, die den Durchbruch schafft, dann werden mit Sicherheit weitere folgen: wieder aus Frankreich, wieder aus England, aus Spanien, aus Griechenland... Denn neben der stattlichen Zahl von Ländern, die beides - Namensänderung und Geschlechtsänderung - auf diese oder jene Weise bewilligen und deshalb kaum noch Unzufriedenheit registrieren, bleiben, wie zu sehen war, Länder mit dieser oder jener Form einer "kleinen" Lösung, jedoch dem ungelösten, höchst heiklen Problem der Heirat, und solche, die nach wie vor ganz die Augen schließen. Staatsangehörigkeitswechsel und "Transsexuellen-Tourismus" als Weg des geringsten Widerstandes? Wer wollte sie bei der so heillos zersplitterten Rechtslage verübeln, so sehr sie auch den Juristen bekümmern?

Auch diese Auswege der im europäischen Binnenraum immer freier beweglichen Menschen fordern den Straßburger Gerichtshof für Menschenrechte: Endlich, da die Zeit reif ist, ohne Wenn und Aber zu sprechen, um jenes Leiden mit dem Recht, das Transsexuelle wie Ärzte und Juristen seit Jahrzehnten umtreibt, ein für allemal zu beenden.

4.5 Nachtrag

Nach Abschluß dieses Beitrages hat der Europäische Gerichtshof tatsächlich gesprochen, hat am 25. März 1992 mit einem Votum 15 : 6 eine Verletzung des Artikels 8 der Europäischen Menschenrechtskonvention durch Frankreich festgestellt und diesen Staat dazu verurteilt, Schmerzensgeld (100.000 französische Francs) nebst Verfahrenskosten (35.000 französische Francs) an B. zu zahlen. Die Beschwerdeführerin bat darum, ihre Identität nicht preiszugeben; das Urteil wird also unter der Bezeichnung "Affaire B. c. France / Case of B. v. France", Series A Vol. 232-C in die Geschichte eingehen.

---

102 *Fabre* in seinen Schlußanträgen zu Trib. civ. de la Seine, 18.1.1965, JCP 1965.II.14421 unter II. Oben n. 54.

103 Urteil *Rees* N° 38 am Ende.

104 Oben n. 1.

Es fällt auf, daß die neue Mehrheit sich (noch) nicht von *Rees* und *Cossey* gelöst, die frühere Rechtsprechung vielmehr bestätigt hat (N°s 44, 48); das entgegengesetzte Ergebnis wird darauf gestützt, daß die rechtliche Ausgangslage in Frankreich anders sei als in England: bei der Änderung des Geschlechtseintrags als auch des Vornamens sowie beim Umgang mit Ausweispapieren (N°s 51 - 63). Nicht zu Unrecht bemängelt die Minderheit halbherziges Lavieren - aber das war wohl der unausweichliche Preis für eine Prestige und Akzeptanz des Gremiums einigermaßen wahrende Stimmenmehrheit. Die Mehrheit ist eindrucksvoll. So erscheint die Möglichkeit, daß das Rad noch einmal zurückgedreht werden könnte, eher fernliegend.

Literatur

D'Addino Serravalle, Perlingieri, Stanzione (1981) Problemi giuridici del transessualismo. E.S.I.: Napoli

Aubert P, Reich H (1986) L'inscription du changement de sexe dans les registres de l'état civil. ZZW/REC 54: 369-374

Aubert P, Reich H (1987) Der Eintrag der Geschlechtsänderung in die Zivilstandsregister. ZZW/REC 55: 2-8

Augstein MS (1981) Zum Transsexuellengesetz. StAZ: 10-16

Augstein MS (1982) Entscheidungen zur Transsexualität und Intersexualität bis zum 31.12.1980. StAZ: 240-241

Augstein MS (1983) Zwei Jahre Transsexuellengesetz. StAZ: 339-341

Augstein MS (1986) Zur rechtlichen Anerkennung einer Geschlechtsumwandlung in Österreich. StAZ: 340

Augstein MS (1987) Ein Abgeordneter kämpft für eine Minderheit: Dr. Claus Arndt und das Transsexuellengesetz. In: Renger, Stern, Däubler-Gmelin (Hrsg) Festschrift für Claus Arndt. Heidelberg, S. 1-11

Blankenagel A (1985) Das Recht, ein "Anderer" zu sein. Die Öffentliche Verwaltung: 953-963

Breemhaar W (1986) Das niederländische Transsexuellengesetz. StAZ: 204-206

Breton J (1985) Le transsexualisme - étude nosographique et médico-légale. Masson: Paris

Carsten G (1972) Ein Gesetz zur Feststellung der Geschlechtszugehörigkeit. StAZ: 332

Diamant-Berger O (ed) (1984) Le transsexualisme - droit et éthique médicale, Vol. I. Masson: Paris

Doucé J (1986) La question transsexuelle. Lumière & Justice: Paris

Dubois JC, Marcel JE (1969) Un cas de transsexualisme opéré: considérations psychologiques et juridiques. Ann. méd.-psychol.: 677-684

Edlbacher O (1980) Die Transsexualität im Zivil- und im Personenstandsrecht. Österreichische Juristenzeitung: 173-181

Ehrhardt HE (1985) Transsexualität. Medizinische, rechtliche und ethische Aspekte. In: Buchholz, Doppelfeld, Fischer (Hrsg) Der Arzt - Profil eines freien Berufes im Spannungsfeld von Gesundheitspolitik, Wissenschaft und Publizistik, Festschrift für J.F. Volrad Deneke. Deutscher Ärzteverlag: Köln, S. 272-289

Farina R (1982) Transexualismo. Novalunar: São Paulo

Fauré GM (1989) Transsexualisme et indisponibilité de l'état des personnes. Revue de droit sanitaire et social: 1-15

Flipo F (1991) Le transsexualisme et le droit (conclusions 21.5.1990). In: Rapport de la Court de Cassation 1990. La Documentation Française: Paris, S. 129-146 = JCP 1990.II.21588
Gobert M (1988) Le transsexualisme, fin ou commencement? JCP I.3361
Gobert M (1990) Le transsexualisme ou de la difficulté d'exister. JCP I.3475
Grosheide FW (1976) Rechter of Wetgever? In: Van der Reijt, Pen, Kirkels, Grosheide, Hondius, S. 44-94
Hervet E (1975) Le transsexualisme - problèmes médicaux et médico-légaux. Cahiers médicaux: 323-328
Heussler W (1990) Geschlechtsänderungen im Familienregister. ZZW/REC 58: 166-172
Hondius EH (1976) Misslag van de hoge raad: een voorstel tot rektifikatie. In: Van der Reijt, Pen, Kirkels, Grosheide, Hondius, S. 95-118
Jessurun d'Oliveira HU (1987) Transsexualität im internationalen Personenrecht. IPRax: 189-191
Joyal R (1989) Transsexualisme et identité parentale. Revue de Droit de l'Université de Sherbrooke 20: 155-159
Kocayusufpaşaoğlu N (1986) Türk hukukunda transseksüeller nüfus kütüğündeki cinsiyet kaydının düzeltilmesi için dâva açabilir mi? Filiz Kitabevi: Istanbul
Kocayusufpaşaoğlu N (1992) La situation juridique des transsexuels en droit privé turc. In: Festschrift Deliyannis, Thessaloniki *(im Druck)*
Koch HG (1986) Transsexualismus und Intersexualität: Rechtliche Aspekte. Medizinrecht: 172-176
Loré, Martini (1984) Aspetti e problemi medico-legali del transexualismo. Giuffrè: Milano
Maymon-Goutaloy M (1985) De la conformité du droit français des personnes et de la famille aux instruments internationaux protecteurs des droits de l'homme. D. chr. 211-218 (n°s 13-18)
Meyer-van der Aa JMHO (1985) Wettelijke regeling inzake wijziging van de geslachtsaanduiding in de geboorteakte in geval van transseksualiteit. Ars Aequi 35: 117-125
Meyer-Witting B (1990) Das Personennamensrecht in England. Geschichte und Gegenwart (Diss. Osnabrück 1989/90). Standesamtswesen: Frankfurt a.M.
Mises R, Noel J, Castagnet F (1980) Adoption et transsexualisme. Annales médico-psychologiques: 480-483
Ormrod (Sir) R (1972) The Medico-Legal Aspects of Sex Determination. Med. leg. J. 40: 78
Patti S (1988) Verità e stato giuridico della persona. Rivista di diritto civile I: 231-247
Patti S, Will MR (1982) La "rettificazione di attribuzione di sesso": prime considerazioni. Rivista di diritto civile II: 729-762
Patti S, Will MR (1983) Commentario della legge 14 aprile 1982, N. 164. Le nuove leggi civili commentate: 35-46
Patti S, Will MR (1986) Mutamento di sesso e tutela della persona. Cedam: Padova
Pfäfflin F (1986) Fünf Jahre Transsexuellengesetz - Eine Zwischenbilanz. StAZ: 199-203
Poumarede, Royer (eds) (1987) Droit, Histoire & Sexualité. Espace Juridique: Lille
Rassat ML (1985) Sexe, médecine et droit. In: Mélanges. Raynaud, Paris, S. 651-674
Rubellin-Devichi J (1989) Transsexualisme. Revue trimestrielle de droit civil: 721-735
Scherrer (1985) Diskussionsbeitrag. Médecine Légale, Toxicologie: 351/711
Schneider A (1977) Rechtsprobleme der Transsexualität (Diss. Köln 1973?), Lang: Frankfurt a.M./Bern
Schott G (1978) Zur Pathogenese und Differenzierung transsexuellen Verhaltens. Dtsch. Gesundh.-Wes. 33: 2102-2107
Sznick V (1979) Aspectos Jurídicos da Operação de Mudança de Sexo. Sugestões literárias: São Paulo
Troques R (1962) Liberté du changement de sexe. Presse méd.: 357-358
Van der Reijt, Pen, Kirkels, Grosheide, Hondius (1976) Transseksualiteit. Tjeenk Willink: Zwolle

Van Zeben CJ (1978) Juridische problemen rond transsexisten. HPS 29: 82-89

Vietze G (1975) Der Transsexualismus. Z. ärztl. Fortbildg. 69: 939-943.

Wacke A (1989) Vom Hermaphroditen zum Transsexuellen. Zur Stellung von Zwittern in der Rechtsgeschichte. In: Eyrich, Odersky, Säcker (Hrsg) Festschrift für Kurt Rebmann. München, S. 861-903

Will MR (1981) Buchbesprechungen Schneider (1977). StAZ: 310 und d'Addino Serravalle, Perlingieri, Stanzione (1981). StAZ: 367

Will MR (1983) Geburt eines Menschenrechts - Geschlechtsidentität im europäischen Recht. In: Lüke, Ress, Will (Hrsg) Rechtsvergleichung, Europarecht und Staatenintegration, Gedächtnisschrift für Léontin-Jean Constantinesco. Köln, S. 911-941

Will MR (1991) Die Sängerin im Zivilgesetzbuch - Zum neuen türkischen Transsexuellengesetz. In: Pfister, Will (Hrsg) Festschrift für Werner Lorenz. Tübingen, S. 825-846.

Abkürzungen

Bull.civ.	Bulletin des arrêts de la Cour de Cassation, Chambre civile (Paris)
D.	Recueil Dalloz (Paris)
D.R.	Decisions and Reports, European Commission of Human Rights (Strasbourg)
E.H.R.R.	European Human Rights Report (Strasbourg)
EuGRZ	Europäische Grundrechte-Zeitschrift (Kehl)
FamRZ	Zeitschrift für das gesamte Familienrecht (Bielefeld)
G.P.	Gazette du Palais (Paris)
HPS	Het Personeel Statuut (Amsterdam)
IPRax	Praxis des Internationalen Privat- und Verfahrensrechts (Bielefeld)
JCP	Jurisclasseur Périodique (Paris)
NJ	Nederlands Juristenblad
NJW	Neue Juristische Wochenschrift (München)
StAZ	Das Standesamt (Frankfurt a. M.)

Nachuntersuchungen nach Geschlechtsumwandlung. Eine kommentierte Literaturübersicht 1961-1991

Friedemann Pfäfflin und Astrid Junge

1 Einleitung

Anlaß und Ziel der Untersuchung

Dieser Beitrag gibt einen Überblick über Nachuntersuchungen von Patienten mit transsexueller Symptomatik, die sich operativen Eingriffen unterzogen haben, um ihr körperliches Erscheinungsbild dem Bild, das sie als Frauen oder Männer von sich hatten, anzupassen.

Es sind vor allem *drei Gründe*, die uns veranlaßt haben, ihn vorzulegen. Der *erste* hat mit dem großen Informationsbedürfnis verschiedener Gruppen sowie mit unserer unmittelbaren klinischen Tätigkeit zu tun. In erster Linie wollen die Patienten wissen, wie die Ergebnisse der einschneidenden Behandlung, die sie anstreben, ausfallen. Sie wollen es für sich wissen und ihren Angehörigen Auskunft geben können. Aber auch die überweisenden Hausärzte, Fachärzte und Psychologen brauchen, um angemessen beraten zu können, möglichst umfassende Informationen. Schließlich müssen Krankenkassen und andere Kostenträger sowie die Sozialgerichte, die im Streitfall über die Leistungspflicht entscheiden, auf verläßliche Daten zurückgreifen können.

Der *zweite* Grund ist, daß in den anhaltenden Auseinandersetzungen, ob solche Behandlungen vertretbar sind oder nicht, fast rituell die Behauptung wiederholt wird, es gebe bisher keine ausreichenden Nachuntersuchungen. Nicht selten wird diese Behauptung auch in der wissenschaftlichen Literatur aufgestellt (z. B. Docter 1988), und hat dann vor allem die Funktion, sich entweder der Mühe zu entziehen, die es bedeutet, entlegene Literatur zusammenzutragen und zu bewerten, oder aber zu suggerieren, die eigene Arbeit betrete Neuland. Es gibt, wie wir im folgenden zeigen werden, eine reichhaltige internationale Nachuntersuchungsliteratur, reichhaltiger, als sie hinsichtlich mancher anderer Krankheitsbilder und vieler anderer, routinemäßig zur Anwendung kommender Behandlungsverfahren vorliegt. Sie ist oft schwer zugänglich, weil sie in Zeitschriften oder Büchern veröffentlicht wurde, die in den meisten ärztlichen Büchereien und auch in vielen Universitätsbibliotheken nicht geführt werden. Nicht jeder, der sich mit dem Thema befaßt, hat die Zeit, sich alle diese Arbeiten über Fernleihe zu bestellen und durchzuarbeiten. Was bisher fehlt, ist eine möglichst umfassende Übersichtsarbeit. Die jüngste Übersicht (Green u. Fleming 1990) berücksichtigt nur elf Einzelarbeiten und drei früher erschienene, unvollständige Sammelreferate.

Der *dritte* Grund ist, daß es uns bei den meisten Nachuntersuchungen notwendig erscheint, inhaltliche und/oder methodische Anmerkungen hinzuzufügen und darüber hinaus sichtbar zu machen, aus welchen Kontexten sie stammen und welche Ziele die jeweiligen Autoren verfolgen. Herausgearbeitet werden sollen dabei auch Haltungen der Autoren, unabhängig davon, ob sie direkt oder nur gewissermaßen zwischen den Zeilen ausgesprochen werden. Sie zeigen sich in der Wortwahl oder in Äußerungen über Patienten, in denen die Autoren und Behandler ihre große Ambivalenz gegenüber dem, was sie tun, zum Ausdruck bringen, meist ohne sie wirklich zu reflektieren. Dies führt dann nicht selten zu Charakterisierungen von Patienten, die diese als diffamierend erleben oder die sie in einem ganz unangenehmen Licht erscheinen lassen. Am besten läßt sich, was gemeint ist, an einem eigenen Beispiel veranschaulichen. Wenn eine Arbeit den Titel trägt *Behandlungsverlauf und Katamnese von operierten weiblichen Transsexuellen* (Junge 1987) und frühere Patienten beschreibt, die inzwischen als Männer leben, Namens- und Personenstandsänderung hinter sich haben, dann fällt diese Formulierung hinter das zurück, was die Betreffenden erreicht haben. Die meisten von ihnen erleben sich längst nicht mehr als Transsexuelle und schon gar nicht als *weibliche* Transsexuelle, sondern als Männer. Ähnlich problematisch erscheint uns, wenn ein Autor, der Patienten über Jahre psychiatrisch betreut, zur Operation überwiesen und schließlich nachuntersucht hat, erklärt, das Anliegen der Patienten, auch rechtlich als Angehörige des anderen Geschlechts anerkannt zu werden, sei "...ein unhaltbares Verlangen, ... da ich der Meinung, daß ein phänotypischer Mann eine weibliche Psyche haben kann, nicht beitreten kann. Diejenigen, die erklären, daß sie sich entsprechend erleben, sind tatsächlich anatomisch Männer mit Zwangsvorstellungen oder überwertigen Ideen, daß sie Frauen seien. Und deshalb sind sie psychiatrisch abnorm... Nur eine Minderheit akzeptiert den Eingriff als das, was er ist, eine neutralisierende Prozedur oder, korrekter, eine Kastration. Es ist schwierig, Transsexuelle, die ihre Genitalien entfernen ließen, davon zu überzeugen, daß sie tatsächlich weiter nichts sind als kastrierte Männer... Postoperativ fand sich eine Tendenz zu weiterem Selbstbetrug über den sexuellen Status, und mindestens neunzehn waren von sich der Meinung, daß sie nunmehr einen weiblichen Sexualstatus erreicht hätten" (Randell 1969, S. 375).

Aus den genannten Gründen werden wir erstens einen *möglichst vollständigen Überblick* über die bisher publizierten Nachuntersuchungen geben. Wegen der inzwischen fast unübersehbaren Fülle von Publikationen zum Thema Transsexualität beschränken wir uns bei der Auswahl der *Arbeiten* auf solche, *in denen die Behandlungsergebnisse von mindestens fünf operierten Patienten dokumentiert* sind. Einzelfallberichte oder Katamnesen kleinerer Stichproben rechnen wir nicht zu den Nachuntersuchungen im engeren Sinne. Sie sind zwar in manchen Fällen aufschlußreicher als die Beschreibungen größerer Stichproben, von ihrem Charakter her aber zwangsläufig, weil mehr auf die Besonderheiten der individuellen Entwicklung abgestellt, kaum geeignet, Vergleiche anzustellen und verallgemeinernde Schlußfolgerungen zu ziehen. Dabei sind wir uns im klaren darüber, daß Vollständigkeit immer nur näherungsweise erreichbar ist; deshalb bitten wir Autoren, deren Arbeiten uns entgangen sein sollten, um Nachsicht und um entsprechende Hinweise. Einschränkend müssen wir ferner sagen, daß wir nur die englisch- und deutschsprachige Fachliteratur überblicken und nicht beurteilen können, ob und gegebenenfalls wieviele Nachuntersuchungen anderer Herkunft publiziert worden sind. Ungeachtet dieser Einschränkung kommen wir damit auf über siebzig Nachuntersuchungen und acht Sammelreferate aus den Jahren 1961-1991, weit mehr, als in anderen Einzelarbeiten oder Sammelreferaten je berücksichtigt wurden. Insbesondere haben wir eine Reihe deutschsprachiger Nachuntersuchungen zusammengetragen, die bisher in den fast ausschließlich englischsprachigen Übersichtsarbeiten nicht erwähnt wurden, vermutlich weil die Zeitschriften, in denen sie publiziert wurden, die amerikanischen Index-Datenbanken nicht beliefern.

Indem wir jede Einzelarbeit und jedes Sammelreferat für sich in *chronologischer Reihenfolge* referieren, geben wir zweitens *Einblick in die Genealogie der Nachuntersuchungsforschung zur Transsexualität.* Dies erscheint uns wichtig, um die gelegentlich vorgebrachte Kritik (Springer 1981), Transsexualität als Krankheit und deren Behandlung sei eine Erfindung eines engen Zirkels sogenannter Sexualforscher, die sich ständig gegenseitig zitierten, auf ihre Stichhaltigkeit zu überprüfen. Unbelegt vorgebracht wurde diese Kritik wiederholt von gesetzlichen Krankenkassen bzw. von in deren Auftrag tätigen Gutachtern in den Sozialgerichtsverfahren der 70er und 80er Jahre, mit denen die Krankenkassen, letztlich erfolglos, versucht hatten, ihre Leistungspflicht bezüglich der Behandlungskosten abzuwehren.

Das Aufführen aller Einzelarbeiten dient schließlich dem Zweck, nicht nur *die wesentlichen Behandlungsdaten* über die beschriebenen Patienten zusammenzutragen, sondern auch die *Eigentümlichkeiten, Haltungen und Werturteile der Untersucher* zur Anschauung zu bringen. Würde man, wie dies sonst in Sammelreferaten üblich ist, die Ergebnisse der Nachuntersuchungen nur tabellarisch zusammenfassen, könnte man zwar viel Platz sparen, es entstünde aber entweder ein falscher Eindruck von Objektivität, oder man könnte sich, wie dies ebenfalls oft geschieht, schnell auf allgemeine Methodenkritik zurückziehen. Viele Nachuntersuchungen sind kaum miteinander vergleichbar, selbst wenn ihre Ergebnisse, zum Extrakt kondensiert, ähnlich aussehen mögen. Die meisten Autoren haben sich viel Mühe gemacht, sie sollen deshalb auch zu Wort kommen. Die Leser sind eingeladen, anhand des umfangreichen Nachuntersuchungsmaterials Entwicklung, Stagnation, Evolution neuer Fragestellungen usw. nachzuvollziehen.

Terminologie

In der Terminologie weichen wir von anderen Nachuntersuchungen und Sammelreferaten dadurch grundsätzlich ab, daß wir die im klinischen Alltag längst eingebürgerte Rede von *dem* oder *der Transsexuellen* zu vermeiden suchen, wo immer dies möglich ist. Als noch unangenehmer empfinden wir die umgangssprachlichen klinischen Abkürzungen *der Transi, die Transe, die Transen.* Zu sehr erinnert dieser Sprachgebrauch an *den Blinddarm in Zimmer sechs, den Apoplex, den Alkoholiker, die Galle.* Aber auch die Rede von *biologischen* Männern bzw. Frauen oder von *Mann-zu-Frau-* und *Frau-zu-Mann-Transsexuellen,* der wir uns in früheren Veröffentlichungen noch bedienten, halten wir inzwischen für wenig glücklich. Im englisch-amerikanischen Sprachgebrauch ist sie gang und gäbe (*biological males and females; male-to-female and female-to-male transsexuals;* deutsche Autoren, die die Fachdiskussion nicht kennen, aber gerne in Englisch publizieren, verwenden *man-to-woman* und *woman-to-man transsexuals [Täschner u. Wiesbeck 1988a]*). Wir bevorzugen es, von Menschen, Personen oder auch von Patienten mit einer transsexuellen Symptomatik zu sprechen. Zwar geht es bei Transsexualität um (Geschlechts-)*Identität,* so daß hier die Substantivierung noch angebrachter sein mag als bei den anderen Beispielen, und manche Patienten identifizieren sich mit dieser Begrifflichkeit, führen sie im Schilde wie einen Ehrentitel, auf den sie nicht verzichten wollen. Andere lehnen sie von Anfang an ab und erklären, sie hätten sich schon immer als Frau bzw. als Mann erlebt. Wiederum andere lassen sie gelten, solange sie noch nicht operiert sind, bestehen aber danach darauf, nunmehr nicht mehr Transsexuelle zu sein. Mit keinem Sprachgebrauch wird man es allen recht machen können. So viel Platz die transsexuelle Thematik beim einzelnen auch einnehmen mag, es widerstrebt uns, jemanden darauf zu reduzieren. Nach abgeschlossener operativer Behandlung sprechen wir daher grundsätzlich nur von *Frauen* bzw. *Männern*, orientiert daran, welchem Geschlecht sich die Betreffenden zurechnen. Da fast alle von ihnen dann auch eine Namens- und Personenstandsänderung hinter sich gebracht haben, entspricht dies nicht nur in den meisten Fällen ihrem eigenen Erleben, sondern auch ihrer rechtlichen Stellung als Frauen und Männer.

Selbstverständlich ist auch diese, von uns gewählte Setzung nicht unproblematisch, denn sie stilisiert die operativen Eingriffe zu einer Zäsur, die sie in der individuellen transsexuellen Entwicklung oft nicht darstellt. Unter Behandlungsaspekten betonen wir im Gegenteil die eher relative Bedeutung der operativen Eingriffe für das Zurechtkommen als Mann oder Frau. Bei der Darstellung hier geht es aber nicht um eine Behandlungsanleitung, sondern um Behandlungsergebnisse. Während in Schweden schon vor der Operation und damit ohne Operation eine Personenstandsänderung möglich ist, gilt dies für alle übrigen Länder nicht. Die rechtliche Umschreibung der Geschlechtszugehörigkeit ist an die Bedingung der vorangegangenen Umwandlungsoperation gebunden. Die meisten Nachuntersuchungen gehen auf diesen zivilrechtlichen Schritt, der zwar nicht unmittelbar, aber im weiteren Sinne doch zur Behandlung gehört, nicht ein. Es kommt uns letztlich viel weniger auf einen bestimmten Zeitpunkt an, ab dem die Patienten als Frauen bzw. Männer bezeichnet werden, als vielmehr darauf, daß ihrer neuen Situation Rechnung getragen wird, und ihnen nicht bis zum Ende ihrer Tage eine Diagnose anhaften bleibt, die während eines bestimmten Lebensabschnittes Bedeutung gehabt haben mochte, die aber nicht ihr ganzes Leben ausmacht.

Für die folgende Darstellung kompliziert sich das Problem dadurch, daß ständig Patientenpopulationen, Stichproben und Teilstichproben miteinander verglichen werden müssen, in denen Männer und Frauen vor, während und nach der Behandlung beschrieben werden. Man kommt dabei kaum ohne Kürzel aus, insbesondere nicht in tabellarischen Darstellungen, soll nicht die Übersicht ganz verloren gehen. Um diese Schwierigkeit zu meistern, haben wir *Kürzel* bzw. *Chiffrierungen* gewählt, die wir nicht nur in Tabellen, sondern auch im Text verwenden und mit Bedacht nicht ausgeschrieben haben. Für Patientenpopulationen, die operierte und nichtoperierte Personen umfassen, ohne daß die Geschlechter unterschieden werden, verwenden wir die Chiffre *TS*. Handelt es sich um Stichproben, in denen Männer, die bereits operiert, und solche, die noch nicht operiert sind, zusammengefaßt sind, verwenden wir die Chiffre *Frauen(MF-TS)*. Handelt es sich um eine Stichprobe, in der Frauen, die bereits operiert, und solche, die noch nicht operiert sind, zusammengefaßt werden, verwenden wir die Chiffre *Männer(FM-TS)*. Die entsprechenden Zahlen für solche Mischpopulationen werden, sofern die Originaltexte entsprechende Angaben enthalten, ebenfalls in Klammern gesetzt. Für Männer, die sich noch in Behandlung befinden und noch nicht operiert sind, verwenden wir die Chiffre *MF-TS*. Für Frauen, die sich noch in Behandlung befinden und nicht operiert sind, verwenden wir die Chiffre *FM-TS.* In seltenen Fällen, in denen ein Patient operiert worden ist, und daher nach unserer Terminologie die TS-Chiffrierung entfallen müßte, behalten wir sie bei, wenn der Patient trotz Operation wieder in seiner ursprünglichen Geschlechtsrolle lebt. Vereinfacht läßt sich dies alles so zusammenfassen, daß bis zur Operation und bei einer sog. Rollenrückkehr die Chiffre *TS* gilt, nach der Operation die Bezeichnung Frauen bzw. Männer entsprechend der dann erreichten Zuordnung. Wir wollen diese Bezeichnungen ausdrücklich als Chiffren verstanden wissen, nicht als Wesensaussagen. Es klingt hier komplizierter als es tatsächlich ist, und die Leser werden sich im folgenden Text schnell zurechtfinden, da *Frauen(MF-TS)* grundsätzlich in der linken Spalte und *Männer(FM-TS)* grundsätzlich in der rechten Spalte von Tabellen aufgeführt werden und bei allen postoperativen Ergebnissen die neuen Zuordnungen als Frauen und Männer Verwendung finden.

Terminologische Schwierigkeiten bereiteten auch die in den Untersuchungen verwendeten *Begriffe für die Operationsergebnisse.* In Arztbriefen und Gutachten, auch in unseren eigenen, aber auch in der Literatur, finden sich Ausdrücke wie *plastisch-chirurgische Konstruktion einer Neovagina* bzw. *eines Neophallus, Mammareduktions-* bzw. *-augmentationsplastik.* Die *Neovagina* wird auch als *Vaginoid* oder *künstliche Scheide* bezeichnet, der *Neophallus* als *künstlicher Penis, Penisersatz oder Penoid,* und, wenn es sich um eine Klitorisvergrößerung handelt, als *Klitorispenoid.* Dies alles klingt viel künstlicher, als es in der Regel aussieht, und vor allem, als es von den Patienten erlebt wird. Wir sprechen daher schlicht von Scheide oder Scheidenoperation, Penis oder Penisoperation, Klitorisvergrößerung und operativer Brustvergrößerung bzw. -verkleinerung. Bei den übrigen medizinischen Bezeichnungen wie Gebärmutterentfernung (Hysterektomie), Eierstockentfernung (Ovarektomie), Brustentfernung (Mastektomie), Penisentfernung (Penektomie) und Hodenentfernung (Orchidektomie) verfuhren wir nicht in gleicher Weise konsequent, da die medizinischen Fachausdrücke, insbesondere auf dem engen Raum tabellarischer Darstellungen, gelegentlich besser unterzubringen waren.

Die Begriffe *Transsexualismus, Transsexualität* und *Transsexuelle(r)* gebrauchen wir so sparsam wie möglich und sprechen lieber, wie bereits weiter oben begründet, adjektivisch von transsexuellen Entwicklungen, transsexueller Symptomatik u.ä.. In einigen älteren Nachuntersuchungen wird noch von *Transvestitismus* und *Transvestiten* gesprochen. Bis Mitte der 60er Jahre war es im deutschsprachigen Schrifttum nicht üblich, von Transsexualismus zu sprechen. Man faßte die entsprechenden Phänomene noch unter der Bezeichnung Transvestitismus zusammen, die Hirschfeld (1910) eingeführt hatte, um bestimmte klinische Verlaufsformen, die zu Ende des letzten Jahrhunderts noch unter der Überschrift Homosexualität abgehandelt worden waren, von dieser abzugrenzen und ihre Eigentümlichkeiten präziser herauszuarbeiten. Von *psychischem Transsexualismus* sprach beiläufig ebenfalls Hirschfeld (1923) zuerst, ohne daß dies aufgegriffen wurde. Es ist deshalb nicht richtig, wenn die Transsexualismus-Literatur bis heute mit Ausnahme Seidels (1969), Eichers (1984) und neuerdings Siguschs (1991 a, b) durchgängig Cauldwell (1949) als Urheber des Begriffs nennt. Erst mit den Arbeiten Benjamins (1953; 1964 a, b, c; 1966; 1967; 1969) sowie mit der Popularisierung der Krankengeschichte des früheren amerikanischen Soldaten Christine Jorgensen (Hamburger et al. 1953; Jorgensen 1967) setzte sich die Bezeichnung *transsexualism,* im

Deutschen Transsexualismus bzw. Transsexualität, in der Fachliteratur ebenso wie in der Umgangssprache durch. Gleichzeitig erfolgte eine Abgrenzung vom Transvestitismus, dem sog. Verkleidungstrieb. Was im Transvestitismus angeblich temporär ist, das spielerische oder dranghafte Hineinschlüpfen in die andere Geschlechtsrolle, soll sich im Transsexualismus als dauerhafter Impetus darstellen. Entgegen dem körperlichen Erscheinungsbild erlebt sich das Individuum, so die klassischen Beschreibungen in der medizinischen Literatur und in den Diagnoseschlüsseln, als Angehörige(r) des anderen Geschlechts und setzt alles daran, daß dieses eigene Erleben Gestalt gewinnt, materialisiert und von anderen bestätigt wird.

Schließlich noch ein Wort zu dem von uns bereits in der Überschrift an zentraler Stelle sowie im Text durchgängig verwendeten Begriff der *Geschlechtsumwandlung*. Er ist das Reizwort, an dem sich die Geister scheiden, wenn es um die Bewertung der Behandlungen geht, deren Ergebnisse hier zusammenfassend dargestellt werden. Wer sich als transsexuell erlebt, strebt in der Regel eine hormonelle, operative und personenstandsrechtliche Geschlechtsumwandlung an. Manche sagen auch einfach, sie müßten nicht umgewandelt, sondern nur körperlich dem ihnen eigenen Geschlecht angepaßt werden. Im Englisch-Amerikanischen hat sich dafür die knappe technische Bezeichnung *sex-reassignment surgery (SRS)* durchgesetzt, womit der dabei stattfindende aktive Zuschreibungsprozeß wohl am besten erfaßt wird. Im Deutschen läßt sich dies als *Geschlechtsanpassungs-* oder *Geschlechtsangleichungsoperation* wiedergeben, umständliche Begriffe, die sich nur begrenzt durchgesetzt haben und den aktiven Zuschreibungsprozeß nicht in gleicher Weise zum Ausdruck bringen wie das englische Wort *reassignment.* Eicher (1984) spricht von Genitaltransformationsoperation.

Zunächst war der Begriff der Geschlechtsumwandlung aus dem Deutschen ins Englisch-Amerikanische übernommen worden. Der aus Berlin stammende Benjamin (1966), der später in den USA zum Wegbereiter der operativen Behandlung wurde, sprach in seinen Veröffentlichungen abwechselnd von *sex-change operation, conversion operation, change of sex, conversion, transformation.* Alle diese Begriffe tauchen vereinzelt auch bei anderen Autoren auf; führend ist inzwischen jedoch, wie erwähnt, die Bezeichnung *sex-reassignment surgery*. Wenigstens hingewiesen werden soll darauf, daß gelegentlich auch von *gender transmutation* (Kubie u. Mackie 1968, vgl. Lothstein 1980) und von *gender reassignment* (Mate-Kole et al. 1990) gesprochen wird, obwohl in der Fachdiskussion um Transsexualität immer wieder nachdrücklich unterstrichen wurde, daß das Englisch-Amerikanische, anders als das Deutsche, das nur ein Wort für Geschlecht kenne, differenziere zwischen *sex* und *gender* (Stoller 1968, 1975), und es bei der operativen Geschlechtsumwandlung gerade um die Angleichung der körperlichen Geschlechtsmerkmale (sex) an die Geschlechtsidentität (gender) gehe.

Gegen die Verwendung des Begriffs Geschlechtsumwandlung sind von vielen Autoren Einwände vorgebracht worden. Erwähnt wurden bereits die Bedenken von Randell (1969). Eicher, der die erste deutschsprachige Monographie über Transsexualismus vorlegte, hält den Begriff für "nicht korrekt, da *lediglich* eine Angleichung an das psychologische Geschlecht durchgeführt werden kann. Die Möglichkeit der geschlechtsspezifischen Fortpflanzung kann nie umgewandelt werden" (Eicher 1984, S. 1; Hervorheb. F.P. u. A.J.). Gewichtiger erscheinen uns die von Hertoft und Sörensen (1979) erhobenen Einwände, der Begriff suggeriere, eine Geschlechtsumwandlung sei möglich, obwohl sie doch tatsächlich unmöglich sei. Er enthalte ein verführerisches Versprechen, das nicht eingelöst werden könne. Operative Eingriffe stellten in diesem Zusammenhang einen verzweifelten Versuch dar, einen tiefen Konflikt zu lösen, wobei die Lösung oft schlecht oder überhaupt keine Lösung sei. Man solle sich nicht einbilden, durch solche operativen Eingriffe Menschen ändern zu können. Die Zahl jener, bei denen eine Operation notfalls indiziert sei und die davon profitierten, sei sehr gering, und alle wüßten tief in ihrem Inneren, daß sie ihr Geschlecht nicht geändert hätten.

Diese Kritik an der Verwendung des Begriffs Geschlechtsumwandlung im Zusammenhang mit *sex-reassignment surgery* entspringt der Sorge um Patienten und ist ernst zu nehmen. Der Begriff der Umwandlung weckt Hoffnungen, nährt möglicherweise Illusionen, erinnert an das Zauberwort *mutabor* in Tausendundeinenacht. Wir haben ihn trotzdem gewählt und berufen uns bei dieser Entscheidung auf dasselbe Argument, die Sorge um die Patienten. Wenn sich Psychologie, Medizin und Rechtsprechung schon auf das Verlangen der Patienten einlassen und ihm, mit wievielen Vorbehalten auch immer, letztlich nachgeben und die Patienten dabei unterstützen, entsprechend ihren Vorstellungen nunmehr als Angehörige des anderen Geschlechts zu leben, dann tragen sie, wie begrenzt auch immer, zu einem Umwandlungsprozeß bei, der im Ergebnis dazu führt, daß ein Mensch, der bei seiner Geburt als Junge bzw. Mädchen eingestuft wurde, als Erwachsener schließlich als Frau bzw. Mann lebt. Es handelt sich dabei in der Regel um einen schwierigen und konflikthaften Prozeß, an dem die Patienten genug zu tragen haben. Unsere Aufgabe ist, ihnen dieses Los so erträglich wie möglich zu machen. Die operativen Eingriffe sind bei kunstgerecht vollzogener Behandlung nur wenige von vielen Schritten in einem Umwandlungsprozeß, der vielfältige innere und äußere Veränderungen erfordert und mit sich bringt. Mit dem Ergebnis der Behandlung werden die Patienten um so besser zurechtkommen können, je mehr ihre Versuche, sich ihren Konflikten zu stellen, Unterstützung finden. Daß dazu im Einzelfall eine operative Geschlechtsumwandlung gehören kann, wie selbst Hertoft und Sörensen einräumen, sollten wir nicht von vornherein ausschließen, es sei denn, man will diese Behandlungen weltweit gesetzlich verbieten lassen. Unter retrospektiv-biographischen Gesichtspunkten mag zutreffen, daß sich ein Mensch in der Regel durch welche Eingriffe auch immer in seinem Wesen nicht grundsätzlich verändert hat. Wenn auch kein neuer Mensch entstanden ist, so doch ein gewandelter, um viele Erfahrungen reicherer. Die Patienten jedoch erst psychiatrisch, hormonell und operativ zu behandeln und ihnen dann nachzurufen, wie dies Randell tat, ihr seid nur kastrierte Männer und Frauen, halten wir nicht für angemessen und unter prospektiven Gesichtspunkten für wenig förderlich. Aus psychologischen Gründen, und weil mit der Personenstandsänderung nach Transsexuellengesetz verbindlich eine Umwandlung der Geschlechtszugehörigkeit erfolgt, halten wir es für legitim und auch für sinnvoll, von Geschlechtsumwandlung zu sprechen.

2 Methodik

Auswahl der Arbeiten

Einbezogen wurden alle für uns erreichbaren *Einzelarbeiten*, die als Nachuntersuchungen konzipiert waren und über postoperative Verläufe bzw. Ergebnisse von insgesamt mindestens fünf Frauen und/oder Männern berichteten. Dabei faßten wir, was als Nachuntersuchung gelten mag, eher weit. In der Tendenz neigten wir dazu, auch Arbeiten aufzunehmen, die eher den Charakter von Mitteilungen als von wissenschaftlichen Nachuntersuchungen hatten, um die Breite des Spektrums der Untersuchungsansätze und der an den Untersuchungen beteiligten Einrichtungen zu zeigen. Insbesondere dann verfuhren wir so, wenn solche "Nachuntersuchungen" wiederholt in anderen Nachuntersuchungen erwähnt oder zitiert worden waren. Wenn ein Autor oder eine Autorengruppe über eine Untersuchungsstichprobe mehrfach berichteten, wurde dies kenntlich gemacht. Ausgeschlossen wurden Einzelfallberichte oder Stichproben, in denen weniger als fünf operierte Patienten beschrieben wurden, da aus ihnen in der Regel allgemeinere Schlüsse nicht gezogen werden können. Unberücksichtigt blieben, bis auf eine in der renommierten Fachzeitschrift *Archives of Sexual Behavior* erschienene Publikation, die wir zu Illustrationszwecken erwähnten (Sadoughi et al. 1978), Arbeiten, die ausschließlich testpsychologische Vergleichsdaten enthalten, ohne im einzelnen den Behandlungsablauf und andere Behandlungsergebnisse zu dokumentieren (Übersicht bei Lothstein 1984, vgl. auch Abramowitz 1986). Nicht berücksichtigt wurden ferner allgemeine Arbeiten zur Transsexualität, in denen nur beiläufig auf Nachuntersuchungsergebnisse eingegangen wurde. Auch wenn Vollständigkeit angestrebt wurde, wird man mit der Vermutung nicht fehl gehen, daß uns die eine oder andere Arbeit unbekannt geblieben ist. Trotz mehrfacher Nachfrage bei der Geschäftsstelle waren für uns z.B. eine Reihe von Vortragsmanuskripten, die auf den verschiedenen *International Gender Dysphoria Symposia* in den 70 Jahren in den USA sowie auf Kongressen der *Harry Benjamin International Gender Dysphoria Association, Inc.* vorgetragen worden waren, nicht zugänglich. Soweit andere Autoren die Titel dieser Arbeiten zitieren, haben wir sie in unser Literaturverzeichnis aufgenommen. Wir halten diese Lücke aber nicht für beachtlich, da substantielle Kongreßbeiträge in der Regel später ohnehin publiziert werden und uns insofern allenfalls vorläufige Ergebnisdarstellungen entgangen sein dürften.

Bedingt durch die genannten Auswahlkriterien mußten eine Reihe klinisch und theoretisch ergiebiger Arbeiten, die größere Patientenstichproben beschreiben, unberücksichtigt bleiben, weil sie vor allem typologische Gesichtspunkte in den Vordergrund stellen (z. B. Bentler [1976], Fleming et al. [1981 bei Beatrice], Beatrice [1985], Blanchard [1989a, b]) oder nicht über postoperative Entwicklungen und Ergebnisse berichten. Dies gilt insbesondere für ältere Arbeiten, die zu einer Zeit geschrieben worden waren, in der Geschlechtsumwandlungsoperationen normalerweise nicht zugänglich waren. Beispielhaft erwähnt seien die Arbeiten von Binder (1933), Bürger-Prinz u. Weigel (1940), Bürger-Prinz et al. (1953, 1966), Randell (1959), Burchard (1961, 1965) und Wålinder (1967). Die zuletzt genannte Arbeit versteht sich ausdrücklich nicht als Nachuntersuchung, gehört aber mit zu den besten klinischen Dokumentationen und enthält knappe Angaben über postoperative Verläufe, so daß wir glaubten, sie wenigstens kursorisch erwähnen zu müssen.

Im Vergleich zur beträchtlichen Zahl von Einzelarbeiten erwähnen wir relativ wenige Überichtsarbeiten bzw. *Sammelreferate*. Hierbei entsteht aber dadurch ein verzerrtes Bild, daß im Abschnitt Sammelreferate ausschließlich solche Arbeiten Berücksichtigung fanden, die ausdrücklich als Sammelreferate über Nachuntersuchungsergebnisse konzipiert worden waren. Es gibt eine große Zahl von Arbeiten unterschiedlichster Qualität über Transsexualität, die beiläufig auch einen Abschnitt über Nachuntersuchungsergebnisse haben. In aller Regel sind diese Abschnitte oberflächlich und stützen sich nur auf sehr schmale Ausschnitte der publizierten Nachuntersuchungen (z.B. Walters et al. 1986). Es gibt auch Arbeiten, die im Titel ein Sammelreferat ankündigen, das Thema aber weit verfehlen (z.B. Thimm u. Kreuzer 1984). Sie alle haben wir unberücksichtigt gelassen. Andererseits enthält eine Reihe von Einzelnachuntersuchungen gute Literaturüberblicke. Hervorzuheben sind hier insbesondere die Arbeiten von Wålinder (1967), Wålinder u. Thuwe (1975), Lundström (1981) und Kuiper (1985). Wir haben sie im Abschnitt Sammelreferate nicht erneut aufgeführt, um Redundanz zu vermeiden.

Bearbeitung

Jede *Nachuntersuchung* wurde, jeweils getrennt von beiden Verfassern, nach einem einheitlichen Schema zusammengefaßt. Die Exzerpte wurden verglichen, abweichende Werte wurden überprüft, unterschiedliche Bewertungen diskutiert und abgestimmt. In dem Schema wurden folgende Items erfaßt: Name des bzw. der Autoren, Jahr der Publikation, Institution und Land. Stichprobenbeschreibung (N nach Geschlechtern, Altersangaben) und Vergleichs- oder Kontrollgruppen. Angaben zur Behandlung (Psychiatrische Diagnostik und Behandlung, psychotherapeutische Behandlung, Hormonbehandlung, operative Eingriffe im einzelnen, Behandlungskomplikationen, erforderliche Nachbehandlungen, rechtliche Konsequenzen wie Namens- und Personenstandsänderung). Nachuntersuchungzeitraum (Definition, z.B. seit Erstuntersuchung, seit erster Operation, seit letztem operativem Eingriff, seit Namensänderung, sowie Dauer). Untersuchungsmethodik (war der Untersucher an der Behandlung beteiligt, wieviele Untersucher, Selbsteinschätzungen, Fremdeinschätzungen, Interraterübereinstimmung, Zahl der Untersuchungszeitpunkte). Untersuchungssituation (im Rahmen von Routinekontakten, spezielle Nachuntersuchungstermine, bei den Patienten zu Hause, Einbeziehung von Partnern, Angehörigen, Freunden). Untersuchungsinstrumente (Auswertung von Krankenblättern, Fragebogen, Telefoninterviews, pauschaler klinischer Eindruck, unstrukturierte, halbstandardisierte, standardisierte Interviews, psychometrische Testverfahren, körperliche Untersuchung und Dokumentation). Inhaltliche Bewertungsfelder (z.B. psychiatrische Behandlungsbedürftigkeit, Hospitalisierungen, psychisches Befinden, körperliches Befinden, soziale und berufliche Stabilität, Partnerschaften, sexuelles Erleben). Definition von Bewertungskriterien (z. B relativ [besser, gleich, schlechter] oder unabhängig [sehr gut, gut, befriedigend, schlecht], Selbst- und/oder Fremdeinschätzung, ggf. Übereinstimmung oder Abweichung). Angaben über Suizidalität und Rollenrückkehr bzw. Rückumwandlungsbegehren. Fallbeispiele. Indikationsempfehlungen. Von den Autoren berücksichtigte frühere Nachuntersuchungen. Globale Bewertung der Ergebnisse durch die Autoren.

Die *Sammelreferate* untersuchten wir im Prinzip nach den gleichen Gesichtspunkten, wobei Einzelaspekten hier ein geringeres Gewicht beigemessen wurde, methodologische und ideologische Aspekte, die die jeweiligen Autoren diskutierten, dagegen stärker herausgestellt wurden.

Ergebnisdarstellung

In der folgenden, chronologisch nach Jahren und innerhalb der Jahre alphabethisch angeordneten Darstellung der Einzelnachuntersuchungen und Sammelreferate findet sich jeweils zu Beginn und am Ende einer Arbeit ein kurzer Text, der kursiv abgesetzt ist, um deutlich zu machen, daß es sich um unsere Kommentierung, nicht um eine Inhaltsangabe handelt. Im einleitenden Text weisen wir stichwortartig auf die formale Zuordnung einer Nachuntersuchung oder eines Sammelreferates hin, auf deren Bedeutung für die allgemeine Fachdiskussion u.ä., wie sie sich nach unserem Urteil darstellen. Hier werden auch offensichtliche Stichprobenüberschneidungen benannt. Im Kursivtext am Ende der jeweiligen Einzeldarstellungen, den wir als *Anmerkung* charakterisieren, greifen wir Einzelaspekte und Kritikpunkte auf, die uns hervorhebenswert erscheinen. Alle diese Bewertungen haben wir zu verantworten, nicht die zitierten Autoren.

Wir machen darauf aufmerksam, daß wir bei den Ergebnisdarstellungen abweichend vom Sprachgebrauch sämtlicher hier berücksichtigter Originalarbeiten grundsätzlich, wie dies weiter oben ausgeführt und begründet wurde, die Geschlechterbezeichnung zum Nachuntersuchungspunkt daran orientieren, wie die (ehemaligen) Patienten zu diesem Zeitpunkt leben. Für nicht oder noch nicht operierte Patienten und solche, die nach einer Geschlechtsumwandlung wieder in die ursprüngliche Rolle zurückgekehrt sind, verwenden wir in den Tabellen wie im Text die Chiffre *TS*. In der linken Spalte finden sich jeweils die Angaben über *MF-TS* bzw. *Frauen*, in der rechten diejenigen über *FM-TS* bzw. *Männer*.

Zu dieser Begrifflichkeit und den für die Operationsergebnisse gewählten Bezeichnungen wurde im Abschnitt Terminologie bereits Stellung genommen. Die *Begrifflichkeit bezüglich anderer Behandlungsabschnitte* haben wir, soweit es ging, vereinfacht. Wo Hormonbehandlungen erfolgt waren, erwähnen wir nur das Wort *Hormone*. Wenn nichts anderes vermerkt ist, heißt dies, daß *Frauen (MF-TS)* Antiandrogene und/oder Östrogene und/oder Gestagene erhielten, *Männer (FM-TS)* dagegen Androgene. Eine weitere Differenzierung nach einzelnen Substanzen, Präparaten oder Dosierungen erschien nicht sinnvoll, da die meisten Arbeiten dazu wenig detaillierte Informationen enthalten. Aus denselben Gründen wurden Angaben über psychologische, psychotherapeutische und/oder psychiatrische Behandlungen, von hervorhebenswerten Ausnahmen abgesehen, nicht weiter differenziert.

Die weiter oben genannten Gesichtspunkte, unter denen die Originalarbeiten bearbeitet wurden, legen es nahe, die Ergebnisse in Form eines einheitlichen Schemas darzustellen. So zu verfahren, war zunächst unsere Absicht, doch stellte sich bald heraus, daß die meisten Originalarbeiten nur einen Bruchteil der genannten Kriterien berücksichtigten. In den meisten Fällen hätte der Eintrag zu vielen Items des Schemas dann nur *keine Angaben* lauten können. Der ohnehin lange und zwangsläufig redundante Text wäre sehr viel länger geworden, ohne zusätzliche Informationen zu bieten. Die Mitteilung, daß eine Arbeit zu einem bestimmten Item keine Angaben enthält, ist zwar auch eine wichtige Information, oft sogar die wichtigste, doch schien es uns im Interesse der Lesbarkeit sinnvoller, den ständigen Hinweis auf Fehlanzeigen zu unterlassen. Wenn sich die Leser die Bearbeitungskriterien einprägen, wird ihnen schnell auffallen, was in einzelnen Originalarbeiten fehlt. Steht dort z.B. nur *Nachuntersuchungszeitraum,* ohne bestimmte Bezugsgröße (z. B. seit Erstuntersuchung, seit erstem oder letztem operativem Eingriff), dann enthält die Originalarbeit dazu keine näheren Angaben; wird nicht ausdrücklich gesagt, ob der Autor an der Behandlung der nachuntersuchten Patienten beteiligt oder davon unabhängig war, dann kann man dazu der Arbeit nichts entnehmen. Erfährt man nichts über Operationskomplikationen, dann heißt dies nicht, daß solche nicht aufgetreten wären, sondern lediglich, daß die Arbeit dazu keine verwertbaren Angaben enthält, es sei denn, es wird explizit von uns angegeben, daß der Autor bzw. die Autoren keine Komplikationen fanden.

Die Angaben zum Item *erwähnte Nachuntersuchungen* beziehen sich ausschließlich auf in der jeweiligen Originalarbeit zitierte andere Nachuntersuchungen, die unseren Kriterien entsprechen, also mindestens über fünf oder mehr postoperative Verläufe berichten. Von dieser Regel ausgenommen ist die Erwähnung jenes Einzelfallberichts über Christine Jorgensen (Hamburger et al. 1953), der gewissermaßen zum Zünder für die allgemeine Beschäftigung mit dem Thema Transsexualität geworden war. Sofern sich Autoren darauf bezogen, haben wir es bei den einzelnen Nachuntersuchungen, nicht dagegen bei den Sammelreferaten kenntlich gemacht. Auch bei den Sammelreferaten wurden zum Item *erwähnte Nachuntersuchungen* nur jene Arbeiten berücksichtigt, die unseren Kriterien entsprachen. Im übrigen sagen die Angaben zu diesem Item nichts darüber aus, wieviel Literatur ansonsten in der jeweiligen Arbeit zitiert wird. Wir haben das Item aufgenommen, um uns und den Lesern zu erschließen, in welchem Umfang sich die Autoren mit vorausgehenden spezifischen Nachuntersuchungsberichten auseinandersetzen, und Springers (1979) These von der zirkulären Zitierweise zu überprüfen. Es ist eine formale Überprüfung, weil das bloße Zitieren natürlich nichts über das Ausmaß der Auseinandersetzung mit dieser Literatur sagt. Aus dieser Überlegung haben wir die Berechtigung abgeleitet, gewissemaßen implizit zitierte Literatur nicht aufzuführen. Ein Beispiel für dieses implizite Zitieren ist die Aufnahme des Buches von Green u. Money (1969) in ein Literaturverzeichnis, in dem die spezifische Arbeit von Randell (1969) erschienen war, ohne daß im Text an irgendeiner Stelle auf Randell eingegangen wird. In solchen, durchaus nicht seltenen Fällen unterstellten wir, daß der jeweilige Autor sich mit Randells Arbeit nicht auseinandergesetzt hatte, sie möglicherweise gar nicht kannte, und berücksichtigten daher die Angabe nicht.

Zitate aus *fremdsprachigen Arbeiten* sind jeweils in Deutsch wiedergegeben und von uns übersetzt worden, ohne daß dies jeweils gesondert angegeben wurde.

Um den spezifischen Charakter der Arbeiten und die Einstellungen der Autoren wahrzunehmen, empfehlen wir, die Darstellung der Einzelarbeiten nicht zu überspringen. Eine zusammenfassende Interpretation und Bewertung werden wir im Anschluß daran vornehmen.

3 Nachuntersuchungen in chronologischer Reihenfolge

HERTZ, TILLINGER UND WESTMANN 1961

Psychiatrische Universitätsklinik (Karolinska Sjukhuset), Stockholm, Schweden

Es handelt sich um die erste Nachuntersuchung, die wir finden konnten, in der eine Gruppe von mindestens fünf operierten Transsexuellen beschrieben wurde. Aus heutiger Sicht ist bemerkenswert, mit welcher Selbstverständlichkeit die Autoren davon ausgingen, daß es für die Probleme der Patienten keine psychiatrischen Therapiemöglichkeiten gebe. Vor dem Hintergrund dieser Prämisse ist vermutlich zu erklären, daß in den Fallbeispielen fast keine Vorbehandlungen der Patienten dokumentiert wurden und die Patienten, so scheint es, präoperativ in keiner kontinuierlichen Behandlung waren.

Stichprobe	Frauen		Männer	
Operiert und nachuntersucht	2		3	
Alter bei Operation				
Mittelwert	27 Jahre		26,7 Jahre	
Streubreite	27 Jahre		25-28 Jahre	
Art der Behandlung				
Hormone	2		Hormone	3
Brustvergrößerung	0		Brustverkleinerung	3
Penektomie/ Orchidektomie	2		Hysterektomie/ Ovarektomie	3
Scheidenoperation	1		Penisoperation	0
Nachuntersuchungszeitraum seit Operation				
Mittelwert	8,5 Jahre		6,75 Jahre	
Streubreite	3,5-16 Jahre		6,5-7,0 Jahre	

Untersuchungsmethoden

Die Autoren, die an der Behandlung beteiligt waren, führten in regelmäßigen Abständen, die nicht exakt definiert sind, mit den Patienten mehrere unstrukturierte Interviews durch.

Bewertungsfelder und -kriterien

In den Fallberichten wurde eine Vielzahl von inhaltlichen Bewertungsfeldern berücksichtigt; eine systematische Darstellung erfolgte nicht. Tabellarisch wurden für jeden

Patienten zwei Globalurteile abgegeben: Einerseits wurde das Ergebnis unmittelbar postoperativ eingestuft in die Kategorien gebessert, gut und verschlechtert; zum anderen wurde für den Nachuntersuchungszeitpunkt unterschieden zwischen den Einstufungen sehr befriedigend, befriedigend und unbefriedigend.

Ergebnisse

Frauen: Unmittelbar postoperativ war die Einschätzung für eine der beiden Frauen gut, langfristig befriedigend. Diese Frau war zeitweilig depressiv und empfand sich, weil sie keine Scheide hatte, nur als "halbe Frau". Die Einschätzung für die andere Frau lautete für den unmittelbar postoperativen Zeitpunkt gebessert, langfristig unbefriedigend (s.u.).
Männer: Bei den Männern wurden postoperativ zwei als gebessert, einer als gut eingeschätzt; bei der Nachuntersuchung lauteten die Globalbewertungen für zwei befriedigend. Subjektiv waren die drei Männer mit ihrer Situation zufrieden, obwohl keine Penisoperation vorgenommen worden war.

Alle fünf Patienten hatten postoperativ ihren Namen bzw. Personenstand ändern können.

Fallbeispiele

Alle Verläufe sind anschaulich dokumentiert.

Rollenrückkehr

Fünf Jahre nach dem ersten operativen Eingriff (Orchidektomie und Penektomie) wurde bei einer Frau, der es in diesen fünf Jahren deutlich besser gegangen war als vorher, auf ihr Drängen hin operativ eine Scheide angelegt. Infolge von narbigen Veränderungen war das Resultat, insbesondere in funktioneller Hinsicht, unbefriedigend. Die Patientin wurde zunehmend depressiver, entwickelte schließlich eine Psychose und lebte vier Jahre nach diesem Eingriff wieder als Mann.

Erwähnte Nachuntersuchungen

Hamburger et al. 1953

Einschätzung der Autoren

Die Autoren betonen, daß ihre Erfahrungen sehr begrenzt seien und "keine definitiven Schlußfolgerungen zur Beurteilung operativer Eingriffe bei Transvestitismus erlauben" (S.292). Es bedürfe der langfristigen Untersuchung größerer Gruppen, um sicherere Aussagen machen zu können.

Anmerkung

Die skeptische Einschätzung der Autoren bezüglich psychiatrischer Behandlungsmöglichkeiten wurde in der Nachuntersuchungsliteratur bis Ende der 70er Jahre vielfach zustimmend zitiert, danach, v.a. in allgemeineren Arbeiten zum Thema, ebenso häufig kritisiert.

Benjamin 1964 a

Privatpraxis, New York, N.Y., USA.

Der Autor arbeitete als Gerontologe, Endokrinologe und Sexologe in einer Privatpraxis und betonte, daß er dort keine systematischen wissenschaftlichen Forschungsarbeiten durchführen konnte. Ende der 40er Jahre hatte er erstmals von Alfred Kinsey einzelne Patienten mit transsexueller Symptomatik zugewiesen bekommen. Nach der aufsehenerregenden Operation von Christine Jorgensen in Kopenhagen 1952 wurde seine Praxis zu der Adresse für Menschen mit transsexuellen Wünschen in und außerhalb der USA (vgl. dazu Memorial for Harry Benjamin [1988], insbesondere die Beiträge von Schaefer sowie Jorgensen). Diese Nachuntersuchung und weitere Aufsätze (vgl. Benjamin 1964 b, 1967), seine enge Zusammenarbeit mit Ärzten und Psychologen aus dem renommierten Johns Hopkins University Hospital in Baltimore, Md., USA, und seine Monographie aus dem Jahr 1966 (Benjamin 1966) beeinflußten die Behandlungskonzepte für transsexuelle Symptome am nachhaltigsten, beförderten insbesondere die hormonelle und operative Vorgehensweise und trugen wesentlich dazu bei, daß Universitäten dem Phänomen des Transsexualismus Aufmerksamkeit widmeten.

Stichprobe	Frauen (MF-TS)	Männer (FM-TS)
Gesamtgruppe*	(91)	(15)
Operiert und nachuntersucht	31	

* Der Autor gibt als Gesamtgruppe 186 Transvestiten an, die er in den vorangehenden zwölf Jahren gesehen und "zum Teil für kürzer oder länger weiterverfolgt hat" (S. 108). Unter diesen 186 seien 106 Transsexuelle; unklar bleibt, ob die Nachuntersuchung alle oder nur einen Teil der Operierten erfaßte.

Alter bei Operation		
Mittelwert	24	Jahre
Streubreite	21-58	Jahre

Art der Behandlung	
Penektomie	31
Orchidektomie	23*
Scheidenoperation	25

* "...bei den meisten der übrigen acht" (S. 108; genaue Zahlenangaben fehlen) waren die Hoden nach der Methode von Dr. Elmer Belt, Los Angeles, retroperitoneal verlagert worden.

Nachuntersuchungszeitraum seit Operation		
Mittelwert	5	Jahre
Streubreite	0,17-12	Jahre

Untersuchungsmethoden
Die Beurteilung der Ergebnisse durch den Autor erfolgte auf der Basis klinischer Interviews und körperlicher Untersuchungen sowie aufgrund von Korrespondenz oder Berichten von Freunden und Verwandten.

Bewertungsfelder und -kriterien
Es wurden relativ vage Globaleinschätzungen vorgenommen, in denen körperliche Gesundheit, psychische Verfassung und soziale Integration der "neuen Frau" (S. 109) Berücksichtigung fanden, ferner Erscheinungsbild und Funktion der Genitalen und Sexualleben, sofern der Nachuntersuchungszeitraum für eine Beurteilung dafür nicht zu kurz war. Zur näheren Beschreibung der Kriterien vgl. Benjamin (1964 b).

Ergebnisse
Das Gesamtergebnis wird bei sechzehn Frauen als ausgezeichnet, bei elf als zufriedenstellend beurteilt. Zweifelhaft erscheinen dem Autor vier Fälle, keiner unbefriedigend. Sechs ehemalige Patienten gingen als Frauen eine Ehe ein; siebzehn lebten in festen Partnerschaften.

Fallbeispiele
Zur Veranschaulichung der Gründe, die zu dem Wunsch nach Geschlechtsumwandlung führen können, enthält die Arbeit einen kurzen Fallbericht.

Erwähnte Nachuntersuchungen
Hamburger et al. 1953

Einschätzung des Autors
Für den Autor "besteht kein Zweifel, daß Transsexuelle ein Recht auf eine andere Behandlung als Psychotherapie haben, die sich so häufig als vergeblich und kostspielig erwiesen hat" (S. 111). In sorgfältig ausgewählten Fällen seien hormonelle und chirurgische Interventionen indiziert.

Indikationsempfehlungen
Für die Operationsindikation hält er "den Glauben, daß aus der Operation eine erfolgreiche 'Frau' hervorgeht, für das Wichtigste, und daß dem Patienten mit anderen Mitteln nicht zu einer emotional gesünderen und glücklichen Zukunft verholfen werden kann. Unter einer 'erfolgreichen Frau' stelle ich mir vor: Aussehen, einigermaßen stabile Persönlichkeit, Rückhalt und Unterstützung seitens der Familie und die Überzeugung, daß die 'neue Frau' für ihren Lebensunterhalt sorgen können wird" (S. 108).

Anmerkung
Benjamins Arbeit kann als nachhaltiges Plädoyer für die Propagierung hormoneller und operativer Behandlung aufgefaßt werden. Für die operativen Eingriffe verwendet er den Ausdruck "conversion operation" (S. 110), vermutlich als Übersetzung des seiner Muttersprache entnommenen Begriffs "Umwandlungsoperation", der erst später durch den Begriff "sex-reassignment surgery" abgelöst wurde.

BENJAMIN 1964 b

Privatpraxis, New York, N.Y., USA

Es handelt sich um die erste in deutscher Sprache veröffentlichte Nachuntersuchung von mehr als fünf operierten Patienten. Die Arbeit ist weitgehend mit Benjamin 1964 a identisch; lediglich die Stichprobe ist größer. Der Autor ist offensichtlich beeindruckt, um nicht zu sagen begeistert, von den positiven Entwicklungen, die er bei der Mehrzahl seiner Patienten postoperativ beobachtete.

Stichprobe	Frauen (MF-TS)	Männer (FM-TS)
Gesamtgruppe*	(108)	(17)
Operiert	44	
Nachuntersucht	43	

* Der Autor gibt als Gesamtgruppe 200 Transvestiten an, die er in den vorangehenden dreizehn Jahren gesehen hat, darunter 125 Transsexuelle. Vgl. die entsprechende Anmerkung bei Benjamin (1964 a).

Alter bei Operation

Mittelwert	34 Jahre
Streubreite	21-58 Jahre

Nachuntersuchungszeitraum seit Operation

Streubreite	0,25-12 Jahre

Untersuchungsmethoden

Der Autor war der einzige Untersucher und z.T. an der Indikationsstellung beteiligt. Die Angaben zu den Untersuchungsmethoden sind ungenau: "Diese 44 Patienten konnten - mit einer Ausnahme - von mir entweder nachuntersucht oder doch soweit verfolgt werden, daß mir die Katamnese ungefähr bekannt ist, meist durch persönliche Konsultation, sonst durch Korrespondenz oder durch Mitteilungen von Verwandten oder Freunden" (S. 500).

Bewertungsfelder und -kriterien

Bewertet wurden Gesamtbefinden, Aussehen, Sexualfunktion und Stellung in der Gesellschaft (Heirat oder Beruf). Die Bewertungskriterien sind eher vage benannt: Als ausgezeichnet wurden die Ergebnisse bei Frauen eingeschätzt, die in den genannten vier Bereichen "zufrieden, zum Teil glücklich und erfolgreich waren" (S. 500). Als zufriedenstellend wurden sie bezeichnet, wenn sich die Frauen in ihrer Rolle in Beruf oder Ehe noch nicht vollständig zurechtgefunden hatten, die Operation jedoch nicht bereuten. Im allgemeinen waren sie zufrieden, hatten jedoch teils beim Verkehr noch Schwierigkeiten, weil sich die "künstliche Vagina" (S. 500) entweder geschlossen hatte, zu eng oder zu kurz war, oder störendes Narbengewebe enthielt. In vielen Fällen, so meint der Autor, hätten durch operative Maßnahmen Nachkorrekturen vorgenommen werden können, die die Neuklassifikation 'ausgezeichnet' zur Folge gehabt hätten.

Ergebnisse

Insgesamt beurteilt der Autor die Ergebnisse bei sechzehn Frauen als ausgezeichnet und bei 24 Frauen als zufriedenstellend. Bei zwei Frauen (eine mit Kotfistel) war das Urteil zweifelhaft, weil der Autor nicht über ausreichende Informationen verfügte. Als unbefriedigend wurde die Situation einer 64jährigen Frau bezeichnet, die im Alter von 56 Jahren operiert worden war (Penektomie und Orchidektomie, keine Scheidenoperation). Sie konnte ihren zuvor guten Lebensstandard nicht halten und bedauerte den Eingriff. Obwohl Orgasmusfähigkeit wegen der unterstellten Unzuverlässigkeit der Angaben kein Bewertungskriterium war, schätzt der Autor, daß etwa die Hälfte der Frauen "einen gewissen Höhepunkt beim Geschlechtsverkehr erleben" (S. 500). "Mit der einen, vorher erwähnten Ausnahme betonten alle Patienten, mündlich oder in Briefen, mit großem Nachdruck, daß sie unbedingt glücklicher sind als jemals vor der Operation, gleichgültig, ob sie vorher als Mann oder schon (illegal) als Frau gelebt hatten" (S. 500).

Fallbeispiele

Die Arbeit ist durchsetzt mit kurzen Fallbeispielen, die oft unpräzise sind. So weist der Autor z.B. darauf hin, daß eine Patientin fünf Jahre nach der "Operation (ohne Kastration)" (S. 500) an einem Herzinfarkt starb. Unklar bleibt, was mit dieser Operation gemeint ist.

Suizidversuche

Eine 28jährige Frau wurde "während ihrer Prostitutionslaufbahn morphinsüchtig" (S. 500). Sie starb drei Jahre nach der Operation an einer Überdosis, wobei ungeklärt blieb, ob es sich um einen Suizid handelte.

Erwähnte Nachuntersuchungen

Hamburger et al. 1953

Einschätzung des Autors

"Zusammenfassend kann ich nur betonen, daß es nach meinen Erfahrungen (als Sexuologe, nicht als Chirurg oder Psychiater) durchaus möglich ist, mit Hilfe der Chirurgie oder Hormonbehandlung einem unglücklichen transsexuellen Mann eine glücklichere Zukunft als Frau zu schaffen. Obwohl die Beobachtungsdauer noch nicht sehr lang ist und weit größeres klinisches Material notwendig erscheint, sind die hier berichteten Erfahrungen doch hinreichend, um die prinzipielle Ablehnung der endokrinen und operativen Behandlung des Transsexualismus zu entkräften" (S. 500). Anders als andere Autoren bewertet Benjamin Prostitution und Promiskuität bei seinen Patienten nicht negativ: "Sexuelle Promiskuität oder Prostitution besteht wahrscheinlich in siebzehn Fällen. Beides hat eine besondere Anziehungskraft für diese Patienten, weil ihnen auf diese Weise ihre Feminität immer wieder bestätigt wird" (S.500).

BENJAMIN 1964 c

Privatpraxis New York, N.Y., USA

Die Arbeit ist eine weitere Variante der früheren Nachuntersuchungen des Autors (Benjamin 1964 a, b). Manche Textpassagen sind identisch.

Die Stichprobe der Frauen entspricht derjenigen, über die in Benjamin (1964 b) berichtet worden war. Abweichend von der dortigen Beschreibung wurde lediglich die Bewertungsskala geändert. Statt einer vierstufigen Bewertung wird unter Verzicht auf die Kategorie 'ausgezeichnet' eine dreistufige Bewertung vorgenommen (zufriedenstellend, zweifelhaft, unbefriedigend).

Neu hinzugekommen sind einige Angaben zur Stichprobe der Männer, die bereits bei Benjamin (1964 b) mit N = 17 angegeben war. Zwölf von ihnen hatten männliche Hormone erhalten und sieben der zwölf waren operiert (Alter bei Operation 21-47 Jahre). "Das Ergebnis der operativen Eingriffe war bei 6 der 7 Patienten zufriedenstellend, wenn nicht gar ausgezeichnet, in einem Fall zweifelhaft" (S. 468). Vier Männer hatten nach der Operation geheiratet.

Erwähnte Nachuntersuchungen

Benjamin 1964 b, Hertz et al. 1961.

GUNN-SECHEHAYE 1964

Nicht sicher zuordenbar, vermutlich (vgl. Gunn-Sechehaye 1965) Psychiatrische Poliklinik, Universitätsklinik Genf, Schweiz.

In der Arbeit werden acht MF-TS beschrieben, von denen vier operiert waren. Sie erfüllt daher nicht das Kriterium für hier referierte Nachuntersuchungen (mindestens N=5 Operierte). Wir erwähnen sie ausnahmsweise, da sie frühe Verläufe dokumentiert (Operationen 1941-1960), in der Übersichtsarbeit von Pauly (1965) aber nicht erwähnt ist. Eine deutschsprachige Zusammenfassung der postoperativen Verläufe der vier Frauen findet sich bei Simona-Politta (1983). Drei der Patienten lebten zur Zeit der Operation noch mit ihren Ehefrauen, zwei hatten die Operation mehr oder weniger erpreßt, nur zwei der vier Frauen hatten eine Scheide. Die Personenstandsänderung hatten ebenfalls nur zwei durchsetzen können. Eine Patientin war nach der Operation psychotisch geworden. Sie wurde psychiatrisch dauerhospitalisiert.

BENJAMIN 1966

Privatpraxis, New York, N.Y., USA

Diese erste Monographie über Transsexualismus wurde, vor allem unter US-amerikanischen Patienten, zum vielgelesenen Text. Der Autor berichtete über seine inzwischen erweiterten Stichproben (vgl. Benjamin 1964 a, b, c). Im Anhang enthält das Buch Beiträge von Lal über die Komplementarität der Geschlechter, von Green über mythologische, historische und transkulturelle Aspekte der Transsexualität und von Masters über Autobiographien Transsexueller.

Stichprobe	Frauen (MF-TS)	Männer (FM-TS)
Gesamtgruppe*	(152)/(193)	(20)/(27)
Operiert	51/62	10/11
Nachuntersucht	46	15

* Der Autor gibt als Gesamtgruppe 249/307 Transvestiten an, die er in den vorausgehenden Jahren gesehen hatte, darunter 172 Transsexuelle. Die Zahlen nach den Schrägstrichen beziehen sich auf die im vom 15.12.1965 datierten Anhang des Buches (Appendix A, S. 163-166).

Art der Behandlung*

Hormone	51	Hormone	17
Penektomie/		Brustverkleinerung	10
Orchidektomie	51	Hysterektomie/	
Scheidenoperation	51	Ovarektomie	9/8

* Die Operationen waren in Dänemark, Holland, Schweden, Mexiko, USA (Kalifornien) und Marokko durchgeführt worden.

Alter bei erster Operation

Mittelwert	33 Jahre	35,5 Jahre
Streubreite	20 - 58 Jahre	

Nachuntersuchungszeitraum seit Operation

Mittelwert	5-6 Jahre
Streubreite	0,25-13 Jahre

Untersuchungsmethoden

Es wurden Interviews und körperliche Untersuchungen durchgeführt. Ferner wurden die Korrespondenz mit den Patienten sowie Informationen von Hausärzten, Freunden oder Verwandten berücksichtigt.

Bewertungsfelder und -kriterien
Bewertungsfelder und -kriterien werden expliziert nur für Frauen definiert. Berücksichtigt wurden körperliche und seelische Gesundheit, soziale Situation, familiäre Beziehungen und sexuelle Funktionsfähigkeit. Die Bewertungen erfolgten im wesentlichen analog den bei Benjamin (1964 a, b) genannten Einschätzungen mit der Abweichung, daß die beste Bewertungskategorie jetzt nicht mehr 'ausgezeichnet' sondern 'gut' lautete (vgl. Benjamin 1964 c).

Ergebnisse
Frauen: Im *Gesamturteil* wurden die Ergebnisse bei siebzehn (33,3%) Frauen als gut, bei 27 (52,9%) als zufriedenstellend, bei fünf (9,8%) als zweifelhaft und bei jeweils einer Frau (je 1,9%) als unbefriedigend bzw. unbekannt gewertet. Die Frage, ob sie sich *nochmals der Operation* unterziehen würden, bejahten die meisten. Einige zögerten, zwei waren unentschieden. Ein oder zwei neigten zu der Antwort "nein", weil sie soviel Schmerzen und Beschwerden erlitten hatten und das Ergebnis, in erster Linie aufgrund sexueller Schwierigkeiten, nicht befriedigend war. Mehr als die Hälfte der Frauen kam beim Geschlechtsverkehr zum *Orgasmus*. Anorgasmie wurde aber nur von wenigen Frauen als belastend erlebt. Größere *Korrekturoperationen* wurden bei acht Frauen, geringere bei sieben Frauen durchgeführt. Nach der Operation *heirateten* zwölf Frauen, 23 unterhielten sexuelle Beziehungen .
Männer: Hormonbehandlung und/oder Operation hatten im allgemeinen die Zufriedenheit der Patienten gesteigert. Mit Ausnahme eines Mannes, der in die weibliche Rolle zurückkehrte, hatten sich alle Patienten in der *Gesamtbewertung* verbessert. Sechs Männer hatten *geheiratet.*

Fallbeispiele
Exemplarisch wird aus der Stichprobe der Frauen je ein als unbefriedigend und ein als gut eingeschätztes Ergebnis mitgeteilt. Bei den Männern werden ebenfalls einige sehr kurze Fallbeispiele geschildert.

Rollenrückkehr
Eine Frau, deren Ergebnis als unbefriedigend beurteilt worden war, beabsichtigte, wieder als Mann zu leben. Ein Mann kehrte nach der Operation und nachdem er eine Zeit lang versucht hatte, als Mann zu leben, in die weibliche Rolle zurück und unterzog sich einer operativen Brustvergrößerung, nachdem früher die Brüste entfernt worden waren. "Aber sie ist nicht unglücklich, und sie bedauert nichts" (S. 158).

Erwähnte Nachuntersuchungen
Benjamin 1964 a, b, Hamburger et al. 1953, Hertz et al. 1961

Einschätzung des Autors
"Meine Erfahrungen führten mich zwangsläufig zu der Schlußfolgerung, daß es den meisten Patienten subjektiv und/oder objektiv hinterher besser geht, als es ihnen vorher gegangen war, unabhängig davon, wie gestört sie nach wie vor sein mögen. Aus der direkten Anschauung bin ich zu der Überzeugung gekommen, daß ein sich elend und

unglücklich fühlender transsexueller Mann mit Hilfe von Chirurgie und Endokrinologie als Frau glücklicher werden kann. Damit wird dem einzelnen und der Gesellschaft gedient. Es ist deshalb nicht gerechtfertigt, die Operation und/oder Behandlung aus prinzipiellen Gründen abzulehnen" (S. 135).

Anmerkung

In Anlehnung an die heterosexuell-homosexuelle Zuordnungsskala Kinseys und seiner Mitarbeiter (Kinsey et al. 1948) entwickelte der Autor eine Sex-Orientation Scale (S.O.S.), mit der die Übergänge von der Geschlechtsrollenidentifikation als Homosexueller oder Heterosexueller zum Transsexuellen kategorisiert werden können. In einigen späteren Nachuntersuchungen wurde diese Skala zur Beschreibung der Stichproben aufgegriffen. Insgesamt hat sie aber wenig Verbreitung in der wissenschaftlichen Literatur gefunden.

BENJAMIN 1967

Privatpraxis, New York, N.Y., USA

Es handelt sich um eine in der Argumentation mit den früheren Veröffentlichungen des Autors (Benjamin 1964 a, b, c, 1966) identische Nachuntersuchung mit erweiterter Stichprobe. Daher werden hier nur Stichprobengröße, Art der Behandlung, Globalergebnisse und Indikationsempfehlungen wiedergegeben.

Stichprobe	Frauen (MF-TS)	Männer (FM-TS)
Gesamtgruppe*	(242)	(28)
Operiert	76	20
Nachuntersucht	73	

* Der Autor gibt als Gesamtgruppe 368 Transvestiten an, die er in den vorausgegangenen vierzehn Jahren gesehen hatte, darunter 270 Transsexuelle.

Art der Behandlung*

Hormone	76	Hormone	28
Penektomie/		Brustverkleinerung	9
Orchidektomie	76	Hysterektomie/	
		Ovarektomie	11
Scheidenoperation	70	Penisoperation	2

*Die Patienten waren in Dänemark, Holland, Schweden, Mexiko, Marokko und den USA (dort v.a. in Kalifornien, ein Patient im Johns Hopkins Hospital in Baltimore, Md.) operiert worden. Die im Text (S. 125) für die Männer angegebenen Zahlen sind widersprüchlich: Von 28 Männern sollen sechzehn nicht operiert und zwanzig operiert worden sein; unter letzteren sollen bei elf die Gebärmutter entfernt, bei neun die Brüste verkleinert worden sein, und sieben sollen sich beiden Eingriffen unterzogen haben. Unter den Frauen hatten fünf, teilweise erfolgreich, Autokastrationsversuche unternommen.

Nachuntersuchungszeitraum seit Operation

Streubreite	mindestens 3 Monate

Ergebnisse

Frauen: Insgesamt wurde das Resultat bei 62 als gut oder zufriedenstellend, bei neun als zweifelhaft und bei zwei als unbefriedigend bewertet.

Männer: Mit Ausnahme eines Mannes, dessen Resultat als zweifelhaft eingeschätzt worden war, wurde bei allen anderen das Ergebnis global als gut oder zufriedenstellend beurteilt.

Erwähnte Nachuntersuchungen

Benjamin 1964 a, 1966, Hamburger et al. 1953, Hertz et al. 1961

Indikationsempfehlungen
"Die Indikation für die Operation sollte mit größter Vorsicht gestellt werden. Das Operationsverlangen darf sich, wie eindrucksvoll es auch immer vorgetragen werden mag, nicht auf eine zeitweilige erotische Stimmung einer unreifen Persönlichkeit gründen, sondern es muß Ausdruck der beständigen und tiefen Überzeugung eines Menschen sein, der nicht psychotisch ist, sondern einigermaßen intelligent und verantwortungsbewußt. Deshalb ist es empfehlenswert, über mehrere Monate eine Beobachtungsphase, möglichst unter Hormontherapie, einzuhalten. Sie entschärft die emotional angespannte Situation... Der Operation sollte, wenn möglich, eine psychiatrische Untersuchung vorausgehen... Am wichtigsten für die Operation ist die Überzeugung, daß der Eingriff eine 'erfolgreiche' Frau zeitigen wird, und daß es keinen anderen Weg gibt, dem Patienten zu einer gesünderen und glücklicheren Zukunft zu verhelfen" (S. 117f).

Anmerkung
Der Autor legt wie in seinen früheren Arbeiten Wert darauf zu betonen, daß er zwar an der Behandlung beteiligt war, in der Regel die Indikationsstellung für die Operationen jedoch dem Psychiater überließ. "Viele Patienten warteten aber bedauerlicherweise die psychiatrische Konsiliaruntersuchung ebensowenig ab wie die Zustimmung anderer Personen, und suchten sich, meist im Ausland, selber einen Operateur" (S.118). Die Formulierungen zeigen, wie wenig die ohnehin relativ flexibel formulierten Indikationsempfehlungen durchgesetzt wurden oder werden konnten.

POMEROY 1967

Harry Benjamin Foundation Research Study on Transsexualism im Rahmen einer Privatpraxis, New York, N.Y., USA

Bedeutsam ist die Arbeit aus drei Gründen: Es handelte sich erstens um die ersten 25 Patienten, die vom Autor im Rahmen der Harry Benjamin Foundation Research Study on Transsexualism untersucht wurden. Als langjähriger Mitarbeiter Kinseys und Koautor der ersten Kinsey-Reporte konnte der Autor zweitens gewichtige Aussagen treffen. Er war in den USA ein gefragter Experte und Gutachter bei allen Fragen im Zusammenhang mit Sexualität und der Begründer und langjährige Direktor des Institute of Advanced Study in Human Sexuality in San Francisco. Schließlich wurden die Ergebnisse in der New York Academy of Science vorgetragen, was ihnen zusätzlich Gewicht verlieh.

Die Arbeit ist weniger wegen ihrer Nachuntersuchungsergebnisse interessant als wegen der Charakterisierungen der präoperativen Situation Transsexueller (s.u.), die einzelnen Merkmalen in manchen weitverbreiteten Leitsymptomkatalogen über Transsexualität widersprechen, z.B. der angeblichen Asexualität Transsexueller und deren strikter Abgrenzung von homosexuellem Verhalten. Die Arbeit wurde nachgedruckt in Money u. Green 1969 (Pomeroy 1969).

Stichprobe	Frauen (MF-TS)
Gesamtgruppe	(25)
Operiert	11
Nachuntersucht	8

Nachuntersuchungszeitraum seit Operation

Mittelwert	2	Jahre
Streubreite	0,33-11	Jahre

Untersuchungsmethoden

Inwieweit der Untersucher an Behandlung und Indikationsstellung zur Operation beteiligt war, ist der Arbeit nicht eindeutig zu entnehmen. Es wird lediglich erwähnt, daß er bei einer begrenzten Zahl von Patienten sowohl vor wie auch nach der Operation Interviews durchführte.

Bewertungsfelder und -kriterien

Bewertungsfelder waren psychologisches Ergebnis und sexuelle Funktionsfähigkeit.

Ergebnisse

Die sexuelle Funktionsfähigkeit wird fast ausschließlich unter dem Gesichtspunkt des Orgasmuserlebens dargestellt. Fünf Frauen hatten postoperativ beim Geschlechtsverkehr regelmäßig oder unregelmäßig Orgasmen. Eine Frau, bei der wegen des unbefriedigenden Operationsergebnisses eine Intromissio nicht möglich war, kam durch manuelle oder oral-genitale Stimulation zum Höhepunkt. Zum psychologischen Ergebnis enthält die Arbeit keine näheren Angaben.

Fallbeispiele
Stichwortartig werden für jede der acht Frauen Nachuntersuchungszeit, funktionelles Ergebnis und sexuelle Gewohnheiten genannt.

Einschätzung des Autors
Wegen der erheblichen individuellen Unterschiede hält der Autor eine zusammenfassende Beurteilung für schwierig. "Im großen und ganzen schienen (die Frauen) relativ rigide, moralistische und isolierte Personen zu sein. Gewöhnlich zeigten sie nur selten offenes Sexualverhalten, aber ein ausgeprägtes Phantasieleben, das zwanghaft und irreversibel wirkte. Sie waren nicht fetischistisch wie die Transvestiten, empfanden es aber als große Erleichterung, wenn sie sich wie Frauen anziehen und verhalten konnten. Nicht die weibliche Kleidung an sich bedeutete für sie diese Erleichterung, sondern die Übernahme der weiblichen Rolle insgesamt. Ohne Ausnahme fühlten sich die Operierten sowohl psychisch wie sexuell besser als die Nichtoperierten.... Aus sexueller Sicht spricht alles dafür anzunehmen, daß die Operationen für sie vorteilhaft waren" (S. 446f).

Anmerkung
Bemerkenswert ist die Skepsis, mit der der Sexualforscher unter Rückgriff auf physiologische Modelle den Angaben der Frauen begegnet: Zwei von ihnen, bei denen die Operationen drei bzw. elf Jahre zurücklagen, berichteten davon, daß ihre Partner z.T. von ihrer Vorgeschichte nichts wußten. Mit solchen Partnern erlebten sie regelmäßig, zuweilen auch multiple, Orgasmen. Diese Angaben erschienen dem Autor wenig glaubhaft, und die Beschreibungen der im Zusammenhang mit den Orgasmen erlebten Sensationen überzeugten ihn nicht, weil er erwartet hatte, daß die Frauen, bei denen die Prostata noch erhalten war, über Ejakulationen berichten würden.

Mehr als über die postoperative Situation der Teilstichprobe der Operierten enthält die Arbeit Angaben über die Vorgeschichte der Gesamtstichprobe, z.B. religiöse Bindung, soziale Kontakte und Elternhaus, ferner zum Sexualverhalten: Kindliche Sexualspiele kamen kaum vor, die Masturbationshäufigkeit war gering, ebenso wie spontane Pollutionen, die bei einem Drittel ganz fehlten. Traumvorstellungen konzentrierten sich auf die Vorstellung von sich selbst als einem weiblichen Individuum oder auf Geschlechtsverkehr als Frau. Ein Drittel der Transsexuellen war verheiratet gewesen, wobei die Heirat meist eingegangen worden war, um damit die Geschlechtsidentitätsproblematik zu kurieren. Nur zwei der 23 hatten keine homosexuellen Kontakte gehabt; bei mehr als der Hälfte "war die homosexuelle Aktivität extensiv" (S. 445); fast die Hälfte hatte ausschließlich homosexuelle Kontakte gehabt.

WÅLINDER 1967

Psychiatric Research Centre, St. Jörgens Hospital, University of Göteborg, Schweden

Diese Monographie enthält einen ausführlichen Literaturbericht und analysiert 207 in der Fachliteratur beschriebene Fälle von Transsexualismus. Darüber hinaus werden 43 eigene Patienten, die zwischen April 1963 und Dezember 1965 erstuntersucht worden waren, detailliert beschrieben. Der Abschnitt über die Behandlung und deren Ergebnisse nimmt nur einen sehr schmalen Raum ein und umfaßt weniger als eine Druckseite (S. 71f). Aus diesem Grunde wird die Arbeit hier nicht ausführlicher dargestellt. Behandlungsverlauf und -ergebnisse der Stichprobe sind Thema späterer Nachuntersuchungen (vgl. Wålinder u. Thuwe 1975; Lundström 1981).

Mitgeteilt wird, daß alle dreißig MF-TS stützende Psychotherapie erhielten. Fünfzehn bekamen Östrogene und fünf davon zusätzlich eine Umwandlungsoperation (conversion operation). Acht hatten eine Namensänderung erreicht, davon hatten vier Hormonbehandlung und Operation und vier nur Hormonbehandlung. Von den dreizehn FM-TS erhielt einer zusätzlich zur stützenden Psychotherapie nur Hormonbehandlung, acht weitere erhielten Hormonbehandlung und operative Brustverkleinerung. Eine Namensänderung hatten neun hormonell Behandelte erreicht , darunter sieben, die operiert worden waren.

Zu den Ergebnissen heißt es: Bis auf drei Fälle lagen Operation oder Namensänderung zu kurz zurück, um über die Ergebnisse schon etwas Endgültiges sagen zu können. Bezogen auf Operation oder Namensänderung betrug die durchschnittliche Nachuntersuchungszeit bei den Frauen 1,7 Jahre, bei den Männern 3,5 Jahre. Alle Patienten sagten, die Maßnahmen hätten es ihnen leichter gemacht zurechtzukommen, hätten sie psychisch stabilisiert und ihr Sexualleben verbessert. Kein Patient bereute die Maßnahmen. Nachteilige Folgen der Behandlung zeigten sich nicht. Insgesamt schienen die Männer mehr von der Behandlung profitiert zu haben als die Frauen.

MONEY UND BRENNAN 1968

Department of Psychiatry and Behavioral Sciences and Department of Pediatrics, The Johns Hopkins University School of Medicine, Baltimore, Md., USA

Die Autoren untersuchten Komponenten der Geschlechtsidentität bei FM-TS. Der Schwerpunkt der Arbeit liegt auf testpsychologischen und klinisch-anamnestischen Daten und deren Interpretation, nicht auf Nachuntersuchungsaspekten. Da aber solche ebenfalls erwähnt werden und die Arbeit von anderen Autoren mehrfach als Nachuntersuchung zitiert wird - sie wurde wiederabgedruckt in dem von Green u. Money (1969) herausgegegebenen Band "Transsexualism and Sex Reassignment" - , referieren wir hier die wesentlichen Ergebnisse. Es ist anzunehmen, daß sich die hier beschriebene Stichprobe mit den Stichproben bei Money und Erhardt (1970), Money (1971) und Jones (1972) überschneidet.

Stichprobe

	Männer (FM-TS)
Gesamtgruppe*	(6)
Operiert und nachuntersucht	5

* Über einen Patienten lagen nur unvollständige Daten vor, so daß er nur bei einzelnen Items in der Nachuntersuchung berücksichtigt wurde. Er war zuletzt sechs Jahre vor der vorliegenden Untersuchung gesehen worden.

Art der Behandlung

Hormone	5
Brustverkleinerung*	5
Hysterektomie*	5
Penisoperation	3

* Die Teilstichproben der mastektomierten und hysterektomierten sind nicht identisch; je ein Patient hatte nur jeweils eine dieser Operationen.

Alter bei erster Operation

Mittelwert	34	Jahre
Streubreite	29 - 48	Jahre

Nachuntersuchungszeitraum seit erster Operation

Mittelwert	2,2	Jahre
Streubreite	0,33-3,5	Jahre

Untersuchungsmethoden
Alle Patienten wurden vom Erstautor vor, während und nach der Operation gesehen, letzteres meist in zeitlichem Zusammenhang mit chirurgischen Routineterminen. Normalerweise wurden klinische Interviews durchgeführt; bei fünf Patienten außerdem Intelligenztests sowie die Männlich-Weiblich-Skala des Guilford-Zimmermann Temperament Survey. An der Untersuchung waren zwölf verschiedene Interviewer bzw. Testanleiter beteiligt.

Bewertungsfelder und -kriterien
Maskulinität-Feminität nach Guilford-Zimmermann, rollentypisches Verhalten in Kindheit und Jugend, erotische Präferenzen und Phantasien, Körperakzeptanz, Gefühle von Mütterlich- bzw. Väterlichkeit.

Ergebnisse
Die meisten Ergebnisse der Untersuchung beziehen sich auf die Charakterisierung präoperativer Verhaltensweisen und Einstellungen der Patienten. Postoperativ bedauerte keiner der Männer den Verlust der Brüste und/oder Gebärmutter. Phantomschmerzen oder Phantomempfindungen wurden nicht erlebt. Als eher impressionistisches denn abgesichertes Datum teilen die Autoren mit, daß einige Männer von eher väterlichen als mütterlichen Reaktionen gegenüber realen oder phantasierten Kindern berichteten.

Einschätzung der Autoren
"Transsexualismus ist eine Störung der psychosexuellen Differenzierung und, ungeachtet dessen, daß man die Ätiologie nicht kennt, ein psychisches Phänomen" (S. 498). "Das Rational für die hormonelle und/oder chirurgische Geschlechtsumwandlung *(sex-reassignment procedure)* basiert auf einem psychologischen Kriterium, nämlich dem Identitätserleben der betreffenden Person. Im wesentlichen handelt es sich um eine lindernde oder palliative Behandlung. Die bisherigen Ergebnisse zeigen, daß die Geschlechtsumwandlung tatsächlich das Leben der betreffenden Person verbessert, indem die kognitive Dissonanz zwischen dem Wissen um die körperliche Ausstattung und der erlebten Geschlechtsidentität reduziert wird. Andere psychische Dysfunktionen wie z.B. Depression, Paranoia oder Phobien werden damit nicht automatisch beseitigt. Die Geschlechtsumwandlung ist nicht nur Individualtherapie, sondern in gewissem Sinne auch Sozialtherapie" (S.499).

Anmerkung
Die Arbeit untersucht vornehmlich psychologisch erfaßbare Merkmale der Primärpersönlichkeit der Patienten. Im Gegensatz zu vielen anderen Nachuntersuchungen wird im Zusammenhang mit den Behandlungsergebnissen auch nach grundsätzlicheren psychischen Veränderungen, nicht nur nach Befindensverbesserungen oder -verschlechterungen gefragt. Das ist bemerkenswert, auch wenn die diesbezüglichen Ergebnisse letztlich, auch nach eigenem Urteil der Autoren, als eher impressionistisch zu bezeichnen sind. In Anlage und Durchführung handelt es sich um eine Paralleluntersuchung zu Money und Primrose (1968) über MF-TS.

Money und Primrose 1968

Department of Psychiatry and Behavioral Sciences and Department of Pediatrics. The Johns Hopkins University School of Medicine, Baltimore, Md., USA

Es handelt sich um eine Parallelarbeit über MF-TS zur gleichzeitig erschienenen Untersuchung von Money und Brennan (1968) über FM-TS. Die Stichprobe umfaßt vierzehn Personen, von denen zwölf operiert sind. Obwohl die Arbeit häufig als Nachuntersuchung zitiert wird, ist sie keine. Es geht vielmehr um die Untersuchung der Frage, inwieweit die Patienten eine eher männliche oder weibliche Identität haben, unabhängig von der Behandlungsphase.

VOGT 1968

Aker Sykehus, Abteilung für Innere Medizin, Oslo, Norwegen

Der Autor gibt ausführliche Schilderungen von Behandlungsverläufen von fünf von ihm behandelten Patienten. Er hatte sich dieser Patienten als Endokrinologe angenommen und sie über Jahre begleitet.

Stichprobe	Männer (FM-TS)
Gesamtstichprobe*	(>5)
Operiert und nachuntersucht	5

* Die Gesamtstichprobe ist nicht exakt beziffert. Der Autor nahm nur die beschriebenen fünf Patienten in Behandlung, weil er den Eindruck hatte, daß bei ihnen die Möglichkeiten psychiatrischer Behandlung erschöpft und sie in einer extrem schwierigen Situation waren. Die Behandlung von Patienten, die nicht bereit waren, sich gleichzeitig in psychiatrische Behandlung zu begeben, lehnte er ab.

Art der Behandlung

Hormone	5
Brustverkleinerung	5
Röntgenkastration	3
Ovarektomie	1

Zeitraum der Operationen 1962-66

Alter bei erster Operation

Mittelwert	24,2 Jahre
Streubreite	21 - 30 Jahre

Dauer der präoperativen Hormonbehandlung

Mittelwert	4,2 Jahre
Streubreite	2 - 6 Jahre

Nachuntersuchungszeitraum seit Behandlungsbeginn

Mittelwert	6,8 Jahre
Streubreite	3 - 13 Jahre

Untersuchungsmethoden

Klinische Interviews sowie somatische Untersuchungen.

Bewertungsfelder und -kriterien

Vorgeschichten und Behandlungsverläufe werden ausführlich in Fallbeschreibungen dargestellt. Die postoperative Situation wurde nicht systematisch untersucht, Bewertungsfelder oder -kriterien sind nicht angegeben.

Ergebnisse

Die Resultate werden ausschließlich in Fallgeschichten dargestellt. Zusammenfassend meint der Autor, daß alle, mit Ausnahme eines Mannes, postoperativ sozial gut integriert waren.

Fallbeispiele

Die Fallbeispiele schildern ausführlich familiären Hintergrund, medizinische und soziale Anamnese sowie den Behandlungsverlauf jedes Patienten. Wir referieren nur das jeweilige Behandlungsergebnis in Stichworten:

A. Dieser Mann begann etwa ein Jahr nach der Operation zunehmend konversionsneurotische Symptome zu entwickeln, die niedrig dosiert mit Librium behandelt wurden. Drei Jahre nach der Operation wirkte er nicht depressiv und war mit seiner Entscheidung zufrieden. Nach Meinung des Psychiaters war er stabil in die männliche Rolle integriert. Im Zusammenhang mit mehreren Todesfällen in seiner unmittelbaren Umgebung wurde er fünf Jahre postoperativ kurzfristig stationär psychiatrisch behandelt.

B. Der zweite Mann hatte nach der Operation ein stabiles Arbeitsverhältnis. Er lebte mit einer Frau und deren zwei Kindern, für die er die Vaterrolle übernommen hatte. Sowohl die eigene wie auch die Familie der Frau befürworteten dieses Verhältnis.

C. Dieser Mann hatte starke soziale Ängste, die nach Meinung des Psychiaters etwa ein Jahr nach Beginn der Hormonbehandlung nachließen, auch wenn sie nicht völlig zurückgingen. Etwa ein halbes Jahr nach der operativen Brustverkleinerung wurde er kurzfristig in eine Klinik für Alkoholkranke aufgenommen. Nachdem er anfangs Schwierigkeiten hatte, einen Arbeitsplatz zu finden, fand er zwei Jahre nach der Operation ein festes Arbeitsverhältnis; sein Selbstvertrauen hatte deutlich zugenommen.

D. Der Mann hatte seine Ausbildung abgeschlossen und war sozial gut angepaßt. Er hatte eine feste Beziehung zu einer Frau, die er jedoch nur in den Ferien traf.

E. Von diesem Mann wird nur berichtet, daß er eine feste Beziehung zu einer Frau hatte und mit ihr eine Ehe eingehen wollte.

Erwähnte Nachuntersuchungen

Benjamin 1966, Hamburger et al. 1953, Hertz et al. 1961

Einschätzung des Autors

Hormonbehandlung, Unterdrückung der Regelblutung, Brustverkleinerung und offizielle Vornamensänderung waren für die fünf beschriebenen Männer hilfreich. Die Behandlung wurde jeweils erst begonnen, nachdem wiederholt psychiatrische Behandlungen erfolglos geblieben waren. Ein stabiler familiärer Hintergrund fördert ein gutes Ergebnis; zusätzliche neurotische Symptome beeinträchtigen den Erfolg. Für den Erfolg wesentlich scheint zu sein, daß die Behandlung langfristig angelegt ist.

Anmerkung

Der Autor schildert, wie er kurz nach einem Vortrag Hamburgers in Oslo im Jahr 1954 den ersten Patienten mit transsexueller Symptomatik kennenlernte. Während die MF-TS zur Behandlung an Per Anchersen, den Leiter der psychiatrischen Männerstation überwiesen wurden, interessierte sich offenbar niemand für die FM-TS, und der Autor, Internist und Endokrinologe, nahm sich ihrer an. Nach seinem Eindruck hatte die psychiatrische Diagnostik und Behandlung bei ihnen versagt, und er war überzeugt, daß sie nicht nur psychiatrische und endokrinologische, sondern auch chirurgische Hilfe bräuchten. In der Regel begann er, sofern die Patienten volljährig waren, relativ schnell mit der (meist unterdosierten) Hormonbehandlung, zögerte operative Eingriffe eher hinaus, setzte sich aber sehr für die rechtliche Anerkennung der neuen Geschlechtsrolle seiner Patienten ein. Im Sinne einer systematischen Nachuntersuchung ist der Bericht wenig ergiebig, im Sinne klinischer Beschreibungen hingegen sehr aufschlußreich, da der Autor nicht nur lineare Verläufe beschreibt, sondern auch Krisen der Patienten.

WALSER 1968

Psychiatrische Universitäts-Poliklinik, Zürich, Schweiz

Anliegen des Autors war, anhand langfristiger katamnestischer Beobachtungen Kriterien für das therapeutische Vorgehen herauszuarbeiten. Im Vergleich zu vielen späteren Nachuntersuchungen handelt es sich um durchschnittlich sehr lange Katamnesezeiträume. Die Wahl der geeigneten Behandlungsschritte und die Prognose hingen nach Eindruck des Autors wesentlich von der Persönlichkeitsstruktur des Patienten ab. Der Autor entwarf eine an Persönlichkeitsstruktur und Verlauf orientierte Typologie mit den Untergruppen (1) akzidentelle Transvestiten, (2) psychopathisch schwer gestörte Persönlichkeiten, (3) matte, wenig durchsetzungsfähige Persönlichkeiten, (4) vitale, aber unstete Persönlichkeiten und (5) vitale, meist überdurchschnittlich intelligente und stetige Persönlichkeiten. Für letztere schien ihm die Prognose insgesamt am günstigsten zu sein.

Stichprobe	Frauen (MF-TS)	Männer (FM-TS)
Gesamtgruppe*	insgesamt 21	
Nachuntersucht**	(11)	(6)
TS	(8)	(6)
Operiert	7	5

* Transsexuelle und Transvestiten, die seit 1953 in der Poliklinik ambulant untersucht und behandelt worden waren, nicht nach Geschlechtern differenziert. Eine Patientin war zur Begutachtung stationär aufgenommen worden. Eine Frau war unmittelbar postoperativ an einer Lungenembolie gestorben.
** Je zwei waren unbekannt verzogen bzw. reagierten nicht auf die Einladung zur Nachuntersuchung. "Bei den 4 in Wegfall gekommenen Patienten handelte es sich diagnostisch um einen transsexuellen Damenimitatior, der in Kabaretts auftrat und sich zeitweise auch als Mann prostituierte; ferner um einen sozial gut eingefügten, weitgehend asexuellen, psychasthenischen Transsexuellen mit intensivem Wunsch nach 'Geschlechtsumwandlung'; um einen debilen, epileptischen Gelegenheitstransvestiten und um einen reizbaren, süchtigen Psychopathen mit fetischistischen und transvestitischen Zügen" (S. 420).

Art der Behandlung

Orchidektomie	7	Brustverkleinerung	3
Penektomie	6	Hysterektomie/	
Scheidenoperation	1	Ovarektomie	4

Zeitraum der Operationen 1932-1958

Alter bei erster psychiatrischer Untersuchung

Mittelwert	33,8 Jahre	24,6 Jahre
Streubreite	18-44 Jahre	19-30 Jahre

Alter bei erster Operation

Mittelwert	36,9	Jahre	26,8	Jahre
Streubreite	19-44	Jahre	19-38	Jahre

Nachuntersuchungszeitraum seit erster psychiatrischer Untersuchung*

Mittelwert	17,4	Jahre	6,8	Jahre
Streubreite	0-35	Jahre	2-15	Jahre

Nachuntersuchungszeitraum seit erster Operation*

Mittelwert	14,4	Jahre	6,4	Jahre
Streubreite	0-34	Jahre	0-14	Jahre

* Nach den Tabellen (S. 421f) berechnet, betrug die Zeit zwischen Erstkonsultation mit dem Autor und erstem operativem Eingriff für die Frauen im Mittel drei Jahre (Streubreite 0-16 Jahre), für die Männer 2,2 Jahre (Streubreite 0-8 Jahre). Bei einem Mann lag die erste Operation allerdings schon zehn Jahre vor der ersten Konsultation mit dem Autor bzw. der Klinik. Im Text macht der Autor davon abweichende Angaben: "Die angestrebten Operationen wurden nach einer Wartezeit von durchschnittlich rund 10 Jahren begonnen" (S. 423), (Streubreite 0-22 Jahre). Als durchschnittliche Nachuntersuchungszeit (nicht nach Geschlechtern differenziert) seit dem letzten operativen Eingriff werden neun Jahre angegeben (Streubreite zwei Wochen bis neunzehn Jahre). Möglicherweise ist mit Wartezeit die Zeit zwischen Manifestwerden der Symptomatik und den Eingriffen gemeint, doch wird dies nicht expliziert.

Untersuchungsmethoden

Zehn Patienten wurden vom Autor untersucht. Bei drei Patienten, die bereits verstorben waren, wurden der Beurteilung Krankenakten zugrunde gelegt, und es wurden jeweils Angehörige oder Freunde der früheren Patienten befragt. Vier Patienten waren unerreichbar, im Ausland. Die Beurteilung stützte sich in diesen Fällen auf die Auswertung früherer Krankenakten und Korrespondenzen. "Bei unseren 17 Patienten haben 86 objektive Quellen zur Verfügung gestanden. Es waren dies: Auskünfte von Verwandten und Freunden, Krankengeschichten (auch über Aufenthalte in Spitälern für somatische Leiden), Akten von Behörden und Gerichten, ärztliche Gutachten, Auskünfte und schriftliche Berichte von behandelnden Ärzten. Pro Patient benützten wir also im Durchschnitt 5 objektive Quellen" (S. 420). Über Umstände, Dauer, Inhalt der Untersuchung und Methodik der sonstigen Quellenbearbeitung wird nichts mitgeteilt.

Bewertungsfelder und -kriterien

Erhoben und verglichen wurden Personen- und Zivilstand, Beruf, Arbeitsfähigkeit, ferner psychiatrische Persönlichkeitsbeurteilung zu Beginn, während und bei Ende der Beobachtungszeit. Zeichen von Hypogonadismus, Stärke des Sexualtriebs und sexuelle Orientierung wurden notiert, zeitlicher Beginn und Verlauf transvestitischen bzw. transsexuellen Verhaltens wurden in Stichworten vermerkt.

Ergebnisse

Namens- und Personenstandsänderung: Bei sieben Patienten wurde das im Zivilregister eingetragene Geschlecht gerichtlich geändert. Zwischen Antragstellung und Vollzug vergingen durchschnittlich acht Jahre (Streubreite 3-18 Jahre). In je einem Fall handelte es sich um österreichische bzw. italienische Staatsangehörige, d.h. die Zivilstandsänderung erfolgte viele Jahre vor den entsprechenden gesetzlichen Regelungen.

"6 unserer 11 operierten Transsexuellen zeigen einen sozialen Aufstieg (Vergleich der *beruflichen Stellung und Arbeitsfähigkeit*), 3 einen sozialen Abstieg" (S. 423). "2 Patienten stiegen sozial ab, nachdem sie paranoid geworden waren. Der eine entwickelte einen Beeinträchtigungswahn, und der andere machte eine paranoide Schizophrenie durch" (S. 424).

Im Hinblick auf die prä- und postoperative Beurteilung der *Persönlichkeit* (Tabelle S. 419) war bei dem bereits genannten Patienten mit Beeinträchtigungswahn eine deutliche Verschlechterung eingetreten; alle anderen waren im Wesentlichen unverändert, oder es wurde eine Verbesserung registriert.

"Keiner der operierten, ursprünglich körperlich männlichen Transsexuellen hat nach der Operation noch sexuelle Beziehungen gehabt. Dabei sind einzelne von ihnen vor der Operation sexuell sehr aktiv gewesen. Zum Teil scheint dieses Aufgeben daher zu rühren, daß sie sich nach der Operation sexuell nicht mehr vollwertig fühlten, was einer allgemeinen Erfahrung mit operierten Transsexuellen entspricht" (S. 424).

Dem widerspricht die tabellarische Darstellung (S. 420), wonach die *Stärke des Sexualtriebes* bei sechs Patienten als normal, bei drei als stark und nur in drei Fällen als hypo- oder asexuell beschrieben wird.

Fallbeispiele

Für alle siebzehn in die Nachuntersuchung einbezogenen Patienten sind die wichtigsten Angaben tabellarisch aufgeführt. Fünf Prototypen für die eingangs genannten Verlaufsformen werden etwas ausführlicher beschrieben.

Rollenrückkehr

Ein MF-TS, bei dem nur eine Kastration durchgeführt worden war und der einige Jahre als Frau gelebt hatte, lebte später wieder als Mann. Er war verbittert darüber, daß ihm weitere Operationen versagt geblieben waren. Ein MF-TS, der bis zum Abschluß der Untersuchung die Personenstandsänderung nicht hatte durchsetzen können, lebte trotz Hormonbehandlung und Operation noch immer als Mann und wollte den Wechsel erst vornehmen, wenn er rechtlich als Frau anerkannt wäre.

Erwähnte Nachuntersuchungen

Benjamin 1964 a, 1966

Einschätzung des Autors

"Die Fallzahl ist zu klein, um eindeutige Schlußfolgerungen zu erlauben... Je gesünder, begabter und aktiver die Persönlichkeit, abgesehen von der Perversion des Transvestitismus, ist, je nachhaltiger der Wunsch nach 'Geschlechtsumwandlung' geäußert wird, um so günstiger ist die Prognose" (S. 430). Dementsprechend nahmen alle

Patienten der Gruppe 5 einen günstigen Verlauf. "Keiner der Patienten dieser Gruppe ließ eine süchtige Wesensart erkennen" (S. 430). Wie die Fälle der Gruppe 4 zeigen, "...ist der postoperative Verlauf aber auch bei Patienten mit zunächst scheinbar zweifelhafter Prognose wesentlich günstiger als der präoperative, sofern die Indikation richtig gestellt wird" (S. 432). "Dabei scheint die Persönlichkeitsstruktur der Patienten von besonderer prognostischer Bedeutung zu sein" (S. 433). "In unserem Untersuchungsgut von elf Männern und sechs Frauen ist das Verhältnis bei den Männern von günstig zu ungünstig Verlaufenen 6 : 5 und bei den Frauen 5 : 1. Der Verlauf ist also bei den Frauen bei weitem günstiger" (S. 433; *cave:* Der Autor gebraucht die Geschlechtsbezeichnungen im traditionellen Sinn).

Indikationsempfehlungen
Für die eingangs genannten Gruppen 4 und 5 wird die Prognose als relativ gut bzw. sehr gut eingeschätzt; für die Gruppen 1 bis 3 als eher ungünstig. Ohne Nennung bestimmter zeitlicher Grenzen wird betont, daß eine Behandlung langfristig angelegt sein müsse.

Anmerkung
Diese beachtliche, in der Nachuntersuchungsliteratur kaum rezipierte Arbeit ist in ihren Zahlenangaben nicht immer konsistent. Dessen ungeachtet ist sie bemerkenswert, weil sie langfristige Verläufe dokumentiert und differentialdiagnostische Überlegungen anstellt, auch wenn diese im Ergebnis trivial sind (strukturell gesündere Patienten kommen mit einer Geschlechtsumwandlung besser zurecht als kränkere). Hingewiesen wird darauf, wie wichtig neben der psychiatrischen und somatischen Behandlung die rechtliche Seite der Personenstandsänderung für die Rehabilitation der Patienten ist. Der Autor weist zu Recht Vorstellungen zurück, die in der Schweiz damals geäußert worden waren, wonach jeder Transsexuelle im Rahmen der Personenstandsänderung zu bevormunden sei und postoperativ für eheunfähig erklärt werden solle. Für die in Gruppe 5 beschriebenen Patienten (fünf Männer, eine Frau) wird hervorgehoben, daß die Behandlung erfolgreich abgeschlossen wurde und keine süchtige Entwicklung zu beobachten war. Bedauerlicherweise erfährt man, wie in den meisten Nachuntersuchungen, wenig über die Art der langjährigen psychiatrischen Behandlung. Auffällig ist, daß mindestens bei einem Patienten hormonelle und operative Behandlungsschritte vorgenommen worden waren, obwohl der Patient sozial noch in seiner ursprünglichen Rolle lebte und ohne vorausgehende rechtliche Anerkennung keinen Wechsel vornehmen wollte.

FOGH-ANDERSEN 1969

Universitätsklinik (Rigshospitalet), Kopenhagen, und Diakonissestiftelsens Hospital, Kopenhagen, Dänemark

Gelegentlich wird diese Arbeit von anderen Autoren als Nachuntersuchung zitiert, vermutlich weil es im Abstract, das gewöhnlich in Literaturdatenbanken Eingang findet, heißt, daß über elf operierte MF-TS und drei operierte FM-TS "klinisches Material" berichtet werde. Tatsächlich handelt es sich nicht um eine Nachuntersuchung, sondern um den Bericht des früheren Assistenten des Plastischen Chirurgen Dahl-Iversen, der von seinen Erlebnissen bei der Operation von Christine Jorgensen 1952 in Kopenhagen erzählt und ankündigt, daß er mit Hamburger und Stürup eine detaillierte Nachuntersuchung über die vierzehn genannten Patienten zu publizieren beabsichtige. Eine entsprechende Publikation konnten wir nicht ausfindig machen. Wir berücksichtigen die Arbeit daher nicht, wenn sie in anderen Nachuntersuchungen als Quelle angegeben wird.

Randell 1969

Department of Psychological Medicine, Charing Cross Hospital, London, Großbritannien

Es handelt sich bei dieser Nachuntersuchung um die erste größere europäische Studie, die besonders dadurch Bedeutung erlangte, daß sie in dem von Green und Money (1969) herausgegebenen Buch "Transsexualism and Sex Reassignment" in den USA publiziert wurde und insofern mit dazu beitrug, daß Geschlechtsumwandlungsoperationen in den USA als Behandlungen für Patienten mit Geschlechtsidentitätsstörungen weithin akzeptiert wurden.

Stichprobe	Frauen	Männer
Operiert	29	6
Nachuntersucht	27*	6

* Zwei Frauen hatten Suizig begangen.

Art der Behandlung

Penektomie/Orchidektomie*	29/28	Hysterektomie	0
Brustvergrößerung	4	Brustverkleinerung	6
Scheidenoperation	11	Penisoperation**	2

* Bei einer Frau waren die Hoden aus dem Hodensack unter die Bauchhaut verlegt worden (sog. "redistribution operation", S. 370), weil der Operateur strafrechtliche Konsequenzen fürchtete, wenn er den Patienten kastriert hätte. Eine Frau hatte sich in zwei getrennten Eingriffen selber beide Hoden entfernt.
** Behandlung bei einem Mann noch nicht abgeschlossen.

Nachuntersuchungszeitraum seit Operation

Streubreite	3 Monate bis einige Jahre

Untersuchungsmethoden

Der Autor war bei 21 der 29 Frauen an Operationsindikation und Behandlung beteiligt. In Einzelfällen holte er ein zweites psychiatrisches Gutachten ein. Die Nachuntersuchung stützte sich auf klinische Interviews (einschließlich körperlicher Inspektion) und berücksichtigte die subjektive Einschätzung der Patienten sowie das Urteil des Autors.

Bewertungsfelder und -kriterien

Bewertet wurden psychosoziale Anpassung, kosmetisches Operationsergebnis und sexuelle Funktionsfähigkeit. Inwieweit die Bewertungskriterien prä- und postoperativ angewandt wurden oder nur postoperativ, ist der Arbeit nicht zu entnehmen. Die Bewertungskriterien wurden nur für Frauen, nicht dagegen für Männer definiert.

Die psychosoziale Anpassung wurde nach folgenden Abstufungen bewertet: *Sehr schlechte Anpassung:* Suizidversuche bzw. -impulse und Rückumwandlungsbegehren.

Schlechte Anpassung: Konflikte mit der Umgebung, häufig Angst und depressive Verstimmungen. Häufig handelt es sich um schwere depressive Verstimmungen mit Suizidgedanken oder Suizidversuchen. Überwiegend arbeitslos; die Beziehungen zu Familie und unmittelbarer Umgebung sind schlecht. Aus dieser Situation entstehen Spannungen und Gereiztheit. *Mäßige Anpassung:* mit der Umgebung einigermaßen arrangiert, Unterstützung von Familie und Freunden, in der Gesellschaft als Mann/Frau anerkannt, obwohl selber noch ständig mit der eigenen ursprünglichen Geschlechtsrolle befaßt. Zum Teil bestehen Beschäftigungsverhältnisse, die für einen Lebensunterhalt ausreichen. *Gute Anpassung:* im großen und ganzen in die neue Geschlechtsrolle eingewöhnt, Wohlbefinden, kann gut Beziehungen aufnehmen und wird von Freunden und Familie akzeptiert. Fast immer in einem Beschäftigungsverhältnis und/oder Frau eines männlichen Partners, mit dem eine einigermaßen befriedigende sexuelle Beziehung möglich ist. *Sehr gute Anpassung:* subjektives Erleben, im sozialen Umfeld ganz als Frau angenommen worden zu sein; mehr oder weniger gelungene körperliche Angleichung an ein weibliches Erscheinungsbild. Der Schwerpunkt liegt auf dem sozialen Aspekt. In die Kategorie kann auch eingestuft werden, wenn nur orchidektomiert und penektomiert, aber keine Scheide angelegt wurde.

Das *kosmetische und funktionelle Operationsergebnis* wurde als *schlecht* bewertet, wenn nur eine Penektomie vorgenommen worden war; als *gut*, wenn eine Scheide angelegt, und als *ausgezeichnet*, wenn zusätzlich große Schamlippen gebildet worden waren.

Ergebnisse

Frauen: Kosmetisch wurden die Operationsergebnisse *vom Autor* zehnmal als gut, sechzehnmal als mäßig, und zweimal als schlecht eingestuft. *Subjektiv* waren vier Frauen mit dem kosmetischen Resultat sehr zufrieden, achtzehn zufrieden und sechs unzufrieden. Vergleicht man Selbst- und Fremdeinschätzung, wird deutlich, daß die Operationsergebnisse vom Autor besser beurteilt wurden als von den Patientinnen.

Bezüglich der *sexuellen Funktionsfähigkeit* fand sich, daß neunzehn der 29 Frauen wegen des mangelhaften operativen Ergebnisses Koitus nicht ausführen konnten. Zufriedenheit bzw. Unzufriedenheit mit der Geschlechtsumwandlung waren nach Einschätzung des Autors davon jedoch unabhängig.

Die postoperative *Anpassung* wurde siebenmal als ausgezeichnet, vierzehnmal als gut, dreimal als mäßig, einmal als schlecht und viermal als sehr schlecht eingestuft. Präoperativ war mehr als ein Drittel der Patienten bezüglich der Anpassung als schlecht und ein Drittel als mäßig eingeschätzt worden. Verschlechtert im Vergleich zum präoperativen Status hatten sich vier Patienten.

Männer: Das *funktionelle Ergebnis* der *Penisoperation* war bei einem Mann noch nicht beurteilbar, da die operativen Eingriffe noch nicht abgeschlossen waren. Der andere konnte im Stehen urinieren. Das *kosmetische Ergebnis* der *Brustverkleinerung* wurde fünfmal als gut und einmal als mäßig (wegen faltigen Narbengewebes) eingestuft. Subjektiv waren fünf Männer mit dem Ergebnis der Mastektomie zufrieden und einer unzufrieden, obwohl das Operationsergebnis nach Meinung des Autors gut war. Die *soziale Anpassung* wurde bei drei Männern als ausgezeichnet, bei zwei als gut und bei einem als mäßig beurteilt.

Fallbeispiele

Zwar werden viele klinische Eindrücke wiedergegeben, doch läßt sich daraus nicht die Entwicklung einzelner Patienten rekonstruieren.

Suizidversuche / Rollenrückkehr

Sechs Patienten hatten *präoperativ* Suizidversuche unternommen. *Postoperativ* begingen zwei Frauen Suizid, wobei der Autor darauf hinweist, daß dazu neben der Transsexualität zusätzliche "psychiatrische Faktoren" (S. 373) beigetragen hatten. Er betont, daß er bei diesen beiden nicht an der Operationsindikation beteiligt war. Nachdem der Autor die beiden Patienten abgewiesen hatte, war es ihnen gelungen, von einem anderen Psychiater die Überweisung zur Operation zu erhalten.

Eine Frau war mit dem Operationsergebnis unzufrieden und lebte zur Zeit der Nachuntersuchung wieder als Mann.

Erwähnte Nachuntersuchungen

Benjamin 1964 a, 1966; Hertz et al. 1961

Einschätzung des Autors

"Die mitgeteilten postoperativen Ergebnisse weisen darauf hin, daß sich die Mehrheit der Männer und Frauen, die sich einer Geschlechtsumwandlungsoperation unterzogen haben, subjektiv und objektiv sowohl bezüglich ihrer Anpassung im sozialen Feld wie auch bezüglich ihres eigenen Erlebens wohler fühlt und mehr Befriedigung in ihrer Geschlechtsrolle erfährt" (S. 379). Für Menschen, die abgesehen von ihrem Leiden an der Diskrepanz zwischen Körpergeschlecht und Geschlechtsidentität normal sind, hält er Geschlechtsumwandlungen für indiziert und gerechtfertigt. Ihre postoperative bessere psychologische Anpassung "ist ein schlagender Beweis für die Effizienz von Geschlechtsumwandlungsoperationen (S. 380). "Es scheint, daß die Mehrheit jener, die sich einer solchen Operation unterziehen, langfristig zufrieden ist. Ganz sicher wird psychisches Leiden häufig massiv gebessert, und die Lust am Leben und Arbeiten nimmt zu, so daß aus diesen sozial behinderten Individuen brauchbare und wertvolle Bürger werden" (S. 380). Weitere Bewertungen des Autors werden weiter unten in der Anmerkung zitiert.

Indikationsempfehlungen

Eine Geschlechtsumwandlungsoperation hält der Autor bei solchen Patienten für gerechtfertigt, die psychisch und sozial stabil sind. Psychopathie und Suiziddrohungen von Patienten dagegen stellen aus seiner Sicht Kontraindikationen dar. Zu berücksichtigen ist ferner, wie lange ein Patient präoperativ in der gegengeschlechtlichen Rolle gelebt hat, ob er für seinen Lebensunterhalt aufkommen konnte, sozial unauffällig war und nach Rollenwechsel in der neuen Geschlechtsrolle besser zurecht kommt. Abweichend davon hatten zwei Frauen vorher nie Frauenkleider getragen, also offensichtlich die vom Autor geforderten Indikationskriterien nicht erfüllt.

Anmerkung

Die Arbeit zeichnet sich durch die sehr ausführliche klinische Beschreibung der präoperativen Situation der untersuchten Stichprobe aus. Aus methodischer Sicht ist jedoch kritisch anzumerken, daß von einem standardisierten Einschätzverfahren im eigentlichen Sinn nicht gesprochen werden kann, da weder der Zeitpunkt der Einschätzung angegeben ist, noch die Bewertungskriterien präzise gefaßt sind. In der Skala zur Beurteilung der Anpassung und im Text wird z.B. die Anpassung manchmal als soziale, an anderer Stelle als psychologische Anpassung charakterisiert.

Bemerkenswert ist die Haltung des Autors, dem es um die Frage geht, ob Geschlechtsumwandlungsoperationen gerechtfertigt sind oder nicht. Seine Schlußfolgerung belegt, daß er diese Frage bejaht. Er läßt aber keinen Zweifel daran, daß er es ablehnen würde, die operierten Transsexuellen postoperativ als Frauen oder Männer anzusehen, als welche sie nunmehr leben. Für ihn bleibt Transsexualität eine schwere psychiatrische Erkrankung, die durch das Behandlungsverfahren nur gemildert wird. Den einzelnen Personen wird eine bessere Anpassung an die gewünschte Geschlechtsrolle ermöglicht, mehr nicht. Für die meisten hat dies eine erhebliche psychische und soziale Entlastung zur Folge. Wenn aber Transsexuelle postoperativ ihre Geburtsurkunden ändern wollen, dann hält der Autor dies für "ein unhaltbares Verlangen, ... da ich der Meinung, daß ein phänotypischer Mann eine weibliche Psyche haben kann, nicht beitreten kann. Diejenigen, die erklären, daß sie sich entsprechend erleben, sind tatsächlich anatomisch Männer mit Zwangsvorstellungen oder überwertigen Ideen, daß sie Frauen seien. Und deshalb sind sie psychiatrisch abnorm. Wenn sie die weibliche Geschlechtsrolle übernommen haben, scheint es vernünftig, ihren Sozialstatus durch die Ausstellung von Lohnsteuerkarte, Führerschein und Reisepaß auf den weiblichen Namen anzuerkennen, es ist aber nicht möglich, zu bestätigen, daß sie zum Zeitpunkt der Geburt fälschlicherweise als männlich beschrieben wurden, es sei denn, es handelte sich um anatomische Pseudohermaphroditen. Nur in diesem Fall kann die Geburtsurkunde geändert werden." (S. 367f). "Die Entfernung der sichtbaren männlichen anatomischen Strukturen wird von den Patienten als Schritt zur wahren Weiblichkeit gesehen. Nur eine Minderheit akzeptiert den Eingriff als das, was er ist, eine neutralisierende Prozedur oder, korrekter, eine Kastration. Es ist schwierig, Transsexuellen, die ihre Genitalien entfernen ließen, davon zu überzeugen, daß sie tatsächlich weiter nichts sind als kastrierte Männer, obwohl sie, wenn man insistiert, dem wenigstens verbal zustimmen. Wegen ihrer oft bewußt eingenommenen gegengeschlechtlichen Haltung zwingen sie sich dazu zu glauben, daß sie nun endlich Frauen seien... Durch die Kastration haben die transsexuellen Patienten jedenfalls in gewissem Umfang eine psychische Harmonie und äußere Anpassung erreicht, aus der sie ableiten, daß ihnen nun das Recht zusteht, alle Privilegien und Funktionen einer Frau in der Gesellschaft wahrzunehmen. Tatsächlich fehlen ihnen aus objektiven Gründen entscheidende Funktionen von Frauen, vor allem hinsichtlich der Fähigkeit zum Koitus und zur Reproduktion, unabhängig davon, wie sehr sie sich auch zu überzeugen versuchen, daß sie Frauen sind" (S. 375). "Postoperativ fand sich eine Tendenz zu weiterem Selbstbetrug über den sexuellen Status, und mindestens neunzehn waren von sich der Meinung, daß sie nunmehr einen weiblichen Sexualstatus erreicht hätten" (S. 375f). "Sie müssen glauben, daß sich ihr Leiden gelohnt und zum Erfolg geführt hat" (S. 376).

Hoenig, Kenna und Youd 1970 a, b

Department of Psychiatry, Memorial University of Newfoundland, St. John's, Newfoundland, Kanada, und Manchester Royal Infirmery, Department of Psychiatry, University of Manchester, Großbritannien

Die erste dieser Arbeiten (1970 a) berichtet über soziographische und psychiatrische Daten von sechzig Patienten, die in den der Veröffentlichung vorausgegangenen zehn Jahren die Psychiatrische Universitätsklinik in Manchester, England, aufgesucht hatten und angeblich als zweifelsfrei transsexuell diagnostiziert worden waren. Die zweite Arbeit (1970 b) beschreibt dieselbe Stichprobe unter dem Gesichtspunkt des Einflusses, den die Namensänderung auf Arbeitsanamnese, Sozialhilfeabhängigkeit, Straffälligkeit usw. hatte. Da in beiden Studien nicht hinreichend zwischen Operierten und Nicht-operierten unterschieden wird, erwähnen wir die Arbeiten nur kursorisch. Die Teil-stichprobe der Operierten (N=9) ist weiter unten bei Hoenig et al. 1971 dargestellt.

Money und Ehrhardt 1970

The Johns Hopkins University School of Medicine, Baltimore, Md., USA

Die Daten dieser Nachuntersuchung wurden erstmals anläßlich der 10. Wissenschaftlichen Tagung der Deutschen Gesellschaft für Sexualforschung im Juni 1969 in Berlin vorgetragen. Nach den Arbeiten Benjamins (1964 b) und Walsers (1968) handelt es sich um die dritte, in deutscher Sprache publizierte Nachuntersuchung entsprechend unseren Kriterien. Wie bei Benjamin geht es um Patienten aus den USA. In der Psychohormonal Research Unit des Johns Hopkins University Hospitals waren Patienten mit transsexueller Symptomatik ab 1952 von Money untersucht und beraten worden. Operiert wurden sie zunächst in Privatkliniken, meist außerhalb der USA. Das Johns Hopkins University Hospital war die erste Universitätsklinik in den USA, die ein Gender Identity Committee berief und ab 1965 operative Geschlechtsumwandlungen vornahm und damit ein Signal setzte, dem rasch viele andere Universitätskliniken in den USA und Kanada folgten.

Stichprobe	Frauen (MF-TS)	Männer (FM-TS)
Gesamtgruppe	(48)	(12)
Operiert	21	7
Nachuntersucht*	17	7

* In die Nachuntersuchung wurden nur jene Patienten aufgenommen, die ab 1952 in der Psychohormonal Research Unit und / oder ab 1965 vom Gender Identity Committee des Johns Hopkins University Hospital untersucht worden waren und bei denen mindestens einer, nicht notwendigerweise der erste, der chirurgischen Eingriffe zur Geschlechtsumwandlung am Johns Hopkins University Hospital vorgenommen worden war. Vier Frauen hatten sich andernorts operieren lassen, drei MF-TS waren vom Gender Identity Committee abgelehnt und 24 MF-TS noch nicht formal in das (operative) Behandlungsprogramm aufgenommen worden. Von den zwölf FM-TS waren fünf noch in präoperativer Behandlung, von den sieben operierten waren zwei bereits andernorts primär operiert worden.

Alter bei Operation

Mittelwert	29 Jahre	31 Jahre
Streubreite	23-50 Jahre	26-48 Jahre

Art der Behandlung

Brustvergrößerung	0	Brustverkleinerung	6
Penektomie/ Orchidektomie	17	Hysterektomie/ Ovarektomie	5
Scheidenoperation	17	Penisoperation	3

Zeitraum der Operationen 1955 - 1968

Nachuntersuchungszeitraum seit Geschlechtsrollenwechsel

Mittelwert	9 Jahre	6 Jahre

Nachuntersuchungszeitraum seit Operation

Mittelwert	2	Jahre	4	Jahre
Streubreite	0,67-14	Jahre	0,92-9	Jahre

Untersuchungsmethoden
Die Autoren waren an Behandlung und Indikationsstellung für hormonelle und operative Eingriffe bei den Patienten beteiligt. Die Nachuntersuchung scheint sich auf die Auswertung von Patientenakten zu beschränken. (Einer der Patienten war zuletzt sieben Jahre vor der Nachuntersuchung gesehen worden, vgl. S. 75.)

Bewertungsfelder und -kriterien
Die Autoren wählten Beurteilungskriterien, die ihrer Meinung nach weitgehend objektivierbar und von der Interpretation eines Untersuchers unabhängig waren. Bewertet wurden Dauer der Partnerbeziehung (Ehe), Berufstätigkeit, Straffälligkeit, psychiatrische Behandlung, subjektive Bewertung des Geschlechtswechsels.

Ergebnisse
Frauen: Sieben Frauen lebten postoperativ in dauerhaften *Partnerschaften* bzw. *Ehen* von zwei bis fünf Jahren Dauer, zwei hatten sich nach zwei oder mehr Jahren wieder getrennt. *Beruflich* hatten sich neun verbessert, bei acht zeigte sich keine Veränderung. Keine der Frauen hatte sich beruflich verschlechtert. *Straffällig* geworden waren präoperativ vier, und zwei dieser vier auch postoperativ. Bei allen sechs Vorstrafen handelte es sich um Erregung öffentlichen Ärgernisses wegen des Transvestierens, in zwei Fällen zusätzlich um Eigentumsdelikte. Die beiden postoperativen Verhaftungen bezogen sich auf Situationen, in denen man die Patienten für Männer in Frauenkleidern hielt und sie nicht ad hoc beweisen konnten, daß sie unter medizinischer Betreuung einen Geschlechtswechsel durchgemacht hatten. Zu Verurteilungen kam es postoperativ nicht. *Psychiatrische und psychotherapeutische Hilfe* hatten präoperativ acht Frauen in Anspruch nehmen müssen, postoperativ hingegen nur eine. Nicht einbezogen in diese Beurteilung wurden solche Kontakte, die unmittelbar mit der Geschlechtsumwandlung und der dafür nötigen Betreuung in Zusammenhang standen. Als *subjektive Bewertung* gaben alle siebzehn Frauen an, daß sie die hormonellen und chirurgischen Eingriffe erneut auf sich nehmen würden, wenn dies nötig wäre. Keine der Frauen bereute den Geschlechtswechsel, was die Autoren für umso eindrucksvoller hielten, als bei einigen Patientinnen mehrfache Korrekturoperationen erforderlich waren und einzelne noch immer nicht in der Lage waren, zufriedenstellend vaginal zu verkehren.
Männer: Vier hatten postoperativ eine *Partnerschaft* oder *Ehe* von mindestens drei Jahren Dauer. Keiner war geschieden. Drei lebten allein. *Beruflich* hatten sich drei verbessert. Bei vieren war die berufliche Situation unverändert. Straffälligkeit fand sich weder prä- noch postoperativ. *Psychiatrische Hilfe* hatten präoperativ drei Patienten in Anspruch genommen, postoperativ einer. Dieser hatte unter Umgehung der Psychohormonal Research Unit alle Eingriffe, einschließlich einer Penisoperation, anderenorts und mit schlechtem Erfolg vornehmen lassen.

Suizidversuche / Rollenrückkehr
Ein FM-TS, der bei der Behandlung die Psychohormonal Research Unit umgangen hatte, lebte anschließend abwechselnd als Mann bzw. als Frau. Er unternahm zwei Suizidversuche. Die Autoren führen diese Suizidversuche auf drei Faktoren zurück: neben der mißglückten Operation habe die unbehandelte Klimakteriumssymptomatik sowie die problematische Beziehung zur Freundin eine ausschlaggebende Rolle gespielt.

Einschätzung der Autoren
Die Autoren bezeichnen ihre Ergebnisse als vorläufig und die Kriterien, die sie zur Erfolgskontrolle gewählt hatten, als "vielleicht recht global" (S. 85). Zusammenfassend urteilen sie: "In der Mehrzahl der Fälle konnte eine deutliche Verbesserung der psychischen und sozialen Situation der Patienten nach dem Geschlechtswechsel festgestellt werden" (S. 86). Das positive Ergebnis führen sie zum Teil auf die Auswahlkriterien der Gender Identity Clinic am Johns Hopkins University Hospital zurück.

Indikationsempfehlungen
Die Gender Identity Clinic hatte acht Hauptauswahlkriterien für die Aufnahme ins Behandlungsprogramm bzw. für die Operationsindikation festgelegt: Volljährigkeit; amerikanische Staatsbürgerschaft; Wohnortnähe zur Klinik; nahestehende Bezugsperson, die die Behandlung unterstützt; Familienstand ledig oder geschieden; möglichst keine Vorstrafen. Das wichtigste Kriterium war, daß der Patient mindestens ein oder zwei Jahre vor den chirurgischen Eingriffen in der gewünschten Geschlechtsrolle gelebt und selber für seinen Lebensunterhalt gesorgt hatte. Schließlich wurden Patienten mit Psychosen oder Anfallsleiden nicht aufgenommen. Die Autoren empfehlen Zurückhaltung bei der Indikationsstellung und die Beachtung der Auswahlkriterien, insbesondere das langfristige Erproben der anderen Geschlechtsrolle.

Anmerkung
Die Untersuchung, die frühere Nachuntersuchungen unberücksichtigt läßt, erscheint in ihrer Anlage sehr einfach, insbesondere angesichts der Fragestellung, die sie untersuchen will, nämlich "inwieweit sich die Lebensverhältnisse von männlichen und weiblichen Transsexuellen nach dem Geschlechtswechsel verändern", und dem Ergebnis, daß "psychologische, hormonelle und chirurgische Maßnahmen ... einen nachweisbar fördernden und bessernden Einfluß auf die vorher oft konfliktreichen Lebensverhältnisse der Patienten" haben (S. 72). Die genannten psychologischen Behandlungsmaßnahmen werden nicht näher ausgeführt.

Bemerkenswert ist die Feststellung, "bei fast allen Transsexuellen, männlichen und weiblichen, fällt die Übernahme der neuen Geschlechtsrolle mit der hormonellen Umwandlung zusammen und liegt meistens lange vor der chirurgischen Geschlechtsumwandlung" (S. 75). Eine der FM-TS war zwar schon teilweise operiert (Hysterektomie), lebte aber noch als Frau, so daß man fragen kann, ob die von den Autoren geforderten Indikationskriterien von ihnen selber beachtet wurden.

Alanko und Achté 1971

Psychiatrische Universitätsklinik Helsinki, Finnland

Es handelt sich um die erste in Finnland publizierte Nachuntersuchung Transsexueller. Die Autoren bezeichnen sie als vorläufigen Bericht. Tatsächlich blieb sie die einzige finnische Publikation zum Thema (Pers. Mitteilung K.A. Achté an F.P. 13.11.1989). Von den meisten Autoren späterer Nachuntersuchungen wurde sie nicht rezipiert.

Stichprobe	Frauen	Männer
Operierte Gesamtgruppe*	5	3
Nachuntersucht	4	3

* Sämtliche zum Zeitpunkt der Erhebung in Finnland lebende und bereits operierte Patienten.

Alter bei Operation		
Streubreite	21-47 Jahre	27-27 Jahre

Art der Behandlung			
		Brustverkleinerung**	1
Penektomie/ Orchidektomie*	4	Hysterektomie/ Ovarektomie**	2
Scheidenopereation	4	Penisoperation**	2

* Testes supraperitoneal implantiert.
** Beim dritten Patienten wird pauschal von einer Geschlechtsumwandlungsoperation gesprochen.
Zeitraum der Operationen 1957 - 70

Nachuntersuchungszeitraum seit Operation		
Mittelwert	2,75 Jahre	2,66 Jahre
Streubreite	0,08-10 Jahre	0,08- 5 Jahre

Untersuchungsmethoden
Untersuchungsmethoden und -instrumente werden nicht bezeichnet.

Bewertungsfelder und -kriterien
Die Ergebnisse der Behandlung werden in Relation zum präoperativen Befinden global in die Kategorien 'verbessert', 'gleich' und 'verschlechtert' eingeteilt. Als fraglich wurden Ergebnisse bewertet, wenn die Operation weniger als sechs Monate zurücklag.

Ergebnisse

Die Ergebnisse werden als Fallbeispiele dargestellt. Insgesamt werden von den vier *Frauen* je eine als verbessert, fraglich verbessert, gleich bzw. verschlechtert beurteilt. Von den drei *Männern* werden zwei als verbessert und einer als fraglich verbessert eingeschätzt.

Fallbeispiele

Alle Verläufe werden ausführlich beschrieben. Die in der Arbeit vorgenommene Bezeichnung der Patienten mit Buchstaben wird im folgenden übernommen.

Frauen: Die *Patientin D* war erst einen Monat vor der Nachuntersuchung operiert worden und wurde als zufrieden eingestuft. Die *Patientin E* hatte fünfzehn Jahre in den USA gelebt und war dort mit Harry Benjamin zusammengetroffen, der bei ihr die Hormonbehandlung eingeleitet hatte. In Finnland wurde ihr die beantragte Kastration zunächst verwehrt, später aber dann doch eine Geschlechtsumwandlungsoperation durchgeführt. Für die Nachuntersuchung stand diese Frau nicht zur Verfügung. Die *Patientin F* wird als verschlechtert bezeichnet, weil sie schwer depressiv und mit dem Operationsergebnis unzufrieden war. Sie war ohne präoperative Hormonbehandlung operiert worden. Die *Patientin G* wird als zufrieden geschildert. Bei ihr betrug der Nachuntersuchungszeitraum sechs Monate. Die *Patientin H* wird von den Autoren als "Homosexueller" bezeichnet, der sich im Alter von 28 Jahren kastrieren ließ. Zwei Jahre später wurde die Penektomie vorgenommen und eine Scheide geschaffen, obwohl der Patient zuvor noch nie als Frau gelebt hatte. Postoperativ lebte er/sie ein Jahr als Frau und wohnte noch bei den Eltern. Die Autoren charakterisieren ihn/sie als paranoid, aber nicht psychotisch. Zur Zeit der Nachuntersuchung, zehn Jahre nach der Operation, lebte er wieder als Mann. Er sagte, er verstehe jetzt besser, warum er früher die Geschlechtsumwandlung gewünscht hatte. Von den Autoren wird sein Befinden zu diesem Zeitpunkt im Vergleich zum Beginn der Behandlung als unverändert beurteilt.

Männer: Die Situation des *Patienten A*, dessen Operationen (einschließlich Penisoperation) fünf Jahre zurücklagen, wird als verbessert beurteilt, obwohl gleichzeitig gesagt wird, daß "eine gründliche psychiatrische Nachuntersuchung bis jetzt nicht stattgefunden hat" (S. 355). Der *Patient B* wird nach dreijähriger Nachuntersuchungszeit als gebessert bezeichnet. Der *Patient C* wird als zufrieden geschildert, wobei die Operation erst einen Monat zurücklag.

Suizidversuche / Rollenrückkehr

Die Autoren schätzen das Suizidrisiko bei transsexuellen Patienten insgesamt als hoch ein. In bezug auf das Beispiel H sprechen sie von einer Rückkehr in die frühere männliche Rolle bei gleichem Befinden wie präoperativ, nicht dagegen von einem sog. Rückumwandlungsbegehren. Über einen expliziten Wunsch, die Operationsschritte rückgängig zu machen, wird nichts berichtet.

Erwähnte Nachuntersuchungen

Benjamin 1964 b, 1966, Hamburger et al. 1953, Pauly 1965, Randell 1969, Wålinder 1967

Einschätzung der Autoren

Die Autoren betonen, daß es wichtig sei zu bedenken, daß die chirurgischen Eingriffe ebenso wie die Hormonbehandlung nur Mosaiksteine in der intensiven und langfristigen psychiatrischen Behandlung transsexueller Patienten seien. Therapeutische Erfolge könnten durch Operationen allein nicht erzielt werden. Sie vergleichen den Stand der Behandlungsverfahren für Transsexuelle mit der Lobotomie zur Zeit, als diese in die psychiatrische Behandlung eingeführt wurde. "Gegenwärtig ist die Geschlechtsumwandlung neben der psychiatrischen und hormonellen Behandlung das einzige, womit wir in bestimmten Fällen einem Menschen mit einem sehr schweren Leiden helfen können" (S. 351f).

Indikationsempfehlungen

Nachdrücklich mahnen die Autoren zu besonderer Sorgfalt bei der Indikationsstellung, als deren Voraussetzung sie eine zweijährige psychiatrische Begleitbehandlung, möglichst ein bis zwei Jahre lang Psychotherapie, zwei Jahre erfolgreiches Leben in der gegengeschlechtlichen Rolle, eine stabile Persönlichkeit und eine "absolut sichere Diagnose" ("the diagnosis is correct beyond doubt ", S. 352) verlangen. Psychosen und Borderline-Persönlichkeitsstörungen sollten ausgeschlossen sein, und vor allem sollte eine kontinuierliche Nachbehandlung und Fortsetzung der supportiven Psychotherapie möglichst über Jahre garantiert sein.

Anmerkung

Die ausführlichen Fallbeispiele zeigen, wie groß die Unsicherheit bei den Ärzten war, die mit Patienten mit einer transsexuellen Symptomatik konfrontiert wurden. Sowohl bezüglich der Diagnostik wie auch bezüglich der Indikationsstellung für die verschiedenen therapeutischen Maßnahmen schien es kein einheitliches Konzept zu geben: Einerseits wurde einer Patientin trotz jahrelanger Hormonbehandlung (zunächst) die Operation verweigert (Patientin E), andererseits wurde eine andere Patientin (H) ohne vorausgehende Hormonbehandlung operiert.

Hoenig, Kenna und Youd 1971

Department of Psychiatry, Memorial University of Newfoundland, St. John's, Newfoundland, Kanada, und Manchester Royal Infirmery, Department of Psychiatry, University of Manchester, Manchester, Großbritannien

Es handelt sich um eine interdisziplinäre (Psychiater, klinischer Psychologe, psychiatrische Sozialarbeiterin), kanadisch-britische (die beiden Koautoren arbeiteten in Manchester) Gemeinschaftsarbeit, in der detailliert Diagnostik, Behandlung und deren Ergebnisse von Patienten aus Manchester (GB) dargestellt werden. Die Stichprobe beschreibt die Teilstichprobe der operierten Patienten aus größeren Behandlungskollektiven der Autoren (Hoenig et al. 1970 a, b). Die erste jener Arbeiten (1970 a) berichtet über soziographische und psychiatrische Daten von sechzig Patienten, die in den der Veröffentlichung vorausgegangenen zehn Jahren die Psychiatrische Universitätsklinik in Manchester aufgesucht hatten und als angeblich zweifelsfrei transsexuell diagnostiziert worden waren. (Zweifel an dieser Angabe sind schon deshalb angebracht, weil 25% der Patienten erst 15-19 Jahre alt und 13% manifest psychotisch waren). Die zweite, im selben Jahr erschienene Arbeit (1970 b) beschreibt dieselbe Stichprobe als Nachuntersuchungsstudie, allerdings nur unter dem Gesichtspunkt des Einflusses, den die Namensänderung auf Arbeitsanamnese, Sozialhilfeabhängigkeit, Straffälligkeit, Prostitutionsverhalten, Partnerschaft usw. hatte. Da in der Studie 1970 b nicht hinreichend zwischen Operierten und Nichtoperierten differenziert wird und da die entsprechenden Daten in der hier referierten Nachuntersuchung (1971) für die Teilstichprobe der Operierten ohnehin nur wiederholt wurden, berichten wir nur über letztere.

Stichprobe	Frauen (MF-TS)	Männer (FM-TS)
Gesamtgruppe	insgesamt (70)	
Operiert	6	3
Nachuntersucht	5	3/2*

* Über einen Patienten lagen nur indirekte Angaben vor.

Art der Behandlung			
Hormone	4	Hormone	2
Penektomie/Orchidektomie	5	Brustverkleinerung	2
Scheidenoperation*	3	Röntgenbestrahlung der Ovarien	2
Leukotomie**	1		

* In allen drei Fällen erfolglos.
** Bei einem Patienten wurde entsprechend den Empfehlungen von Randell (1959) eine Leukotomie vorgenommen, da man den Patienten für eine Geschlechtsumwandlungsoperation für ungeeignet hielt.

Alter bei erster Operation

Mittelwert	30,2 Jahre	31,3 Jahre
Streubreite	26-40 Jahre	25-35 Jahre

Nachuntersuchungszeitraum seit erster Operation

Mittelwert	5 Jahre	1,7 Jahre
Streubreite	2-10 Jahre	1-3 Jahre

Untersuchungsmethoden
Die Untersuchungsmethoden sind nicht näher spezifiziert; vermutlich handelte es sich um körperliche Untersuchungen und klinische Interviews mit einer Teilstichprobe aus früheren Veröffentlichungen (vgl. Hoenig et al. 1970 a, b). Untersucher- und Patientenbeurteilung fließen gelegentlich ineinander. Die Autoren waren an der Behandlung beteiligt. An psychometrischen Verfahren wurden MMPI und IQ (Wechsler-Bellevue) angewandt.

Bewertungsfelder und -kriterien
Zur präoperativen Situation werden Angaben über berufliche Situation, psychosoziale Anpassung, familiären Hintergrund, Prostitutionsverhalten und Straffälligkeit gemacht. Die postoperative Situation wird anhand von Angaben über Hormonbehandlung, Kontinuität der beruflichen Tätigkeit, finanzielle Unabhängigkeit, Einstellungen der Familie, sexuelle Aktivität, Promiskuität, Prostitution und Straffälligkeit beschrieben.

Ergebnisse
Frauen: Nur eine Frau war durchgängig *berufstätig*, drei hatten nur vorübergehend Arbeitsplätze und waren somit zumindest zeitweise abhängig von finanzieller Unterstützung. Eine Frau, die als Hausfrau tätig war, erhielt Sozialhilfe. Keine der Frauen arbeitete als *Prostituierte*; Promiskuität wird für zwei Frauen verneint, für eine bejaht, eine weitere war in geringerem Maß als vor der Operation promisk, für eine Frau fehlt diese Angabe. Eine Frau war nach der Operation *straffällig* geworden. Vier Patienten waren präoperativ wegen "Sexualstraftaten" verurteilt und z.T. mehrere Jahre lang inhaftiert worden. Vorgeworfen worden waren ihnen homosexuelle Handlungen und Transvestieren.

Gemessen an ihren Phantasien, nicht am Verhalten, wurden die Frauen bis auf eine in der *Kinsey-Zuordnungsskala* heterosexuell-homosexueller Anteile den Kategorien V-VI zugeordnet. *MMPI*, N-Skala 9-34; E-Skala 4-32; *IQ* (Wechsler-Bellevue) 95-130.Vier von fünf hatten *psychiatrische Zusatzdiagnosen*, nämlich sensitive Persönlichkeit, Depression (Mehrfachnennung), attention-seeking personality disorder, unsichere Persönlichkeit mit Alkoholproblemen.

Die *Globalurteile* der Patientinnen und der Autoren lauten: *Pat. A:* subjektiv: "viel glücklicher nach der ersten Operation, aber enttäuscht über die zweite"; Autoren:

"Perfektionsdrang führte zur Enttäuschung über das Operationsergebnis." *Pat. B:* subjektiv: "sehr zufrieden, hofft auf die Vaginoplastik", Autoren: "zufriedenstellendes Ergebnis, Patientin scheint insgesamt glücklicher." *Pat. C:* subjektiv :"sehr glücklich über die erste Operation, heiratete nach der zweiten"; Autoren: "sexuell weniger promisk, stabilere Arbeitsverhältnisse." *Pat. D:* subjektiv: "gut angepaßt, genießt die Rolle der Hausfrau"; Autoren: "will eine Nasenoperation, außerdem eine weitere Vaginoplastik, schlampige, kleinbürgerliche Hausfrau." (Da die Patienten früher nie gesagt hatte, daß sie ihre Nase zu groß fand, meinen die Autoren, daß man zwangsläufig annehmen müsse, daß bei ihr ein Münchhausen-Syndrom vorliege.) *Pat. E:* subjektiv (leukotomierter Patient): "hat nichts gebracht"; Autoren: "auch nicht schlechter als vor der Operation, aber der Transsexualismus wurde nicht gebessert" (S. 117).
Männer: Alle Männer waren nach der Operation *berufstätig* und unabhängig von finanzieller Unterstützung. Keiner verhielt sich promisk, arbeitete als *Prostituierter* oder war *straffällig* geworden.

Gemessen an ihren Phantasien, nicht am Verhalten wurden die Patienten in der *Kinsey-Zuordnungsskala* heterosexuell-homosexueller Anteile alle der Kategorie VI zugeordnet. *MMPI*, N-Skala 1, 32, 8; E-Skala 18, 26, 35; *IQ* (Wechsler-Bellevue) 124, 88, 115. Ein Mann hatte als *psychiatrische Zusatzdiagnose* die Diagnose 'labile Persönlichkeit'.

Subjektiv waren alle Männer sehr zufrieden mit bzw. sehr erleichtert über die Behandlung. Dagegen beurteilten die Autoren einen Mann als latent suizidgefährdet aufgrund seiner Enttäuschung über die nicht durchgeführte Penisoperation, und bei einem anderen beurteilten sie das Ergebnis der Operation als kosmetisch unbefriedigend.

Fallbeispiele
Für alle Patienten werden Anamnese, Behandlung und postoperativer Verlauf dargestellt.

Suizidversuche / Rollenrückkehr
Zwei MF-TS hatten *präoperativ* Suizidversuche unternommen, einer davon nach der Verurteilung zu einer Haftstrafe wegen homosexueller Handlungen. Der andere hatte dreimal schwere Suizidversuche gemacht, und zwar jedesmal, wenn ihm gesagt wurde, daß er sein Ziel einer Geschlechtsumwandlung nie erreichen könne. *Postoperativ* drohte eine Frau nach mehrfach mißglückten Scheidenoperationen mit Suizid, ohne jedoch einen entsprechenden Versuch zu machen. Bei einem Mann, der sehr darüber enttäuscht war, daß bei ihm keine Penisoperation gemacht wurde, und der sich deshalb aus dem Kontakt zur Klinik mehr und mehr zurückzog, schlossen die Autoren, daß er zeitweilig latent suizidal war.

Erwähnte Nachuntersuchungen
Benjamin 1966, 1967, Hamburger et al. 1953, Hertz et al. 1961, Hoenig et al. 1970 a, Pauly 1965, 1968

Einschätzung der Autoren
Die Autoren bezeichnen ihre Stichprobe als klein und den Nachuntersuchungszeitraum als kurz. Trotz dieser Einschränkung erklären sie als Ergebnis ihrer Untersuchung, daß die Behandlung der Mehrzahl der Patienten subjektiv und objektiv hilft und zweifellos

befriedigend (*"definitely satisfactory"* S. 120) ist. Von neun nachuntersuchten Patienten kamen sieben gut zurecht. Die in der Literatur gängige Unterscheidung von befriedigenden und unbefriedigenden Ergebnissen erscheint den Autoren allzu distinkt und angesichts der "immensen Komplexität der individuellen Existenz eines Transsexualisten und seines 'In-der-Welt-Seins'" (S. 121) nicht angemessen.

Hormonbehandlung und operative Eingriffe sind nach ihrer Einschätzung keine Kur im eigentlichen Sinn, da sie das Syndrom an sich nicht ändern. Sie verhelfen nur zu besserer Anpassung und größerer Ausgeglichenheit *("tranquillity")*, vorausgesetzt, sie sind Teil eines umfassenderen Vorgehens, bei dem der Patient unterstützt wird, sich innerlich und äußerlich besser anzupassen. Zu Einzelaspekten erklären die Autoren, daß Leukotomie nicht für die Behandlung Transsexueller tauge; daß Hysterektomie und Orchidektomie durch die schonendere (sic!) Röntgenkastration ersetzt werden sollten.

Indikationsempfehlungen

Patienten mit ausgeprägten Persönlichkeitsstörungen sollten nicht oder erst nach einer langen Vorbeobachtungsphase operiert werden. Das soziale Umfeld des Patienten sollte berücksichtigt werden, da Patienten ohne Rückhalt bei Familie, Freunden und im sozialen Netz eine schlechtere Prognose haben. Alkoholiker und Drogenabhängige, geistig Behinderte, Schizophrene und Patienten, die an Affektpsychosen leiden, sollten von der chirurgischen Behandlung ausgeschlossen werden. Als problematische Kandidaten sehen die Autoren auch Perfektionisten, weil sie unter Umständen ein unbefriedigendes Operationsresultat schlecht verkraften. Die Autoren räumen aber ein, daß die Kontraindikation sorgfältig gegen das Risiko eines Suizids oder der Selbstmutilation abgewogen werden muß.

Anmerkung

Die ausführliche Arbeit behandelt eine Fülle von Einzelaspekten, die hier nicht alle referiert werden konnten. Trotz vieler Detailinformationen z.B. über Dauer von Vorbehandlungen, Zeitintervall zwischen erstem operativen Eingriff und späteren Korrektureingriffen usw. sind manche Angaben widersprüchlich (z.B. Nachuntersuchungszeitraum bei Patient 5) oder stiften eher Verwirrung als Klarheit. Letzteres gilt vor allem für die Stichprobenbeschreibung. Während die Anschrift des Erstautors ebenso wie unklare Angaben in den Arbeiten derselben Autoren (1970 a, b) zunächst die Vermutung nahelegen, es handele sich in den drei Arbeiten um zwei verschiedene Stichproben, nämlich je eine kanadische und eine britische, werden tatsächlich in allen drei Arbeiten dieselben Patienten aus Manchester beschrieben.

Wie in vielen Arbeiten über Transsexualität nehmen moralische Bewertungen, z.T. unter dem Deckmantel psychiatrischer Terminologie, viel Platz ein. Das Vorhandensein bzw. die Abwesenheit nicht näher qualifizierter Promiskuität oder eines Prostitutionsverhaltens werden zum Maßstab des Behandlungserfolges. Wenn sich Patienten über offenbar miserable Operationsergebnisse enttäuscht äußern und weitere Operationen verlangen, dann wird dies als "gravierende Persönlichkeitsstörung mit starken perfektionistischen Zügen" (S. 118) oder gar, wenn der Patient auch noch eine Nasenkorrektur will, als Münchhausen-Syndrom gewertet. Mögliche Mängel der Behandlung werden in diesem Zusammenhang nicht diskutiert. Kritisch äußern sich die

Autoren über die Leukotomie als Behandlung bei transsexueller Symptomatik, andererseits scheinen sie gegenüber der Röntgenkastration extrem unkritisch.

Die Autoren erwähnen eingangs Literatur, die sich grundsätzlich kritisch gegenüber Geschlechtsumwandlungsoperationen ausspricht (Mitscherlich 1950, Ostow 1953, Wiedemann 1953, Gutheil 1954, Meerlow 1967), ohne sich weiter mit deren Argumenten auseinanderzusetzen. Pauschal wird gesagt, wer aus moralischen oder ethischen Überlegungen Geschlechtsumwandlungen grundsätzlich ablehne, brauche sich für Nachuntersuchungen nicht zu interessieren. Aus therapeutischer Sicht seien solche aber unerläßlich.

MONEY 1971

Department of Psychiatry and Behavioral Sciences and Department of Pediatrics, The Johns Hopkins University Hospital, Baltimore, Md., USA

Die Stichprobe der Nachuntersuchten ist identisch mit derjenigen, über die Money u. Ehrhardt (1970) berichteten. Auch die insgesamt etwas knappere Darstellung der Ergebnisse sowie die Bewertungen stimmen mit der früheren Publikation im wesentlichen überein.

JONES 1972

Department of Gynecology and Obstetrics, The Johns Hopkins University School of Medicine, Baltimore, Md., USA

Die Arbeit bezieht sich auf die von Money und Ehrhardt (1970) sowie Money (1971) beschriebene Stichprobe und referiert deren Ergebnisse ohne neue Gesichtspunkte. Der Autor führte zusammen mit Edgerton (vgl. Edgerton u. Meyer 1973) die Operationen in Baltimore durch.

ARIEFF 1973

Department of Neurology and Psychiatry, Passavant Memorial Hospital, Northwestern University Medical School, Chicago, Ill., USA

Dieser Kongreßbeitrag eines Neurologen und Psychiaters ist wenig ergiebig. Wesentliche Basisinformationen wie z.B. die Art der Behandlung u.ä. werden nicht mitgeteilt. Dagegen werden ausführlich die Gründe genannt, warum Patienten die gewünschte Behandlung verweigert wurde.

Stichprobe	Frauen (MF-TS)	Männer (FM-TS)
Gesamtgruppe*	(33)	(7)
Operiert und nachuntersucht	14	4

* Grund für die Ablehnung war bei fünfzehn Patienten die Notwendigkeit psychiatrischer Betreuung. Siebzehn wurden als schizophren diagnostiziert, von diesen litten sieben an Depression, zwei an einer affektiven Schizophrenie und sieben waren paranoid. Außerdem wurden vier Patienten ausgeschlossen, weil sie als "borderline" klassifiziert worden waren. Bei einem waren die Tests unvollständig. Ein Patient hatte noch keine sechs Monate in der anderen Geschlechtsrolle gelebt. Jeweils drei Patienten hatte eine schlechte Sozialanamnese und wurden deshalb prognostisch als ungünstig eingeschätzt.

Alter bei der Untersuchung

Mittelwert	28 Jahre

Bewertungsfelder und -kriterien

Die *präoperative* Situation und Entwicklung der Patienten wurden beschrieben nach Alter bei Manifestation der Geschlechtsidentitätssymptomatik, Straffälligkeit, antisozialem Verhalten, Drogenmißbrauch, sexuellen Erfahrungen, Arbeitssituation, psychiatrischer Anamnese, Akzeptanz in der Familie, anatomischen Charakteristika, gegengeschlechtlicher Ausstrahlung und Rollenverhalten. Zur Charakterisierung der *postoperativen* Situation wurden Angaben zur sozialen Anpassung, zum Arbeitsplatz, Familienstand, zu sexueller Orientierung und psychiatrischen Erkrankungen gemacht, die allerdings nicht näher spezifiziert sind.

Ergebnisse

Die Ergebnisse werden nicht nach Geschlechtern getrennt dargestellt. Postoperativ waren neun der Behandelten sozial besser *angepaßt*, zwei hatten einen besseren *Arbeitsplatz*. Vier Frauen und ein Mann waren verheiratet. Heterosexuelle Beziehungen unterhielten vier, darunter nur einer der Verheirateten. Fünf Patienten hatten sich in Hinblick auf *psychiatrische Symptomatik* deutlich verbessert, ein Patient mit psychopathischen Zügen hatte sich verschlechtert. Nach der im Rückblick getroffenen Einschätzung des Autors hätte dieser Patient besser nicht operiert werden sollen. Schließlich befand sich ein Patient zeitweilig in psychiatrischer Behandlung.

Indikationsempfehlungen
Indikationsempfehlungen werden nicht definiert, sind aber aus der Beschreibung der 22 abgelehnten Operationsbewerber herleitbar. Sie waren durchschnittlich älter (31-35 Jahre) als die Operierten, hatten kürzer die Schule besucht, hatten sich bisexuell, heterosexuell oder transvestitisch verhalten, geheiratet und Kinder gezeugt (oder geboren?), waren sozial instabil oder hatten keine klaren Zukunftsperspektiven. Sechzehn der 22 wurden mit der Diagnose Psychose belegt; weitere Diagnosen waren Unreife, Intelligenzmangel, chronischer Alkoholismus, Soziopathie usw.

Anmerkung
Die Nachuntersuchung ist ein Beispiel für Ungenauigkeit und Beliebigkeit mitgeteilter Daten. Man erfährt nicht, welche Behandlung überhaupt durchgeführt wurde. Über die kleine Stichprobe der Männer (N=4) wird gesagt: "Einige hatten Mastektomien und Hysterektomien" (S. 240); der Untersuchungszeitpunkt, für den ein Altersmittelwert angegeben ist, läßt sich nicht dem Ablauf der Behandlung zuordnen. Bemerkungen wie: "Four had relations with the opposite sex. In a few of the cases, the activity was rectal and oral" (S. 241); "One patient´s wife was agreeable" (S. 243), erlauben Vermutungen über die Haltung des Autors, informieren aber nicht über die Behandlung und ihre Effekte. Wenigstens erfährt man, daß die Kosten dieser Art psychiatrischer Beurteilungen ("evaluation"), die der Arbeit wohl zugrundeliegen, 250 $ US betrugen und die flexibel gehandhabten Operationskosten durchschnittlich 2500 $ US bei einem stationären Aufenthalt von im Mittel sieben Tagen.

EDGERTON UND MEYER 1973

The Johns Hopkins University School of Medicine, Baltimore, Md., USA

Die in einem Handbuch für 'Plastische und Wiederherstellungschirurgie im Genitalbereich' erschienene Arbeit ist nicht als Nachuntersuchung konzipiert. Ihr Schwerpunkt liegt auf der Darstellung psychiatrischer und vor allem chirurgischer Aspekte der Behandlung von Transsexualismus. Die damals üblichen Operationstechniken werden, reich bebildert, im einzelnen dargestellt. Wir erwähnen die Arbeit hier trotzdem, weil in ihr eigene Nachuntersuchungsergebnisse der Autoren referiert werden, der Erstautor mit zum anfänglichen Operationsteam an der Johns Hopkins University School of Medicine gehörte und während seiner späteren Tätigkeit an der Eastern Virginia Medical School in Norfolk, Virginia, auf dem Gebiet der sex-reassignment surgery internationalen Ruf erlangte und Präsident der Harry Benjamin International Gender Dysphoria Association wurde, und schließlich, weil der Zweitautor mit vielen Arbeiten aktiv an der Diskussion um operative Geschlechtsumwandlungen teilnahm und insbesondere mit seiner zusammen mit Reter veröffentlichten Arbeit (vgl. Meyer u. Reter 1979) weltweit Aufsehen erregte.

Die Zahlenangaben in der Arbeit sind inkonsistent. Einerseits wird davon berichtet, daß von den Mitgliedern des Operationsteams an der Johns Hopkins Medical School inzwischen über siebzig Geschlechtsumwandlungsoperationen (sex-conversion surgery) durchgeführt worden seien. Spezieller wird berichtet über 31 Operationsbewerber, die vom Erstautor "in jüngster Zeit" gesehen worden waren. Mehr als die Hälfte von ihnen war als nicht transsexuell diagnostiziert worden (homosexuell, transvestitisch, zwangsneurotisch, psychopathisch, borderline, Adoleszenzkonflikt usw.). Es verblieben vierzehn Patienten, die zum Zeitpunkt des Berichts bereits operiert waren (zehn Frauen, vier Männer). An anderer Stelle ist von 25 Operationen die Rede, wieder an anderer Stelle von 26 operierten Frauen und sechs operierten Männern. Ferner wird berichtet, daß die ersten acht operierten Frauen aufgrund mangelhafter Operationstechnik kosmetisch und/oder funktionell sehr schlechte Ergebnisse mit vielen Komplikationen hatten, die letzten sieben dagegen ausgezeichnete. Schließlich wird, unter Bezugnahme auf einen Kongreßvortrag (Blumer et al. 1970), über eine unter psychosozialen Aspekten durchgeführte Nachuntersuchung der ersten dreizehn an Johns Hopkins operierten Frauen berichtet. Angesichts dieser Inkonsistenz der Bezugsdaten referieren wir hier keine Einzeldaten, zumal mit hoher Wahrscheinlichkeit davon ausgegangen werden kann, daß die Teilstichprobe der dreizehn Nachuntersuchten in den Arbeiten von Money und Ehrhardt (1970), Money (1971) sowie Jones (1972) enthalten ist.

Trotzdem seien noch zwei Aspekte der Arbeit besonders hervorgehoben: Obwohl die Autoren mehrfach kritisieren, daß im Ausland Geschlechtsumwandlungsoperationen oft ohne klare Indikationsstellung vorgenommen wurden und werden, und obwohl sie einen bemerkenswert detaillierten Indikationskatalog aufstellen, fällt auf, daß ihre eigenen Patienten unmittelbar nach einer ersten vorläufigen Diagnosestellung mit Hormonen versorgt und dann in den sog. Alltagstest , d.h. in ein Leben in der neuen Geschlechtsrolle entlassen wurden. Bei Patienten, die diese Phase nicht bestehen oder die sich während dieser Zeit entschließen, doch wieder wie früher zu leben, werden, so meinen die Autoren, durch die Hormonbehandlung keine irreversiblen Schäden gesetzt. Bei MF-

TS könne hormonell induzierte Gynäkomastie chirurgisch, bei FM-TS hormonell induzierter Gesichtsbartwuchs elektrolytisch wieder beseitigt werden, und die Reproduktionsfähigkeit stelle sich nach Absetzen der Hormone auch wieder ein. Sie schreiben: "Verspürt der Patient, der Psychiater oder der Chirurg (am Ende des sog. Alltagstests, F.P. u. A.J.) auch nur einen Funken von Ambivalenz, kann es sinnvoll sein, den ersten Operationschritt auf die Vergrößerung der Brüste zu beschränken. Diese Brustoperation intensiviert die weibliche Identität und ist relativ reversibel, sollte der Patient seine Meinung ändern" (S. 127). Die Genitaloperation solle dann gegebenenfalls erst sechs Monate später erfolgen.

Die Autoren scheinen gar nicht beobachtet oder abgewartet zu haben, wie sich die gegengeschlechtliche Identität ohne medizinische Intervention im Verhalten der Patienten Ausdruck verschaffte, sondern sie glaubten offenbar, mit ihren Eingriffen Identität stiften zu können.

Hervorzuheben ist ferner die Schlußbemerkung der Autoren: "Der weiteren Verbesserung der operativen Geschlechtsumwandlung sind fast keine Grenzen gesetzt. Derzeit werden Methoden getestet, mit deren Hilfe der konstruierte Phallus erektionsfähig gemacht werden soll. Vielleicht folgen später Uterus- und Ovartransplantationen. Gegenwärtig muß sich die Aufmerksamkeit jedoch auf die Psychodynamik des Transsexualismus konzentrieren und darauf, einfache, verläßliche und preiswerte Operationsmethoden bereitzustellen" (S. 159f). Über die Psychodynamik des Transsexualismus wird in der Arbeit kein Wort verloren. Einerseits überrascht dies nicht, wo doch den Autoren die Erfüllung von Wünschen (Ovar- und Uterustransplantation) näher zu liegen scheint als die psychodynamische Auseinandersetzung mit Triebkonflikten und erlittenen Traumata. Andererseits wird vor dem Hintergrund solcher Aussagen etwas verständlicher, warum der Zweitautor im Zuge seiner weiteren psychoanalytischen Karriere später glaubte, sich von der Operationspraxis stärker distanzieren zu müssen (vgl. Meyer u. Reter 1979), weil ihm seine eigene Verwicklung und die hier dokumentierte unkritische Haltung gegenüber der Indikation zu hormoneller und operativer Behandlung von seinen analytischen Kollegen vorgehalten wurde (persönliche Mitteilung John Money an F.P.), ohne daß er freilich diesen Hintergrund in dem gemeinsamen Aufsatz mit Reter zur Sprache brachte.

Gandy 1973

Gender Identity Program, Stanford University School of Medicine, Stanford, Ca., USA

Der Kongreßbeitrag des Leiters des Gender Identity Program der Stanford University School of Medicine nimmt sehr global zu der Frage Stellung, ob operative Eingriffe dazu beitragen, die Lebensqualität bestimmter Patienten mit Geschlechtsidentitätsstörungen zu verbessern. Das Syndrom der Gender Dysphoria wird weit gefaßt und umfaßt sechs Gruppen: (1) Klassische Transsexuelle (die Diagnose wird aus der vorgeburtlichen Programmierung des Gehirns und gegengeschlechtlichem Rollenverhalten hergeleitet); (2) ausgewählte effeminierte Homosexuelle, die als Frauen besser zurechtkommen; (3) ausgewählte Transvestiten, die sich im Laufe der Zeit wie Transsexuelle entwickeln, ohne die entsprechende lebenslange Anamnese zu haben; (4) Personen, die ihre Geschlechtsidentität wahnhaft verkennen; (5) Personen mit neurotischen Zwangsgedanken bezüglich ihrer Genitalien, und schließlich (6) Soziopathen und Psychopathen. Während Geschlechtsumwandlungsoperationen in vielen anderen Einrichtungen nur für die ersten drei Gruppen in Betracht gezogen wurden, scheint sich das Stanford-Team vor allem am erfolgreichen Leben in der gegengeschlechtlichen Rolle orientiert zu haben, um eine Operation zu indizieren. Anliegen des dortigen Behandlungsprogramms war, "effizient, umfassend, verantwortlich, preiswert ... und diagnostisch vielfältig zu sein und ausgerichtet auf das Ziel der vollständigen Rehabilitation des Patienten" (S. 227).

Stichprobe	Frauen (MF-TS)	Männer (FM-TS)
Gesamtgruppe	(769)	
Operiert	50*	24

* Bei 38 Personen dieser Gruppe war die Diagnostik im Stanford Gender Identity Program erfolgt, bei zwölf andernorts; alle waren in Stanford operiert worden.

Ergebnisse

"Die postoperativen Einschätzungen lagen im Mittel signifikant höher als die präoperativen. Mit Ausnahme eines Patienten, der andernorts voroperiert worden war, nahm kein Patient durch die Operation ernsthaft Schaden ... Kein Patient hielt nachträglich die Operation für einen Fehler oder bezeichnete sich postoperativ als unglücklich" (S. 227), ungeachtet des Umstands, daß Operationskomplikationen häufig vorkamen.

Suizidversuche

Über einen Patienen, der sich nach der Operation suizidiert hatte, sagt der Autor, daß er noch wenige Wochen vor seinem Tod beim letzten gemeinsamen Gespräch gesagt habe, daß er außerordentlich glücklich sei, und daß seine Situation auch objektiv im Vergleich zu vor der Operation beträchtlich besser war.

Einschätzung des Autors

Die Daten zeigen, daß klassische Transsexuelle nicht die einzige diagnostische Kategorie sind, für die eine Operation als Behandlung in Frage kommt. Auch für effeminierte

Homosexuelle, die ebensoviel davon profitieren, und für Transvestiten, die sich durch die Operation am wenigsten verändern, könne die Behandlung in Betracht gezogen werden. Zum gegenwärtigen Zeitpunkt sei allerdings nicht erwiesen, daß chirurgische Eingriffe bei der Behandlung des Gender Dysphoria-Syndroms oder des klassischen Transsexualismus die Methode der Wahl seien.

Indikationsempfehlungen

Wichtiger als die diagnostische Zuordnung sei wahrscheinlich die Beurteilung des ökonomischen, sozialen, psychologischen und sexuellen Zurechtkommens der Patienten während einer ein- bis dreijährigen präoperativen Vorbehandlungsphase. Um Fehler bei der Operationsentscheidung zu vermeiden, sollten nur Patienten, die zuvor erfolgreich in der anderen Geschlechtsrolle gelebt haben, für die Operation akzeptiert werden. Der Behandlungserfolg lasse sich verbessern, wenn die Patienten durch ein umfangreiches therapeutisch-rehabilitatives Programm unterstützt werden. Ein solches Programm sollte Rat und Hilfe bei Arbeitsplatzfragen, bei rechtlichen Problemen und bei der Hormonbehandlung bieten. Ferner sei nützlich, wenn Patienten mit bereits Operierten zusammenwohnen und Sprach- und Verhaltenstraining angeboten bekommen, z.B. Bodybuilding für FM-TS, Kosmetik- und Benimmkurse für MF-TS.

Anmerkung

Die Arbeit ist bemerkenswert, weil sie Geschlechtsumwandlungsoperationen mehr oder weniger losgelöst von der Diagnose Transsexualität diskutiert. Allerdings sind die mitgeteilten Ergebnisse so vage, daß weder beurteilt werden kann, welche diagnostischen Gruppen mit welchen Methoden behandelt wurden, noch, was letztlich dabei herauskam.

IHLENFELD 1973

Privatpraxis, New York, N.Y., USA

Dieser Kongreßbericht des Praxispartners und -nachfolgers von Harry Benjamin gibt global über die in der Benjamin-Praxis behandelten Patienten mit transsexueller Symptomatik Auskunft. Im wesentlichen werden kumulative Behandlungszahlen genannt, in denen die von Benjamin (1964 a, b, c, 1966, 1967) beschriebenen Stichproben enthalten sind.

Stichprobe	Frauen (MF-TS)	Männer (FM-TS)
Gesamtgruppe*	(882)	(131)
Operiert	242	55

* Die Gesamtheit wird diagnostisch als Gender Identity Patients beschrieben. Die Summe der Teilstichproben (N= 1131) ist größer als die im Text angegebene Gesamtgruppe (N= 993). Die im Original enthaltenen Diskrepanzen konnten wir nicht aufklären.

Art der Behandlung

Penektomie		Brustverkleinerung	
und/oder Orchidektomie	20	und/oder	
Scheidenoperation	222	Hysterektomie	55

Nachuntersuchungszeitraum seit Operation

Mittelwert	ca. 5 Jahre

Bewertungsfelder und -kriterien

Leitfragen waren: Ist der Patient jetzt glücklicher? Ist er mit dem Operationsergebnis zufrieden? Stellt sich seine Perspektive jetzt freundlicher dar als früher? Sind seine Beziehungen besser? Hat er im Beruf Erfolg? Wird er von Familie, Freunden und Kollegen akzeptiert?

Ergebnisse

Es wurden kaum Äußerungen des Bedauerns laut. Die Reaktionen der Familien waren positiv. Die meisten Patienten hatten in der neuen Geschlechtsrolle befriedigende Arbeit gefunden. Nach dem klinischen Eindruck des Autors waren die Ergebnisse auch bei jenen, deren Operation länger als fünf Jahre zurücklag, positiv, "auch wenn die Nachuntersuchung nicht so ausführlich war" (S. 231f).

Suizidversuche

Präoperativ bzw. zu Behandlungsbeginn waren "einige schwer depressiv oder suizidal" (S. 232). Ein Mann, der sich entgegen der Empfehlung des Autors bzw. Benjamins hatte operieren lassen, suizidierte sich. Fünf Frauen starben an Überdosen von Medikamenten (*drug overdoses*, S. 231, 233), ohne Abschiedsbriefe hinterlassen zu haben, woraus der Autor schließt, daß es sich möglicherweise um Unfälle, nicht um Suizide handelte.

Erwähnte Nachuntersuchungen

Benjamin 1966, Pauly 1968

Einschätzung des Autors

"Bei ausgewählten Erwachsenen ist das unmittelbare Ergebnis der neuen Geschlechtszuweisung erstaunlich erfolgreich. Unsere Patienten wirken glücklicher und sozial, sexuell und beruflich besser angepaßt. Unsere Patienten, die vorher depressiv waren und zurückgezogen gelebt hatten, wirkten nach der Operation meist heiterer und besser befähigt, mit dem Leben fertig zu werden" (S. 232). Auch Patienten, die in höherem Lebensalter (50 bis 60 Jahre) operiert worden waren, profitierten von der Behandlung. "Es scheint wenig wahrscheinlich, daß diese Patienten, wenn sie erst einmal langfristig nachuntersucht sein werden, enttäuscht und depressiv sein werden" (S. 232).

Indikationsempfehlungen

Die Arbeit enthält keine expliziten Indikationsempfehlungen, aber den Hinweis, daß fortgeschrittenes Lebensalter keine Operationskontraindikation ist. Jene, die nicht operiert wurden, teilt der Autor drei Gruppen zu: (1) Personen, bei denen der Operationsdrang wenig ausgeprägt ist und die mit einer minimalen Hormonbehandlung auskommen; (2) Personen, die sich eine Operation nicht leisten können und die in ständiger Angst vor Entdeckung leben, weil sie in vollem Umfang Hormone nehmen, und (3) Personen, für die die Operation fraglos indiziert wäre, die sich aber wegen des durch Familie oder Beruf ausgeübten Drucks nicht operieren lassen (können) und der regelmäßigen Hormonbehandlung wie psychologischer Beratung bedürfen.

Anmerkung

Verwertbare Daten enthält die Arbeit nicht. Eher ist sie aufzufassen als Plädoyer für die Bereitstellung von Forschungsmitteln zur Durchführung systematischer Nachuntersuchungen. Im Rahmen einer Privatpraxis seien solche nicht möglich, da langfristig zu viele Patienten verloren gehen. Der Autor träumt von einem nationalen, computerisierten Geschlechtsidentitätsstörungsregister, das jeweils aktuellste Ergebnisse errechnen ließe. Er betont aber, daß ein solches Register die Arbeit mit dem einzelnen Patienten nicht erübrigen würde und daß die meisten vermutlich die Mitarbeit an solch einer langen Nachuntersuchung ablehnen würden, weil sie möglichst unauffällig in ihrer neuen Rolle leben und nicht an ihre Vergangenheit erinnert werden wollen.

Kando 1973

Department of Sociology, University of California, Riverside, Ca., USA

Es handelt sich um eine ethnographische Feldstudie an einer Teilstichprobe der von Hastings (1974) sowie Hastings und Markland (1978) beschriebenen Patienten, die im Department of Psychiatry der University of Minnesota Medical School in Minneapolis behandelt worden waren. Ziel der Untersuchung war herauszufinden, wie die Frauen postoperativ generell zurechtkamen und ob sie sich diesbezüglich von Kontrollgruppen unterschieden. Nach Angaben des Autors waren die 26 von Hastings bzw. Hastings und Markland für die Operation indizierten Patienten aus Hunderten von Bewerbern ausgewählt und einem schematischen Behandlungsregime unterzogen worden, so daß man bei dem Behandlungsprojekt aus Minneapolis (vgl. Hastings u. Blum 1967) fast von einem experimentellen Design sprechen kann, dem therapeutisch verantwortliche, differentialdiagnostische Überlegungen untergeordnet worden waren. Ihrem methodischen Ansatz entsprechend enthält die Untersuchung lange Interviewtransskripte als Fallbeispiele.

Stichprobe

Siebzehn Frauen (MF-TS) wurden verglichen mit zwei Kontrollgruppen von je siebzehn Männern bzw. Frauen (sog. "normalen" Frauen und Männern), die nach Alter, Schulbildung, Familienstand, Religionszugehörigkeit, sozioökonomischem Status und Einwohnerzahl des Geburtsortes parallelisiert worden waren.

Art der Behandlung	Frauen
Hormone	17
Brustvergrößerung	17
Penektomie/Orchidektomie	17
Scheidenoperation	17

Zeitraum der Operationen 1968-69

Nachuntersuchungszeitraum seit Operation

bis maximal 2 Jahre

Untersuchungsmethoden

Alle siebzehn Frauen der Untersuchungsgruppe beantworteten einen katamnestischen Fragebogen. Zwölf Frauen der Untersuchungsgruppe wurden interviewt und getestet (projektive Verfahren, MMPI). Einzelne Frauen wurden in ihren Familien aufgesucht und/oder ins subkulturelle Milieu begleitet.

Bewertungsfelder und -kriterien
Im Zentrum der Studie standen die sozialen Beziehungen der Frauen. Zwei Gruppen werden unterschieden, jene, die gut zurecht kamen *('passers')*, und jene, die nicht gut zurecht kamen *('non-passers')*.

Ergebnisse
Für die zehn *passers* gilt: Bei ihnen lag die Operation länger zurück, sie hatten keine Operationskomplikationen, stellten attraktive Frauen dar, die normalerweise nicht als frühere Männer erkannt wurden. Sie waren weit von ihrem Heimatort weggezogen, gaben normalerweise nichts von ihrer Vorgeschichte preis, außer in vertrauteren Beziehungen, z.B. gegenüber einem festen Partner. Präoperativ hatten sie meist nur heimlich weibliche Kleidung getragen und Kontakte zum transsexuellen Milieu gemieden. Sie kamen aus ländlicher Umgebung, entstammten der Arbeiter- oder unteren Mittelschicht, hatten keine besonders gute Schulbildung und füllten eher rigide die traditionelle Frauenrolle aus. Für sie war die Operation notwendig, um die weibliche Identität, die sie, wie sie sagten, schon immer hatten, zu harmonisieren.

Für die *non-passers* gilt: Ihre Operation war meist erst kurz vor der Nachuntersuchung erfolgt. Es waren dabei Komplikationen aufgetreten. Durchschnittlich waren diese Frauen älter, sahen in der Regel nicht so gut aus und wurden leicht als frühere Männer erkannt.

Suizidversuche
Eine Frau hatte postoperativ einen Suizidversuch unternommen, als ihr mit einer anderen Frau verheirateter Freund drohte, sie zu verlassen.

Einschätzung des Autors
Die Schlußfolgerung des Autors lautet, daß sich Frauen nach einer Geschlechtsumwandlung insgesamt rollenkonformer verhalten als Frauen ohne transsexuelle Vorgeschichte.

Erwähnte Nachuntersuchungen
Benjamin 1964 a, 1966, Hamburger et al. 1953, Pauly 1965, Wålinder 1967

Anmerkung
Die Arbeit ist die erste soziologische Beschreibung einer Stichprobe operierter Patienten mit transsexueller Symptomatik und arbeitet mit Vergleichsgruppen. Dieser Ansatz ist hervorzuheben, auch wenn die Ergebnisse der Arbeit letztlich nicht viel hergeben. Bemerkenswert ist, daß sich alle Frauen in der Stichprobe postoperativ heterosexuell verhielten. Gerade dieser Befund, der sich in dieser Eindeutigkeit in anderen Nachuntersuchungen nicht findet, läßt Zweifel an der Validität der Ergebnisse aufkommen. Mögliche Erklärungen für dieses Teilergebnis sind, daß die Frauen nicht korrekt Auskunft gaben, sondern sich vermuteten Erwartungen des Untersuchers anpaßten, oder daß es sich um einen Stichprobeneffekt durch die Auswahl der Patienten für die Operation handelt. Die Arbeit gibt interessante Einblicke in die Anfänge von Gender Identity Clinics in den USA in den sechziger und siebziger Jahren.

HASTINGS 1974

Department of Psychiatry, University of Minnesota Medical School, Minneapolis, Mn., USA

Die Nachuntersuchung stammt aus einer der ersten und bekanntesten Gender Identity-Kliniken in den USA, deren Einrichtung sogar in Lancet mitgeteilt wurde (Hastings u. Blum 1967). Aus demselben Forschungs- und Behandlungsprojekt stammen die Nachuntersuchungen von Kando (1973) sowie Hastings und Markland (1978). Die zuletzt genannte Arbeit ist mit der vorliegenden so gut wie identisch, außer daß dort die beiden hier berichteten Fallbeispiele von Patienten, die ohnehin nicht in die Statistik einbezogen worden waren, weggelassen sind.

Stichprobe	Frauen
Operiert und nachuntersucht*	25

* Aus mehreren hundert Anfragen wurden Patienten dann ins Behandlungsprogramm aufgenommen, wenn sie volljährig waren, ihren Wohnsitz im Staate Minnesota hatten, ledig waren, nicht gravierend vorbestraft und bislang nie manifest psychotisch erkrankt waren. Mit hoher Wahrscheinlichkeit handelt es sich um die Totalstichprobe der im Berichtszeitraum an der Universitätsklinik Minneapolis operierten Transsexuellen, wenn man den Patienten mit ungünstigem Verlauf, der in die Statistik nicht einbezogen wurde, aber bei den Fallbeispielen genannt wird, hinzurechnet. Kando (1973), der dieselbe Gruppe bzw. eine Teilstichprobe davon untersuchte, bezieht sich auf 26 Frauen.
Zeitraum der Operationen Dezember 1966 bis März 1969; 21 der 25 Operationen wurden im Jahr 1968 durchgeführt.

Alter bei Operation

Mittelwert	28,8	Jahre
Streubreite	21-55	Jahre

Nachuntersuchungszeitraum seit Operation

Mittelwert	5 Jahre

Untersuchungsmethoden

Die Nachuntersuchungen wurden zweizeitig durchgeführt: Unmittelbar postoperativ wurden klinische Eindrücke festgehalten; etwa fünf Jahre postoperativ wurde eine halbstandardisierte Nachuntersuchung vorgenommen.

Bewertungsfelder und -kriterien

Unmittelbar postoperativ wurde beurteilt, wie der Patient auf den Eingriff reagiert hatte. Den Autor interessierten dabei vier Fragen, zu denen er unsystematisch Daten erhob: Gab es eine Trauerreaktion auf den Verlust der Genitalien? Traten Phantomschmerzen auf?

Kam es postoperativ zu einer Psychose? Wurden unmittelbar postoperativ weitere Eingriffe (Brustvergrößerung, Adamsapfelverkleinerung) verlangt?

Fünf Jahre postoperativ wurden die ökonomische, sexuelle, soziale und psychische Verfassung der Frauen auf jeweils 4-stufigen Skalen eingeschätzt. Die Skalen wurden wie folgt definiert:

Ökonomisch	
ausgezeichnet	finanziell unabhängig, hat für die Operation gespart;
gut	meist finanziell unabhängig, zeitweilig von Sozialhilfe (welfare support) abhängig;
mäßig	meist von Sozialhilfe (welfare support) abhängig, gelegentlich finanziell unabhängig;
schlecht	ständig von finanzieller Unterstützung anderer (Sozialhilfe oder Freunden) abhängig.
Sexuell	
ausgezeichnet	regelmäßig Orgasmus beim Koitus, häufig multiple Orgasmen;
gut	meist Orgasmus beim Koitus;
mäßig	selten Orgasmus beim Koitus;
schlecht	nie Orgasmus beim Koitus.
Sozial	
ausgezeichnet	lebt in der Umgebung völlig unauffällig als Frau, hat wenig oder kaum Kontakt mit früheren transsexuellen Freunden, nimmt am öffentlichen Leben teil;
gut	lebt angepaßt, in Belastungssituationen (seltenes) Auftreten von Verhaltensweisen wie Streiten, Fluchen o.ä., nicht straffällig, nicht als Prostituierte tätig;
mäßig	konnte sich nicht in die sogenannte normale Gesellschaft integrieren, wie präoperativ sind die meisten Freunde Transsexuelle, geht häufig in Schwulenkneipen, geht bei Arbeitslosigkeit der Prostitution nach, wurde u.U. mehrfach verhaftet, ist meist der Sittenpolizei gut bekannt;
schlecht	die soziale Anpassung ist entweder genau so wie präoperativ oder schlechter; meist als Stripteasetänzerin in Schwulenbars oder im Straßenstrich tätig, mehrfach von der Sittenpolizei aufgegriffen und mindestens einmal inhaftiert, sozial isoliert, auch andere Transsexuelle halten die Indikation für verfehlt.
Psychisch	
ausgezeichnet	postoperativ weder neurotisch noch psychotisch, keine Drogen- oder Medikamentenabhängigkeit, kann Streß aushalten;
gut	postoperativ nicht psychotisch, kein Drogenmißbrauch, gelegentlich reaktiv depressive Phasen, ist den meisten

	Streßsituationen gewachsen und kommt gewöhnlich ohne fremde Hilfe im Leben zurecht;
mäßig	postoperativ nicht psychotisch, auch nicht unter Drogen, möglicherweise aber häufige Drogeneinnahme, häufiger Alkoholmißbrauch, gelegentlich reaktiv depressive Verstimmungen und Verzweiflung mit Suizidgedanken;
schlecht	psychotische Episoden oder Delir nach Drogeneinnahme oder ernsthafte Probleme einschließlich Drogen- oder Medikamentenabhängigkeit, die psychiatrische Hospitalisierung erfordern, u.U. Suizidversuche.

Ergebnisse

Für den Zeitpunkt *unmittelbar postoperativ* werden folgende Ergebnisse mitgeteilt: (1) alle Patientinnen waren postoperativ sehr erleichtert, daß der Eingriff stattgefunden hatte, keine litt unter Phantomschmerzen; (2) schon in den ersten Tagen nach der Operation erkundigten sich einzelne Patientinnen, wann weitere Eingriffe möglich sein würden; (3) keine Patientin wurde unmittelbar postoperativ psychotisch; (4) es wurden keine Trauerreaktionen über den Verlust von Penis und Hoden beobachtet.

Langfristig postoperativ wurde nach den o.g. Kriterien im *ökonomischen* Bereich die Situation von elf Frauen als ausgezeichnet, von drei als gut, von drei als mäßig und von acht als schlecht charakterisiert. Im *sexuellen* Bereich werden die Ergebnisse bei zehn als ausgezeichnet, bei vier als gut, bei zwei als mäßig und bei neun als schlecht eingestuft. Die Mißerfolge stehen nach Meinung des Autors in unmittelbarem Zusammenhang mit der schlechten Qualität der Operationsergebnisse. Es waren häufige Nachoperationen notwendig, die jedoch teilweise ebenfalls nicht zum Erfolg führten. Im *sozialen* Bereich werden die Ergebnisse bei sechs als ausgezeichnet, bei acht als gut, bei drei als mäßig und bei acht als schlecht gewertet. Jene Frauen, die sozial nicht angepaßt waren, waren nach Angaben des Autors schon präoperativ als "Soziopathen" in Erscheinung getreten.

Fallbeispiele

Zu jedem Patienten werden stichwortartig kurze Kommentare aufgeführt. Darüber hinaus werden zwei Fallbeispiele mitgeteilt von Patienten, die nicht in die Nachuntersuchung einbezogen wurden (s.u.).

Suizidversuche / Rollenrückkehr

Nach subjektiver Einschätzung der Frauen wurde etwa jede zweite durch die Operation vor dem Suizid bewahrt, "die meisten" (S. 335) hatten präoperativ Suizidversuche unternommen. Drei Frauen machten, meist im Zusammenhang mit Partnerschaftskrisen, postoperativ Suizidversuche, eine von ihnen zweimal.

Ein Patient, der eine bewegte Lebensgeschichte mit langjährigem Gefängnisaufenthalt und Alkoholabhängigkeit hatte, trennte sich im Alter von 35 Jahren mit einer Rasierklinge den Penis ab. Erst nach diesem Ereignis kam er zum Autor in Behandlung, der ihn über längere Zeit beobachten wollte. Der Patient wurde dann aber erneut stationär psychiatrisch eingewiesen, da er sich auch die Hoden abgetrennt hatte und mit Suiziddrohungen eine Scheidenoperation erzwingen wollte. Mit seinen Drohungen hatte er schließlich

Erfolg. Postoperativ entwickelte der Patient eine paranoide Psychose. Später lebte er wieder als Mann und stabilisierte sich dabei.

Der zweite Patient war ein 22jähriger Mann mit einer typischen Transsexuellen-Anamnese. Bei ihm war im Jahre 1967 eine Behandlung mit Östrogenen begonnen worden, und er sollte im folgenden Jahr operiert werden. Er sagte die Operation kurzfristig ab, erfuhr später eine religiöse Bekehrung und gab das Verlangen nach einer Geschlechtsumwandlung auf.

Einschätzung des Autors

"Insgesamt ist der Erfolg im allgemeinen, was das Maß an persönlicher Zufriedenheit anlangt, im Durchschnitt bei den meisten Patientinnen gut. Nicht ausgezeichnet, aber gut." Die operative Geschlechtsumwandlung hält der Autor für die "zweitbeste Lösung im Vergleich zur Prävention dieser tragischen Umkehrung von Geschlechtsidentität und Geschlechtsrolle". Angesichts dessen, daß aber alternative Behandlungsmethoden nicht zur Verfügung stehen, "scheint dies alles zu sein, was wir gegenwärtig den Patienten anbieten können". Der Autor schätzt seine Ergebnisse zurückhaltend ein, was die Verallgemeinerbarkeit anlangt. Die Fallzahl sei zu klein, um wirklich wissenschaftlich abgesicherte Ergebnisse vorzulegen. Gegen den möglichen Vorwurf, die Ergebnisse könnten verzerrt sein, da Autor und Behandler identisch waren, sagt er: "Wir glauben, daß wir möglichen Verzerrungen dadurch entgegensteuern konnten, daß wir bei der Einschätzung besonders streng waren. Sofern sich Vorurteile und Irrtümer eingeschlichen haben sollten, dann am ehesten in Richtung einer zu pessimistischen Bewertung" (S. 343f).

Anmerkung

Die Untersuchung ist deshalb bedeutsam, weil hier erstmals, wenn auch noch vage, Bewertungsskalen zur Einschätzung der postoperativen Situation definiert wurden. Diese ersten Skalen wurden zur Grundlage für alle späteren Nachuntersuchungen, soweit sie mit Einschätzskalen arbeiten. Die Untersuchung zeigt, wie wissenschaftlich, aber auch wie naiv das Problem der Transsexualität angegangen wurde. Als im Jahr 1964 an der dortigen Klinik der erste Patient mit einer transsexuellen Symptomatik vorsprach, wurde sofort ein langfristiges Forschungsprojekt mit der Perspektive einer Nachuntersuchung nach zehn Jahren etabliert und bekanntgemacht. Sprunghaft stieg die Zahl der Anfragen von Patienten, so daß - überwiegend formale - Zulassungsbeschränkungen eingeführt werden mußten. Die Untersuchung hier reflektiert die Ergebnisse zur Halbzeit des Projekts. Genaue Zahlen, wieviele Patienten tatsächlich ins Programm aufgenommen wurden, fehlen allerdings.

Von vornherein wurden die Probleme von Kontrollgruppen erkannt und diskutiert. Der Versuch, eine Wartegruppe als Kontrollgruppe einzurichten, wurde angesichts der Abwanderung von Patienten an andere Behandlungszentren als nicht realisierbar verworfen. Bei der vorgesehenen langen Nachuntersuchungszeit von zehn Jahren konnte von keinem Patienten erwartet werden, so lange auszuharren. Immerhin wurde dem Projekt die Untersuchung von Kando (1973) angegliedert.

Bemerkenswert ist, wie stiefmütterlich in dem groß angekündigten wissenschaftlichen Projekt (Hastings u. Blum 1967) inhaltliche Fragen abgehandelt werden, z. B. zur Dif-

ferentialdiagnostik oder zur Art der psychiatrischen bzw. psychotherapeutischen Behandlung. Man erfährt gerade noch, daß Patienten mit Psychosen nicht zugelassen wurden. Was die Behandlung zwischen der psychiatrischen Eingangsuntersuchung und der Operation, bzw. zwischen der Operation und der Nachuntersuchung ausmachte, wird nicht erwähnt. Auch ist nicht erkennbar, ob von den Patienten erwartet wurde, daß und ggf. wie lange sie in der gewünschten Geschlechtsrolle gelebt haben mußten, bevor mit somatischen Interventionen begonnen wurde.

Bedenklich, und vom Autor nachträglich auch kritisch gesehen, war ein experimenteller Ansatz im Projekt, der den Anschein erweckt, als sei mit differentialdiagnostischen Überlegungen eher unvorsichtig umgegangen worden: "Ein Mitglied des Gender Committee interessierte sich für Soziopathie und wollte herausfinden, ob hohe Östrogendosen und chirurgische Eingriffe Soziopathie mildern könnten. Wenn es zum jetzigen Zeitpunkt der Nachuntersuchung ein sicheres Ergebnis gibt, dann dies, daß Östrogene und Geschlechtsumwandlung einen soziopathischen Transsexuellen nicht verändern. Auch fünf Jahre nach der Operation bleibt er der Soziopath, der er vorher schon war" (S. 336).

Merkwürdig berührt der Vorschlag, von allen Patienten Fingerabdrücke zu nehmen, um im ganzen Land zu prüfen, ob sie nicht irgendwann eines Verbrechens überführt worden sind. Bei einer im Rahmen medizinischer Behandlungen so ungewöhnlichen Maßnahme drängt sich die Frage auf, ob nicht ganz andere als die zu ihrer Begründung vorgebrachten Motive viel maßgeblicher sind. Das Motiv, ein Mensch könnte versuchen, sich durch eine Geschlechtsumwandlungsoperation der Strafverfolgung zu entziehen, erscheint sehr weit hergeholt und fern der klinischen Realität. Von daher ist zu fragen, ob hier nicht ein projektiver Abwehrvorgang der Projektmitarbeiter ausschlaggebend war, mit dem die eigene Angst, mit dem Behandlungsangebot Recht zu verletzen, in Schach gehalten werden sollte.

Schließlich enthält die Arbeit eine Bemerkung, die sich vielfältig variiert in der Literatur über Transsexualität findet und noch häufiger im Gespräch mit Ärzten oder Psychologen zu hören ist, die sich dem Problem des Transsexualismus gewidmet haben: "Der psychopathische, manipulative und fordernde Transsexuelle ist derjenige Patient, dessentwegen Operateur und Psychiater gelegentlich wünschen, sie hätten sich nie auf ein solches Behandlungsprogramm für Transsexuelle eingelassen" (S. 338). Wir werden darauf im Schlußkapitel zurückkommen.

LAUB UND FISK 1974

Department of Surgery, Stanford University School of Medicine, Stanford, Ca., USA

Die Arbeitsgruppe aus Stanford arbeitete diagnostisch mit dem Leitbegriff Gender Dysphoria Syndrome (Fisk 1973), unter dem sie (1) klassische Transsexuelle, (2) jeweils ausgewählte effeminierte Homosexuelle, (3) Transvestiten, (4) Patienten mit psychotischer Verkennung ihrer sexuellen Identität, (5) neurotische Patienten, die zu Impulshandlungen an ihren Genitalien neigen, und schließlich (6) Sozio- und Psychopathen zusammenfaßte. Patienten der ersten drei diagnostischen Untergruppen, die sich wegen einer Geschlechtsumwandlung an das Team wandten, wurden in drei Kategorien eingeteilt, je nachdem, wie weit sie für einen operativen Eingriff vorbereitet waren bzw. wie ihre Prognose diesbezüglich eingeschätzt wurde. Das Behandlungsprogramm war mit dem Ziel konzipiert worden, die Frage zu beantworten, ob "chirurgische Eingriffe geeignet und erfolgversprechend sind, wenn es darum gehen soll, für bestimmte Patienten mit Gender Dysphoria Syndrome die Lebensqualität zu verbessern" (S. 391). Die hier beschriebene Stichprobe ist dieselbe wie die bei Gandy (1973) beschriebene.

Stichprobe	Frauen (MF-TS)	Männer (FM-TS)
Gesamtgruppe*	(769)	
Operiert**	50	24
Nachuntersucht	45	24

* Über die Gesamtgruppe wird nur mitgeteilt: "solche Patienten, über die Daten gesammelt wurden" (S. 388). Die Gruppe der Interviewten, Getesteten, Untersuchten und Beratenen ist nur noch halb so groß (N= 371), so daß die Vermutung nahe liegt, daß in der Gesamtgruppe auch einfache schriftliche oder telefonische Anfragen berücksichtigt wurden, ohne daß weitere Kontakte daraus erwuchsen. Die Differenz zwischen der Größe der Gruppe der Interviewten und der der Operierten, die davon nur noch 20 % ausmachen, erklärt sich daraus, daß das Stanford-Team jeden Patienten, der sich einmal mit dem Wunsch nach Geschlechtsumwandlung vorstellte, berücksichtigte, unabhängig davon, welchen Hintergrund ein solcher Wunsch hatte. Nach Fisk (1973) waren darunter allein 20-25 % akut psychotische Patienten. Das Behandlungsprogramm stand allen Patienten mit Gender Dysphoria Syndrome offen, einer diagnostisch weiten Kategorie, unter die vielfältige Erscheinungsbilder subsumiert werden konnten.

** 38 waren im Stanford Gender Identity Program diagnostiziert worden, zwölf andernorts; alle waren in Stanford primär oder sekundär operiert worden.

Art der Behandlung

Die Patienten wurden in *drei Kategorien* eingeteilt. *Kategorie A* erfüllte bereits bei der ersten Vorstellung "alle Voraussetzungen für die operativen Eingriffe"; *Kategorie B* schloß Patienten ein, "die potentiell die Voraussetzungen erfüllen konnten, aber noch nicht lange genug erfolgreich in der anderen Geschlechtsrolle gelebt hatten oder bestimmte Aufgaben noch nicht erfüllt hatten (z.B. festes Anstellungsverhältnis oder Schulabschluß)"; *Kategorie C* schließlich umfaßte Patienten, die für eine Geschlechtsumwandlung als nicht geeignet eingestuft wurden ("those not qualifying", S. 391).

Von Patienten der *Kategorie A* wurde erwartet, daß sie im sozialen, psychologischen, sexuellen und beruflichen Bereich erfolgreich waren; ein bis drei Jahre uneingeschränkt in der anderen Geschlechtsrolle gelebt und gearbeitet hatten; hormonell behandelt waren;

nicht psychotisch waren; keine nennenswert soziopathischen Züge (Haftstrafen oder Drogenabhängigkeit) aufwiesen; unverheiratet waren; mindestens 21 Jahre alt und nicht älter als 58 Jahre waren, und nicht an Krankheiten litten, die die Lebenserwartung reduzieren (z.B. Bluthochdruck, Diabetes mellitus).

Patienten der *Kategorie B* konnten in die Kategorie A überwechseln, wenn sie von den Angeboten des Behandlungsprogramms erfolgreich Gebrauch machten. Diese bestanden in Berufsberatung; Umschulungsmaßnahmen des Arbeitsamtes; kosmetischer Beratung; Bodybuilding für FM-TS; Prüfung durch die Peergruppe im Rahmen von Selbsthilfegruppen; mehrmonatigem Zusammenleben mit einem bereits erfolgreich operierten Patienten ("in order to form behavioral identification patterns and to learn tips for getting along in the desired role, as well as how to obtain food, clothing, and shelter", S. 392); Kontakten mit dem Polizeirevier, um sich über Namensänderung und Personenstandsrecht zu informieren; Rechtsanwaltkontakt für Namens- und Personenstandsänderung, Zeugnisumschreibungen usw.; "Beiordnung eines Beraters, um sich in Versicherungs-, Renten- und Mietfragen beraten zu lassen; Verhaltensberatung, um vermeiden zu können, vom Operateur als übermäßig narzißtisch, manipulativ oder hysterisch eingestuft zu werden" (S. 392); Hormonbehandlung bei einem Internisten und allgemeine Lebensberatung bei einem erfahrenen Psychiater ("general needs assessment, via an experienced psychiatrist", S. 392).

In die *Kategorie C* wurden Patienten eingeteilt, von denen man erwartete, daß sie nie für eine Geschlechtsumwandlung geeignet sein würden. Während Patienten der Kategorie B tatsächlich in die Kategorie A überwechselten, profitierten die Patienten der Kategorie C vom Behandlungsprogramm im Sinne erheblicher Rehabilitation und subjektiver Zufriedenheit, ohne daß sie operiert wurden.

Welche *Behandlungsschritte* im einzelnen vorgenommen wurden, ist der Arbeit nicht zu entnehmen. Es wird zwar die Operationstechnik (MF-TS) im Detail erläutert und mit Skizzen sowie Aufnahmen von Ergebnissen illustriert; auch wird gesagt: "Eine Woche später werden die kosmetischen Prozeduren vorgenommen. Dazu gehören operative Brustvergößerung, die es der Patientin u.U. erlaubt, die Dosierung der postoperativ eingenommenen Östrogene zu reduzieren, kosmetische Nasenoperation, Verkleinerung des Adamsapfels oder Face-lifting" (S. 396); es fehlen aber jegliche Angaben darüber, in welcher Häufigkeit die einzelnen operativen Eingriffe und anderweitig genannten Beratungen erfolgt waren.

Die Häufigkeit von *Operationskomplikationen* belief sich bei den Frauen, die primär in Standford operiert worden waren, auf 47%, bei den andernorts primär operierten auf 92%. Häufigste Komplikation der auswärts primär Operierten war, daß entweder gar keine Scheide angelegt oder die Scheide zu eng war (bei acht von zwölf Frauen); zweimal war eine Rektovaginalfistel entstanden; einmal mußten Schwellkörperreste rezessiert werden. Bei den primär in Stanford Operierten wurden fünf Rektovaginalfisteln, eine Urethrovaginalfistel und drei Vaginalstenosen beobachtet. Weitere Komplikationen waren Herzrhythmusstörungen und verzögerte Wundheilung. In zwei Fällen waren Bluttransfusionen erforderlich, was als Komplikation gewertet wurde. Bei den 24 Männern gab es drei Operationskomplikationen, nämlich Penisinfektion, Abstoßung des Hodenimplantats und Dehiszenz des neugeschaffenen Skrotums.

Nachuntersuchungszeitraum seit Operation

Mittelwert	2,1	Jahre
Streubreite	bis maximal 6	Jahre

Bewertungsfelder und -kriterien

Prä- und postoperative Situation wurden nach modifizierten Kriterien Hastings' (1974) beurteilt.

Ökonomisch			
Einkommen		*Beschäftigungsverhältnis*	
Armutsgrenze und weniger	D	Arbeitslos	D
$ 5000 pro Jahr	C	3-4 Jobs im letzten Jahr	C
$ 6000 pro Jahr	B	2 Jobs im letzten Jahr	B
$ 8000 pro Jahr	A	1 Job im letzen Jahr	A
Sexuell			
Geschlechtsverkehr		*Prostitution*	
Nein	D	Häufig (50% des Einkommens)	D
Ja	A	Gelegentlich	C
Orgasmus		Selten	B
Nein	D	Nie	A
Ja	A		
Sozial			
Freunde und Ehe		*Ausbildung*	
Keine Freunde	D	Weniger als High School	D
Ein Freund	C	High School	C
Mehrere Freunde	B	College oder B.A.	B
Verheiratet, sozial engagiert	A	Mehr als B.A.	A
Familie			
Kein Kontakt	D	*Haftstrafen*	
Ablehnung, Kontakt	C	Ja	D
Kaum Kontakt, Akzeptanz	B	Nein	A
Akzeptanz, viel Kontakt	A		
Psychisch			
Emotional		*Drogen*	
Operation war Fehler	D	Verhaftungen	D
Verwirrt, durcheinander	C	Starker Mißbrauch	C
Hofft auf Besserung	B	Mäßiger Mißbrauch	B
Fühlt sich wohl	A	Kein Gebrauch	A

Die Bewertungen wurden in einen Summen-Score zusammengefaßt, wobei nicht angegeben ist, welche Zahlenwerte für die einzelnen Buchstaben eingesetzt wurden.

Ergebnisse

Frauen: In der Beurteilung der *psychosozialen Bereiche* (ökonomisch, sexuell, psychisch, sozial) zeigte sich insgesamt bei allen Frauen postoperativ eine Verbesserung gegenüber der präoperativen Situation. Für die Untergruppe der 34 primär in Stanford Operierten hatten sich im Gesamt-Score nur zwei Frauen postoperativ verschlechtert, 32 dagegen verbessert. Bezüglich der *ökonomischen Situation* waren je sieben unverändert oder verschlechtert, zwanzig dagegen verbessert. Die *sexuelle Situation* wurde bei 31 als besser, bei drei Frauen als unverändert beurteilt. Das *psychische Befinden* war bei achtzehn Frauen unverändert, bei zwei schlechter und bei vierzehn besser. Die *soziale Situation* wurde bei acht Frauen als unverändert, bei drei als schlechter und bei 23 als besser eingestuft.

Neben den bereits aufgeführten Operationskomplikationen wurden als weitere Komplikationen beschrieben, daß zwei Frauen Kunstfehlerprozesse angestrengt hatten und je eine Frau postoperativ schwerwiegend hysterisch reagiert habe ("severe hysteria") bzw. eine exzessive emotionale Bindung an den Chirurgen ("excessive emotional attachment to surgeon", S. 400) entwickelt habe.

Untergruppen-Vergleich: Die primär in Stanford operierten 34 *gender dysphoric patients* waren unterteilt worden in Transsexuelle (N= 18), Homosexuelle (N= 13) und Transvestiten (N= 3). Für diese Untergruppen wurden die Summen-Scores sowie die Scores für die vier Dimensionen der Bewertung verglichen. Beim Vergleich der Kategorie 'verbessert' mit der Kategorie 'verschlechtert/unverändert' ergaben sich keine signifikanten Unterschiede zwischen den drei Teilstichproben. Wegen der kleinen Fallzahl in der dritten Gruppe wurden weitergehende statistische Berechnungen nicht angestellt.

Männer: Auch bei den Männern zeigte sich in den vier psychosozialen Bereichen im *Gesamtsummen-Score* postoperativ eine Verbesserung gegenüber der präoperativen Situation.

Erwähnte Nachuntersuchungen

Benjamin 1966

Einschätzung der Autoren

"Bezogen auf die Einschätzskalen war der Effekt der Operation, sofern sie einen hatte, durchgängig positiv" (S. 399). "Unsere Nachuntersuchungsergebnisse zeigen, daß Transsexuelle nicht die einzige Gruppe sind, die aus solchen Operationen Nutzen ziehen können. Allerdings ist unter prognostischen Gesichtspunkten wahrscheinlich die diagnostische Zuordnung von geringerer Bedeutung als die Fähigkeit des Patienten, präoperativ ein bis drei Jahre lang in der gewünschten Geschlechtsrolle zurechtzukommen" (S. 401f).

In Ergänzung zu dieser Einschätzung der Autoren steht eine Bemerkung zu Anfang der Arbeit: "Es ist nicht erwiesen, daß chirurgische Eingriffe die Behandlung der Wahl für Transsexualismus sind. Obwohl die Psychiatrie in dem Ruf steht, bei Transsexualismus nichts ausrichten zu können, stellen die [psychiatrischen] Mindestanforderungen und Vorbereitungen eine Art von Verhaltenstherapie dar. Vielleicht haben sie größere Auswirkungen auf die Behandlung als die chirurgischen Eingriffe" (S. 388).

Indikationsempfehlungen

Die Indikationsempfehlungen ergeben sich aus den oben beschriebenen Kriterien für die Zuordnung von Patienten zur Kategorie A bzw. den Empfehlungen für die Patienten der Kategorie B. Die Durchführung von operativen Eingriffen zur Geschlechtsumwandlung allein auf Verlangen des Patienten wird als Kunstfehler bezeichnet.

Anmerkung

Neben dem Behandlungsteam des Johns Hopkins University Hospital in Baltimore, Md., gehört die Gender Identity Clinic in Stanford zu den bekanntesten Einrichtungen in den USA, an denen Transsexuelle behandelt werden. Dort wurde die diagnostische Kategorie des Gender Dysphoria Syndrome (Fisk 1973) geprägt, mit deren Hilfe Personen mit transsexueller Symptomatik, im wesentlichen orientiert an ihrer Vorgeschichte, in verschiedene Untergruppen eingeteilt werden. Wenn die Autoren hier zu dem Schluß kommen, daß chirurgische Eingriffe auch für andere Gruppen als Transsexuelle, insbesondere auch für Homosexuelle und Transvestiten von Nutzen sein können, so ist dies eine verkürzte und mißverständliche Ausdrucksweise; gemeint sind damit nur solche Patienten, die seit mindestens einem bis drei Jahren ganz in der gegengeschlechtlichen Rolle leben, sich als Angehörige des anderen Geschlechts erleben, mit Hormonen behandelt sind usw., d.h. das volle Bild einer progredienten und irreversibel wirkenden transsexuellen Entwicklung bieten, ohne daß sich die transsexuelle Symptomatik bereits in Kindheit oder Adoleszenz voll ausgeprägt hatte; in der biographischen Entwicklung hatten vielmehr homosexuelle oder transvestitische Verhaltensweisen im Vordergrund gestanden, waren schließlich aber von transsexuellen Verhaltensweisen überlagert oder abgelöst worden.

Bei dem in der Arbeit geschilderten Behandlungsprogramm (vgl. Laub 1973) fällt auf, wieviel Gewicht auf praktische Anleitung zu rollenkonformem Verhalten gelegt wird; die psychiatrische Beratung wird erst als letztes - an elfter Stelle - erwähnt.

Trotz vieler Tabellen sind die mitgeteilten Ergebnisse wenig anschaulich und sehr summarisch. Über den Prozeß der Datenerhebung fehlen jegliche Angaben. Dasselbe gilt für die Behandlung, die die Patienten erfuhren. Die erhobenen Daten sind sehr allgemein; die Bewertungen willkürlich, z.B. bzgl. Prostitutionsverhalten; die Umsetzung der Meßwerte in Summen-Scores ist nicht erläutert und daher auch nicht nachvollziehbar.

HORE, NICOLLE UND CALNAN 1975

University Hospital of South Manchester, Withington Hospital, West Didsbury, Manchester; Royal Postgraduate Medical School and Hammersmith Hospital, London, Großbritannien

Die Untersuchung ist nur mit Einschränkungen zu den Nachuntersuchungen zu rechnen. Es wird im wesentlichen eine Stichprobe beschrieben, die bereits andernorts mit miserablen Ergebnissen operiert worden war. Insofern ist die Arbeit informativ und interessant, denn sie schildert, wie häufig und wie gravierend unerwünschte Operationskomplikationen und -folgen bei Geschlechtsumwandlungen sind (vgl. ähnlich Jayaram et al. 1978).

Stichprobe	Frauen (MF-TS)
Gesamtgruppe	(22)
Operiert	17
Nachuntersucht	16

Art der Behandlung

Penektomie/Orchidektomie	16
Scheidenoperation*	16

* Grundsätzlich handelte es sich um Sekundäroperationen. Alle Patientinnen waren bereits andernorts penektomiert und orchidektomiert worden, bei acht waren chirurgische Eingriffe zur Konstruktion einer Scheide gescheitert. Bei vier bestanden nach vorausgehenden Eingriffen Urethrastrikturen. Bei den Korrekturoperationen wurde bei jeweils acht Frauen ein- bzw. zweizeitig vorgegangen und jeweils ein freies Hauttransplantat vom Gesäß für die Auskleidung der Scheide verwendet.

Alter bei Sekundäroperation

Mittelwert	36,5	Jahre
Streubreite	22-50	Jahre

Nachuntersuchungszeitraum*

Streubreite	0,5-1,5 Jahre

* Der Nachuntersuchungszeitraum ist nicht näher definiert, bezieht sich aber vermutlich auf die Zeit seit der Sekundäroperation. Penektomie und Orchidektomie lagen bei einer Patientin bereits fünf Jahre zurück.

Untersuchungsmethoden

Die an der Behandlung beteiligten Autoren beurteilten die präoperative Situation auf der Basis von Krankenakten; für die postoperative Einschätzung ist die Untersuchungsmethode nicht angegeben.

Bewertungsfelder und -kriterien

Die *präoperative* Situation wurde in Hinblick auf folgende Kriterien untersucht: Familienanamnese, kindliche Entwicklung und sexuelle Orientierung, Schulbildung und Beruf, psychiatrische Anamnese und soziale Stabilität. *Postoperativ* wurden körperliches Ergebnis und psychische Verfassung global beurteilt.

Ergebnisse

Über die *körperlichen* Ergebnisse berichten die Autoren, daß bei allen vier Frauen die durch andernorts durchgeführte Eingriffe entstandenen Urethrastenosen beseitigt werden konnten. Bei vier Frauen kam es im Zusammenhang mit den neuen Operationen zu Rektovaginalfisteln, die bei dreien drei Monate später korrigiert werden konnten. Bei zweien kam es zu Urethrafisteln, von denen eine zum Untersuchungszeitpunkt bereits wieder geschlossen worden war, die andere wenig später behoben werden sollte. Infektionen im Operationsgebiet wurden bei einer Patientin beobachtet. Bei zwei Patientinnen entwickelten sich tiefe Venenthrombosen, einmal mit nachfolgender Lungenembolie. Bei zwei Patientinnen war die Scheide zu eng, was die Autoren in einem Fall auf mangelnde Mitarbeit der Patientin zurückführten.

Das *psychische Ergebnis* fassen die Autoren wie folgt zusammen: "Elf Patientinnen gaben an, von der Operation deutlich profitiert zu haben, insofern sie sich jetzt weiblicher fühlten und psychisch wie auch sexuell mehr Vertrauen in ihre neue Rolle hatten" (S. 86). Zwei Frauen hatten geheiratet, und eine, die präoperativ noch in der männlichen Rolle gelebt hatte, hatte erfolgreich die weibliche Rollc übernommen. Unzufrieden äußerten sich fünf Frauen, drei aufgrund der Operationskomplikationen und zwei, weil sie sich nicht als "ganz weiblich" (*"fully female"*, S. 87) erlebten. Eine dieser Frauen traute sich schon präoperativ tagsüber nicht auf die Straße, aus Angst, erkannt zu werden. Die Operation hatte diesbezüglich nichts verändert.

Einschätzung der Autoren

Insgesamt sind die Ergebnisse nach Meinung der Autoren zurückhaltend zu interpretieren, da die Stichprobe klein und der Nachuntersuchungszeitraum relativ kurz waren. Zusammenfassend stellen sie fest, daß die Ergebnisse "ermutigend sind: elf der siebzehn Patientinnen schienen subjektiv und objektiv von der Behandlung profitiert zu haben, und zwei waren unzufrieden" (S. 87).

Erwähnte Nachuntersuchungen

Benjamin 1966, Hoenig et al. 1970 a, b, Pauly 1965, Randell 1969

Anmerkung

Obwohl es sich um eine psychiatrisch-chirurgische Gemeinschaftsarbeit handelt, ist die präoperative Situation der Patienten nur sehr ungenau beschrieben und berücksichtigt die angegebenen Bewertungsfelder und -kriterien nicht. Ebenfalls nicht beschrieben sind die der Indikationsstellung zur Operation vorausgehende psychiatrische Diagnostik, psychiatrische und psychotherapeutische Behandlung und Hormonbehandlung der Patientinnen. Als einziges differentialdiagnostisches Kriterium für die Indikationsstellung wird "die seit einigen Jahren fixierte Überzeugung, dem falschen Geschlecht zugerechnet worden zu sein" (S. 82), genannt. Bedenklich stimmt, daß nicht alle Patienten präoperativ als Frauen gelebt hatten.

Methodisch ist die Arbeit dürftig, so daß man sich fragt, wie sie das Peer-Review-Verfahren der Zeitschrift, in der sie veröffentlicht wurde, passieren konnte. Zum Beispiel differieren die Einteilungen der Stichprobe anhand der Kinsey-Skalen zur sexuellen Orientierung zwischen Text und Tabellen, sind also nicht verwertbar.

Wålinder und Thuwe 1975

Psychiatric Research Center, St. Jörgens's Hospital, University of Göteborg, Schweden

Diese außergewöhnlich sorgfältige Nachuntersuchung knüpft an die frühere Arbeit Wålinders (1967) an, in der erstmals in Skandinavien eine große Stichprobe Transsexueller unter klinischen Gesichtspunkten ausführlich dargestellt worden war. Sie dokumentiert den weiteren Verlauf der Behandlung eines Teils der damals beschriebenen Patienten und enthält viele für den Kliniker wichtige Details, die in der kurzen Zusammenfassung hier nicht wiedergegeben werden können.

Stichprobe	Frauen (MF-TS)	Männer (FM-TS)
Gesamtgruppe*	(58)	(34)
In Behandlung**	(26)	(26)
Operiert	13	11
Nachuntersucht***	11	11

* Alle Patienten, die von 1962 bis 1974 mit der Verdachtsdiagnose Transsexualismus an die Klinik überwiesen worden waren.

** Nur bei diesen 52 Personen wurde die Überweisungsdiagnose bestätigt. Alle übrigen litten entweder an Psychosen, waren nicht sicher zu diagnostizieren, die Diagnose TS traf bei ihnen nicht zu, oder ihre soziale Situation war dergestalt, daß sich Maßnahmen zur Geschlechtsumwandlung als nicht durchführbar erwiesen.

*** Alle Personen, bei denen eine Hormonbehandlung durchgeführt, eine operative Geschlechtsumwandlung vorgenommen und das rechtliche Verfahren zur Namens- und Personenstandsänderung vor mindestens drei Jahren abgeschlossen worden war, unabhängig davon, ob der operative Eingriff oder die Rechtsangleichung der jeweils letzte Schritt war. Eine Frau war emigriert, eine andere hatte sich postoperativ suizidiert.

Art der Behandlung

Hormone	13	Hormone	11
Penektomie/Orchidektomie	13	Brustverkleinerung	11
Brustvergrößerung	3	Hyster-/Ovarektomie	3
Scheidenoperation	13	Klitorisoperation	1

Alter bei Operation

Mittelwert	26,5 Jahre	28,2 Jahre
Streubreite	21-42 Jahre	18-48 Jahre

Zeitraum zwischen erstem Arztkontakt und Nachuntersuchung

Mittelwert	9,8 Jahre	10,5 Jahre

Nachuntersuchungszeitraum seit Operation oder Namensänderung*

Mittelwert	6,1	Jahre	7,5	Jahre
Streubreite	3,5-11	Jahre	4-16	Jahre

* Die Autoren begründen diese, von anderen Nachuntersuchungen abweichende Festsetzung damit, daß ab dem einen oder anderen dieser Ereignisse "der Patient endgültig in der Lage war, sich entsprechend der gegengeschlechtlichen Rolle zu verhalten und in der Regel auch als Angehöriger des anderen Geschlechts betrachtet wurde" (S. 6f). Diese Definition ist angesichts der spezifischen Rechtssituation in Schweden sinnvoll, da dort schon vor Abschluß der operativen Behandlung eine Personenstandsänderung möglich ist (vgl. den Beitrag von Will in diesem Band). Die Nachuntersuchungszeiträume für die einzelnen Patienten sind in der Übersicht (S. 6) auf Halbjahre abgerundet, so daß, wenn für beide Maßnahmen das gleiche Alter angegeben ist, nicht sicher zu beurteilen ist, wieviele Patienten zuerst operiert wurden bzw. zuerst eine Namensänderung erhielten. Mindestens sechs Frauen (MF-TS) und vier Männer (FM-TS) hatten zuerst den Namen ändern lassen, der Zeitabstand zur Operation betrug meist ein bis zwei Jahre, in einem Fall sogar sieben Jahre.

Untersuchungsmethoden

Die Autoren, die an Indikation und Behandlung beteiligt waren, führten mit den Patienten eineinhalb- bis zweistündige Interviews mit teils offenen, teils mit vorgegebenen Antwortkategorien versehenen Fragen durch. Darüber hinaus wurde das schwedische Sozialregister sowie das Register der staatlichen Krankenversicherung, in der alle schwedischen Bürger versichert sein müssen, eingesehen.

Bewertungsfelder und -kriterien

Neben den von Money und Ehrhardt (1970) verwendeten Kriterien, nämlich Dauer der Partnerbeziehung, Berufstätigkeit, Straffälligkeit, psychisches Befinden und subjektive Bewertung des Operationsergebnises, fragten die Autoren nach Sexualverhalten, Wohnverhältnissen und Einstellungen von Verwandten. Aus dem schwedischen Sozialregister wurden Daten über Alkoholabusus, Straffälligkeit und Inansprachnahme von Sozialhilfe gezogen, aus dem Register der staatlichen Krankenversicherung Daten über Krankschreibungen und Arbeitsunfähigkeitsrenten. Spezielle eigene Einschätzskalen waren wie folgt definiert (S. 12f):

Sexuelle Präferenz	Gefragt wurde nach dem Geschlecht eines erotisch attraktiven Partners, unabhängig davon, ob das präferierte Verhalten auch realisiert worden war oder nicht.
Stärke der Libido	Stark: bei entsprechenden Spontanangaben. Schwach: bei entsprechenden Spontanangaben. Mäßig: bei allen anderen.
Berufstätigkeit	0: Unbefriedigend: ungelernt und häufiger Arbeitsplatzwechsel; langfristige Arbeitslosigkeit. 1: Befriedigend: überwiegend unqualifizierte Arbeit, gelegentlicher Arbeitsplatzwechsel, gelegentliche Arbeitslosigkeit. 2: Ausgezeichnet: qualifizierte Arbeit, Arbeitsplatzkonstanz, keine Zeiten von Arbeitslosigkeit.

Wohnverhältnisse 0: Schlecht: Untermietverhältnisse, niedriger Standard, häufige Wohnungswechsel.

1: Befriedigend: eigene Wohnung mit akzeptablem Standard, gelegentliche Wohnungswechsel.

2: Ausgezeichnet: eigene Wohnung mit hohem Standard.

Subjektive Bewertung 0: Mißerfolg, neue Geschlechtsrolle kann nicht ausgefüllt werden, bereut die Behandlung.

1: In der neuen Rolle in Teilbereichen schlecht angepaßt, psychosoziale Probleme, mit Operationsergebnis unzufrieden, ohne jedoch die Behandlung in Frage zu stellen.

2: Rundum zufrieden mit der Behandlung, trotzdem noch das eine oder andere psychosoziale Problem, oder mit dem Operationsergebnis nicht ganz zufrieden.

3: In jeder Hinsicht zufrieden.

Von den Untersuchern wurden zwei globale Einschätzungen (S. 13) vorgenommen, die folgendermaßen unterteilt waren:

Psychosoziale Situation 0: Mißerfolg, füllt die neue Geschlechtsrolle nicht aus. Womöglich wäre besser gewesen, die Behandlung zu unterlassen.

1: Weiterhin erhebliche psychosoziale Probleme. Soziale Anpassungsschwierigkeiten. Trotzdem ist die Situation insgesamt besser als vorher.

2: Gutes Ergebnis trotz bestimmter psychosozialer oder sexueller Probleme. Beträchtliche Verbesserung im Vergleich zur Zeit vor der Behandlung.

3: In jeder Hinsicht gutes Ergebnis. Die psychosozialen Fähigkeiten haben sich im Vergleich zu vor der Behandlung sehr verbessert. Gute sexuelle Anpassung.

Erscheinungsbild Bei dieser Bewertung versuchten die Autoren, sich in die Rolle Unbeteiligter zu versetzen und einzuschätzen, wie der Patient insgesamt mit seinem körperlichen Erscheinungsbild und seinem Ausdrucksverhalten der neuen Geschlechtsrolle entsprach.

0: Körperliches Erscheinungsbild oder andere Merkmale harmo-nieren nicht mit der neuen Geschlechtsrolle (z.B. sehr kräf-tiger Knochenbau, ausgeprägte Körperbehaarung oder sehr tiefe Stimmlage bei MF-TS).

1: Einzelne Charakteristika des Körperbaus, des Bewegungsmusters oder der Stimmlage verraten das ursprüngliche Körpergeschlecht.

2: Körperbau und Erscheinung sind im großen und ganzen befriedigend bis auf Details, z.B. große Hände, rauhe Gesichtszüge oder relativ tiefe Stimme bei MF-TS, die beim Beobachter Argwohn wecken könnten.

3: Körperbau, Bewegungsmuster und andere Details harmonieren gut mit der neuen Geschlechtsrolle.

Ergebnisse

Frauen: Alle Frauen fühlten sich *erotisch* zu Männern hingezogen, wie dies auch schon vor der Behandlung der Fall gewesen war. Bei vier Frauen hatte die Libido zu-, bei zwei abgenommen. Insgesamt war die postoperative *sexuelle Anpassung* bei zwei Frauen sehr gut, bei fünf befriedigend und bei vier Frauen schlecht. Während präoperativ keine der Frauen *verheiratet* war, waren postoperativ sieben eine Ehe eingegangen, von denen zwei bereits wieder geschieden waren. Elf der dreizehn Frauen hatten vor der Behandlung gravierende *psychische Probleme*. Postoperativ wurden fünf Frauen als verbessert, eine als verschlechtert, zwei als unverändert gut und drei als unverändert schlecht beurteilt. Die *Arbeitssituation* war präoperativ bei sechs Frauen unbefriedigend, bei sieben befriedigend, postoperativ war sie dagegen bei einer Frau ausgezeichnet, bei sieben befriedigend und nur noch bei vier Frauen unbefriedigend. Die *Wohnverhältnisse* waren präoperativ bei fünf Frauen schlecht und bei acht befriedigend, während sie postoperativ nur bei einer Frau schlecht, bei zehn aber befriedigend und bei zwei sogar ausgezeichnet waren. Die Bedingungen in diesem Bereich hatten sich also für sechs Frauen verbessert. Zusätzlich zu den vier Frauen, die bereits präoperativ *Sozialhilfe* bezogen hatten, erhielten postoperativ zwei weitere entsprechende Unterstützung. Der *Alkoholmißbrauch* von zwei Frauen blieb durch die Behandlung unverändert. Präoperativ waren zwei Frauen, postoperativ eine *straffällig* geworden. Während vor der Behandlung keine Frau *Arbeitsunfähigkeitsrente* bezogen hatte, erhielten postoperativ drei Frauen eine solche Rente, überwiegend aus psychiatrischen Gründen. Das *Verhältnis zu Verwandten* und deren Einstellung gegenüber den Patienten hatte sich in keinem Fall verschlechtert, sondern in vier Fällen sogar verbessert.

Zwei Frauen betrachteten die Behandlung als Mißerfolg und *bereuten* ihre Entscheidung. Fünf Frauen beurteilten das Resultat als gut, obwohl sie noch mit einigen psychosozialen Problemen zu kämpfen hatten. Ohne Einschränkungen zufrieden waren fünf Frauen.

Die *Untersucher* bewerteten einen Fall als Mißerfolg und einen als wenig befriedigend, vier wurden als befriedigend und fünf als sehr befriedigend beurteilt. Das *Erscheinungsbild* beurteilten sie bei zwei Frauen als schlecht vereinbar mit der neuen Geschlechtsrolle, bei vier Frauen als befriedigend und bei fünf als sehr gut.

Männer: Alle Männer fühlten sich *erotisch* zu Frauen hingezogen, wie dies auch schon vor der Behandlung der Fall gewonnen war. Bei drei Männern hatte die Libido zu-, bei einem abgenommen. Insgesamt war die postoperative *sexuelle Anpassung* bei drei Männern sehr gut, bei fünf befriedigend und bei drei Männern schlecht. Präoperativ waren drei Männer *verheiratet* gewesen, postoperativ schlossen neun eine Ehe, von denen bei der Nachuntersuchung bereits eine wieder geschieden war. Neun der elf Männer hatten präoperativ gravierende *psychische Probleme*. Postoperativ wurden acht Männer psychisch als verbessert, einer als unverändert gut und zwei als unverändert schlecht eingestuft. Die *Arbeitssituation* war vor der Behandlung bei vier Männern unbefriedigend und bei einem ausgezeichnet. Nach der Operation wurden nur noch zwei Männer in diesem Bereich als unbefriedigend eingestuft, drei als befriedigend und sechs als ausgezeichnet. Die *Wohnverhältnisse* waren präoperativ für vier Männer schlecht, für sieben befriedigend. Postoperativ hatten sich sechs Männer diesbezüglich verbessert, so daß die Wohnverhältnisse von neun als befriedigend und von zwei als ausgezeichnet eingestuft wurden. In Hinblick auf *Sozialhilfe* (4 Männer), *Alkoholmißbrauch* (2 Männer) und *Straffälligkeit* (2 Männer) wurden keine Veränderungen registriert. *Arbeitsunfähigkeitsrente* wurde von keinem Mann bezogen. Das *Verhältnis zu Verwandten* und deren Einstellung zu den Patienten hatte sich in keinem Fall verschlechtert.

Subjektiv war keiner der Männer so unzufrieden mit dem Ergebnis, daß er die Behandlung bereut hätte. Ein Mann fand sich jedoch relativ schlecht in der neuen Situation zurecht und hatte weiterhin mit erheblichen psychosozialen Problemen zu kämpfen. Drei Männer beurteilten das Ergebnis als gut, und sieben waren in jeder Hinsicht mit der Behandlung zufrieden.

Die *Untersucher* bewerteten das Ergebnis bei zwei Männern als wenig befriedigend, bei drei als befriedigend und bei sechs als sehr gut. Das *Erscheinungsbild* beurteilten sie bei vier Männern als befriedigend, bei sieben als sehr gut.

Fallbeispiele

Mehr als die Hälfte der Arbeit (40 von 72 Seiten) ist der ausführlichen Darstellung sämtlicher Patientengeschichten gewidmet, die jeweils gegliedert sind in Anamnese, Erstkontakt, Behandlung, Nachuntersuchung und Ergebnisdarstellung.

Suizidversuche / Rollenrückkehr

Präoperativ hatten sechs *MF-TS* einen oder mehrere Suizidversuche unternommen. Unter diesen sechs sind auch die beiden, die für die Nachuntersuchung nicht erreichbar waren. Postoperativ wurden bei den Frauen drei Suizidversuche dokumentiert. Zwei der drei Frauen gehörten zu jenen sechs, die schon präoperativ versucht hatten, sich das Leben zu nehmen. Eine Frau war zwei Jahre nach der Operation an einer Schlafmittelvergiftung gestorben. Sie hatte zwar zahlreiche Operationskomplikationen gehabt, hatte jedoch auf die Untersucher bei früheren Nachschauterminen ausgeglichen und nicht depressiv gewirkt. Die Autoren sehen keinen unmittelbaren Zusammenhang zwischen Geschlechtsumwandlung und Suizid dieser Patientin. Zwei Frauen wurden als Mißerfolg eingestuft und bedauerten nachträglich, die Geschlechtsumwandlung gemacht zu haben. Die ausführlichen Falldarstellungen (S. 33-37) zeigen, daß dieses Bedauern nicht mit Rückumwandlungsbegehren gekoppelt war.

Von den *FM-TS* hatten drei präoperativ Suizidversuche gemacht. Einer dieser drei Männer unternahm postoperativ einen weiteren Versuch.

Erwähnte Nachuntersuchungen

Benjamin 1966, Hoenig et al. 1970 a, b, 1971, Money u. Ehrhardt 1970, Pauly 1968, 1974, Randell 1969

Einschätzung der Autoren
Die Autoren halten die von ihnen gewählte Nachuntersuchungszeitspanne von mindestens drei Jahren seit Namenswechsel bzw. Operation für ausreichend, um längerfristige Ergebnisse, die nicht durch den unmittelbar postoperativ zu beobachtenden Erleichterungseffekt beeinflußt sind, beurteilen zu können. Einen erheblichen Anteil der postoperativ von Transsexuellen erlebten Schwierigkeiten führen sie auf Mängel der psychiatrisch-psychotherapeutischen und vor allem der operativen Behandlung zurück. Ihre Stichprobe halten sie für zu klein, um damit große statistische Analysen vorzunehmen, so daß auch nicht herausgearbeitet werden kann, worauf die Behandlungserfolge im einzelnen zurückzuführen sind.

"Das Ergebnis unserer Nachuntersuchung war positiver, als wir zu hoffen gewagt hatten. Faßt man Männer und Frauen zusammen, war das Ergebnis in etwa 80% der Fälle eindeutig günstig. Der Anteil erfolgloser Fälle in unserer Stichprobe entspricht etwa dem von Hoenig et al. (1971) in einer Übersicht über frühere Nachuntersuchungen berichteten. Unter Berücksichtigung des schweren Leidens und der vielen Schwierigkeiten, denen sich unbehandelte Transsexuelle in vielen Lebensbereichen ausgesetzt sehen, halten wir das Behandlungsprogramm für medizinisch und ethisch uneingeschränkt gerechtfertigt" (S. 31).

Indikationsempfehlungen
Als *Risikofaktoren und relative Kontraindikationen* gegen hormonelle und operative Behandlung nennen die Autoren:

(1) Unstabile, unreife Persönlichkeit mit dokumentierten Schwierigkeiten, befriedigende soziale Beziehungen zustande zu bringen.

(2) Große räumliche Distanz zwischen Wohnort des Patienten und Behandlungseinrichtung, was zu erheblichen Schwierigkeiten führt, regelmäßigen Kontakt zu halten. Mangelnde Kooperationsfähigkeit des Patienten bezüglich der einzelnen Behandlungsschritte.

(3) Unvollständige oder oberflächliche Aufklärung des Patienten über Möglichkeiten und vor allem über Grenzen der Behandlung.

(4) Längere Unterbrechung oder unangemessene Dosierung bei der Hormonbehandlung.

(5) Psychose, geistige Behinderung, gravierende Intelligenzmängel, erheblicher Alkohol- oder Drogenmißbrauch und wiederholte Straffälligkeit.

(6) Körperliches Erscheinungsbild mit unveränderlichen Charakteristika, die eine unauffällige Integration in die neue Geschlechtsrolle unmöglich machen.

Als wichtigste *Voraussetzungen für die Indikationsstellung* werden genannt:

(1) Die Diagnose muß abgesichert sein durch mindestens einjährige, besser zweijährige Beobachtung durch Ärzte, die mit dem Krankheitsbild vertraut sind. Beginn, Verlauf und Symptomatologie müssen typisch sein. Die Untersuchungen müssen ausführliche psychiatrische Beobachtung und somatische Abklärung möglicher medizinischer Ursachen für die Symptome beinhalten. Stationäre psychiatrische Beobachtung wird empfohlen. Ferner sollten psychologische Tests mit Maskulinitäts-Femininitäts-Skalen durchgeführt werden.

(2) Der Patient sollte mindestens ein Jahr in der gegengeschlechtlichen Rolle gelebt haben und damit gezeigt haben, daß er die regelmäßig zu erwartenden Schwierigkeiten bewältigt.

(3) Bevor medizinische oder gesetzliche Maßnahmen eingeleitet werden, sollte die soziale Situation weitgehend geregelt sein; gute Indikatoren dafür sind berufliche Situation, Einstellungen von Verwandten u.ä.

(4) Es muß abgeklärt sein, daß keine andere Form der Behandlung durchführbar ist oder Aussicht auf Erfolg hat.

(5) Regelmäßige Kontakte zum Behandlungsteam während der Beobachtungs- und aktiven Behandlungsphase müssen gewährleistet sein.

Anmerkung

Die Untersuchung ist vorbildlich mit ihren genauen und ausführlichen katamnestischen Angaben über jeden einzelnen Patienten, der Operationalisierung der Bewertungskriterien und der abwägenden Diskussion von Einzelbefunden. Insbesondere an den Falldarstellungen wird deutlich, wie die postoperativen Befunde in Relation zu den präoperativen Ausgangsdaten gesetzt wurden. Verbesserungen oder Verschlechterungen der Situation der Patienten sind so ausführlich beschrieben, daß die Beurteilung der Autoren nachvollziehbar wird; auch wird diskutiert, inwieweit die beschriebenen Veränderungen im Zusammenhang mit der Behandlung oder unabhängig davon zu sehen sind.

McKee 1976

Department of Psychiatry, Vanderbilt University School of Medicine, Nashville, Tenn., USA

Die in der Übersicht von Lothstein (1982) als Nachuntersuchung zitierte Arbeit verdient diese Bezeichnung nicht. Es wird im wesentlichen Allgemeines zur Behandlung von Patienten mit transsexueller Symptomatik gesagt. Die Mitteilung eigener Daten beschränkt sich auf die folgenden Bemerkungen: "Bis jetzt haben sich fünfzig Personen mit der Bitte um eine Geschlechtsumwandlung an unsere Klinik gewandt. Von diesen fünfzig wurden 25 entweder, weil sie psychotisch waren, oder weil sie aus verschiedenen anderen Gründen ungeeignete Kandidaten waren, eliminiert. Sieben männliche Transsexuelle wurden operiert; bis auf einen geht es ihnen seit der Operation gut. Vier weibliche Transsexuelle wurden als Operationskandidaten akzeptiert. Die übrigen vierzehn Bewerber werden derzeit noch untersucht bzw. befinden sich im Alltagstest" (S. 187).

STEINER 1976

Gender Identity Clinic, Clarke Institute of Psychiatry, University of Toronto, Kanada

Der Artikel gibt eine sehr begrenzte Übersicht über andere Nachuntersuchungen und berichtet über die an Hastings (1974) orientierte Einschätzung der postoperativen Situation einer kleinen Stichprobe aus Toronto.

Stichprobe	Frauen	Männer
Operiert und nachuntersucht	7	5

Bewertungsfelder und -kriterien

Die Patienten wurden nach den von Hastings (1974) geschilderten Kriterien in Hinblick auf ihre soziale, psychische, ökonomische und sexuelle Situation jeweils auf 4-stufigen Skalen (ausgezeichnet, gut, mäßig und unbefriedigend) beurteilt, wobei präoperative Vergleichsdaten fehlen.

Ergebnisse

Frauen: Die *soziale Anpassung* wurde bei je drei Frauen als ausgezeichnet bzw. gut und bei einer als mäßig eingestuft. Das *emotionale Befinden* wurde bei zwei Frauen als ausgezeichnet und bei fünf als gut eingeschätzt. Die *ökonomische Situation* wurde bei drei Frauen als ausgezeichnet, bei jeweils zwei als gut bzw. unbefriedigend bewertet. In *sexueller Hinsicht* lautete die Bewertung bei fünf Frauen gut und bei zwei Frauen mäßig.
Männer: Die *soziale, wirtschaftliche* und *psychische* Situation wurde bei jeweils drei Männern als ausgezeichnet, bei je einem als gut bzw. mäßig klassifiziert. In *sexueller Hinsicht* lautete die Bewertung bei drei Männern gut und bei zwei Männern mäßig.

Erwähnte Nachuntersuchungen

Benjamin 1966, Hamburger et al. 1953, Hastings 1974, Hoenig et al. 1970 a, Kando 1973, Money 1971, Pauly 1965, 1968, Randell 1969

Einschätzung der Autorin

Zusammenfassend zitiert die Autorin Hoenig (1974), um sich ihm anzuschließen: "Das Bestehen einer präoperativen Langzeitbeobachtung würde dazu beitragen, jene diagnostischen Kategorien auszuschließen, die auf die chirurgischen Maßnahmen nicht gut ansprechen. Das gleiche Prinzip in Form der Langzeit-Nachbeobachtung ist die einzige Methode, um eine Antwort auf die Frage zu ermitteln, ob die chirurgische Geschlechtsumwandlung die beste Behandlung für den transsexuellen Patienten im Einzelfall darstellt" (S. 845).

Indikationsempfehlungen

Die Autorin fordert eine "sachgemäßige und vollständige Voruntersuchung und Beobachtung des Patienten über eine längere Zeit von mindestens ein bis zwei Jahren"

(S. 842) präoperativ. Über Sinn und Zweck dieser Beobachtung oder über die damit even-tuell verbundene Behandlung werden Hinweise nicht gegeben.

Anmerkung

Was in dem Artikel als eigene Nachuntersuchung ausgegeben wird, beschränkt sich auf in zwei Tabellen zusammengefaßte Einschätzdaten. Es fehlen selbst minimale sozio-graphische Angaben über die untersuchte Patientenpopulation, über Untersuchungsplan und -durchführung.

STÜRUP 1976

Psychopathenanstalt Randers, Randers, Dänemark

Der Autor hatte als Psychiater die Indikation für die erste und gleichzeitig so aufsehenerregende Geschlechtsumwandlungsoperation von George/Christine Jorgensen 1951 in Dänemark gestellt (Hamburger et al. 1953) und war in den 50er und 60er Jahren an Behandlung und Operationsindikation fast aller dänischen Transsexuellen beteiligt. Durch Stollers (1972, S. 306) Bemerkung, die operative Behandlung Transsexueller sei gefährlich, fühlte er sich veranlaßt, eine Langzeitnachuntersuchung vorzulegen. Er bezeichnet es als skandalös, daß zwanzig Jahre nach jener ersten Operation noch keine entsprechenden Untersuchungen über Langzeiteffekte vorliegen.

Stichprobe	Frauen (MF-TS)
Gesamtgruppe	(11)
Operiert	10
Nachuntersucht	10*

* Zur Zeit der Nachuntersuchung waren zwei Patienten verstorben. Die Angaben über diese stützen sich auf frühere Kontakte des Autors bzw. Nachfragen bei Hinterbliebenen.

Art der Behandlung

Hormone*	11
Penektomie/Orchidektomie	10
Scheidenoperation	8

* Präoperativ wurden einzelne Patienten zunächst mit männlichen Geschlechtshormonen behandelt, bevor sie später weibliche Geschlechtshormone erhielten.
Zeitraum der Operationen 1953-1970, überwiegend in den 50er Jahren.

Zeitraum zwischen erstem Arztkontakt und Operation

Streubreite	bis 35 Jahre

Zeitraum zwischen erstem operativem Eingriff und Scheidenoperation

Streubreite	1-12 Jahre

Alter bei Operation

Mittelwert	38,2 Jahre
Streubreite	23-52 Jahre

Nachuntersuchungszeitraum seit erster Operation

Streubreite	1 - 19 Jahre

Untersuchungsmethoden
Der Autor, der an Indikationsstellung und Behandlung beteiligt war, führte unstrukturierte Interviews oder korrespondierte mit den Frauen, ihren Partnern oder Hinterbliebenen.

Bewertungsfelder und -kriterien
Der Autor hielt ein schematisches Vorgehen bei der Nachuntersuchung für nicht angemessen. Deshalb systematisierte er auch nicht, welche Bereiche bei den Interviews angesprochen wurden. Regelmäßig fragte er nach Vorgeschichte, subjektiver Zufriedenheit, Suizidalität, Partnerschaft/Ehe, beruflicher und familiärer Situation sowie sexuellem Erleben. Eine körperliche Untersuchung oder Inspektion des Operationsergebnisses hielt er nicht für angebracht.

Ergebnisse
Die Ergebnisse werden als Fallbeispiele im einzelnen beschrieben. Insgesamt wird gesagt, daß alle zehn Frauen mit dem Ergebnis zufrieden oder sehr zufrieden waren.

Fallbeispiele
Die Fallbeispiele unterteilt der Autor nach drei Gruppen. Zur ersten Gruppe, den *typischen Transsexuellen*, zählt er sechs Frauen. Sie zeichnen sich dadurch aus, daß sie präoperativ ein weitgehend asexuelles Leben geführt hatten und meist (N=4) bereits in der Kindheit oder aber (N=2) ab der Pubertät die Geschlechtsidentitätsproblematik manifest geworden war. Alle waren mit der Operation zufrieden, unabhängig davon, ob bei ihnen nur eine Kastration und Penektomie vorgenommen oder auch eine Vagina angelegt worden war, und unabhängig davon, ob sie Koitus hatten und dabei zum Orgasmus kamen oder nicht.

Zur zweiten Gruppe, den *atypischen Transsexuellen*, zählt der Autor drei Frauen. Sie zeichneten sich aus durch "ausgeprägte sexuelle Aktivität und Promiskuität" (S. 57), sowohl in ihrem präoperativen wie z.T. auch in ihrem postoperativen Leben. Das Gremium, das die Operation genehmigen mußte, tat sich bei diesen Patienten besonders schwer. Der Antrag einer Patientin wurde zweimal (1962, 1966) abgelehnt und erst 1970 befürwortet. Auch bei der zweiten Patientin dieser Gruppe verstrichen acht Jahre, bis ihrem Begehren stattgegeben wurde. Zwei der Frauen erlebten beim Koitus Orgasmen. Bei der dritten, die glücklich verheiratet war, war keine Scheidenoperation erfolgt.

Die dritte Gruppe wird von einer einzigen Patientin gebildet, die der Autor als *komplizierten Typ* beschreibt. Es handelte sich um einen Mann, der verschwiegen hatte, daß er verheiratet war. Nach mehreren Autokastrationsversuchen und erfolgloser Behandlung mit männlichen Geschlechtshormonen war schließlich eine Behandlung mit weiblichen Geschlechtshormonen begonnen und später auch eine Kastration durchgeführt worden. Nach mehrjährigem Leben in der weiblichen Rolle (allerdings ohne Namensänderung, da noch verheiratet) lebte der Patient neunzehn Jahre nach der Operation wieder als Mann, war aber überzeugt, daß die Operation richtig gewesen war, und bedauerte nur, daß sie so spät erfolgt war.

Der letzte Patient war nicht operiert. Erst im Alter von 41 Jahren war bei ihm eine Hormonbehandlung begonnen worden. Er gab danach den Operationswunsch auf. Nach vorübergehender Beruhigung entwickelte er eine paranoide Psychose, in deren Rahmen er sich im Alter von 49 Jahren suizidierte.

Suizidversuche / Rollenrückkehr

Bei mehreren Patienten wird über präoperative Suizidversuche und Autokastrationsversuche berichtet. Postoperativ wurden im Rahmen gravierender Partnerkonflikte bei zwei Frauen Suizidversuche bekannt. Eine Patientin lebte postoperativ wieder als Mann, ohne jedoch die Operation zu bereuen. Ein weiterer Patient, der an einer paranoiden Psychose litt, suizidierte sich. Er hatte schon vorher den Operationswunsch aufgegeben und war nicht operiert worden.

Erwähnte Nachuntersuchungen

Hamburger et al. 1953, Kando 1973

Einschätzung des Autors

"Wesentliches Ergebnis der Nachuntersuchung ist, daß das praktische Vorgehen und die psychiatrische, chirurgische und soziale Unterstützung für Transsexuelle, die sich subjektiv eindeutig dem anderen Geschlecht zugehörig erleben, wie sie 1952 entwickelt und inzwischen unter der Bezeichnung *sex reassignment* bekannt geworden sind, im großen und ganzen zu befriedigenden Ergebnissen geführt haben" (S.62). "Jetzt kann festgestellt werden, daß die ziemlich schroffen und aggressiven Angriffe gegen diese Behandlung nicht begründet waren, und daß sich die düsteren Vorhersagen (Ostow 1953) über das zu erwartende Schicksal unserer Patienten nicht bestätigt haben" (S. 52).

Indikationsempfehlungen

Patienten, die zur Operation zugelassen werden, sollten psychisch stabil sein. Frühere Eheschließung und große sexuelle Aktivität stellen keine Kontraindikationen dar, doch sollte die Ehe vor der Operation geschieden sein. Auch in fortgeschrittenem Alter kann die Behandlung den Patienten sehr helfen.

Anmerkung

Die Nachuntersuchung bewegt sich methodisch auf der Ebene von klinischen Vignetten. Darin liegt einerseits ihre Schwäche, weil zu wenig vergleichbare bzw. objektivierbare Daten aus diesen Beispielen zu ziehen sind; andererseits aber auch ihre Stärke, weil anschaulich wird, mit wieviel Zögern in den 50er Jahren die Indikation für somatische Eingriffe gestellt wurde und wie zweispältig vorgegangen wurde. Weniger wegen der "objektiven" Daten als wegen dieses Aspekts ist diese Nachuntersuchung lesenswert. Selbstkritisch merkt der Autor an, daß oft zwischen der Indikation für die Kastrationsoperation, die nach dänischem Recht entsprechend den Regelungen des Kastrationsgesetzes von 1953 beantragt und vom Justizminister genehmigt werden muß, und der

Scheidenoperation von den beteiligten Ärzten viel zu lange gewartet und dadurch das Leiden der Patienten oft unnötig verlängert wurde. Gefährlich sei, so hält er Stoller (1972) entgegen, wenn nur halb geholfen wird. Auch das Zögern der Ärzte, bei sexuell aktiven Transsexuellen die Behandlungsindikation zu stellen, hält er nachträglich für falsch.

An den Fallbeispielen fällt auf, wie sehr der Autor respektiert, wenn seine früheren Patienten nicht noch einmal nur zum Zwecke einer Nachuntersuchung, von der sie nichts Positives zu erwarten haben, über ihre frühere Situation sprechen oder an sie erinnert werden wollen. Gegenüber Stollers (1972, S.306) nicht ganz unberechtigter Forderung nach elaborierten Prä-Post-Messungen erklärt Stürup knapp, daß ihm dafür Instrumente nicht zur Verfügung stünden (S.53). Man gewinnt den Eindruck, daß sich hinter dieser Erklärung die Meinung verbirgt, daß so ungewöhnliche biographische Ereignisse wie Geschlechtsumwandlungen mit solchen Instrumenten auch nie erfaßbar seien, sondern nach individueller Darstellung verlangten.

STONE 1977

Department of Psychiatry, Los Angeles School of Medicine, University of California, und Department of Psychiatry, Los Angeles, und Harbor General Hospital, Torrance, Ca., USA

Diese liaison-psychiatrische Arbeit ist differentialdiagnostisch orientiert an Stollers (1968) Beschreibung einer konfliktfreien Entwicklung zur Transsexualität auf dem Boden einer weiblichen core gender identity. Der Autor plädiert für strengere Auswahlkriterien bei der Indikationsstellung für Geschlechtsumwandlungsoperationen; insbesondere fordert er, daß die Patienten präoperativ mindestens fünf Jahre durchgängig und uneingeschränkt in der weiblichen Rolle gelebt haben müssen.

Stichprobe	Frauen (MF-TS)
Gesamtgruppe*	(60)
Operiert und nachuntersucht	13

* Alle Patienten, die zwischen November 1972 und Juni 1974 wegen einer Geschlechtsumwandlungsoperation im Harbor General Hospital eingehend psychiatrisch exploriert worden waren. Vorgestellt hatten sich weit mehr (genaue Zahlenangaben fehlen), und waren "flüchtig beurteilt worden, gerade lang genug, um sie auszuschließen" (S.27), insbesondere Schizophrene und Neurotiker, die akut ängstlich oder depressiv waren (vgl. Indikationsempfehlungen).

Art der Behandlung*

Scheidenoperation	13

* Mit Behandlung bzw. Operation meint der Autor die Scheidenoperation. "Die meisten" Patienten hatten bereits operative Brustvergrößerung und kosmetische Gesichtskorrekturen hinter sich. "Einige" (S. 26) waren bereits kastriert. Alle waren mehrjährig hochdosiert hormonell behandelt worden.

Alter bei Indikation zur Scheidenoperation

Streubreite	23-32 Jahre

Nachuntersuchungszeitraum

Die Patienten wurden ein oder zwei Tage nach der Scheidenoperation während des stationären Aufenthaltes gesehen, sowie zwei bis drei Jahre später anläßlich urologischer Routineuntersuchungen.

Untersuchungsmethoden

Psychiatrisches Gespräch im Anschluß an urologische Routineuntersuchung. Sofern der Zufall dies ergab, Einbeziehung von Partnern.

Bewertungsfelder und -kriterien
Subjektives Erleben der Operation und des Verlustes von Penis und Testes, subjektives Erleben der Vagina, allgemeines Zurechtkommen im Leben, Beruf, Verhältnis zur Familie.

Ergebnisse
Keine der Frauen bereute die Operation, obwohl die meisten Komplikationen hatten, die zusätzliche Korrektureingriffe (vor allem Vertiefung der Scheide) erforderlich gemacht hatten. Die Frauen berichteten, daß sie, in unterschiedlichem Ausmaß, im Leben besser zurecht kämen. Als besonders befriedigend hoben sie hervor, daß es zu einer Versöhnung mit der Ursprungsfamilie gekommen war.

Einschätzung des Autors
Geschlechtsumwandlungsoperationen sind in einigen Fällen nach sorgfältiger psychiatrischer Untersuchung die angemessene Behandlungsform.

Indikationsempfehlungen
Als die zwei wichtigsten Indikationen bezeichnet der Autor ein mindestens fünfjähriges Leben als Frau sowie überzeugendes Auftreten in dieser Rolle mit entsprechender Ausstrahlung. Ausgeschlossen wurden Personen, die eine dieser beiden Bedingungen nicht erfüllten und/oder verheiratet waren, Kinder gezeugt hatten, genitale Sexualität praktizierten, im vorangehenden Jahr Drogen genommen hatten, an Psychosen oder anderen akuten psychiatrischen Krankheiten litten oder mit Suizid drohten; schließlich Personen, die für sich oder den Partner Homosexualität nicht ablehnten.

Anmerkung
Brauchbare quantitative Angaben enthält diese Arbeit nicht. Sie erschien uns wegen ihrer Indikationsüberlegungen wichtig. Orientiert an Stollers Entwicklungstheorie, betrachtet der Autor Transsexualität als nosologische Entität. Diagnostisch ausschlaggebend ist für ihn offenbar der prima-vista-Eindruck, in dem er sein Gegenüber als Frau akzeptiert oder nicht. Der Autor fordert einerseits striktere Auswahlkriterien, deren Durchsetzung vor allem Aufgabe des Psychiaters im interdisziplinären Team sei, und erklärt, "wenn ein Patient einen Psychiater braucht, bedeutet schon allein dieses Brauchen eine Kontraindikation für die Geschlechtsumwandlung, und es ist ratsam, die Operation weit aufzuschieben, bis psychiatrische Behandlung nicht mehr erforderlich ist" (S. 25). Andererseits hatten die "meisten" Patienten seiner Stichprobe früher Drogenmißbrauch betrieben, und "einige" waren in stationärer psychiatrischer Behandlung gewesen. Sie hatten angeblich vielfältige Persönlichkeitsstörungen und Neurosen.

Der Arbeit haftet etwas Beliebiges an. Die in ihr geforderte präoperative Erprobungsphase der gegengeschlechtlichen Rolle wird auf fünf Jahre bemessen. In der Literatur haben wir sonst an keiner Stelle diesen ausgedehnten Zeitrahmen als Regelforderung gefunden. Dem Psychiater, der sich, wie es damals modern war, liaison-psychiatrisch versteht, wird die diagnostische Schlüsselrolle zugeschrieben. Gleichzeitig werden Patienten, die Konflikte haben, ziemlich pauschal als ungeeignet für die Behandlung bezeichnet und jene, für die die Behandlung geeignet sein könnte, als gesund ("core feminity from nontraumatic and nonconflictual learning experiences with their mothers", S.27), so daß man sich fragen kann, ob ein Psychiater für sie sinnvoll ist. Tatsächlich scheint sich der Autor auch nicht um sie gekümmert zu haben, wenn sich die Patienten einer Brustvergrößerung, kosmetischen Gesichtskorrektur oder Kastration unterzogen, sondern erst dann, wenn es um die Scheidenoperation ging, die er nur bei Patienten indizierte, die ihm prima vista als Frauen imponierten.

TSOI, KOK UND LONG 1977

Woodbridge Hospital, Singapur

Die Arbeit berichtet über 116 Personen (98 Männer, siebzehn Frauen und einen Hermaphroditen), die sich zwischen 1971 und 1976 an die Gynäkologische Klinik des Universitätskrankenhauses in Singapur gewandt hatten mit dem Anliegen, eine Geschlechtsumwandlungsoperation zu bekommen. Zur psychiatrischen und psychologischen Diagnostik waren sie von dort an die oben genannte Einrichtung überwiesen worden. Von den 98 Männern wurden 56 als MF-TS diagnostiziert. Operiert wurden davon im Berichtszeitraum 32, die folgende vier Kriterien erfüllten: voll ausgeprägtes transsexuelles Symptombild; noch nie Verlangen nach heterosexuellen Kontakten, und keine entsprechenden Erfahrungen; mindestens drei Jahre lang Leben als Frau; und schließlich psychische Stabilität, mindestens Durchschnittsintelligenz und keine psychiatrischen Krankheiten.

Die Arbeit enthält interessante Daten zur Prävalenz transsexueller Symptombilder in Singapur (höher als in europäischen Studien), zum Manifestationsalter (niedriger als in europäischen und nordamerikanischen Untersuchungen), zu testpsychologischen Variablen und zur Berufstätigkeit (wesentlicher höherer Anteil von Prostitutionsverhalten als in europäischen und nordamerikanischen Studien: 59 % Vollzeit-, 23 % Teilzeitprostituierte).

Unter Nachuntersuchungsgesichtspunkten ist die Arbeit jedoch unergiebig. Diesbezüglich stützt sie sich nur auf mündliche Auskünfte des Operateurs, wonach alle Operierten anschließend den Personenstand ändern lassen konnten, "keine psychiatrischen Komplikationen berichtet" wurden und kein Patient "die Operation bereute" (S. 408).

Hastings und Markland 1978

Department of Psychiatry, University of Minnesota Medical School, Minneapolis, Mn., USA

Die Stichprobe ist identisch mit derjenigen, über die Hastings (1974) berichtete. Auch der Text ist fast wortgleich. Die einzige wesentliche Abweichung besteht darin, daß die beiden dort dargestellten Einzelfallbeispiele, die in der Statistik ohnehin nicht berücksichtigt worden waren, weggelassen wurden.

Jayaram, Stuteville und Bush 1978

Department of Plastic and Reconstructive Surgery, Cook County Hospital und Loyala University Medical Center, Chicago, Ill., USA

Diese chirurgisch-urologische Gemeinschaftsarbeit unterscheidet sich von den anderen Nachuntersuchungen, über die hier berichtet wird. Sie erscheint uns erwähnenswert, da sie die häufig extrem schlechte Qualität von Geschlechtsumwandlungsoperationen dokumentiert (vgl. ähnlich Hore et al. 1975). Verglichen werden die Operationskomplikationen bei andernorts und bei vom eigenen Operationsteam durchgeführten Primäroperationen, und es werden die Ergebnisse der Korrekturoperationen dargestellt.

Stichprobe	Frauen
Gesamtgruppe	40
Mit Komplikationen	24
bei Primäroperation andernorts	18
bei eigener Primäroperation	6
Nachoperiert	18
Nachuntersucht	16

Art der Komplikationen

In der *eigenen, primär operierten Gruppe* waren bei sechs von 22 Frauen acht Komplikationen aufgetreten: Nachblutung (N=3), Infektion (N=1), Diarrhoe (N=3), Harninkontinenz (N=1). Sie waren nicht so gravierend, daß Nachoperationen erforderlich waren.

In der *andernorts primär operierten Gruppe* waren bei achtzehn Frauen 69 schwere Komplikationen bzw. kosmetisch unbefriedigende Ergebnisse aufgetreten, nämlich Verlust der Scheide (N=3), Scheideneingangsenge (N=4), Enge der Scheide (N=16), Enge des Harnröhrenausgangs (N=15), Urethrovaginalfistel (N=3), zu große Schamlippen (N=12), zu kleine Schamlippen (N=4), falsch plazierter Harnröhrenausgang (N=10), falsch plazierter Scheideneingang (N=3), klaffende Vulva (N=5), störende Reste der Schwellkörper (N=4).

Art der Behandlung

Als Korrekturoperationen wurden folgende Eingriffe vorgenommen: Neuanlage der Scheide und Auskleidung derselben mit Spalthautlappen; Erweiterung der Eingangsstenose durch Y-V-Hautlappenplastik; Erweiterung der Harnröhrenenge bzw. Verlegung des Urethraausgangs an die anatomisch angemessene Stelle; Labioplastik; Verschluß der Urethrovaginalfistel; Entfernung von Resten der Corpora cavernosa.

Nachuntersuchungszeitraum

Der Nachuntersuchungszeitraum ist nicht näher spezifiziert. Vermutlich beziehen sich die Daten auf die Zeit unmittelbar nach der bzw. den Sekundäroperationen.

Alter bei Nachuntersuchung

Mittelwert	27	Jahre
Streubreite	19-32	Jahre

Bewertungsfelder und -kriterien

Bewertungskriterien waren Funktionalität und Ästhetik von Vagina und Vulva.

Ergebnisse

Bei allen Nachoperierten und Nachuntersuchten waren die Ergebnisse nach dem Urteil der Autoren zufriedenstellend.

Einschätzung der Autoren

Anliegen der Autoren ist, Empfehlungen für die primären Operationen und die notwendige Nachsorge zu geben. Wichtig ist ihnen der Hinweis, daß es sinnlos ist, Teile der funktionslos gewordenen Schwellkörper zu erhalten, da sie bei sexueller Erregung nur den Scheideneingang verlegen. Auch weisen sie zu Recht auf die große Bedeutung eines kosmetisch befriedigenden Operationsergebnisses hin. Damit eine fachgerechte chirurgische Nachsorge gesichert ist, sollten die Operationen möglichst am Wohnort durchgeführt werden. Die Patientinnen sollten besonders in der postoperativen Zeit einen Dilatator tragen.

Anmerkung

Bemerkenswert ist der Hinweis, daß es sich bei zwölf der achtzehn andernorts primäroperierten Frauen (fünfzehn in anderen Städten der USA, drei im Ausland) um Bewohner Chicagos handelte, die die ortsüblichen langen Wartezeiten und vor allem die strengen lokalen Indikationskriterien umgehen wollten.

KÖNIG, CORNU, ZINGG UND TROST 1978

Medizinische, Psychiatrische und Urologische Klinik der Universitätsklinik Bern sowie Bezirkshospital Burgdorf, Schweiz

Die Autoren schildern das Berner Behandlungskonzept und die dort erzielten Behandlungsergebnisse. Weite Teile der Arbeit, insbesondere jene über theoretische Grundlagen von Diagnostik und Behandlung Transsexueller, sind wörtlich den Publikationen von Sigusch et al. (1979) sowie Ploeger u. Flamm (1976) entnommen, ohne als Zitate gekennzeichnet zu sein. Die hier beschriebene Stichprobe hat auch Eingang gefunden in die Nachuntersuchungen von Zingg et al. (1980) sowie Simona-Politta (1983).

Stichprobe	Frauen (MF-TS)	Männer (FM-TS)
Gesamtgruppe	(14)	(9)
Ins Behandlungsprogramm aufgenommen*	(9)	(6)
Operiert und nachuntersucht	6	6

* Als Gründe, Patienten nicht in das Behandlungsprogramm aufzunehmen, werden angegeben: "Debilität; unstet, Frühverwahrlosung", "Motivation unklar, Gefahr eines Schizophrenieschubes (familiäre Belastung)", "Motivation unsicher; Adoleszentenkonflikt?, ('Borderline-Pathologie')", "haltlos, drogensüchtig (evtl. Androcur)", "hochgradige Infantilität, Mangel an Realitätssinn", "Alter, Varikosis (Androcur)", "homosexueller Pseudotranssexualismus", "Motivation unklar; nicht mehr gekommen" (S. 443).

Alter

Streubreite	20-39 Jahre

Art der Behandlung

Hormone*	9	6
Operation**	6	6

* In einem Fall mußte die Östrogentherapie nach Auftreten einer Lungenembolie abgesetzt werden.
** Nicht näher spezifiziert.

Bewertungsfelder und -kriterien

Bewertungsfelder waren Stabilität der sozialen Verhältnisse, Ehestand und subjektive Beurteilung des Therapieerfolges durch den Patienten.

Ergebnisse

Frauen: Präoperativ waren die *sozialen Verhältnisse* bei je drei Frauen stabil bzw. instabil. Postoperativ verschob sich die Einschätzung für zwei der Instabilen zu stabil bzw. einigermaßen stabil, die dritte Frau bedurfte psychiatrischer Hospitalisierung. Die *subjektive Erfolgsbeurteilung* lautete bei drei Frauen sehr gut, bei zweien gut. Eine Patientin war mit ihrem Zustand unzufrieden, auch wenn sie die Operation nicht bereute.

Männer: Mit einer Ausnahme waren die Männer postoperativ in ihren *sozialen Verhältnissen* unverändert stabil oder stabiler als zuvor und äußerten sich *subjektiv* zufrieden bzw. sehr zufrieden. Ein Mann, der schon präoperativ als instabil eingeschätzt worden war, zeigte keine Veränderungen. Er bereute die Operation, wobei er gleichzeitig sagte, daß es ihm auch nicht schlechter gehe als vorher. Er wird von den Autoren beschrieben als "depressive, gelegentlich psychotische Persönlichkeit, die vor Therapiebeginn im Ausland wiederholt mit Suizid gedroht hatte" (S. 443). Ob er als Mann oder Frau lebte, bleibt unklar.

Erwähnte Nachuntersuchungen

Benjamin 1964 a, 1966

Einschätzung der Autoren

"Im ganzen kann heute gesagt werden, daß bei den in Bern betreuten Patienten mit einer einzigen Ausnahme die Geschlechtsumwandlung sich subjektiv und objektiv gelohnt hat. Die Patienten zeigen eine unverkennbare Dankbarkeit, sie wirken glücklicher, entspannter, selbst wenn viele ihrer Probleme nicht gelöst sind. Eine Beurteilung des Langzeitresultats wird erst in einigen Jahren möglich sein. ... Die bisherigen Resultate in Bern haben bestätigt, daß bei sorgfältiger Abklärung und bei Einhaltung einer bestimmten, konsequenten Therapie auch bei dem an sich schwierigen und dornenvollen Problemkreis des Transsexualismus eine deutliche Besserung der sozialen und psychischen Situation bei der Mehrzahl der Patienten erreicht werden kann" (S.443).

Anmerkung

Die in der Arbeit publizierten Daten, z.B. über Alter der Patienten, Operationszeitpunkte, und selbst über die Stichprobengröße sind nicht konsistent. Darüber hinaus enthält die Arbeit nicht-überprüfbare Zahlenangaben, die die Autoren offenbar vom Hörensagen haben. Unter nicht näher bezeichnetem Hinweis auf Sigusch et al. (1979) heißt es z. B.: "Am 5. Internationalen Gender Dysphoria Symposium 1977 wurde berichtet, daß bis heute 44 Fälle von Rückfall mit Wiederaufnahme der Geschlechtsrolle und 13 postoperativ verübte Suizide bekannt geworden sind, dies unter vielen Hunderten von behandelten Transsexuellen" (S. 443). Dazu sei angemerkt, daß sich auch bei Sigusch et al. (1979, S. 302 und Literturverzeichnis) zu dieser Angabe nur der Hinweis "5. International Gender Dysphoria Symposium 1977 (Kongreßband in Vorb.)" findet, so daß diese Angaben nicht überprüfbar sind.

Wie bereits erwähnt, stammen weite Teile des Textes der Arbeit ohne näheren Nachweis aus fremden Quellen. Aus Sigusch et al. (1979) wurde das schematische Behandlungsprogramm übernommen, das in dieser Form in der Frankfurter Abteilung für Sexualwissenschaft nie angewandt wurde. Die Berner Autoren räumen im übrigen ein, daß sie die dort geforderte einjährige präoperative Vorbehandlungsphase nicht bei allen ihren Patienten eingehalten hatten.

SADOUGHI, JAYARAM UND BUSH 1978

Cook County Hospital, Chicago, Ill., USA

Die sich ausschließlich auf einen psychologischen Test stützende Arbeit wird hier erwähnt, weil sie in der renommierten Fachzeitschrift Archives of Sexual Behavior abgedruckt wurde. Sie beeindruckt durch ihre Schlichtheit. Vermutlich wird eine Teilstichprobe aus der Arbeit Jayaram et al. (1978) beschrieben.

Stichprobe	Frauen (MF-TS)
Gesamtgruppe	11
Operiert und nachuntersucht	9

Alter bei Operation	
Streubreite	25-44 Jahre

Nachuntersuchungszeitraum seit Operation	
Mittelwert	0,5 Jahre

Untersuchungsmethode

Tennessee Self Concept Scale, Prä-Post-Anwendung, unmittelbar vor und sechs Monate nach der Operation.

Ergebnisse

Präoperativ wurden die Patienten aufgrund der Testprofile beschrieben als "antisoziale Persönlichkeiten, die sich durch emotionale Unreife, Mangel an Verantwortungsgefühl und geringe Frustrationstoleranz auszeichnen" (S. 348), stark mit ihrem Körperselbst beschäftigt und wenig selbstzufrieden waren.

Postoperativ zeigten die Testprofile signifikante Veränderungen ($p<.01$) in den Skalen "soziales Selbst", "allgemeine Selbstwertschätzung" und "Selbstzufriedenheit", deren Richtung allerdings nicht angegeben ist. In den Skalen zur Körperselbstwahrnehmung fanden sich keine statistisch signifikanten Veränderungen.

Einschätzung der Autoren

Die Autoren schließen aus den Testergebnissen, daß die Verleugnung der männlichen Anatomie bei den Patienten so weit geht, daß das Körperselbst schon präoperativ als weiblich wahrgenommen wird. Die Autoren erhoffen sich von der Testung größerer Stichproben eine Hilfestellung für die differentialdiagnostische Operationsindikation.

Turner, Edlich und Edgerton 1978

Department of Obstetrics and Gynecology and Plastic Surgery, University of Virginia Medical Center, Charlottesville, Va., USA

In Struktur und Darstellungsweise ist die Arbeit eng verwandt mit jener von Edgerton und Meyer (1973), also keine Nachuntersuchung mit verläßlichen Daten. Geschildert werden vor allem Operationstechniken für MF-TS sowie Operationskomplikationen. Unter historischen Gesichtspunkten interessant ist die Angabe, daß Edgerton bereits 1963 Leiter der Johns Hopkins Gender Identity Clinic in Baltimore, Md., gewesen sei, während andernorts die Gründung dieser Einrichtung gewöhnlich zwei Jahre später datiert wird; ferner, daß dem Psychiater die Schlüsselrolle bzw. ein Vetorecht bei der Indikationsstellung zur Operation eingeräumt wird. Im übrigen wird die Notwendigkeit eines erfolgreichen einjährigen Alltagstests betont und, wie schon bei Edgerton und Meyer (1973), die probeweise operative Brustvergrößerung als Schritt empfohlen, wenn Patient oder Behandler unsicher sind bezüglich der Stabilität der weiblichen Identität der Patienten. Inwieweit es sich bei der Erklärung: "Die einzige Rechtfertigung der weiteren Evaluierung operativer Eingriffe als Behandlungsschritte liegt darin, daß sich die Patienten gegenüber Psychotherapie und medikamentöser Behandlung als resistent erwiesen haben" (S. 121) um ein allgemeines Postulat handelt, oder ob bei den Operierten die entsprechenden Möglichkeiten wirklich geprüft worden waren, ist der Arbeit nicht zu entnehmen.

Berichtet wird über 53 Geschlechtsumwandlungsoperationen bei MF-TS, die Edgerton nach seinem Wechsel von Baltimore nach Virginia vorgenommen hatte.

Zur Nachuntersuchung im ersten Jahr nach der Operation kamen 47 Frauen. Global wird gesagt, daß alle subjektiv zufrieden und selbstsicherer und sozial besser angepaßt waren. "Psychologische Tests bestätigten diese subjektiven Erklärungen" (S. 128). Suizidversuche nach der Operation oder Rückumwandlungsbegehren wurden nicht beobachtet. Achtzehn Frauen hatten geheiratet, sechs hatten Kinder adoptiert.

In der Serie der ersten zwanzig Operierten waren bei vierzehn Frauen Nachoperationen erforderlich, in der Serie der zweiten zwanzig Operierten nur noch bei acht. Die häufigste Operationskomplikation war eine Stenosierung der Vagina. Verletzungen von Harnröhre oder Rektum mit entsprechenden Fistelbildungen waren nie aufgetreten.

Wålinder, Lundström und Thuwe 1978

Psychiatric Research Center, St. Jörgens's Hospital, University of Göteborg, Schweden

In der Arbeit werden Patienten, die den Geschlechtsrollen-, Namens- und Personenstandswechsel (N=3) bzw. zusätzlich die operative Geschlechtsumwandlung (N=2) nachträglich bereuten, mit solchen verglichen, die operiert wurden und danach zufrieden waren (N=9). Die Arbeit gehört nicht zu den Nachuntersuchungen im engeren Sinne, sondern dient der Herausarbeitung prognostisch günstiger bzw. ungünstiger Faktoren. Elf der vierzehn beschriebenen Patienten sind bereits bei Wålinder u. Thuwe (1975) berücksichtigt.

Stichprobe

Untersuchungsgruppe: Drei MF-TS, die eine Rücknahme der zivilrechtlichen Geschlechtsumwandlung wollten, die nach schwedischem Recht unabhängig von der Operation möglich ist, sowie zwei weitere MF-TS aus der Stichprobe von Wålinder u. Thuwe (1975), die bereits operiert worden waren und dies nachträglich bereuten, allerdings nicht beantragten, daß ihre zivilrechtliche Zuordung als Frauen wieder rückgängig gemacht werden sollte.

Vergleichsgruppe: Neun Frauen, die mit dem Ergebnis der operativen Behandlung zufrieden waren.

Untersuchungsmethoden

Die zwei MF-TS aus der Stichprobe von Wålinder u. Thuwe (1975), die die Operation bereuten, wurden interviewt. Für alle anderen Personen wurden ausschließlich Angaben aus den Krankenakten verwendet.

Bewertungsfelder und -kriterien

Vorhandensein bzw. Fehlen folgender Kriterien wurde beurteilt: Psychosen, geistige Behinderung, instabile Persönlichkeit, Alkohol- oder Drogenmißbrauch, Straffälligkeit, Fähigkeit, selber für den Lebensunterhalt aufzukommen, soziale Unterstützung durch die Familie, räumliche Distanz zwischen Wohnort des Patienten und Therapeut, Körpermerkmale, die nicht zur neuen Geschlechtsrolle passen, Teilnahme am Militärdienst, heterosexuelle Erfahrungen, starkes sexuelles Interesse und Alter beim ersten Arztkontakt.

Ergebnisse

Der Gruppenvergleich zeigt, daß ein über die ersten zwölf prognostischen Faktoren gebildeter Summen-Score für die fünf "Reuefälle" signifikant höher ist ($p<.02$) als für die zufriedenen Personen. Im einzelnen bestanden signifikante Gruppenunterschiede bei folgenden Variablen: instabile Persönlichkeit, Straffälligkeit, mangelnde Fähigkeit, für den eigenen Lebensunterhalt zu sorgen, mangelnde soziale Unterstützung durch die Familie, Körpermerkmale, die nicht zur neuen Geschlechtsrolle passen, heterosexuelle Erfahrungen und höheres Alter bei erster Nachfrage nach Behandlungsmöglichkeiten.

Erwähnte Nachuntersuchungen

Benjamin 1966, Hertz et al. 1961, Hoenig et al. 1971, Pauly 1968, Randell 1969, Wålinder u. Thuwe 1975

Einschätzung der Autoren und Indikationsempfehlungen

Bezogen auf die Zahl aller Personen, die eine Geschlechtsumwandlung wünschen und erhalten, ist der Anteil derer, die diese Entscheidung bereuen, gering. Angesichts der geringen Stichprobengröße dürfen die Ergebnisse nur mit Zurückhaltung interpretiert werden. Ein Vorliegen einer geringen Zahl prognostisch ungünstiger Faktoren stellt keine absolute Kontraindikation für die Behandlung dar; sind aber mehrere dieser Faktoren gleichzeitig vorhanden, ist Zurückhaltung geboten. Ebenfalls ungünstig kann sich die längerfristige Unterbrechung der gegengeschlechtlichen Hormonbehandlung auf das Befinden und das langfristige Ergebnis der Behandlung auswirken.

Anmerkung

Die Arbeit ist eine der wenigen, die prognostisch ungünstige Faktoren methodisch nachvollziehbar herausarbeitet. Zu bedenken ist allerdings, daß in den "Reuefällen" zwei unterschiedliche Gruppen zusammengefaßt sind, nämlich drei präoperative Patienten, die nach dem schwedischen Personenstandsrecht auch schon eine Namens- bzw. Personenstandsänderung beantragen und erhalten können, sowie zwei operierte Patienten. Die erste Gruppe lebte sozusagen noch im Alltagstest. In der Bundesrepublik könnten die betreffenden Personen allenfalls eine Vornamensänderung nach Transsexuellengesetz durchsetzen. Wenn sie im Laufe der Erfahrungen, die sie im Leben in der neuen Geschlechtsrolle machen, schließlich ihren Wunsch nach einer Geschlechtsumwandlungsoperation aufgeben, ist noch nichts Irreversibles geschehen. Die Namensänderung kann wieder rückgängig gemacht werden.

WYLER 1978

Psychiatrische Universitäts-Poliklinik Basel, Kantonsspital Basel, Schweiz

Diese medizinische Dissertation ist eine deskriptive Analyse der in der Psychiatrischen Universitätsklinik Basel zwischen Oktober 1969 und April 1976 behandelten Patienten mit transsexueller Symptomatik. Die zusammenfassende Darstellung der wichtigsten Ergebnisse ist leichter zugänglich in dem Aufsatz von Wyler et al. (1979).

Stichprobe	Frauen (MF-TS)	Männer (FM-TS)
Gesamtgruppe*	(12)	(6)
Operiert**	11	5
Nachuntersucht	8	2

* Alle Patienten, die zwischen Oktober 1969 und April 1976 mit dem Wunsch nach hormoneller und chirurgischer Angleichung in der Klinik vorstellig geworden waren. Von den MF-TS kamen elf aus der BRD, einer aus der Schweiz; von den FM-TS zwei aus der BRD, eine aus Frankreich und drei aus der Schweiz.

** Für neun der MF-TS wurde die Operationsindikation in Basel gestellt, für drei abgelehnt. Von diesen drei ließen sich zwei trotzdem auswärts operieren.

Art der Behandlung*

Hormone	12	Hormone	6
Orchidektomie/		Brustverkleinerung	5
Penektomie	11	Ovar-/Hysterektomie	3
Scheidenoperation	11	Penisoperation	3

* Vier von acht primär in Basel operierten MF-TS erschienen nicht zur zweiten Operationssitzung, was die Autorin ausschließlich auf die hohen Hospitalkosten zurückführt. An Operationskomplikationen werden genannt: Teilnekrosen der Neovagina (N=4), Hyperhidrose (N=3) und Beinvenenthrombose (N=1).

Alter bei Operation

Mittelwert	28 Jahre	26 Jahre
Streubreite	20-37 Jahre	21-32 Jahre

Dauer der präoperativen Hormonbehandlung

Mittelwert	2,9 Jahre	0,5 Jahre
Streubreite	1,2-4 Jahre	

Nachuntersuchungszeitraum seit erster Operation

Mittelwert	1,7 Jahre	2,9 Jahre
Streubreite	0,16-3 Jahre	2-3,75 Jahre

Untersuchungsmethoden
Die Arbeit stützt sich auf die Auswertung von Krankenakten. Vier Patienten wurden im Rahmen der Poliklinik-Routine von der Autorin interviewt, sechs beantworteten einen Fragebogen, dessen Inhalt nicht mitgeteilt wird.

Bewertungsfelder und -kriterien
Subjektives Wohlbefinden, Sexualität, Partnerschaft, Arbeitsfähigkeit, Personenstand. Bewertungskriterien sind nicht operationalisiert.

Ergebnisse
Frauen: Subjektiv fühlten sich sieben von acht Frauen postoperativ besser. Eine Frau, die in der Anamnese bereits vier Suizidversuche aufwies, wurde nach Partnerverlust depressiv. Je zwei lebten in *festen Beziehungen* mit Männern bzw. Frauen. Fast alle waren mit dem dysfunktionellen Operationsergebnis unzufrieden. Nur eine Frau war in der Lage, *Geschlechtsverkehr* auszuüben. Präoperativ waren vier Patienten nicht *berufstätig* gewesen und zwei nur zeitweilig. Postoperativ befanden sich vier Frauen in Ausbildung oder Umschulung, zwei waren erwerbungsunfähig, eine lebte als Hausfrau, und nur eine einzige war weiterhin in ihrem früherem Beruf tätig. Alle Frauen, die sich an der Katamnese beteiligt hatten, waren Bürger der BRD. Nur einer war es gelungen, gewissermaßen unter der Hand, eine *neue Geburtsurkunde* zu erhalten, in der sie als weiblich ausgewiesen wurde.
Männer: Operationskomplikationen gab es bei den Männern nicht. *Subjektiv* erlebten die beiden Männer ihre Situation im Vergleich zu vor der Operation als besser, wenn auch nicht als gut. Bezüglich der Sexualität fehlen Angaben. Hinsichtlich Partnerschaft, Arbeitssituation und Personenstandsfragen äußerte sich ein Mann zufrieden, der andere unzufrieden.

Suizidversuche
Präoperativ hatten fünf *MF-TS* Suizidversuche unternommen, davon vier je zweimal und einer viermal. Je zwei weitere hatten sich mit Suizidabsichten getragen oder Selbstverstümmelungsversuche unternommen. *Postoperativ* wurde im Rahmen einer Partnerschaftskrise eine depressive Reaktion ohne Suizidversuch bei jener Patientin beobachtet, die früher vier Suizidversuche gemacht hatte. Bei den *FM-TS* hatte präoperativ eine Patientin zweimal Suizidversuche gemacht. Sie nahm später von der beabsichtigten Geschlechtsumwandlung Abstand. Zwei weitere hatten mit Suizid gedroht, falls ihnen nicht ermöglicht würde, als Männer zu leben.

Erwähnte Nachuntersuchungen
Benjamin 1966, Hamburger et al. 1953, Money u. Ehrhardt 1970, Pauly 1965, Stürup 1976, Walser 1968

Einschätzung der Autorin
"Trotz all dieser Limitierungen scheint es uns, daß diese operativen Massnahmen gerechtfertigt sind, indem sie einem Betroffenen eine gewisse Selbstsicherheit vermitteln können. Die Frage der Beurteilung der Resultate ... ist schwierig .... Wir hoffen, daß wir

bei allen weiteren Transsexuellen, die unsere Poliklinik aufsuchen, diese Frage grundsätzlicher entscheiden können werden." (S. 81).

Indikationsempfehlungen

"Entsprechend den Erfahrungen von Money und Ehrhardt (1970) an der Johns Hopkins Universität in Baltimore haben wir die Indikation zu einer 'geschlechtsumwandelnden' Operation erst gestellt, wenn die Betroffenen zumindest eine gewisse Ich-Stärke aufwiesen, sie über ein Jahr konstant ihren Wunsch nach einer solchen Operation äußerten, bereit waren, eingehende psychiatrische, hormonale, genetische und chirurgische Untersuchungen auf sich zu nehmen und eine Hormonbehandlung (gegengeschlechtliche Hormone) während mindestens eines Jahres erhalten hatten. Alle Patienten mußten im Minimum ein Jahr in der erwünschten Geschlechtsrolle gelebt haben" (Wyler et al. 1979, S. 50).

Anmerkung

Die Dissertation enthält viele anamnestische Details zur Situation der beschriebenen Patienten vor operativen Eingriffen, auf die hier nicht näher eingegangen wird. Sie sind relativ knapp und übersichtlich zusammengefaßt in der Arbeit von Wyler et al. (1979). Bezüglich des Nachuntersuchungsaspekts ist die Arbeit schwach und eher anekdotisch. Wie häufig in Dissertationen wird versucht, das Thema Transsexualität einschließlich aller Ätiologiefragen insgesamt zu klären, ohne daß die zur Verfügung stehenden Daten dies hergeben. Zum Nachlesen empfiehlt sich statt der Dissertation die Kurzfassung, in der allerdings Glättungen vorgenommen wurden und z.T. auch abweichende Zahlenwerte angegeben sind, ohne daß dies erläutert wird.

Für die Behandlungssituation in den 60er Jahren ist die Arbeit anschaulich. Von den Patienten wurden vielfältige Daten erhoben, mit deren Hilfe ätiologische Fragen geklärt werden sollten; ungeklärt aber bleibt, was von psychiatrischer oder psychotherapeutischer Seite an Behandlung angeboten wurde. Wie es scheint, war dies zumindest von Seiten der Psychiatrischen Universitäts-Poliklinik nichts: "Das Alter bei der Operation entsprach weitgehend demjenigen bei der Erstkonsultation, da die meisten Patienten von anderen Ärzten nach längerer Beobachtungszeit in deren eigenen Praxen uns zugewiesen wurden. Kurz nach der Untersuchung bei uns konnten die Patienten operiert werden" (S. 51).

MEYER UND RETER 1979

Department of Psychiatry, Johns Hopkins University School of Medicine, Baltimore, Md., USA

Diese im Jahr 1971 begonnene Nachuntersuchung, deren Ergebnisse beim Jahrestreffen der American Psychiatric Association im Mai 1977 in Toronto, Kanada, erstmals vorgetragen und damals kaum beachtet wurden, hat nach ihrer Veröffentlichung in den Archives of General Psychiatry im August 1979 in der westlichen Fachwelt wie auch in der Laienpresse große Resonanz gefunden. Man kann sie als die am meisten beachtete und umstrittene Nachuntersuchung bezeichnen, wobei es weniger deren vielfach falsch zitierte Ergebnisse selber, als begleitende Äußerungen des Erstautors waren, die einen kausalen Zusammenhang zwischen dieser Publikation und der Einstellung von Geschlechtsumwandlungsoperationen an der renommierten Johns-Hopkins-Universitätsklinik herstellten.

In dieser Klinik war im Jahr 1960 erstmals an einer US-amerikanischen Universitätsklinik eine Geschlechtsumwandlungsoperation vorgenommen worden, genauer, eine beidseitige subkutane Mastektomie bei einem FM-TS. Was vorher nur im Ausland und vielleicht in Privatkliniken für US-amerikanische Patienten zugänglich gewesen war, wurde dadurch zu einer, wenn auch nicht unumstrittenen, seriösen Behandlung. Wie beim ersten operativen Eingriff hatte auch die einige Jahre später (1965) erfolgte Einrichtung des Gender Identity Committee an der Johns-Hopkins-Universitätsklinik Signalwirkung für andere US-amerikanische Universitätskliniken.

Entsprechend aufsehenerregend waren Pressemitteilungen, daß an der Johns-Hopkins-Universitätsklinik Geschlechtsumwandlungsoperationen nicht mehr durchgeführt würden; sie wurden mit der Publikation der Nachuntersuchung von Meyer und Reter in Zusammenhang gebracht. ("Time" nahm die Studie als Beleg dafür, daß "bezüglich der langfristigen Anpassung zwischen Transsexuellen, die sich unter das Skalpell legen, und solchen, die dies nicht tun, kein Unterschied besteht." Die New York Times zitierte Meyer: "Persönlich habe ich das Gefühl, daß chirurgische Eingriffe für eine psychiatrische Störung keine angemessene Behandlung sind, und für mich ist es offensichtlich, daß diese Patienten gravierende psychologische Probleme haben, die nach der Operation nicht weg sind." [beides zitiert nach Fleming et al. 1980, S. 451, dort ohne Datums- und Seitenangabe]). Tatsächlich waren für den Operationstopp andere Gründe als die Ergebnisse der Nachuntersuchung maßgeblich, nämlich erstens der Weggang des Operateurs, zweitens der Umstand, daß sich die Johns-Hopkins-Universitätsklinik Pionierleistungen verpflichtet sieht und einmal etablierte Behandlungsmethoden nicht routinemäßig weiterverfolgt, um somit mehr Forschungskapazitäten freizuhaben, und schließlich spielten persönliche Rivalitäten innerhalb des Gender Identity Committee eine wesentliche Rolle (Vgl. Lothstein 1980; pers. Mitteilung John Money an F.P.). Unbeschadet dieser Umstände wurden Patienten mit einer transsexuellen Symptomatik weiterhin diagnostiziert und psychiatrisch betreut und, sofern indiziert, zur Operation nach auswärts überwiesen.

Anliegen der Nachuntersuchung war, einmal innezuhalten, nachdem Geschlechtsumwandlungsoperationen gewissermaßen zur Routine geworden waren, und die Langzeitergebnisse in Augenschein zu nehmen ("to step back form 'normalization'" S. 1010).

Die Beschreibung der Untersuchungsgruppe zwingt zu dem Schluß, daß die von Money und Ehrhardt (1970), Money (1971) und Jones (1972) beschriebene Stichprobe in der Stichprobe von Meyer und Reter enthalten ist, ohne daß dies gekennzeichnet wurde.

Stichprobe	Frauen (MF-TS)		Männer (FM-TS)
Gesamtgruppe		100	
Nicht-Operiert*		66	
Davon nachuntersucht	28		7
Operiert**		34	
Davon nachuntersucht***	11		4

* Alle, die bis 1971 an der Johns-Hopkins-Universitätsklinik gesehen worden waren. Von den 35 Nicht-operierten und Nachuntersuchten wurden bis Abschluß der Nachuntersuchung vierzehn (40%) ebenfalls operiert, davon fünf nach regulärem Durchlauf des Behandlungsprogramms an der Johns-Hopkins-Universitätsklinik und neun unter Umgehung der dort gemachten Auflagen an anderen Kliniken. 21 (60%) waren weiterhin in Behandlung und verfolgten, wenn auch mit unterschiedlicher Intensität, weiterhin das Ziel, operiert zu werden. Fünf (14%) hatten die aktive Verfolgung dieses Ziels weitgehend aufgegeben.
** Alle, die bis zum genannten Zeitpunkt dort gesehen worden waren. Davon waren 24 dort und zehn andernorts operiert worden. Nur 21 der 34 hatten präoperativ regelmäßig Hormone genommen und über längere Zeit in der gegengeschlechtlichen Rolle gelebt und gearbeitet.
*** Insgesamt wurden in der Nachuntersuchung 52 von 100 Personen erreicht, doch untersagten zwei die Veröffentlichung ihrer Angaben, so daß die Daten nur 50% der Ausgangsstichprobe erfassen. Die erreichte Nachuntersuchungsgruppe war in wesentlichen Daten (Alter, sozioökonomischer Status, Geschlecht usw.) repräsentativ für die Gesamtgruppe.

Nachuntersuchungs-zeitraum	Nicht-Operierte (ab Erstkontakt)	Operierte (ab Operation)
Mittelwert	2 Jahre	5 Jahre
Streubreite	1-4 Jahre	1-12 Jahre

Untersuchungsmethoden

Von dem an Indikationsstellung und Behandlung (zumindest der Nichtoperierten bzw. im Laufe der Nachuntersuchung doch noch Operierten) beteiligten Erstautor wurden zwei- bis vierstündige Interviews durchgeführt. Sie wurden auf Tonband protokolliert, transskribiert und danach bewertet. Die Nichtoperierten wurden als Annäherung an eine Kontrollgruppe für die Operierten betrachtet. Da im Laufe der Nachuntersuchung 40% der ursprünglich Nichtoperierten doch noch operiert wurden, unterschieden die Autoren schließlich drei Hauptgruppen (Operierte [N=15], Im Laufe der Nachuntersuchung Operierte [N=14] und Nichtoperierte [N=21]) sowie weitere Untergruppen (an der Johns-Hopkins-Klinik oder auswärts Operierte; mit oder ohne komplette Vorbehandlung Operierte).

Bewertungsfelder und -kriterien
Inhalte des Interviews waren Fragen nach aktueller Anpassung (z. B. Wohnortstabilität, Ausbildung, Beruf), biographischer Anpassung (z.B. familiäre Bindungen, schulische Karriere), und schließlich nach Phantasien, Träumen und sexueller Aktivität.

Lediglich die von den Autoren als beobachtbar und objektiv bezeichneten Informationen aus dem ersten Interviewteil zur aktuellen Anpassung fanden in der Publikation Berücksichtigung. Sie wurde, unterteilt in vier Kategorien, nach folgendem Punktesystem bewertet:

Straffälligkeit	
Festnahme	-1
Festnahme und Haftstrafe	-2
Ökonomische Situation (Job level nach Hollingshead)	
1 oder 2	+3
3 oder 4	+2
5 oder 6	+1
7 oder 8	0
Partnerschaft	
Lebensgemeinschaft	
'Geschlechtsangemessen'	+1
'Geschlechtsunangemessen'	-1
Ehe	
'Geschlechtsangemessen'	+2
'Geschlechtsunangemessen'	-2
Psychiatriekontakte	
Kontakt	-1
Ambulante Behandlung	-2
Stationäre Behandlung	-3

Als Maß für soziale Stabilität wurde die Wohnortstabilität gewählt.

Ergebnisse
Beruflich verbesserten sich Operierte wie Nicht-Operierte geringfügig, wobei die Verbesserungen bei den Operierten etwas ausgeprägter waren. Bei den Operierten nahmen *psychiatrische Kontakte* von 33% auf 8% ab, in der Vergleichsgruppe von 72% auf 28%, wobei es in diesen Kontakten überwiegend darum ging, die Zulassung zur Operation zu erzwingen. Die Zahl *psychiatrischer Hospitalisierungen* unterschied sich nicht nennenswert. Auch bezüglich der *Wohnortstabilität* unterschieden sich Untersuchungs- und Vergleichsgruppe nicht wesentlich.

Bedeutsamer als diese Einzelaspekte sind die *Ergebnisse der Globaleinschätzung* anhand des oben beschriebenen Punktsystems. Dazu wurden die drei Hauptgruppen (Operierte, im Lauf der Nachuntersuchung Operierte und Nichtoperierte) verglichen. Für alle drei Gruppen gilt, daß sich die Mittelwerte verbessert sowie Streubreiten und Standardabweichungen verringert hatten. Im übrigen unterschieden sich die Mittelwerte zum Zeitpunkt der Nachuntersuchung zwischen den drei Gruppen statistisch nicht signifikant. Im Durchschnitt am schlechtesten schnitt jene Untergruppe ab, die im Laufe der Nachuntersuchung das Behandlungsprogramm der Johns-Hopkins-Universitätsklinik verlassen und andernorts die Operation durchgesetzt hatte. Unter den ursprünglich Operierten schienen im Durchschnitt jene etwas besser abzuschneiden, die die trial period, d.h. das präoperative Leben in der gegengeschlechtlichen Rolle, am konsequentesten durchlebt hatten. Einzelwerte zu den Untergruppen werden hier nicht mitgeteilt, da das Verfahren, mit dem die Ergebnisse erzielt wurden, methodisch fragwürdig war (s. Anmerkung).

Suizidversuche / Rollenrückkehr

Ein Mann hatte im Zusammenhang mit der Penisoperation erhebliche Komplikationen und wollte nach mehrfachen erfolglosen Korrektureingriffen den neu geschaffenen Penis wieder entfernt haben, ohne deshalb die übrigen Schritte der Geschlechtsumwandlung in Frage zu stellen. Dieser Patient war wegen Medikamentenabhängigkeit und Suizidgedanken kurzzeitig in stationärer psychiatrischer Behandlung.

Erwähnte Nachuntersuchungen

Benjamin 1966, Edgerton u. Meyer 1973, Hamburger et al. 1953, Hastings 1974, Hore et al. 1975, Money 1971, Randell 1969

Indikationsempfehlungen

Die Autoren weisen darauf hin, daß die kontinuierliche Betreuung in einem Behandlungsprogramm und das erfolgreiche Durchlaufen des Alltagstests prognostisch günstig sind. Als Kontraindikationen betrachten sie es, wenn ein Patient das Behandlungsprogramm vorzeitig verläßt bzw. vorzeitig operative Schritte fordert.

Einschätzung der Autoren

"Auf der primitivsten Ebene betrachtet, legen diese Ergebnisse die Schlußfolgerung nahe, daß eine signifikante Änderung der Anpassungswerte entweder über den Weg des chirurgischen Eingriffs oder aber einfach im Laufe der Zeit erfolgt, in der jemand Kontakt mit einem strukturierten Forschungsprojekt hat und dort akzeptiert wird. Operierte, die präoperativ den Härtetest des Lebens und Arbeitens in der gewünschten Geschlechtsrolle nicht bestanden, schnitten schlechter ab als die übrigen Operierten und die Nichtoperierten...Keiner der Patienten äußerte Bedauern über die Geschlechtsumwandlung, den Verlust der Reproduktionsorgane oder darüber, daß an deren Stelle gegengeschlechtliche Faksimiles gesetzt worden waren (Ausnahme s.o.). In sozio-ökonomischer Hinsicht veränderten sich die Operierten und Nichtoperierten wenig, wenn überhaupt" (S. 1014).

Die Autoren resümieren, daß "die konservativste Interpretation der Daten dahingeht, daß sich unter den Bewerbern für eine Geschlechtsumwandlung zwei Gruppen operationalisieren lassen, die sich angesichts einer Versuchsphase selber selektieren als solche, die die Operation machen, und solche, die dies nicht tun. In beiden Fällen tritt mit der Zeit eine an beobachtbaren Verhaltensvariablen beurteilbare Besserung ein. Die operative Geschlechtsumwandlung birgt im Sinne sozialer Rehabilitation keine objektiven

Vorteile in sich, obwohl sie für jene Patienten, die sie zielstrebig verfolgt und erfolgreich eine Versuchsphase überstanden haben, subjektiv befriedigend ist" (S. 1015).

Anmerkung

Weil diese Publikation in der Fach- und Laienpresse so häufig zitiert wurde, erscheint es uns wichtig, ausführlich darzulegen, warum die Ergebnisse der Arbeit unbrauchbar sind und daher die daraus abgeleiteten Folgerungen nicht stützen können.

Das von den Autoren verwendete Punktesystem ist undifferenziert, weil z.B. nicht ersichtlich ist, ob Festnahmen wegen Cross dressing oder wegen Straftaten erfolgten; ob die als 'geschlechtsangemessen' bzw. als 'geschlechtsunangemessen' bezeichneten Partnerschaften der Operierten Partnerschaften waren, die über die Operation hinaus Bestand hatten, oder erst postoperativ eingegangen worden waren, ob es sich um Wohngemeinschaften oder sexuelle Partnerschaften handelte, ob die operativen Ergebnisse erlaubten, Geschlechtsverkehr zu haben, oder nicht; und ob die psychiatrischen Kontakte bzw. stationären Aufenthalte ausschließlich im Zuge der nachdrücklichen Verfolgung des Ziels einer Geschlechtsumwandlung zustande gekommen waren, oder wegen anderer psychiatrischer Erkrankungen. Man erfährt z.B. nicht, ob auch Routinekontakte zum betreuenden Psychiater mitgezählt sind.

Die von den Autoren vorgenommenen Bewertungen sind unsinnig, weil z.B. das Geschlecht des Partners oder der Partnerin, mit der bzw. dem ein Patient zusammenlebte, prä- bzw. postoperativ gegenpolig bewertet wurde. Ein Alleinstehender, der möglicherweise gar nicht in der Lage war, längerfristige Beziehungen einzugehen und aufrechtzuerhalten, schnitt besser ab (0) als ein MF-TS, der über Jahre mit einer Freundin zusammenwohnte (eine intime Beziehung hatte?), und dies auch über den Zeitpunkt der Operation hinaus, dessen Beziehung nach der Operation aber als 'geschlechtsunangemessen' eingestuft wurde (-1). Stationäre psychiatrische Behandlung schlug negativer zu Buche (-3) als eine Haftstrafe (-2). Der Beruf des Klempners (Hollingshead job level 4) zählte genau so viel wie die postoperative, 'geschlechtsangemessene' Ehe (+2).

Die von den Autoren mitgeteilten Zahlen und Tabellen wirken unseriös, weil nach der Punktetabelle ein Maximum von nur acht Minuspunkten und fünf Pluspunkten erreicht werden kann, in der Ergebnistabelle (S. 1014) aber Streubreiten von -18 bis +19 angegeben sind. Wie diese Zahlen zustandegekommen sind, bleibt völlig im Dunkeln. Gegen die von Fleming et al. (1980) geäußerte Vermutung, daß jede Kategorie mehrfach vergeben werden konnte, sprechen folgende Überlegungen: Es ist zwar vorstellbar, daß bei Mehrfachbewertung eine Zahl von achtzehn Minuspunkten zustande kommen kann, z.B. durch drei stationäre psychiatrische Aufenthalte (3 x -3) plus drei Haftstrafen (3 x -2) plus drei 'geschlechtsunangemessene' Partnerschaften (3 x -1). Unersichtlich ist aber, wie man mit dem Punktesystem neunzehn Pluspunkte erzielen kann, es sei denn z.B. durch fünf 'geschlechtsangemessene' Ehen (5 x +2) plus drei verschiedene akademische Berufe (3 x +3) im Nachuntersuchungszeitraum. Man fragt sich, wie es kam, daß eine renommierte Fachzeitschrift so undurchsichtiges Zahlenmaterial publizierte. Meyer und Reter hielten die mitgeteilten Daten für die gewissermaßen objektivsten Daten ihrer Erhebung und ließen so gut wie alle subjektiven Angaben der Nachuntersuchten weg. Möglicherweise wäre dort mehr zu erfahren gewesen.

Problematisch ist auch die Verwendung der Nichtoperierten als Kontrollgruppe, insbesondere weil sich 40 % (14 von 35) der Nichtoperierten im Verlauf der Nachuntersuchung doch noch operieren ließen und die zurückbleibenden 21 weiterhin, wenn auch vielleicht nicht sehr zielstrebig, das Ziel, operiert zu werden, verfolgten. Wären die im Verlauf der Nachuntersuchung doch noch Operierten gleich zur Teilstichprobe der Operierten gerechnet worden, hätte sich der durchschnittliche Nachuntersuchungszeitraum der Operierten verkürzt. Wie sich die übrigen Ergebnisse dadurch verändert hätten, ist nicht beurteilbar; die Autoren stellen dazu auch keine Überlegungen oder Berechnungen an. (Vgl. die Anmerkung zur Arbeit von Edgerton und Meyer [1973], ferner die Kritiken bei Fleming et al. [1980], Lothstein [1982] und Abramowitz [1986].)

Wyler, Battegay, Krupp, Rist und Rauchfleisch 1979

Psychiatrische Universitätsklinik Basel, Schweiz

Die Veröffentlichung ist eine Kurzfassung der medizinischen Dissertation von Jane Wyler (1978). Sie enthält im Vergleich zu dieser Dissertation keine neuen Gesichtspunkte. Einige Abweichungen in den mitgeteilten Zahlen sind nicht erläutert.

HUNT UND HAMPSON 1980 b

Department of Psychiatry and Behavioral Sciences, Gender Dysphoria Clinic, University of Washington, Seattle, Wa., USA

Die Arbeit berichtet von einer methodisch klar aufgebauten Untersuchung. Es wurde eine Patientengruppe, die an derselben Einrichtung eine im wesentlichen einheitliche Behandlung erfahren hatte, mit einem standardisierten Erhebungsinstrument (Hunt u. Hampson 1980 a) untersucht. Die Einschätzungen erfolgen durch zwei Beurteiler jeweils unabhängig voneinander, von denen einer an der Behandlung beteiligt war. Die Ergebnisdarstellung ist jedoch wenig anschaulich, da sie sich weitgehend auf die Mitteilung der Meßwerte beschränkt.

Stichprobe	Frauen (MF-TS)
Gesamtgruppe*	(250)
Operiert und nachuntersucht	17

* Alle Patienten, die sich in den Jahren 1968 bis 1972 wegen einer Geschlechtsumwandlungsoperation an die oben genannte Einrichtung gewandt hatten. In der Arbeit wird nicht nach Geschlechtern unterschieden, so daß möglicherweise in dieser Gesamtzahl auch FM-TS enthalten sind.
** In das Behandlungsprogramm aufgenommen und operiert wurden Patienten, wenn sie folgende Bedingungen erfüllten: 1. Langanhaltende gegengeschlechtliche Identifikation, die anders nicht beeinflußbzw. revidierbar und nach Urteil des Psychiaters nicht psychotisch bedingt war. 2. Körperliches Erscheinungsbild, Auftreten und Verhalten mußten weiblich sein, und die Patienten mußten mindestens sechs Monate lang in der gewünschten Geschlechtsrolle gelebt haben. 3. Gemessen an Intelligenztests mußten die Patienten in der Lage sein, Möglichkeiten und Grenzen der Behandlung zu verstehen, und erwarten lassen, daß sie mit eventuell auftretenden Komplikationen fertig werden würden.

Nachuntersuchungszeitraum seit Operation

Mittelwert	8,2	Jahre
Streubreite	6,3-11	Jahre

Untersuchungsmethoden

Der Erstautor, der Mitglied des früheren Auswahlteams war, hatte mit den meisten Patienten über Jahre direkten brieflichen oder telefonischen Kontakt gehalten. Der Zweitautor war vermutlich ein unabhängiger Beurteiler. Beide Autoren führten mit dreizehn der siebzehn Frauen ein- bis dreistündige *Interviews*; elf Gespräche wurden in Anwesenheit beider Untersucher geführt, zwei von jeweils nur einem Untersucher. Diese beiden Gespräche wurden auf Tonband protokolliert und später vom anderen Untersucher eingeschätzt. Mit den vier Frauen, die aufgrund der Entfernung nicht zum Interview kommen konnten, wurden im Laufe eines Jahres mindestens fünf Telefonate geführt. Zusätzlich wurden Informationen über die Patienten von ihren Partnern, Familienangehörigen oder anderen Personen, zu denen die Patienten engen Kontakt hatten, berücksichtigt. Aufgrund dieser Informationen wurden alle siebzehn Frauen mittels einer standardisierten Rating-Skala (Hunt u. Hampson 1980 a) eingeschätzt.

Ferner füllten die Patientinnen eine Reihe *psychodiagnostischer Fragebögen* (MMPI, WAIS, Reitan Battery, Interpersonal Discrimination Task) aus. Angaben zur *präoperativen* Situation wurden vom Erstautor retrospektiv anhand der Klinikunterlagen zusammengestellt.

Bewertungsfelder und -kriterien

Mittels einer standardisierten 4-stufigen Rating-Skala, die im Anhang der Arbeit abgedruckt ist, wurden folgende fünfzehn Bereiche von den Autoren beurteilt: Stabilität der Berufstätigkeit, finanzielle Unabhängigkeit, Stabilität sozialer Kontakte, Zufriedenheit mit sozialen Kontakten, derzeitiges soziales Netzwerk, psychopathologische Auffälligkeiten, Drogenmißbrauch, Geschlechtsidentität, Wahl des Sexualpartners, Funktion der Vagina, sexuelle Zufriedenheit, zusätzliche kosmetische Eingriffe, derzeitige Reaktion der Familie.

Ergebnisse

Tabellarisch wird für jede Frau ein *Gesamt-Score als Maß für das Befinden zum Zeitpunkt der Nachuntersuchung* angegeben. Von maximal 45 erreichbaren Punkten haben drei Frauen 40 oder mehr, elf 30 und mehr, zwei mehr als 20 und eine 16 Punkte. Der Mittelwert liegt bei 33,9.

Darüber hinaus werden für fünf Bereiche die prä- und postoperativen Ausprägungen verglichen. Die *ökonomische Anpassung* (maximaler Punktwert 6) hatte sich im Mittel von 3,2 auf 4,5 verbessert; verschlechtert hatten sich in diesem Bereich drei Patientinnen. Die *zwischenmenschlichen Beziehungen* (maximaler Punktwert 9) hatten sich durchschnittlich von 5,2 auf 6,8 verbessert, eine Verschlechterung wurde bei fünf Frauen beobachtet. Der durchschnittliche Wert für *psychopathologische Auffälligkeiten* (6,7; maximaler Punktwert 9) war unverändert, eine Verschlechterung war in diesem Bereich bei vier Frauen aufgetreten. Die *sexuelle Anpassung* (maximaler Punktwert 3) war im Mittel von 1,0 auf 2,2 verbessert, nur bei einer Frau trat eine geringe Verschlechterung auf. Auch bei den *Reaktionen der Familie* gab es nur eine Verschlechterung zu verzeichnen; im Durchschnitt verbesserten sich die Patientinnen in diesem Bereich von 0,7 auf 1,7 (maximaler Punktwert 3). Ein *Verlangen nach weiteren chirurgischen Eingriffen* bestand bei 24 % der Frauen und wurde "ähnlich drängend vorgetragen, wie zuvor der Wunsch nach Geschlechtsumwandlung" (S. 436). Alle Ergebnisse werden, nach Bereichen geordnet, tabellarisch dargestellt. Einzelheiten, Inhaltliches oder individuelle Verläufe werden nicht mitgeteilt.

Suizidversuche / Rollenrückkehr

Zwei Frauen hatten ein bzw. sechs Jahre postoperativ je einen Suizidversuch gemacht. In beiden Fällen sahen die Autoren keinen Zusammenhang mit der Geschlechtsumwandlung, sondern mit aktuellen Partnerkonflikten. Die präoperative Suizidalität wird nicht quantifiziert. Es heißt nur pauschal: "Viele sagten spontan und mit großem Nachdruck, daß sie nur aufgrund der Geschlechtsumwandlung jetzt noch am Leben seien" (S. 435).

Keine der Frauen äußerte den Wunsch, in die frühere Rolle zurückzukehren. Im Gegensatz zum subjektiven Urteil der Frauen bezweifelten die Autoren bei einzelnen Frauen ernsthaft, daß sie sich als Frauen erlebten.

Erwähnte Nachuntersuchungen

Benjamin 1966, Hastings 1974, Hertz et al. 1961, Hoenig et al. 1971, Hore et al. 1975, Meyer u. Reter 1979, Money u. Ehrhardt 1970, Pauly 1968, Randell 1969, Stürup 1976, Wålinder u. Thuwe 1975

Einschätzung der Autoren

Die Autoren halten den Nachuntersuchungszeitraum für ausreichend lang, um aus den Ergebnissen Schlußfolgerungen über die Effektivität der Behandlung zu ziehen. "Obwohl die Gruppe der Patientinnen sehr unterschiedlich war, scheint es so, daß es allen besser geht" (S. 435).

Zu den psychodiagnostischen Testungen merken sie an, daß Veränderungen der Psychopathologie, soweit sie mit den angewandten Testverfahren meßbar sind, nicht zu objektivieren waren. Keine Bestätigung fanden sie für ihre Hypothese, daß Patienten, die, gemessen an den verwendeten psychodiagnostischen Testverfahren, differenzierter waren, mehr als die undifferenzierten von der Behandlung profitieren würden.

Indikationsempfehlungen

Bezüglich der Prognose und damit auch der Indikationsstellung sehen die Autoren in einem erfolgreichen präoperativen Leben in der gegengeschlechtlichen Rolle den besten Prädiktor. Gleichzeitig betonen sie aber, daß die Indikation für hormonelle und operative Geschlechtsumwandlung nicht automatisch nach erfolgreichem Alltagstest gestellt werden dürfe. Vielmehr müsse zusätzlich die "präoperative Ich-Stärke" (S. 436) in Betracht gezogen werden. Im übrigen entsprechen die Indikationsempfehlungen den Aufnahmekriterien (s.o.) in das Behandlungsprogramm.

Anmerkung

Kritisch anzumerken ist, daß Angaben über die Art der Behandlung fehlen. Dies gilt für die psychiatrische oder psychotherapeutische Behandlung ebenso wie für die Hormonbehandlung und die einzelnen operativen Interventionen. Bezüglich der Ergebnisdarstellung wäre es wünschenswert gewesen, daß über die Global-Scores hinausgehend etwas über das postoperative Befinden der Frauen mitgeteilt worden wäre, zumal zu den einzelnen Bereichen differenziertere Informationen erhoben worden waren.

LOTHSTEIN 1980

Department of Psychiatry, Case Western Reserve University, Cleveland, Ohio, USA

In der Case Western Reserve University in Cleveland, Ohio, wurde 1974-1975 eine Gender Identity Clinic eingerichtet. Die bereits vorher dort operierten sieben Frauen (Gruppe I) wurden mit einer zweiten Gruppe von vierzehn postoperativen Patienten, die in der Gender Identity Clinic behandelt worden waren, verglichen unter dem Gesichtspunkt, wie sich die psychiatrische bzw. psychotherapeutische Betreuung durch die Gender Identity Clinic ausgewirkt hatte.

Stichprobe	Frauen	Männer
Gruppe I		
Operiert und nachuntersucht	7	0
Gruppe II*		
Operiert und nachuntersucht	8	6

* Die vierzehn Mitglieder der Gruppe II waren aus 120 Bewerbern ausgewählt worden.

Art der Behandlung*

Psychotherapie**	8	Psychotherapie	6
Penektomie/Orchidektomie	8	Brustverkleinerung	6
Scheidenoperation	7	Penisoperation	3

* Für Gruppe I fehlen detaillierte Angaben zur Behandlung. Sieben Frauen (drei weiße, vier schwarze) waren vor Einrichtung der Gender Identity Clinic, d.h. vor 1974/75 operiert worden. Auch für Gruppe II, d.h. für Patienten, die nach Einrichtung der Gender Identity Clinic behandelt wurden, sind die hier wiedergegebenen Daten z.T. nur indirekt aus dem laufenden Text zu erschließen.
** Durchschnittlich 2,7 Jahre Gruppen- oder Einzelpsychotherapie.

Alter bei der Nachuntersuchung

Mittelwert		
Gruppe I	26,43 Jahre	
Gruppe II	32,5 Jahre	28,83 Jahre
Streubreite	22-42 Jahre	21-42 Jahre

Nachuntersuchungszeitraum seit Operation

	Gruppe I	Gruppe II
Mittelwert	5,07 Jahre*	1,9 Jahre
Streubreite	0,5-3,5 Jahre	

* Der Nachuntersuchungszeitraum lag zwar nach Angaben des Autors im Mittel bei 5,07 Jahren, doch wurden alle im folgenden zu dieser Gruppe mitgeteilten Ergebnisdaten im ersten postoperativen Jahr erhoben, so daß es korrekter wäre, für Gruppe I eine Nachuntersuchungszeit von maximal einem Jahr anzugeben.

Untersuchungsmethoden

Die beiden Gruppen wurden mit unterschiedlichen Methoden untersucht. Bei *Gruppe I* wurden die Krankenblätter als Quelle benutzt, die maximal bis ein Jahr postoperativ Aufzeichnungen enthielten. Darüber hinaus wurde mit dem früher behandelten Arzt gesprochen. Für *Gruppe II* wurde ein 59 Items umfassender Fragebogen entwickelt, der von den Patienten bei Routinebesuchen nach drei Monaten, nach sechs Monaten, nach einem Jahr und weiterhin jährlich ausgefüllt werden sollte, was in dieser Regelmäßigkeit allerdings nicht geschah. Ein Patient verweigerte das Ausfüllen des Fragebogens grundsätzlich. Es wurden ferner unsystematisch Informationen von Psychotherapeuten, Ärzten, anderen Patienten und aus Hausbesuchen einbezogen. Gruppe II wurde testpsychologisch mit dem MMPI untersucht. Der Autor war an der Behandlung der Patienten (zumindest Gruppe II) beteiligt.

Bewertungsfelder und -kriterien

Der Fragebogen umfaßte offene und likert-skalierte Items zum sexuellen, psychischen, sozialen, ökonomischen, elterlichen, familiären und gesundheitlichen Befinden.

Ergebnisse

In Gruppe I hatten die Frauen viele kleinere *Operationskomplikationen* (Vaginalstenose, Infektionen, Dysurie), bei vier Frauen war die Vagina für Geschlechtsverkehr nicht tief genug, ohne daß sie sich deshalb nachoperieren ließen. Keine Frau von Gruppe I bereute die Operation. In Gruppe II waren die Frauen mit einer Ausnahme (Rektovaginalfistel und Vaginalstenose) zufrieden mit dem Operationsergebnis.

Die *sozial-psychologische Anpassung* von Gruppe I wird als schlecht bis mäßig bezeichnet. Eine Patientin dieser Gruppe war unmittelbar postoperativ für wenige Stunden psychotisch geworden. Bei Gruppe II wurden fünf unmittelbar postoperative psychotische Episoden beobachtet, die spontan wieder verschwanden. Die MMPI-Testungen zeigten zwischen präoperativem und postoperativem Meßzeitpunkt keine statistisch signifikanten Persönlichkeitsveränderungen. Gemessen an Polaritätsprofilen zeigten sich die Patienten dagegen im Vergleich zur präoperativen Situation weniger fixiert auf ein Geschlechtsrollenstereotyp.

In Gruppe I waren 75% der Frauen arbeitslos; in Gruppe II lebten und arbeiteten alle Personen in der neuen Geschlechtsrolle. Die *Arbeitssituation* hatte sich in dieser Gruppe bei 64% verbessert und bei 7% verschlechtert.

Das *Sexualleben* hatte sich bei 67% der Männer und Frauen von Gruppe II verbessert. Postoperativ wurde kein signifikanter Anstieg sexueller Aktivität oder der Anzahl von Sexualpartnern beobachtet. Die Frauen tendierten jedoch eher dazu, sich einem neuen Partner zuzuwenden, während die Männer meist mit ihrer jeweiligen früheren Partnerin zusammenblieben.

Straffälligkeit und *Alkoholmißbrauch* wurden in Gruppe II postoperativ nicht beobachtet.

Suizidversuche / Rollenrückkehr

Die präoperative Suizidalität ist nicht dokumentiert. Postoperativ wurde eine Frau aus Gruppe II wegen einer akuten Depression mit suizidalen Tendenzen kurzfristig stationär behandelt; zwei Frauen und drei Männer äußerten im ersten postoperativen Jahr Suizidgedanken, später nicht mehr.

Erwähnte Nachuntersuchungen

Benjamin 1966, Meyer u. Reter 1979, Money u. Ehrhardt 1970, Pauly 1968, Randell 1969, Wålinder u. Thuwe 1975

Einschätzung des Autors

Der Autor bewertet seine Ergebnisse einerseits als relative Bestätigung früherer Nachuntersuchungen, insofern sich bei etwa 65% seiner Patienten im psychologischen und sozialen Bereich Verbesserungen einstellten. Andererseits liege dieser Prozentsatz deutlich unter den Angaben früherer Nachuntersuchungen, wo von Verbesserungen von etwa 80% der Patienten berichtet werde. Dem Autor geht es darum, dem Diktum, daß die Psychotherapie bei Transsexuellen nutzlos sei, entgegenzutreten. Dazu vergleicht er die beiden Gruppen, von denen die erste keine psychotherapeutische Betreuung, die zweite sowohl prä- wie auch postoperativ psychotherapeutische Betreuung hatte. Insbesondere wird darauf verwiesen, daß sich Patienten postoperativ in einem ständigen Veränderungsprozeß befinden, so daß das Vorgehen anderer Nachuntersucher insuffizient sei, insofern es nur eine Momentaufnahme der Patienten zu einem bestimmten Zeitpunkt erfaßt. Demgegenüber seien Verlaufsbeobachtungen überlegen. Frühestens etwa zwei Jahre nach dem operativen Eingriff könne man ein einigermaßen sicheres Urteil über die Ergebnisse der Behandlung treffen. Psychotherapie könne in seltenen Fällen dazu dienen, daß sich Patienten stabilisieren, ohne die chirurgische Lösung weiterverfolgen zu müssen. Darüber hinaus sei die Psychotherapie aber vor allem postoperativ wichtig, weil oft erst postoperativ ein therapeutisches Arbeitsbündnis zustande komme. Die Ansicht, eine operative Geschlechtsumwandlung mache die Psychotherapie entbehrlich, müsse revidiert werden. Die Probleme der Patienten nach der Operation seien psychisch verankert und daher durch operative Eingriffe allein nicht zu beheben, sondern sie bedürften der weiteren psychotherapeutischen Bearbeitung.

Indikationsempfehlungen

Bedingungen für die Zulassung zu Gruppe II waren: Mindestalter von 21 Jahren, Familienstand ledig oder geschieden, erfolgreiches Berufsleben in der neuen Geschlechtsrolle seit mindestens einem Jahr, einigermaßen ausgeprägte geistige und psychische Stabilität, körperliche Gesundheit, keine wesentlichen Konflikte mit dem Gesetz.

Anmerkung

Tatsächlich läßt sich das Anliegen des Autors, auf die Notwendigkeit prä- und postoperativer psychotherapeutischer Begleitbehandlung hinzuweisen, aus klinischer Erfahrung nur unterstützen, auch wenn seine Daten kaum geeignet sind, diese Notwendigkeit zu belegen. Es fehlen Angaben über Beginn und Dauer der Hormonbehandlung ebenso wie Einzelheiten zur operativen Behandlung. Vor allem aber ist der Darstellung nicht zu entnehmen, wieviele und welche Art von psychotherapeutischen Kontakten die Patienten hatten, und was in der Psychotherapie bearbeitet wurde. Obwohl der Autor sagt, daß polichirurgische Wünsche nicht beobachtet wurden, berichtet er über Beschwerden bezüglich Tiefe und Weite der Vaginae und des kosmetischen Ergebnisses im Bereich der Vulvae, sowie über Wünsche nach kleineren Händen oder einem kleineren Adamsapfel, nach breiteren Hüften, weniger Bart und helleren Stimmen. Bei den Männern bezog sich Unzufriedenheit auf das mangelhafte Ergebnis von Penisoperationen. Patienten, die diesen Eingriff hatten vornehmen lassen, waren postoperativ besonders anfällig für Konflikte und depressive Reaktionen.

Die Angaben zu den objektiven operativen Ergebnissen und der subjektiven Reaktion darauf sind widersprüchlich. Angesichts der kleinen Stichprobe sind die verwendeten Prozentangaben nicht angemessen. Die Daten über die als Vergleichsgruppe dienende Gruppe I sind so spärlich, daß Vergleichsberechnungen gar nicht angestellt werden können.

SPENGLER 1980

Abteilung für Sexualforschung der Psychiatrischen und Nervenklinik des Universitätskrankenhauses Eppendorf, Hamburg, Bundesrepublik Deutschland

Die Nachuntersuchung war im Zusammenhang mit den Beratungen über das Transsexuellengesetz rasch zusammengestellt worden, um auf die Bedeutung der rechtlichen Anerkennung des Geschlechtswechsels aufmerksam zu machen.

Stichprobe	Frauen (MF-TS)	Männer (FM-TS)
Gesamtgruppe*	(62)	(25)
Diagnose TS	(36)	(21)
Operiert und nachuntersucht	13	6

* Personen, die im Zeitraum 1973-1977 die o.g. Einrichtung wegen Geschlechtsidentitätsstörungen aufgesucht hatten.

Art der Behandlung

Penektomie/Orchidektomie	13	Brustverkleinerung	6
Brustvergrößerung	1*	Hyster-/Ovarektomie	4
Scheidenoperation	7**		

* Wegen Östrogenunverträglichkeit.
** Wegen des damals üblichen zweizeitigen operativen Vorgehens war bei mehr als der Hälfte der Patienten die Behandlung zum Zeitpunkt der Nachuntersuchung noch nicht abgeschlossen.
Zeitraum der Operationen 1975-1977

Alter bei Operation

Mittelwert	35	Jahre	26,3	Jahre
Streubreite	22-55	Jahre	22-32	Jahre

Nachuntersuchungszeitraum seit erster Operation

Mittelwert	1	Jahr	1,3	Jahre
Streubreite	0,5-2,5	Jahre	0,7-2	Jahre

Untersuchungsmethoden

Der Autor, der nicht an der Behandlungsindikation beteiligt war, führte mit den Patienten halbstandardisierte Interviews von halb- bis einstündiger Dauer. Angaben zur präoperativen Situation wurden den Krankenakten entnommen.

Bewertungsfelder und -kriterien

Folgende Bereiche wurden in die Bewertung der postoperativen Situation einbezogen: Beruf, soziale Beziehungen, sexuelles Verhalten, psychische Verarbeitung und Korrekturwünsche. Der Autor hielt diese Daten für weitgehend untersucherunabhängig.

Ergebnisse

Frauen: Im Behandlungszeitraum verloren vier Frauen ihren *Arbeitsplatz*. Vor der Operation wechselten vier, danach fünf den Beruf. Arbeitslos war vor der Behandlung eine Frau, danach waren es zwei Frauen. Die formale Akzeptanz der Rolle am Arbeitsplatz war präoperativ bei fünf Frauen unsicher, postoperativ bei allen Beschäftigten gegeben. *Kontakte* zur Familie bestanden präoperativ bei acht, postoperativ bei neun Frauen. Während präoperativ nur sieben der dreizehn Frauen soziale Kontakte auch zu Bekannten, Freunden oder Kollegen unterhielten, galt dies postoperativ mit einer Ausnahme für alle. In festen *Partnerschaften* lebten postoperativ sechs Frauen. Acht hatten *Geschlechtsverkehr* versucht, wobei dies bei zweien nur mit Schwierigkeiten und bei zwei weiteren gar nicht gelang. Acht Frauen berichteten von *Orgasmuserleben* im Zusammenhang mit Koitus oder anderen sexuellen Betätigungen. Die Tatsache, operiert zu sein, bewerteten je sechs Frauen als sehr positiv bzw. positiv. Eine Frau, deren Behandlung noch nicht abgeschlossen war, war sich diesbezüglich unsicher. *Depressive Stimmungsschwankungen* erlebten zwei Frauen, die die Behandlung abgeschlossen, und drei, die die operative Behandlung noch nicht abgeschlossen hatten. Dessen ungeachtet sagten fast alle Frauen, daß es ihnen seit der Operation *besser gehe*. Weitere *Korrekturwünsche* äußerten vier Frauen, deren operative Behandlung noch nicht beendet war, sowie sechs Frauen, bei denen die Behandlung als abgeschlossen galt. Fünf Frauen wünschten eine operative Brustvergrößerung.

Männer: Im Behandlungszeitraum verloren drei Männer ihren *Arbeitsplatz*. Die formale Akzeptanz der Rolle am Arbeitsplatz war sowohl präoperativ wie auch postoperativ bei drei Patienten gegeben, bei zweien unsicher. Bei einem Mann war sie präoperativ nicht vorhanden, ein Mann war postoperativ arbeitslos. Alle Männer hatten prä- und postoperativ *Kontakt* zu ihren Familien sowie soziale Kontakte zu Freunden, Bekannten und Kollegen. In festen *Partnerschaften* lebten fünf Männer. *Psychisch* fühlten sich alle stabil und bewerteten die Tatsache, operiert zu sein, positiv bzw. sehr positiv. Nur zwei, deren operative Behandlung noch nicht abgeschlossen war, berichteten über *depressive Verstimmungen*. Weitere *Korrekturwünsche* bezüglich einer Penisoperation äußerten zwei Männer.

Suizidversuche

Aus der *Vorgeschichte* von fünf der neunzehn operierten Patienten waren Suizidversuche bekannt; ein weiterer, noch nicht operierter Patient hatte sich suizidiert. *Postoperativ* äußerten drei Frauen, die in der Vorgeschichte bereits Suizidversuche gemacht hatten, Suizidgedanken, machten aber keine entsprechenden erneuten Versuche.

Erwähnte Nachuntersuchungen

Hastings 1974, Hastings u. Markland 1978, Jayaram et al. 1978, Money 1971, Money u. Ehrhardt 1970, Steiner 1976, Wålinder 1967

Einschätzung des Autors
"Die bei uns seit 1973 verbindlichen strengen Richtlinien der Indikationsstellung, insbesondere die Wartezeiten des 'real-life-test' und der präoperativen Behandlung mit Hormonen sind generell berechtigt. Ein strenges Behandlungsprogramm ist unerläßlich. Gerade bei hormonell anderweitig behandelten Patienten ist eine längere Beobachtungszeit nötig. Unter diesen Bedingungen ist bei unseren Patienten mit wenigen Ausnahmen eine befriedigende und gute postoperative Stabilisierung zu beobachten, trotz der Belastung durch äußere Faktoren und der bei einigen Patienten nicht geradlinigen klassisch-transsexuellen Anamnese" (S. 102). Der Autor bezeichnet die operative Behandlung als eine "uns mangels therapeutischer Alternativen, angesichts des Versagens der Psychotherapie aufgezwungene [Behandlung]. Als solche ist sie eine notwendige Heilbehandlung und vermag vielen Patienten ein menschenunwürdiges und tief belastetes Leben zu ersparen, als solche hat sie nachweislich Erfolge" (S. 103).

Indikationsempfehlungen
"Für Mann-zu-Frau-Patienten scheinen bei der Indikationsstellung als (sic) ungünstige prognostische Konstellationen zu sein: schlechte soziale Integration, z.B. Bindung an die transvestitische Subkultur, Kontaktstörungen; Loslösung von der Familie, Berufslosigkeit; nicht von uns indizierte hormonelle Vorbehandlungen und damit Verhinderung einer planvollen therapeutischen Ausrichtung auf die Operation, schlechte Kooperation des Patienten; Unklarheit des Behandlungsplanes, schlechte Aufklärung; langjährige Entwicklung der Transsexualität, Jahre der Abwehr dieser Orientierung, z.B.Eheversuch; Suizid- und Selbstbeschädigungstendenzen" (S. 102).

Anmerkung
In der Untersuchung wurden willkürlich kurz- und langfristige Katamnesen ausgeschlossen mit dem Argument, daß "sich psychische und soziale Reaktionen mit längerem Zeitabstand stark ändern" (S. 98). Gerade wenn dies tatsächlich so sein sollte, wären aber Daten, die sich auch auf längerfristige Katamnesen stützen, die zudem dem Autor angeblich zugänglich waren, aussagekräftiger gewesen. Die als prognostisch ungünstig bezeichneten Faktoren sind, selbst wenn sie angemessen sein sollten, aus den Daten des Autors nicht herzuleiten. Das vom Autor wiederholt geforderte strenge Behandlungsregime läßt nicht recht erkennen, was den Patienten außer der Strenge als Hilfe angeboten wurde oder werden könnte. Auch die in der Literatur häufig wiederholte Behauptung vom Versagen der Psychotherapie findet in dieser und vergleichbaren Nachuntersuchungen keinen Beleg, zumal hier als präoperative Behandlung im wesentlichen nur Hormonverabreichung und der als "Wartezeit" charakterisierte "real-life-test" genannt werden.

Zingg, König, Cornu, Wildholz und Blaser 1980

Medizinische, Urologische und Psychiatrische Klinik der Universitätskliniken Bern, Schweiz

Die Arbeit berichtet über in Bern behandelte Frauen. Der Schwerpunkt der Darstellung liegt auf technischen Fragen der urologischen und plastisch-chirurgischen Interventionen und dabei auftretender Komplikationen. Es handelt sich um das urologische Pedant zur psychiatrischen Dissertation von Simona-Politta (1983). Beschrieben wird dieselbe Stichprobe, die gleichzeitig eine erweiterte Teilstichprobe Operierter aus der Arbeit von König et al. (1978) darstellt. Zur generellen Charakterisierung des Berner Patientenkollektivs wird auf König et al. (1978), Simona-Politta (1983) und Dudle (1979) verwiesen.

Stichprobe	Frauen
Operiert und nachuntersucht	19

Art der Behandlung*	
Penektomie/Orchidektomie	19
Brustvergrößerung	19
Scheidenoperation	19

* Fünfzehn Patienten wurden durch das Berner Team diagnostiziert, vorbereitet und operiert. Drei Patienten wurden vom Erstautor auswärts operiert; ein Patient war andernorts bereits voroperiert worden und nur zu einer Korrekturoperation nach Bern gekommen. Bei neunzehn Patientinnen wurden insgesamt 26 operative Eingriffe vorgenommen.

Operationskomplikationen	
Lokale Abszeßbildung	4
Funktionelle Vaginastenose*	2
Generelle Vaginastenose	8

* Als funktionelle Stenosen bezeichnen die Autoren Stenosen, die im Zusammenhang mit sexueller Erregung auftraten und darauf zurückzuführen waren, daß Teile der Schwellkörper am Scheideneingang belassen worden waren.

Untersuchungsmethoden

Es fanden regelmäßige Nachkontrollen durch den Endokrinologen, in größeren Abständen auch durch den Psychiater und Chirurgen statt. Spezifische Untersuchungsinstrumente oder -methoden werden nicht genannt.

Bewertungsfelder und -kriterien

Bewertungsfelder und -kriterien sind nicht angegeben. Im wesentlichen wird auf Operationsergebnisse und -komplikationen eingegangen. Aspekte der sozialen Einschätzung werden kurz erwähnt.

Ergebnisse

Von den zwölf Frauen, deren Erstoperation mehr als ein Jahr zurücklag, waren sieben mit dem erreichten Resultat *zufrieden*. Vier hatten *sexuelle Schwierigkeiten* (Schmerzen beim Geschlechtsverkehr, Anorgasmie). Zwei davon wünschten eine *Korrekturoperation*. Bei einer Frau waren zwei zusätzliche Korrektureingriffe nötig. "Das erreichte Resultat ist nun so gut, daß nach Aussagen der Patientin, die als Prostituierte tätig ist, selbst anspruchsvolle Kunden voll auf die Rechnung kommen" (S. 74).

"Vom *kosmetischen Standpunkt* aus kann das Resultat der Vaginalplastik durchwegs als befriedigend bis sehr gut beurteilt werden" (S. 74). Mit einer Ausnahme sind alle Frauen *sozial eingegliedert*. Eine Frau ist wegen Psychopathie und leichter Debilität in einer psychiatrischen Klinik; die Geschlechtsumwandlung hat aber zu einer ganz erheblichen Entspannung und Besserung der vorher suizidalen und pyromanen Patientin geführt. Vier Frauen unterhalten *feste Beziehungen* zu einem Mann oder sind verheiratet. Keine der Frauen *bereut* den Eingriff.

Erwähnte Nachuntersuchungen

Benjamin 1966, Hamburger et al. 1953, Hastings 1974, Hore et al. 1975, Koenig et al. 1978, Laub u. Fisk 1974, Pauly 1965, 1968, Steiner 1976, Stürup 1976, Turner et al. 1978

Einschätzung der Autoren und Indikationsempfehlungen

"(a) Bei Transsexuellen muß eine interdisziplinäre Arbeitsgruppe den Patienten eingehend und wiederholt untersuchen, bevor mit irgendeiner geschlechtsumwandelnden Therapie begonnen wird. (b) Jeglicher irreversiblen Operation hat eine während [sic] mindestens ein Jahr, evtl. länger dauernde Probezeit der Hormonbehandlung und ein Einleben in die gewünschte Rolle (cross-dressing) vorauszugehen. (c) Der Patient muß wiederholt und von verschiedenen Ärzten der Arbeitsgruppe über die Art der hormonellen und chirurgischen Behandlung sowie deren Möglichkeiten und Grenzen orientiert werden. (d) Der Patient sollte immer wieder daran erinnert werden, daß er auch nach der Operation lebenslänglich eine hormonelle Substitutionsbehandlung braucht, nicht nur wegen seiner sexuellen Bedürfnisse, sondern auch wegen des Bedarfs an anabolen Hormonen" (S. 75f).

Ball 1981

Department of Psychiatry, University of Melbourne, Fitzroy, Victoria, Australien

Die Arbeit ist interessant, weil sie die Anfänge der Transsexuellenbehandlung in Australien schildert. Der Autor begegnete erstmals während seiner Ausbildung in England in den Nachkriegsjahren, noch vor der Popularisierung der Kategorie Transsexualismus durch Cauldwell (1949), einem (australischen) Patienten, der eine Symptomatik bot, wie sie später als transsexuelle Symptomatik beschrieben wurde. Bis 1964 stand er operativen Behandlungsmethoden bei Transsexualismus extrem skeptisch gegenüber. Selbst bei Patienten, die wegen Selbstkastrationsversuchen ständig in Lebensgefahr schwebten, hielt er es für besser, "das chirurgische Verfahren darauf zu beschränken, die männlichen Genitalien unsichtbar zu machen, statt sie zu amputieren" (Roth und Ball 1964, zit. S. 41). Er zeigt, wie sich die Anamnesen Transsexueller ebenso wie die Behandlungsstrategien der Ärzte, z.B. im Verleugnen homosexueller Kontakte, den konservativen Erwartungen der australischen Gesellschaft anpaßten.

Stichprobe	Frauen
Gesamtgruppe*	(209)
Operiert**	30
Nachuntersucht	24

* Persönlich im Laufe von dreißig Jahren vom Autor betreute Patienten beiderlei Geschlechts aus Großbritannien, Kanada, Australien und Neuseeland.
** Die Gruppe wird als 'erste Melbourner Serie' bezeichnet, ist also vermutlich keine Gesamtstichprobe der Operierten.

Art der Behandlung

Statt der Darstellung von Einzelheiten der Behandlung der Nachuntersuchungsstichprobe wird lediglich das allgemeine Vorgehen an der Klinik in Melbourne referiert. Danach war nach ambulanter oder stationärer Diagnostik ein mindestens zweijähriges Leben in der Frauenrolle erforderlich, bevor die Indikation zur Operation gestellt wurde. Unterdessen wurde die Hormonbehandlung vorgenommen. Die Operationen wurden alle vor 1976 durchgeführt, bis auf die ersten beiden jeweils in einer Operationssitzung.

Über *Operationskomplikationen* wird mitgeteilt, daß fünf Frauen Probleme mit der Vagina hatten. Bei einer älteren Patientin, die als eine der ersten operiert worden war, kam es zum Verlust der halben Vagina. Zwei Patientinnen hatten intraoperativ eine Blasenfistel, die im einen Fall erfolgreich versorgt werden konnte, im anderen trotz mehrfacher Korrekturversuche offen blieb. Eine weitere Patientin hatte eine Rektovaginalfistel, die ohne Dauerfolgen behandelt werden konnte. Schließlich war bei einer Patientin die Vagina zu klein.

Nachuntersuchungszeitraum seit Operation*

Minimum	zwei Jahre

* Da eine Patientin schon acht Jahre verheiratet war, lag deren Operation zum Nachuntersuchungszeitpunkt mindestens acht Jahre zurück. Der Titel der Arbeit (Thirty years experience with transsexualism) läßt vermuten, daß es sich durchschnittlich um lange Nachuntersuchungszeiträume handelt. Möglicherweise handelt es sich aber tatsächlich nur um jeweils zwei Jahre, und die längeren "Nachuntersuchungszeiträume" sind nur darauf zurückzuführen, daß die Publikation erst einige Jahre nach Abschluß der einzelnen Untersuchungen erfolgte. Alle Patienten hatten sich verpflichtet, mindestens zwei Jahre postoperativ Kontakt zum Autor zu halten, was sie mit einer Ausnahme einhielten. Nachuntersuchungszeitpunkte sind nicht definiert.

Untersuchungsmethoden

Persönliche Kontakte zum Autor, der die Patienten auch schon vor der Operation betreut hatte. Keine systematische Dokumentation.

Bewertungsfelder und -kriterien

Die Bewertungsfelder sind Partnerschaft und sexuelle Funktionsfähigkeit. Kriterien, nach denen diese beurteilt werden, sind nicht angegeben.

Ergebnisse

Tabellarisch werden von 23 Frauen Beruf, sexuelle Aktivität und Art der Partnerschaftsbeziehung aufgeführt. Alle Frauen waren sexuell aktiv; vier hatten nicht näher bezeichnete Schwierigkeiten beim Geschlechtsverkehr. Fünf Frauen hatten geheiratet, zehn lebten in festen Partnerschaften, die seit ein bis acht Jahren Bestand hatten. Eine Patientin war verstorben; nähere Angaben werden dazu nicht gemacht. Der Autor betont die hervorragende technische Qualität der chirurgischen Eingriffe und "die gute soziale Anpassung in den meisten Fällen ... die Patienten führen ein aktives und produktives Leben" (S. 42).

Fallbeispiele

Zwei Beispiele prominenter Patientinnen werden etwas ausführlicher dargestellt, nämlich eine Patientin aus einer Maori-Familie mit acht Söhnen, von denen außer der beschriebenen Patientin bereits ein weiteres Geschwister eine Geschlechtsumwandlungsoperation in Kairo hinter sich gebracht hatte, ein Bruder homosexuell war und ein weiterer transvestierte und möglicherweise auch transsexuell war; ferner eine Patientin aus einer berühmten englischen Familie, die nach dem Tod der Mutter in die männliche Rolle zurückkehrte, um das Familienerbe antreten zu können. Die Patientin übte anschließend ihren Beruf als Mann aus und lebte mit einer Frau zusammen. Nach dem Tod der Partnerin bat sie um eine erneute Operation, da die früher angelegte Scheide inzwischen obliteriert war. Sie konnte sich aber vom Wunsch nach einer weiteren Operation im Laufe der Zeit wieder distanzieren.

Suizidversuche / Rollenrückkehr
Erpressungsversuche mit Suiziddrohungen führten zum Ausschluß aus dem Behandlungsprogramm. Quantitative Angaben dazu fehlen. Eine Frau lebte vorübergehend, aber ohne Rückumwandlungsbegehren wieder als Mann (s. Fallbeispiele).

Einschätzung des Autors
Der Autor betont global die hervorragende technische Qualität der operativen Eingriffe und die gute soziale Anpassung der Frauen in den meisten Fällen, und führt die guten Ergebnisse auf die Auswahlkriterien des Melbourner Teams zurück.

Indikationsempfehlungen
Der Autor hat Bedenken, daß die Operationen auch für psychisch wenig stabile Patienten und für solche, "die vielleicht gar nicht transsexuell sind, sich aber dafür halten oder von anderen dazu verführt werden, sich dafür zu halten", zugänglich werden. Eine Operation sei für solche "unangemessenen" Fälle katastrophal und irreversibel (S. 43). Ausführliche psychiatrische Betreuung sei deshalb unumgänglich. Grundsätzlich verlangte das Melbourner Behandlungsteam eine einmalige oder mehrfache stationäre Diagnostik, eine zweijährige Bewährung im Leben in der weiblichen Rolle und eine Hormonbehandlung, bevor operiert wurde. Arbeit im Prostitutionsmilieu wurde nicht als Bewährung in der weiblichen Rolle akzeptiert. Eventuell früher bestehende Kontakte zur homosexuellen Subkultur mußten die Patienten aufgeben, wenn sie behandelt werden wollten.

Anmerkung
Bemerkenswert ist der Hinweis des Autors, daß in den 40er und 50er Jahren fast ausschließlich MF-TS in Behandlung kamen, und seine schlichte Begründung dafür: "Die einfache Erklärung dafür ist der Mangel an angemessenen Techniken zur Konstruktion eines Penis für Frauen" (S. 39). Seine Sorge ist, daß mit der Popularisierung der Diagnose und der Behandlungsmöglichkeiten zunehmend Patienten kommen, für die diese Art der Behandlung keine Besserung verspricht. Deshalb legt er großen Wert auf langfristige prä- und postoperative psychiatrische Behandlung. Welche Ziele bei dieser Behandlung im einzelnen verfolgt werden sollen, bleibt weitgehend unklar.

Kröhn, Bertermann, Wand und Wille 1981

Sexualmedizinische Forschungs- und Beratungsstelle und Urologische Klinik des Klinikums der Christian-Albrecht-Universität, Kiel, Bundesrepublik Deutschland

Bedeutsam an der Untersuchung ist, daß im Gegensatz zu vielen anderen Nachuntersuchungen herausgearbeitet wird, welche große Rolle Sexualität im Erleben der Patienten einnimmt, wenn vielleicht auch nicht präoperativ, so doch postoperativ, und daß ein nicht unerheblicher Anteil der Patienten postoperativ homosexuelle Kontakte pflegt. Auf die von den Männern schmerzlich erlebten Grenzen der Umwandlung (nicht empfehlenswerte Penisoperationen) wird ausführlich eingegangen.

Stichprobe	Frauen (MF-TS)		Männer (FM-TS)
Gesamtgruppe*		161	
Diagnose TS		(112)	
	(83)		(29)
Operiert	24		9
Nachuntersucht	18		6

* Alle Patienten, die wegen einer Geschlechtsumwandlung anfragten.

Art der Behandlung

Hormone	18	Hormone	6
Penektomie/Orchidektomie	18	Brustverkleinerung	6
Brustvergrößerung	5	Hysterektomie/	
Scheidenoperation*	18	Ovarektomie	6

* "Bei drei älteren Frauen kam es zu Teilnekrosen des Vaginalschlauches, die aber das Endergebnis nicht beeinflußten. In der Folgezeit mußten vier Neovaginae atraumatisch aufbougiert werden, nachdem zuvor eine allerdings nur nachlässige Selbstbougierung betrieben worden war. Zweimal erforderte eine Stenose der Urethra eine Meatotomie, und nach mehreren Nachkorrekturen wurden ... zwei neuerliche Neovaginae angelegt, auch hier wiederum bei älteren Frauen, bei denen wegen der anatomischen Altersveränderungen eher mit ungünstigen Operationsergebnissen zu rechnen ist. In vier Fällen wurde eine kosmetische Korrektur der Vulva vorgenommen" (S. 27).

Alter bei Operation

Streubreite	22-55 Jahre	25-38 Jahre

Nachuntersuchungszeitraum seit Operation

Mittelwert	4-5	Jahre
Streubreite	0,83-15	Jahre

Untersuchungsmethoden

Die katamnestische Untersuchung umfaßte je ein ausführliches halbstrukturiertes Interview, eine psychologische Testuntersuchung (Freiburger Persönlichkeitsinventar, Gießen-Test und weitere, nicht namentlich genannte Verfahren) und die Erhebung des somatischen Status, insbesondere des gynäkologisch-urologischen Lokalbefundes.

Bewertungsfelder und -kriterien

Von den Patienten und vom Behandlungsteam wurden die Ergebnisse auf dreistufigen Skalen für folgende Bereiche eingeschätzt: somatischer Befund, Sexualität, sozioökonomische Situation und psychischer Verlauf.

Ergebnisse

Global, nicht nach Geschlechtern getrennt, wird über Ergebnisse des Vergleichs prä- und postoperativer Testungen (Freiburger Persönlichkeitsinventar, Gießen-Test) berichtet. Präoperativ imponierten stärkere Depressivität, reduzierte Kontaktfähigkeit und negative soziale Resonanz im Vergleich zu den entsprechenden postoperativen Testergebnissen, die nicht im einzelnen mitgeteilt werden. Die übrigen Ergebnisse werden nach Geschlechtern getrennt dargestellt.

Frauen: "Zum Katamnesezeitpunkt ist eine artifizielle Scheide völlig zugranuliert, es besteht eine Recto-Vaginal-Fistel, und in drei Fällen hat sich die Scheide erheblich verkürzt, stellte jedoch nur bei einer Patientin ein absolutes Kohabitationshindernis dar" (S. 27). Bei einer nicht genannten Zahl von Patientinnen besteht ein ungünstiger Immissionswinkel. Eine Patientin hat eine Urethrastenose mit dysurischen Beschwerden. Insgesamt beurteilten die elf Patientinnen das *somatische Ergebnis* subjektiv als gut (Untersucherurteil: acht), fünf als befriedigend (Untersucherurteil: fünf) und zwei als schlecht (Untersucherurteil: fünf). Vierzehn Frauen beurteilen ihr *sexuelles Erleben* subjektiv als gut (Untersucherurteil: zwölf) und vier als befriedigend (Untersucherurteil: zwei). In zwei Fällen lautet die ärztliche Wertung dieses Bereiches 'schlecht'. Ausführlich wird die sexuelle Erregbarkeit und Orgasmusfähigkeit der Frauen dargestellt. Nur vier Frauen waren sexuell inaktiv. Ihren *sozioökonomischen Status* kennzeichnen sieben Frauen subjektiv als gut (Untersucherurteil: fünf), sieben als befriedigend (Untersucherurteil: zehn) und vier als schlecht (Untersucherurteil: drei). Das *psychische Befinden* wird subjektiv von fünfzehn Frauen als gut (Untersucherurteil: zwölf), von zwei als befriedigend (Untersucherurteil: vier) und von einer als schlecht (Untersucherurteil: zwei) bewertet.

Männer: Das *somatische Ergebnis* wird von vier Männern subjektiv als gut (Untersucherurteil: fünf), von zwei als befriedigend (Untersucherurteil: einer) eingeschätzt. Je drei Männer beurteilen ihr *sexuelles Erleben* subjektiv als gut (Untersucherurteil: vier) bzw. als befriedigend (Untersucherurteil: zwei). Ihren *sozioökonomischen Status* beschreiben in Übereinstimmung mit der ärztlichen Wertung drei Männer als gut, zwei als befriedigend und einer als schlecht. Wiederum gleichlautend mit dem Untersucherurteil charakterisieren fünf Männer ihr *psychisches Befinden* als gut, einer als befriedigend.

Suizidversuche / Rollenrückkehr

Es "verringert sich eklatant die allgemeine, zumindest latente Präsuizidalität vor der Operation [Zahlen werden nicht genannt, d.V.], so daß danach nur noch drei Mann-zu-Frau-Patientinnen vorübergehende Suizidgedanken angeben, während überhaupt kein Suizidversuch mehr unternommen wurde .... Nur ein Mann-zu-Frau-Transsexueller hatte postoperativ mitunter das Gefühl, seiner deletären sozialen Situation wegen den Eingriff zu bereuen, kein einziger dachte an, oder wünschte gar eine Rückoperation" (S. 30).

Erwähnte Nachuntersuchungen

Benjamin 1966, Hastings u. Markland 1978, König et al. 1978, Spengler 1980, Steiner 1976

Einschätzung der Autoren

Die Ergebnisse werden insgesamt als befriedigend eingestuft. "Der ... Weg der geschlechtsanpassenden Operation und soziotherapeutischen Betreuung dieser existentiell benachteiligten Minderheit wird durch die überwältigend hohe postoperative Zufriedenheit trotz aller Komplikationen in einigen Teilbereichen eindringlichst bestätigt" (S. 31).

Anmerkung

Bemerkenswert an dieser Arbeit ist der deutliche Bewertungsunterschied zwischen Untersuchten und Untersuchern, insbesondere was die Frauen anlangt, die von den Untersuchern skeptischer beurteilt werden, als sie sich selber sehen. Bei den Männern stimmen Selbst- und Fremdbeurteilung besser überein. Einzigartig in der Nachuntersuchungsliteratur sind Mitteilungen über Zusatzuntersuchungen an den Frauen: Es wurden Probeexzisionen aus der Vagina entnommen. Die histologische Untersuchung zeigte eine Metaplasie der eingestülpten ursprünglichen Penishaut in glatte, nur noch ganz diskret verhornte Scheidenhaut. Diese funktionelle Anpassung - gut die Hälfte der Frauen berichtete über Lubrikation bei sexueller Erregung - führen die Autoren auf Effekte der verabreichten Östrogene sowie auf Koitusfrequenz und zeitlichen Abstand zur Operation zurück.

LUNDSTRÖM 1981

Department of Psychiatry and Neurochemistry, St. Jörgens Hospital, University of Göteborg, Schweden

Von der Anlage her handelt es sich um eine Parallelstudie zur Nachuntersuchung von Wålinder und Thuwe (1975), mit dem Unterschied, daß hier ausschließlich jene Patienten einbezogen wurden, bei denen die Indikation für eine Geschlechtsumwandlungsoperation ausdrücklich verneint worden war. Lundström untersuchte abweichend von allen anderen hier referierten Nachuntersuchungen, wie sich die Ablehnungsentscheidung langfristig bei den Patienten auswirkte. Die Stichprobe beschreibt also Patienten, bei denen entweder die Diagnose Transsexualität von vornherein nicht bestätigt worden war, oder bei denen andere Faktoren zur Zurückweisung des Operationswunsches geführt hatten. Verglichen werden drei Gruppen: (1) Persönlich nachuntersuchte Nicht-Operierte (N=17), (2) Persönlich nachuntersuchte, inzwischen trotz Ablehnungsbescheid andernorts Operierte (N=4) und (3) Nicht persönlich nachuntersuchte Operierte und Nicht-Operierte (N=10).

Stichprobe	Frauen (MF-TS)	Männer (FM-TS)
Gesamtgruppe*	(40)	
Untersuchungsstichprobe**	(26)	(5)
Nachuntersucht	(17)	(4)
Operiert***	5	2

* Aus der Gesamtgruppe (N = 40) wurden neun Patienten nicht in die Untersuchungsstichprobe aufgenommen. Es handelte sich um zwei Patienten mit der Diagnose Schizophrenie, bei denen der Geschlechtsumwandlungswunsch nur Begleitsymptomatik der Grundkrankheit gewesen war, um drei Fetischisten bzw. Transvestiten ohne Operationswunsch und um ein zwölfjähriges Mädchen mit Tomboy-Verhalten. Die übrigen drei Patienten waren nach der Überweisung erst gar nicht zur Untersuchung gekommen, so daß über sie keine verwertbaren Daten vorlagen.
** Ein FM-TS hatte sich nach der Ablehnungsentscheidung suiziert. Sechs Patienten hatten auf das Anschreiben nicht reagiert, zwei hatten die Teilnahme verweigert, einer war emigriert. Sie wurden als Gruppe 3 (s. Untersuchungsmethoden) berücksichtigt.
*** Operiert an anderen Kliniken, nach der Ablehnungsentscheidung in Göteborg.

Alter beim ersten Kontakt mit der Klinik

Mittelwert	28,3 Jahre	21,8 Jahre
Streubreite	16-51 Jahre	19-24 Jahre

Nachuntersuchungszeit seit Erstkontakt mit der Klinik*

Mittelwert	12 Jahre	7,4 Jahre
Streubreite	4-27 Jahre	6-14 Jahre

Nachuntersuchungszeit seit Ablehnungsentscheidung*

Mittelwert	9,76 Jahre	8,0 Jahre
Streubreite	3-15 Jahre	3-14 Jahre

* Die hier wiedergegebenen Zahlen wurden errechnet aus den Tabellen für die drei Teilgruppen der Untersuchung. Nicht berücksichtigt ist der Patient, der sich unmittelbar nach der Ablehnungsentscheidung suizidiert hatte.

Diagnose- und Indikationskriterien

Die Diagnose Transsexualität wurde gestellt, wenn die Patienten von Kindheit an überzeugt waren, ihrem Wesen nach dem anderen Geschlecht zuzugehören, ihre geschlechtsspezifischen Körpermerkmale ablehnten, sich um Anerkennung als Angehörige des Gegengeschlechts bemühten, auf hormoneller und chirurgischer Behandlung bestanden und eine entsprechende Personenstandsänderung anstrebten. Hormonelle und chirurgische Behandlung wurden durchgeführt, wenn darüber hinaus die bei Wålinder und Thuwe (1975) genannten Indikationsbedingungen erfüllt waren.

Ablehnungsgründe

Die Ablehnungsgründe für die hormonelle und operative Behandlung werden in zwei unterschiedlichen Tabellen (Tab. 7, S. 56; Tab. 8, S. 57) zusammengefaßt. Die erste dieser Tabellen nennt die Gründe allgemeiner, die zweite betrachtet die Ablehnungsentscheidungen unter diagnostischen Gesichtspunkten (vgl. Anmerkung).

(1) Ablehnungsgründe generell		
Differentialdiagnostisch schwierige Abgrenzung zur Homosexualität	4	1
Differentialdiagnostisch schwierige Abgrenzung zum Transvestitismus	6	0
Ambivalenz des Patienten aus Rücksicht auf Familie und soziale Situation	6	0
Soziale und/oder psychische Instabilität	7	1
Geringe Intensität der transsexuellen Symptomatik	3	3
(2) Diagnostische Zuordnung der Abgelehnten		
Transsexualismus	8	4
Übergang zur Homosexualität	8	1
Übergang zum Transvestitismus	10	0

Untersuchungsmethoden

Methodisch orientierte sich der Autor an der Untersuchung von Wålinder und Thuwe (1975). Mit Angehörigen der Gruppen 1 und 2 führte er jeweils etwa zweistündige Gespräche, die sich als Kombination von freiem und standardisiertem Interview charakterisieren lassen. Die standardisierten Fragen orientierten sich an der Rating Scale for

Postsurgical Transsexuals (Hunt u. Hampson 1980 a). Die Untersuchungsstichprobe enthält zehn Patienten, die nicht persönlich nachuntersucht werden konnten, über die aber umfangreiche Krankenblattunterlagen und Fremdinformationen vorlagen. Ferner wurden für jeden Patienten Standesamts-, Sozialhilfe- und Strafregisterauszüge eingeholt, und es wurden die Eintragungen in der Kartei der staatlichen schwedischen Krankenversicherung überprüft, in der seit 1975 für alle über sechzehnjährigen Erwerbstätigen sämtliche Krankschreibungen mit Diagnosen sowie Erwerbsunfähigkeits- und Behindertenrenten dokumentiert sind. Hinzugezogen wurden schließlich alle Krankenakten über die Patienten aus psychiatrischen Einrichtungen. (Details zur statistischen Analyse der erhobenen Daten finden sich bei Lundström 1981, S. 69).

Bewertungsfelder und -kriterien

Zusätzlich zur Skala von Hunt und Hampson (1980 a) wurden, analog den Kriterien von Wålinder und Thuwe (1975), sexuelle Präferenz, Stärke der Libido, Berufstätigkeit und Wohnverhältnisse beurteilt. Ferner wurde das Cross-Dressing bewertet (ständig; nur zeitweilig; nur Unterwäsche).

Gruppe 1 wurde danach gefragt, wie sie subjektiv die ihrer körperlichen Anlage entsprechende *Geschlechtsrolle akzeptierte* (keine Akzeptanz; teilweise oder erzwungene Akzeptanz; Akzeptanz).

Der Autor bewertete die *psychosoziale Situation* der Patienten nach folgenen Kriterien:

0 Lebt nicht durchgängig in der 'biologischen Geschlechtsrolle'. Finanziell nicht unabhängig. Längerdauernde Krankschreibungen. Sozial isoliert oder nur sehr oberflächliche Kontakte.

1 Lebt nicht durchgängig in der 'biologischen Geschlechtsrolle'. Psychische Probleme. Finanziell nicht durchgängig unabhängig. Beziehungen instabil.

2 Gering ausgeprägtes gegengeschlechtliches Verhalten, aber sozial und beruflich einigermaßen gut integriert. Ab und zu psychische Probleme, aber keine längerfristigen Krankschreibungen.

3 In der 'biologischen Geschlechtsrolle' voll zufrieden. Beruflich und sozial gut integriert. Keine psychischen Probleme.

Gruppe 2 wurde nach der *subjektiven Bewertung des Operationsergebnisses* gefragt:

0 Mißerfolg. Kommt in der neuen Geschlechtsrolle nicht durchgängig zurecht. Bereut die Maßnahmen.

1 Teilweise schlecht integriert in die neue Geschlechtsrolle. Psychosoziale Probleme. Unzufrieden mit den Operationsergebnissen, bereut jedoch die Maßnahmen nicht.

2 Mit den durchgeführten Maßnahmen zufrieden. Immer noch einzelne, wenn auch nicht gravierende psychosoziale Probleme, oder etwas enttäuscht bzgl. des Operationsergebnisses.

3 In jeder Hinsicht zufrieden.

Der Autor bewertete die *psychosoziale Situation* der Patienten nach folgenden Kriterien:

0 Mißerfolg. Füllt die neue Geschlechtsrolle nicht aus. Wahrscheinlich wäre es besser gewesen, die Umwandlungsmaßnahmen wären unterblieben.

1 Weiterhin erhebliche psychosoziale Probleme. Soziale Anpassungsschwierigkeiten. Trotzdem ist die Situation besser als vor den Interventionen.

2 Trotz bestimmter psychosozialer und sexueller Probleme gutes Ergebnis. Im Vergleich zur Zeit vor der Intervention beträchtliche Verbessserung.

3 In jeder Hinsicht gutes Ergebnis. Psychosoziale Kompetenz sehr viel größer als vor der Intervention. Gute sexuelle Anpassung.

Schließlich bewertete der Autor das Erscheinungsbild der Patienten analog der Beurteilung bei Wålinder und Thuwe (1975).

Ergebnisse

Da es sich nicht primär um eine Nachuntersuchung Operierter handelt, berichten wir hier nicht alle Ergebnisse und gliedern die Ergebnisse auch nicht nach Männern und Frauen, sondern folgen der Gruppeneinteilung des Autors.

Gruppe 1: Abgesehen von zwei Ausnahmen, war bei allen anderen das *gegengeschlechtliche Identitätserleben* von der Ablehnungsentscheidung bis zur Nachuntersuchung durchgängig vorhanden. Bei den beiden Ausnahmen handelte es sich um zum Zeitpunkt der Erstuntersuchung erst siebzehnjährige Männer, die eher effeminiert homosexuell gewirkt hatten und bei denen die transsexuelle Symptomatik keine große Intensität gehabt hatte. Beide lebten mittlerweile als Homosexuelle.

Zehn (8 MF-TS, 2 FM-TS) von siebzehn Patienten bezeichneten die *Ablehnungsentscheidung im Rückblick* als falsch, fünf hielten sie für richtig. Sechs (4 MF-TS, 2 FM-TS) hofften noch immer, irgendwann einmal operiert zu werden, einige standen deswegen weiterhin in Kontakt mit der Klinik. Elf waren inzwischen zu dem Ergebnis gekommen, daß es wenig Sinn hätte, nach so vielen Jahren den *Operationswunsch* weiterhin aktiv zu verfolgen. Nur sechs Männer hatten den Operationswunsch *und* das *Cross-Dressing* ganz aufgegeben und lebten als Homosexuelle.

Elf von fünfzehn MF-TS hatten im Nachuntersuchungszeitraum ambulante oder stationäre *psychiatrische Behandlung* in Anspruch nehmen müssen (vgl. Abschnitt Suizidversuche).

Der *Gesamt-Score* nach dem Rating von Hunt und Hampson (1980 b) betrug 18,2 Punkte und lag damit zwischen den Werten für die prä- bzw. postoperative Einschätzung der von Hunt und Hampson (1980 a) untersuchten siebzehn Frauen.

Gruppe 2: Bei drei Patienten war die operative Behandlung abgeschlossen, bei einem erst begonnen worden. Alle vier Patienten hielten die *frühere Ablehnungsentscheidung* für falsch und waren mit dem jetzt erzielten Ergebnis zufrieden. Auch nach dem *Urteil des Autors* hatte sich die Situation aller Patienten, die präoperativ sehr schwierig gewesen war, was mit dazu beigetragen hatte, daß sie nicht zur Operation zugelassen worden waren, erheblich verbessert. Der Gesamt-Score nach dem Rating von Hunt und Hampson (1980 b) lag präoperativ bei 17,0, postoperativ bei 22,3 Punkten.

Gruppe 3: Der einzige FM-TS in dieser Gruppe hatte sich kurz nach der *Ablehnungsentscheidung* suizidiert. Drei MF-TS waren *andernorts operiert* worden. Drei der verbliebenen sechs Patienten entwickelten *psychiatrische Symptome* und waren längerfristig krankgeschrieben. Insgesamt bestand bei den sieben Patienten dieser Gruppe, über die ausreichende Informationen verfügbar waren, weiterhin eine konträre Geschlechtsidentität.

Fallbeispiele
Die Verläufe der Patienten aus den Gruppen 1 und 2 sind ausführlich dokumentiert (S. 130-183). Für die Patienten aus Gruppe 3 sind die wesentlichen Daten, die erhältlich waren, mitgeteilt (S. 95-99).

Suizidversuche / Rollenrückkehr
Aus *Gruppe 1* hatten vor der Ablehnungsentscheidung drei Patienten Suizidversuche unternommen; vier weitere Patienten hatten sich ernsthaft mit Suizidgedanken getragen. Nach dem Ablehnungsbescheid hatten sieben Patienten Suizidversuche unternommen, vier davon wiederholt. Die meisten Suizidversuche standen in Zusammenhang mit der Ablehnungsentscheidung. In *Gruppe 2* hatte präoperativ ein FM-TS einen Suizidversuch unternommen. Postoperative Suizidversuche wurden nicht beobachtet. Über Suizidversuche der Patienten aus *Gruppe 3*, soweit es die Zeit vor der Ablehnungsentscheidung betrifft, wird nichts mitgeteilt. Nach diesem Zeitpunkt sind Suizidversuche dieser Patienten, über die ohnehin nur spärlich Nachuntersuchungsdaten zur Verfügung standen, nicht bekannt geworden. Die einzige FM-TS dieser Gruppe suizidierte sich als Reaktion auf den Ablehnungsbescheid. Über Rollenrückkehr s.o.

Erwähnte Nachuntersuchungen
Benjamin 1966, 1967, Hastings 1974, Hertz et al. 1961, Hoenig et al. 1970 b, 1971, Hore et al. 1975, Hunt u. Hampson 1980 b, Kröhn et al. 1981, König et al. 1978, Laub u. Fisk 1974, Lothstein 1980, Meyer u. Reter 1979, Money u. Ehrhardt 1970, Pauly 1965, 1968, 1974, 1981, Randell 1969, Stone 1977, Stürup 1976, Sörensen 1981 a, b, Turner et al. 1978, Wålinder u. Thuwe 1975.

Einschätzung des Autors
Insgesamt waren die Lebensumstände derjenigen, die in ihrem Verlangen nach einem Leben in der gegengeschlechtlichen Rolle nicht unterstützt worden waren, dysharmonischer als die der Operierten. Eine bereits in Jugendalter und Adoleszenz einsetzende transsexuelle Symptomatik scheint dafür zu sprechen, daß diese Symptomatik persistieren wird. Unter den FM-TS gab keiner, von den als genuine Transsexuelle diagnostizierten MF-TS gaben nur sehr wenige das Verlangen nach Geschlechtsumwandlung auf. Bei zwanghaftem Cross-dressing war eine Versöhnung mit der der körperlichen Anlage entsprechenden Geschlechtsrolle extrem erschwert. MF-TS, die diagnostisch im Grenzbereich zur effeminierten Homosexualität eingeschätzt worden waren (keine Ablehnung der eigenen Genitalien, großes Interesse an homosexuellen Kontakten), hatten größere Chancen, langfristig auch ohne operative Eingriffe zurecht zu kommen.

Indikationsempfehlungen
Zusätzlich zu den allgemein weitgehend akzeptierten Indikationsempfehlungen von Wålinder und Thuwe (1975) wird aus den Ergebnissen der Schluß gezogen, daß zwanghaftes Cross-dressing die Operationsindikation eher verstärken sollte, sofern die übrigen Voraussetzungen erfüllt sind, daß dagegen biographische Daten und aktuelle Verhaltensweisen, die transvestitische oder effeminiert homosexuelle Züge zum Ausdruck bringen, eher zur Zurückhaltung bei der Operationsindikation Veranlassung geben sollten. Da das psychosexuelle Funktionsniveau nach dem Urteil des Autors weitgehend unberührt davon bleibt, ob jemand operiert wird oder nicht, spiele es für die Operationsindikation keine gewichtige Rolle. Zu berücksichtigen sei es vor allem unter dem Aspekt, daß Patienten mit sehr niedrigem psychosexuellen Funktionsniveau erheblich größere Schwierigkeiten hätten, mit den Belastungen der Umstellung fertig zu werden.

Anmerkung
Die gründliche Arbeit ist instruktiv, weil sie nicht nur nach Verläufen und Behandlungsergebnissen fragt, sondern auch nach den Auswirkungen differentialdiagnostischer Entscheidungen, die entgegen dem Verlangen der Patienten ausfielen. Sie zeigt, daß sich selbst unter der differentialdiagnostisch im Vergleich zu den von vornherein zur Operation zugelassenen Patienten viel heterogeneren Gruppe der abgelehnten Patienten immer noch ein beträchtlicher Prozentsatz von Patienten findet, die von einer Behandlung profitieren würden, und daß der Prozentsatz jener, bei denen sich die transsexuelle Symptomatik im Laufe der Jahre ganz verliert, sehr gering ist.

Unter den hier maßgeblichen inhaltlichen Gesichtspunkten des Vergleichs operierter und nicht operierter Patienten ist die vom Autor gewählte Gruppeneinteilung, die sich am methodischen Vorgehen orientierte, etwas verwirrend, da Gruppe 3 inhaltlich keine eigene Gruppe darstellt. Übersichtlicher wäre eine Aufteilung der Personen aus Gruppe 3 auf die beiden anderen Gruppen.

SÖRENSEN 1981 a

Psychiatrische Klinik, Universitätsklinik Kopenhagen (Rigshospitalet), Kopenhagen, Dänemark

Orientiert an der Phänomenologie hatte der Autor zusammen mit Hertoft (Sörensen und Hertoft 1980 a) eine klinische Theorie des dynamischen Zusammenhangs transsexueller Symptome entworfen und unterschieden zwischen einer Kerngruppe Transsexueller, die durch stabilen pseudo-femininen Narzißmus, geringe Besetzung genitaler Sexualität, stabile Ich-Stärke mit, von der transsexuellen Symptomatik abgesehen, intakter Realitätsprüfung gekennzeichnet ist, sowie anderen Transsexuellen. Bei ihnen stelle die Transsexualität keine stabile Abwehrstruktur dar, der Wunsch nach Geschlechtsumwandlung sei wechselhaft und die eigenen Genitalien seien stärker besetzt.

Mit der Nachuntersuchung wird die Hypothese geprüft und bestätigt, daß Transsexuelle der Kerngruppe (N=14) von hormoneller und operativer Geschlechtsumwandlung deutlich mehr profitieren als die übrigen Transsexuellen (N=9). (Bei den Ergebnisdarstellungen ist jeweils in Klammern angegeben, für wieviele der Kerngruppe ein Merkmal zutrifft).

Unklar bleibt, wieviele der Frauen aus der Nachuntersuchung von Stürup (1976), die der Autor zitiert, ohne sich mit ihr inhaltlich auseinanderzusetzen, in die vorliegende Nachuntersuchung erneut einbezogen werden. Fallbeispiele sowie Nachuntersuchungszeiträume sprechen für erhebliche Überschneidungen. Während bei Stürup objektive Mängel der Behandlung deutlich thematisiert wurden, werden bei Sörensen Mißerfolge so gut wie ausschließlich im Zusammenhang mit Persönlichkeitszügen der Behandelten interpretiert.

Stichprobe*	Frauen
Operiert	29
Nachuntersucht**	23

* Ab 1951 wurden die meisten dänischen Bewerber für Geschlechtsumwandlungen in der Psychiatrischen Klinik des Righospitalet untersucht. Alle dort in den vorausgehenden 25 Jahren gesehenen bzw. behandelten Patienten sind in dieser Untersuchung berücksichtigt.

** Drei Patientinnen hatten sich suizidiert, zwei lehnten die Teilnahme an der Untersuchung ab, eine war unbekannt nach Übersee verzogen und konnte daher nicht erreicht werden.

Art der Behandlung	
Psychiatrische Behandlung	23
Hormone	23
Penektomie/Orchidektomie*	23
Brustvergrößerung	4
Scheidenoperation*	23

* Sechzehn Frauen wurden jeweils einzeitig operiert; bei sieben wurden die einzelnen Eingriffe getrennt vorgenommen; bei einer lagen zwischen Kastration und Scheidenoperation 7-8 Jahre.

An *postoperativen Komplikationen* wurden genannt: starke Schmerzen (16 [8]), Schwierigkeiten beim Wasserlassen (12 [7]), erhebliche Beschwerden mit den Bougies (12 [6]), Fisteln und Infektionen (9 [3]), Rektovaginalfisteln (5 [1]), Kolostomie (2 [0]), Schrumpfung der Vagina (19 [10]). Bei sechzehn (13) Frauen waren bis zu maximal drei, bei sieben (1) Frauen mehr als drei *Korrekturoperationen* notwendig.

Alter bei der Nachuntersuchung

Streubreite	25 - 65 Jahre

Nachuntersuchungszeitraum seit Erstkontakt mit der Klinik

Mittelwert	10 Jahre
Streubreite	bis 25 Jahre

Nachuntersuchungszeitraum seit erster Operation

Mittelwert	6 Jahre
Streubreite	1-21 Jahre

Untersuchungsmethoden

Anhand eines standardisierten Fragebogens wurden die Frauen vom Autor interviewt. Ob dieser an der Behandlung beteiligt war, geht aus der Arbeit nicht hervor.

Bewertungsfelder und -kriterien

In Fragebogen und Interview wurden folgende Themenbereiche erfaßt: Soziale Situation (Arbeit und Beruf, soziale Schicht, Zufriedenheit mit dem Einkommen, Familienstand, Verhältnis zu eigenen Kindern und deren Reaktion auf die Geschlechtsumwandlung, soziale Kontakte, Wohnverhältnisse). Körperliches Befinden (Erkrankungen, kosmetische Probleme, Hormonbehandlung, weitere Operationswünsche). Operationskomplikationen und Nachoperationen, Zufriedenheit mit dem Operationsergebnis, Psychisches Befinden (stationäre und ambulante psychiatrische Behandlungen, Psychopharmakaeinnahme, Alkoholgenuß, Suizidversuche, gegenwärtiges und präoperatives Befinden). Sexuelles Verhalten (Zeitpunkt des ersten postoperativen Koitus', Partner, Masturbationsfrequenz, Orgasmuserleben). Bewertung der Behandlung (präoperativ, operativ und postoperativ). Soweit dies bei den einzelnen Themen möglich ist, werden jeweils präoperative Vergleichsdaten mitgeteilt. Im Vordergrund standen subjektive Bewertungen der Befragten. Die Bewertungskriterien des Autors werden nicht mitgeteilt.

Ergebnisse

Soziale Situation: Während präoperativ fünfzehn (elf) Frauen ein festes *Arbeitsverhältnis* hatten, waren es postoperativ nur neun (sechs). Präoperativ erhielten zwei (keine) Arbeitsunfähigkeitsrente und sechs (drei) Arbeitslosenunterstützung, nach der Operation zehn (fünf) Arbeitsunfähigkeitsrente und vier (drei) Arbeitslosenunterstützung. Vierzehn (zwölf) Frauen empfanden ihre *ökonomische Situation* als gut, neun (zwei) als schlecht. Zum Nachuntersuchungszeitpunkt lebten siebzehn (zwölf) Frauen allein, sechs (zwei) *mit einem Partner*. Zehn (vier) hatten postoperativ mindestens sechs Monate lang mit einem Partner zusammengelebt. Acht (zwei) davon hatten ernsthafte Probleme mit den Partnern. *Sozial isoliert* fühlten sich dreizehn (zehn) Frauen vor und sechzehn (zehn) nach der Operation. Probleme mit den Nachbarn hatten zehn (drei) Frauen. Eigene Kinder hatten vier (zwei), aber nur eine (keine) lebte postoperativ mit den Kindern zusammen.

Subjektiv waren sechzehn (dreizehn) Frauen mit dem *Ergebnis der Operation* zufrieden, sieben (sechs) unzufrieden. Elf (fünf) Frauen wollten *weitere chirurgische Eingriffe*. Im einzelnen wollten sieben (drei) Korrekturoperationen an der Vagina, fünf (eine) Brustvergrößerungen und vier (zwei) kosmetische Gesichtskorrekturen (Mehrfachnennungen möglich). Diese Wünsche waren statistisch unabhängig von dem seit der Primäroperation verstrichenen Zeitintervall. Fünf (zwei) Frauen mußten wegen fortgeschrittenen Haarausfalls ständig Perücken tragen; vierzehn (acht) hatten weiterhin Probleme mit dem Gesichtsbartwuchs. Präoperativ waren acht (vier) *psychiatrisch* stationär untersucht oder *behandelt* worden, postoperativ eine (keine). Alkohol- und Medikamentenabusus hatten geringfügig zugenommen. Etwa 75%, nämlich siebzehn (vierzehn) erklärten, daß ihre Erwartungen und Hoffnungen in Erfüllung gegangen seien. Noch größer war der Anteil jener, die ihr *psychisches Befinden* im Vergleich zur Zeit vor der Operation als besser bezeichneten (neunzehn [vierzehn]).

Neun (vier) Frauen nahmen bereits in den ersten sechs Monaten nach der Operation *sexuelle Aktivitäten* (Koitus) auf, acht (sechs) frühestens nach einem halben Jahr und sechs (vier) hatten postoperativ keine sexuellen Kontakte. Alle siebzehn (zehn) Frauen, die überhaupt sexuelle Beziehungen hatten, hatten diese mit Männern. Vier (zwei) gaben an, daß sie beim Geschlechtsverkehr Orgasmus erlebten. Bei vielen bestanden funktionelle Probleme oder Ängste. Zehn (sechs) Frauen versuchten, die Geschlechtsumwandlung vor ihrem Partner geheimzuhalten. Subjektiv zufrieden mit ihrem Sexualleben waren sieben (fünf) Frauen, ebensoviele wie unzufrieden waren. Drei Frauen waren extrem unzufrieden in diesem Bereich.

In einer *Globaleinschätzung* des postoperativen Verlaufs bezeichneten sich achtzehn (elf) Frauen als zufrieden, drei (drei) als sehr zufrieden, zwei (keine) als unzufrieden und keine als sehr unzufrieden.

Fallbeispiele

Die Entwicklungen von drei Patientinnen, die sich postoperativ das Leben genommen hatten, werden ausführlich dargestellt. Zwei dieser Patientinnen hatten sich erst im Alter von 45 bzw. 54 Jahren in Behandlung begeben. Alle drei gehörten nicht zur Kerngruppe; die Indikation zur Operation war jeweils sorgfältig erwogen und die Prognose eher skeptisch eingeschätzt worden. Ein Patient war ausdrücklich nicht zur Operation zugelassen worden und hatte sich dann in England operieren lassen.

Suizidversuche

In der Arbeit sind sechs (3) *präoperative Suizidversuche* bei drei Patienten registriert; ferner Hinweise auf akute Suizidgefährdungen und ernstzunehmende -drohungen. *Postoperativ* wurden drei (0) Suizide registriert (s. Fallbeispiele).

Erwähnte Nachuntersuchungen

Benjamin 1966, Hamburger et al. 1953, Hertz et al. 1961, Jayaram et al. 1978, König et al. 1978, Money 1971, Money u. Ehrhardt 1970, Pauly 1965, Stürup 1976, Wålinder u. Thuwe 1975

Einschätzung des Autors

Der Autor faßt seine Ergebnisse dahingehend zusammen, daß die Vorteile der Geschlechtsumwandlung deren Nachteile überwiegen, soweit die Kerngruppe betroffen ist. Bei der Geschlechtsumwandlung handelt es sich um keine kausale, sondern um eine symptomatische Behandlung. Im Gegensatz zu Money u. Ehrhardt (1970), Money (1971), Wålinder u. Thuwe (1975), König et al. (1978) sieht er allerdings in der operativen Geschlechtsumwandlung kein geeignetes Instrument zur Resozialisierung. Im Gegenteil lebten postoperativ mehr von Arbeitsunfähigkeitsrente, etwa 66% lebten allein, und die sexuellen Beziehungen waren problembehaftet. Obwohl etwa 66% mit dem Operationsergebnis zufrieden waren, wünschten 50% zusätzliche operative Eingriffe. Postoperativ wurde allerdings kein Patient psychotisch, und 83% der Frauen fühlten sich besser als vor der Operation. In bezug auf die Ergebnisse spielte die Dauer der Nachuntersuchungszeit keine entscheidende Rolle.

Indikationsempfehlungen

Bei transsexuellen Patienten, die nicht zur Kerngruppe gehören, d.h. bei denen die gegengeschlechtliche Identifikation nicht stabil ist, scheinen subjektive und objektive Probleme so ausgeprägt zu sein, daß von einer Geschlechtsumwandlung abgeraten werden sollte, ungeachtet in welcher extremen und subjektiv unbefriedigenden Situation sich die Patienten befinden (S. 487); zumindest muß die Frage offen bleiben, ob solche Patienten operiert werden sollen oder nicht (S. 502).

Anmerkung

Es handelt sich um eine der wenigen Nachuntersuchungen, die theoriegeleitet zwischen verschiedenen Gruppen von Patienten unterscheidet, um dadurch differentialdiagnostische Indikationskriterien herauszuarbeiten. Freilich bestätigen die Ergebnisse im Zirkelschluß die Ausgangshypothese, die sich vereinfacht so formulieren läßt, daß gesündere Patienten von der Behandlung mehr profitieren als kränkere. Die Arbeit imponiert durch ihre methodische Klarheit und Übersichtlichkeit.

In den Schlußfolgerungen wird z.T. mit Vereinfachungen gearbeitet, die wir für problematisch halten: Fortbestehende Operationswünsche sollten nämlich z. B. nicht per se als Zeichen eines mangelhaften Behandlungserfolgs gewertet werden, ohne zu berücksichtigen, daß diese auch Ausdruck eines berechtigten Anliegens sein können. Bewertbar sind solche subjektiven Angaben erst, wenn auch das objektive Ergebnis der vorausgehenden Operationen bzw. der Hormonbehandlung dokumentiert ist, was man in der Arbeit vermißt.

SÖRENSEN 1981 b

Psychiatrische Klinik, Universitätsklinik Kopenhagen (Rigshospitalet), Kopenhagen, Dänemark

Die Arbeit knüpft an Sörensen (1981 a) an und beschreibt die Ergebnisse einer Teilstichprobe der mit denselben Instrumenten untersuchten operierten Männer (FM-TS), die in der Kopenhagener Universitätspsychiatrie seit 1956 operiert worden waren. Bei ihnen konnten Sörensen und Hertoft (1980 a) keine so klare Unterscheidung in Kern- und Randgruppe treffen wie bei den Frauen (Sörensen 1981 a). Die Narzißmusproblematik äußert sich bei den Männern als phallischer Narzißmus, welcher der Abwehr von Angst und Identitätsunsicherheit dient. Aus diesem Grund sind die Männer auch sexuell aktiver, da sie sich und andern gegenüber ihre phallische Stärke ständig unter Beweis stellen müssen. Weibliche Homosexualität und FM-Transsexualismus werden als Kontinuum beschrieben.

In der Nachuntersuchung wird die Hypothese geprüft und bestätigt, daß die Behandlungsergebnisse um so besser sind, je stabiler die transsexuelle Symptomatik schon präoperativ die ihr zugrunde liegenden Ängste abzuwehren vermochte. Je alloplastischer dagegen die Persönlichkeit strukturiert ist, desto mehr sei zu erwarten, daß die Geschlechtsumwandlung als unbefriedigend erlebt werde.

Stichprobe	Männer (FM-TS)
Gesamtgruppe	(30)
Operiert und nachuntersucht*	8

* Der größte Teil dänischer Bewerber für Geschlechtsumwandlungsoperationen wurde in der Psychiatrischen Klinik des Rigshospitalet untersucht. Aus der Gesamtgruppe sind mehr als acht operiert, da eine nicht genau genannte Zahl, die im Rigshospitalet nicht zur Operation zugelassen wurden, sich andernorts operieren ließen. Nach dänischem Recht müssen Kastration und offizielle Namensänderung vom Justizministerium genehmigt werden. Wer z. B. nur eine operative Brustverkleinerung vornehmen läßt und sich nur einen geschlechtsneutralen Vornamen zulegt, kann Genehmigungsverfahren und Registrierung als Transsexueller umgehen.

Art der Behandlung	
Psychiatrische Behandlung*	8
Hormone**	6
Brustverkleinerung***	8
Hysterektomie/Ovarektomie****	5
Penisoperation	2

* Mehr als 5 Jahre (N=2), 3-5 Jahre (N=3), 1-3 Jahre (N=3).
** Offenbar wurde bei einigen keine oder keine ausreichende Hormonbehandlung durchgeführt, zumal alle drei Nicht-Hysterektomierten z. Zt. der Nachuntersuchung noch Menstruationen hatten.
*** Bei je vier war dies die erste bzw. zweite Operation.
**** Bei vier der fünf war dies die erste Operation.

Alter bei der Nachuntersuchung

Streubreite	30-60 Jahre

Nachuntersuchungszeitraum seit erster Operation

Mittelwert	5	Jahre
Streubreite	1-9	Jahre

Untersuchungsmethoden
An Hand eines standardisierten Fragebogens wurden die Männer vom Autor interviewt.

Bewertungsfelder und -kriterien
In Fragebogen und Interview wurden folgende Themenbereiche erfaßt: Soziale Situation (Arbeit und Beruf, soziale Schicht, Zufriedenheit mit dem Einkommen, Familienstand, Verhältnis zu eigenen Kindern und deren Reaktion auf die Geschlechtsumwandlung, soziale Kontakte, Wohnverhältnisse). Körperliches Befinden (Erkrankungen, kosmetische Probleme, Hormonbehandlung, weitere Operationswünsche). Operationskomplikationen und Nachoperationen, Zufriedenheit mit dem Operationsergebnis. Psychisches Befinden (stationäre und ambulante psychiatrische Behandlungen, Psychopharmakaeinnahme, Alkoholgenuß, Suizidversuche, gegenwärtiges und präoperatives Befinden). Sexuelles Verhalten (Zeitpunkt des ersten postoperativen Koitus, Partner, Masturbationsfrequenz, Orgasmuserleben). Bewertung der Behandlung (präoperativ, operativ und postoperativ). Soweit dies bei den einzelnen Themen möglich war, wurden jeweils präoperative Vergleichsdaten mitgeteilt. Im Vordergrund standen subjektive Bewertungen der Befragten. Die Bewertungskriterien des Autors werden nicht mitgeteilt.

Ergebnisse
Präoperativ hatten drei Männer in einem *Arbeitsverhältnis* gestanden, vier lebten von Arbeitslosengeld oder Sozialhilfe und einer bezog Erwerbsunfähigkeitsrente. Postoperativ waren je vier *berufstätig* bzw. bezogen *Erwerbsunfähigkeitsrente*. Sieben hatten postoperativ mindestens sechs Monate lang in einer *Partnerschaft* mit einer Frau gelebt, zwei davon hatten geheiratet. In vier Haushalten lebten eigene Kinder oder Kinder von Partnerinnen.

Als *Komplikationen* der *Hormonbehandlung* werden je einmal Ödeme und Thrombose genannt. Zwei Männer hatten offenbar weder prä- noch postoperativ Hormonbehandlung. *Korrekturoperationen* wünschten drei von acht (Narbenkorrekturen an den Brüsten, Korrekturen der Penisoperationen). Nur vier waren mit den Operationsergebnissen *zufrieden*.

Alle waren unterschiedlich lange (s.o) präoperativ *psychiatrisch* diagnostiziert und behandelt worden, ohne daß sie subjektiv den Eindruck gehabt hatten, sie hätten dies gebraucht. Im Rückblick dachten sechs mit Verbitterung und nur zwei mit Befriedigung an diese Behandlung. Zwei hatten postoperativ psychiatrische Hilfe in Anspruch genommen.

Postoperativ verkehrten alle acht Männer *sexuell* ausschließlich mit Frauen. Fünf waren jetzt sexuell aktiver als vorher und auch zufriedener als zuvor.

In einer *Globaleinschätzung* des postoperativen Verlaufs bezeichneten sich sechs der acht als rundum zufrieden, zwei als unzufrieden. Ein Mann bedauerte den operativen Eingriff. Es handelte sich um den Mann, der schwere Nebenwirkungen der Hormonbehandlung hatte und zusätzlich Partnerprobleme, aufgrund derer er oft an Suizid dachte.

Fallbeispiele
Zur Veranschaulichung werden drei Fallgeschichten ausführlich dargestellt, und zwar die gelungene Entwicklung eines Patienten mit nicht-alloplastischer Abwehrstruktur, die eher unbefriedigende Entwicklung eines Patienten mit alloplastischer Abwehrstruktur und schließlich die Geschichte eines Mannes, der die ablehnende Entscheidung der behandelnden Ärzte umgangen hatte und andernorts operiert worden war.

Suizidversuche / Rollenrückkehr
Präoperativ hatten vier Männer Suizidversuche unternommen, postoperativ keiner. Jedoch hatte einer manchmal im Zusammenhang mit Partnerschaftsproblemen Suizidgedanken und bedauerte die Operation, ohne den Versuch zu machen, in die frühere Geschlechtsrolle zurückzukehren. Das dritte Fallbeispiel beschreibt einen Mann, der nicht zur Nachuntersuchungsgruppe gehört und, weil präpsychotisch, im Rigshospitalet nicht zur Operation zugelassen worden war. Er setzte andernorts die Operationen durch und unternahm sechs Monate postoperativ einen Suizidversuch mit Barbituraten.

Erwähnte Nachuntersuchungen
Benjamin 1966, Hoenig et al. 1971, König et al. 1978, Money u. Ehrhardt 1970, Pauly 1974, Vogt 1968, Wålinder 1967, Wålinder u. Thuwe 1975

Einschätzung des Autors
Wie bei den Frauen (Sörensen 1981 a) sieht der Autor auch bei den Männern die Geschlechtsumwandlung als symptomatische, nicht als kausale Behandlung. Die Ergebnisse sind umso überzeugender, je stabiler die Patienten sind und je modulierter bzw. autoplastischer die phallisch-narzißtische Struktur ist. Die Dauer der Nachuntersuchungszeit dagegen differenziert die Ergebnisse nicht.

Indikationsempfehlungen
Bei Patienten mit ausgeprägter alloplastischer Persönlichkeitsstruktur sowie bei präpsychotischen Patienten und solchen mit instabiler Abwehr sollte von der Operation abgeraten werden.

Anmerkung

Wie schon für Sörensen 1981 a gilt auch hier, daß es sich um eine der wenigen Nachuntersuchungen handelt, bei denen die Autoren ein theoretisches Konzept zum Verständnis der transsexuellen Symptomatik haben, das sie gleichzeitig zur differentiellen Operationsindikation verwenden. Die Nachuntersuchung bestätigte die Hypothese, daß insgesamt stabilere Patienten mehr von der Behandlung profitierten als instabilere. Bemerkenswert ist, daß drei Viertel der hier beschriebenen Männer auch im Rückblick die bis zu mehr als fünf Jahre dauernden präoperativen psychiatrischen Behandlungen nicht positiv bewerteten, was wohl dafür spricht, daß diese Behandlungen den Anliegen der Patienten kaum gerecht wurden. Da man aber weder über die Art der Interventionen noch über deren Frequenz etwas erfährt, sind Schlüsse über Sinn oder Unsinn der präoperativen Behandlung daraus nicht abzuleiten.

EICHER 1983

Universitäts-Frauenklinik im Klinikum Großhadern, München, Bundesrepublik Deutschland

Es handelt sich um eine geringfügig kleinere Stichprobe (N=95) als die in der Monographie des Autors (Eicher 1984) beschriebene (N=103), die weiter unten dargestellt ist. Der Schwerpunkt der Darstellung liegt auf operationstechnischen Fragen.

Simona-Politta 1983

Psychiatrische Universitätsklinik Bern, Schweiz

Es handelt sich um eine medizinische Dissertation, die unter Verwendung der verkürzten Einschätzskala von Hunt u. Hampson (1980 a) eine kleine Stichprobe aus Bern untersucht. Die hier beschriebene Stichprobe ist bis auf zwei Frauen, die nicht mehr erreicht werden konnten, erneut eingegangen in die Nachuntersuchung von Dudle (1989).

Stichprobe	Frauen	Männer
Operierte	18	7
Nachuntersucht*	7	5

* Sechs Frauen waren nicht erreichbar und fünf lehnten die Teilnahme an der Nachuntersuchung ab. Ein Mann lehnte die Teilnahme an der Nachuntersuchung ab, um besser seine Anonymität wahren zu können, einer war unbekannt verzogen.

Art der Behandlung

Einzelheiten zur Behandlung werden nicht mitgeteilt. Die Operationen wurden 1971-1980 durchgeführt.

Alter bei Operation

Mittelwert	33	Jahre	26	Jahre
Streubreite	27-46	Jahre	22-35	Jahre

Nachuntersuchungszeitraum

Mittelwert	1,1	Jahre	5,5	Jahre
Streubreite	0-4	Jahre	1-7	Jahre

Untersuchungsmethoden

Semistrukturiertes Interview von zwei bis neun Stunden Dauer. Auswertung der Krankenakten und Indikationsgutachten für präoperative Beurteilung.

Bewertungsfelder und -kriterien

Beurteilt wurden Persönlichkeit, sozioökonomische Situation, Sexualität, Rechtsstellung, Psychopathologie und subjektive Bewertung des Operationsergebnisses. Zur Einschätzung wurde die geringfügig modifizierte Skala von Hunt u. Hampson (1980 a) verwendet, die in der Arbeit S. 47-50 dargestellt ist.

Ergebnisse

Die Ergebnisse wurden für alle Personen der Stichprobe im Prä-post-Vergleich als Rohdaten tabellarisch dargestellt, erlaubten aber angesichts der geringen Fallzahl keine Signifikanzberechnungen im Vergleich der Geschlechtergruppen oder der präoperativen und postoperativen Bewertungen. Bei personenzentrierter, deskriptiver Betrachtungsweise fanden sich für einzelne Personen Verbesserungen in fast allen Variablen, für andere keine Verbesserungen und in Einzelfällen auch Verschlechterungen. Der folgende Text stützt sich auf die tabellarischen Angaben:

Frauen: Zwei Frauen waren sowohl prä- wie postoperativ in einem stabilen *Arbeitsverhältnis*. Bezüglich der Stabilität von *Partnerbeziehungen* wird bei einer Frau der prä- wie postoperativ häufige Wechsel der Intimpartner vermerkt; zwei Frauen hatten postoperativ weniger stabile, eine dagegen eine langfristig stabile Partnerschaft. Die *Zufriedenheit mit sozialen Beziehungen* war bei vier Frauen postoperativ unverändert, bei einer hatte sie abgenommen. *Psychopathologische Auffälligkeiten* besserten sich bei zwei Frauen postoperativ; sechs Frauen nahmen prä- wie postoperativ gelegentlich Marihuana, Alkohol oder Tranquilizer zu sich; eine vorher Drogenabhängige war danach clean. Drei Frauen hatten nie, vier gelegentlich, allerdings nicht schwerwiegende, Zweifel, ob der *Entschluß, sich operieren zu lassen*, richtig war. Alle erlebten sich immer oder meist als Frauen. Vier Frauen wählten unverändert ausschließlich oder überwiegend Männer als *Sexualpartner*; je eine verhielt sich im Vergleich zu vor der Operation stärker homo- bzw. heterosexuell. Die *sexuelle Befriedigung* war bei zwei Frauen verbessert, bei je einer unverändert bzw. verschlechtert; eine Frau, über die präoperative Angaben fehlen, fühlte sich postoperativ häufig unbefriedigt. Mit einer Ausnahme wurden alle Frauen von einigen *Familienangehörigen* nicht als Frauen akzeptiert. Insgesamt fällt auf, daß sehr viele Angaben fehlen, und daß keine Frau, weder in den prä-, noch in den postoperativ zu beurteilenden Bereichen, jemals in die schlechteste Kategorie eingestuft wurde.

Männer: Vier Männer hatten postoperativ ein stabiles *Arbeitsverhältnis*, darunter eine Verbesserung. Die *Partnerbeziehungen* waren postoperativ bei drei Männern stabiler, die *Zufriedenheit mit sozialen Beziehungen* bei vier Männern größer. Bei drei Männern wurden die vorher dokumentierten *psychopathologischen Auffälligkeiten* postoperativ nicht mehr beobachtet. Gelegentlicher Marihuana-, Alkohol- oder Tranquilizergebrauch war bei allen unverändert, Straffälligkeit wurde nicht beobachtet. Alle erlebten sich postoperativ meist oder immer als Männer und wählten als *Sexualpartner* ausschließlich Frauen. Alle Männer wurden von ihren *Familienangehörigen* als Männer akzeptiert. Insgesamt fehlen auch hier viele Einzelangaben, und die schlechtesten Kategorien wurden nie vergeben.

Erwähnte Nachuntersuchungen

Benjamin 1964 a, 1966, Gunn-Sechehaye 1964, Hamburger et al. 1953, Hastings u. Markland 1978, Hertz et al. 1961, Hoenig et al. 1970 b, Hore et al. 1975, Hunt u. Hampson 1980 b, König et al. 1978, Kröhn et al. 1981, Meyer u. Reter 1979, Money 1971, Pauly 1965, Randell 1969, Stürup 1976, Wålinder u. Thuwe 1975, Wyler 1978

Einschätzung der Autorin
"Die Erhebung ergibt keine statistisch signifikanten Ergebnisse im Vergleich präoperativ/postoperativ bei den beiden Gruppen. Bei einer individuellen Betrachtungsweise lässt sich lediglich beschreiben, welche Versuchspersonen Veränderungen in einer positiven oder negativen Richtung aufzeigen. In deskriptiver Weise lassen sich eine Verbesserung im Vergleich präoperativ/postoperativ bei zwei Versuchspersonen, keine negativen Konsequenzen bei vier Versuchspersonen und ein unveränderter Zustand bei vier Versuchspersonen feststellen. Bei zwei Versuchspersonen fällt hingegen objektiv eine Verschlechterung auf, auch wenn nur eine Versuchsperson subjektiv die Operation bereute" (S. 76). "Die Zahl der positiven Ergebnisse (bei der Hälfte - sechs - Versuchspersonen) und diejenigen der präoperativ/postoperativ unveränderten - vier - ergibt gesamthaft, dass bei 84% der Versuchspersonen die Geschlechtsumwandlungsoperation zu einer Verbesserung oder zumindest zu keiner Verschlechterung geführt hat" (S. 75).

Anmerkung
An den Daten der Untersuchung läßt sich gut ablesen, daß die Einschätzskalen von Hunt und Hampson (1980 a) dann wenig geeignet sind, Veränderungen in positiver oder negativer Richtung zu messen, wenn bereits präoperativ hohe Werte gegeben sind (Deckeneffekt, vgl. S. 51). Im übrigen war auch die Stichprobe zu klein, um damit sinnvolle statistische Berechnungen anzustellen. Die Autorin versuchte daher, ihre Ergebnisse durch personenbezogene Daten deskriptiv zu erweitern. Allerdings sind ihre Deskriptionen so wenig ausgeführt, daß letztlich kein anschauliches Bild über die Verläufe entstehen konnte und von daher der Gesamtwertung der Ergebnisse, wie sie die Autorin vornimmt, kaum Aussagekraft beigemessen werden kann.

EICHER 1984

Gynäkologische Abteilung des Diakonissenkrankenhauses Mannheim, Lehrkrankenhaus der Universität Heidelberg, Mannheim, Bundesrepublik Deutschland

Es handelt sich um die erste deutschsprachige Monographie über Transsexualismus mit ausführlicher Darstellung der Geschichte des Begriffs sowie Symptomatik, Ätiologie, Diagnostik, Differentialdiagnostik und Behandlung. Insbesondere Hormonbehandlung und operative Verfahren werden eingehend erläutert. Die folgenden Daten wurden aus Kap. X: "Therapeutisches Vorgehen, Abschnitt 5: Ergebnisse und Zufriedenheit mit den Eingriffen" extrahiert. Der Schwerpunkt der Arbeit liegt nicht auf dem Aspekt der Nachuntersuchungen.

Stichprobe	Frauen (MF-TS)	Männer (FM-TS)
Gesamtgruppe*	(325)	
Operiert**	58	45
Nachuntersucht	ca. 52	ca. 40

* Vom Autor untersuchte und/oder behandelte Patienten, von denen er 285 als transsexuell und 50 als gender dysphoric bezeichnet.
** Patienten, die primär vom Autor operiert wurden.

Art der Behandlung

Penektomie/Orchidektomie	58	Brustverkleinerung	45
Brustvergrößerung	25		
Scheidenoperation	58	Klitorispenoid*	10/12

* Zahlenangaben im Original wechselnd.
Zeitraum der Operationen etwa 1971-1982

Operationskomplikationen

Bei der *operativen Brustvergrößerung:* Kapselfibrose bei einer Gel-Prothese (N=1), diskrete Verhärtung bei Kochsalzlösung-Prothese (N=2). Unmittelbar postoperative Hämatome (N=6, Revision erforderlich N=3). Bei der *Scheidenoperation:* Sekretverhaltung mit Abszedierung zwischen implantierter Penishaut und Prostata (N=1, durch Stichinzision behoben). Hämatome unter der großen Schamlippe bzw. dem Mons pubis (N=4, durch Stichinzision behoben). Rektovaginalfistel mit konsekutiver Scheidenschrumpfung (N=1, nach 6 Monaten revidiert). Verkürzung bzw. Verengung der Vagina (N=8, Revision in vier Fällen). Zu weiter Introitus vaginae (N=1, durch Unterpolsterung des Dammes revidiert). Bei der *operativen Brustverkleinerung:* partielle Mamillennekrosen ("selten", S. 133). Bei *Hysterektomie und Adnektomie:* tiefe Beinvenenthrombose (N=1, 6 Monate Marcumar-Behandlung). Beim *Klitorispenoid:* Stenose des Meatus urethrae (N=1), zusätzliches Orificium (N=2), Fistel (N=1), wiederholte Abstoßung der Silastic-Hodenprothesen (N=1), einseitige Abstoßung einer Silastic-Hodenprothese (N=1), Kapselfibrose (N=1).

Nachuntersuchungszeitraum seit erster Operation

Streubreite	0,25 - 8 Jahre

Untersuchungsmethoden
Der Autor scheint unsystematisch klinische Eindrücke festgehalten zu haben.

Bewertungsfelder und -kriterien
"Die Beurteilung einer Therapie hängt in entscheidendem Maße vom Erfolg der angewandten Methoden ab. Die Methoden bestehen in der gegengeschlechtlichen Hormontherapie und in der operativen Angleichung. Das Ziel ist eine weitestgehende Vermännlichung oder Verweiblichung. Darüber hinaus muß aber beim Transsexualismus die Gesamtsituation nach der Transformation beurteilt werden, zu der das seelische Gleichgewicht und die Kommunikationsfähigkeit und Interaktion mit der Umwelt gehören. Letzteres läßt sich durch die sozio-ökonomische Situation und das Verhältnis am Arbeitsplatz sowie durch die interpersonellen Beziehungen, besonders Partnerschaften, und im speziellen durch Sexualverhalten erfassen. Von all diesen Faktoren hängt auch die Zufriedenheit des Patienten ab. Eine Unzufriedenheit läßt sich feststellen durch das Begehren nach Korrekturen, dem Wunsch nach dem alten Zustand, eine Verschlimmerung der seelischen Instabilität durch Suizidalität, Psychose, Depressionen und schwere Neurosen" (S. 147).

Ergebnisse
Frauen: Bei den 10% der Frauen, bei denen es zur *Scheidenstenose* oder *-verkürzung* gekommen war, sowie bei einer Patientin, die über einen zu weiten Introitus vaginae und zu kleine Labien unglücklich war, bestand eine Unzufriedenheit über den lokalen Befund, was auch die *sexuelle Erlebnisfähigkeit* beeinträchtigte. In den Fällen, in denen der lokale Befund erfolgreich revidiert wurde, waren die Frauen anschließend zufrieden. Auf sexuellem Gebiet waren 80% der Frauen "mit funktionstüchtiger Vagina bei intravaginaler Kohabitation orgasmusfähig" (S. 147). Der Autor vermutet, daß sich die *sozio-ökonomischen Verhältnisse* bei zwei Frauen, die nicht zur Nachuntersuchung erschienen und bei denen die Scheide infolge mangelnder Bougierung geschrumpft war, verschlechtert hatten. Etwa 25% der Frauen lebten in *festen Partnerschaften*, davon waren zwei verheiratet. Keine der Operierten bereute den Eingriff, und alle erklärten, sie würden, erneut vor die Frage gestellt, die operative Angleichung wieder anstreben. Alle hatten gerichtlich eine *Personenstandsänderung* vornehmen lassen.
Männer: Bei den Männern "besteht eine generelle *Zufriedenheit* über die unterschiedlich weit durchgeführten Eingriffe, und jeder von ihnen würde wieder die operative Angleichung anstreben. Die Patienten, die sich keiner Phalloplastik unterzogen haben, sind psychisch eher stabiler und ausgeglichener als die, die sich immer wieder multiplen Eingriffen und Korrekturen zur Erzielung eines Rollappenpenoids unterzogen haben. In der letzten Gruppe findet sich ein Patient, der zum Alkoholiker wurde und dem die soziale Eingliederung als Krankenpfleger nicht gelungen ist. Allen übrigen Patienten war es nach der Transformation und Personenstandsänderung möglich, geordnete *sozio-*

ökonomische Verhältnisse herzustellen" (S. 147f) oder beizubehalten. Eine feste *Partnerschaft* waren 60% der Männer eingegangen, von ihnen hatten neun geheiratet. *Sexuelle Beziehungen* waren nach der Operation 95% der Männer eingegangen. "Die zehn Patienten mit einem *Klitorispenoid* sind alle psychisch stabilisiert und bereuen diese Lösung nicht, mit der sie im Stehen urinieren können. Jedoch warten [sic] die Mehrzahl von ihnen darauf, daß es eines Tages doch noch die Möglichkeit eines normal großen, erektilen Penis geben wird." (S. 148).

Fallbeispiele
In die Monographie sind zahlreiche Fallbeispiele zur präoperativen Lebenssituation und zur Behandlung der Patienten eingestreut, mit denen generelle Feststellungen illustriert werden.

Indikationsempfehlungen
Ohne Gewährleistung von Vor- und Nachsorge kommt ein operativer Eingriff bei Transsexualität einem Kunstfehler nahe. Als wichtigste Kontraindikationen werden genannt: Kriminelle Vergangenheit, soweit sie nicht mit dem Transsexualismus zu tun hat, Psychosen, bei Verheirateten die fehlende Zustimmung des Ehepartners, nicht eindeutig feststehende Diagnose, jugendliches Alter, die Unmöglichkeit einer körperlichen Anpassung an das andere Geschlecht, die Gefahr der Auslösung einer sozioökonomischen und kulturellen Krise, mangelnde Intelligenz und Einsicht, Unvermögen oder mangelnder Wille zur Kooperation sowie fehlende Bereitschaft an der Teilnahme zur Nachsorge. "Auch die Weigerung, ausdrücklich zu erklären, den Arzt bei ordnungsgemäßer Durchführung der Operation für Folgen des Eingriffs nicht verantwortlich zu machen, ist ein Ausschließungsgrund" (S. 79).

Im übrigen wird vorausgesetzt, daß der Alltagstest über etwa ein Jahr erfolgreich durchlaufen, eine Hormonbehandlung von mindestens einem halben Jahr gut vertragen und die Indikation gutachterlich festgestellt wurde. Generell wird die Prognose für jüngere Patienten als günstiger eingeschätzt. Grundsätzlich soll nicht vor dem 18. Lebensjahr operiert werden, doch gibt es Ausnahmen, wo von dieser Regel abgewichen werden kann und sollte.

Suizidversuche
Präoperativ hatten 15% der MF-TS Suizidversuche gemacht, einer hatte sich suizidiert. Von den FM-TS hatten 10% Suizidversuche gemacht. Depressive Krisen wurden präoperativ bei 65% aller Patienten beobachtet. Selbstverstümmelungsversuche hatten 6% der MF-TS unternommen, einer von ihnen hatte sich kastriert. Selbstverstümmelungsversuche (Schnittnarben an den Brüsten) fanden sich bei 2% der FM-TS (S. 24). *Postoperativ* wurden Suizidversuche oder Suizide nicht beobachtet.

Erwähnte Nachuntersuchungen
Benjamin 1964 b, 1966, Hamburger et al. 1953, Hastings u. Markland 1978, Hoenig et al. 1971, Hunt u. Hampson 1980 b, Jayaram et al. 1978, König et al. 1978, Kröhn et al. 1981, Laub u. Fisk 1974, Meyer u. Reter 1979, Money u. Brennan 1968, Pauly 1965, 1968, 1974, 1981, Randell 1969, Sörensen

1981 a, b, Steiner 1976, Stürup 1976, Turner et al. 1978, Wålinder u. Thuwe 1975, Wålinder et al. 1978, Wyler et al. 1979

Einschätzung des Autors

"Generell läßt sich sagen, daß die Patienten mit den besten chirurgischen Ergebnissen die höchste Befriedigung zum Ausdruck bringen und auch beruflich und in ihrer Umwelt am besten angepaßt sind, d.h. auch am besten psychisch stabilisiert sind" (S. 147). Aus den bisher vorliegenden Nachuntersuchungen zieht der Autor den Schluß, daß die Suizidalität bei erfolgreich operierten Transsexuellen nicht höher ist als in der Allgemeinbevölkerung.

Anmerkung

Wie bereits eingangs erwähnt, ist das Buch die erste deutschsprachige Monographie über Transsexualität. Sowohl für Fachleute wie für Patienten gibt es einen guten Überblick über das Thema. Für die Beratung von Patienten sind insbesondere die vielen Abbildungen hilfreich. Während sonst in der Fachliteratur über Transsexualität somatische und psychosoziale Aspekte fast stets getrennt voneinander dargestellt werden, ist hier der Versuch unternommen worden, diese Aspekte miteinander zu verschränken. Es ging dem Autor vor allem um eine Gesamtdarstellung, im Rahmen derer auf wenigen Seiten Behandlungsergebnisse knapp zusammengefaßt wurden.

McCauley und Ehrhardt 1984

Department of Psychiatry and Behavioral Sciences, University of Washington Medical School, and Children's Orthopedic Hospital and Medical Center, Seattle, Washington, USA; Department of Psychiatry, College of Physicians and Surgeons, Columbia University, and New York State Psychiatric Institute, New York, N.Y., USA

Die Arbeit berichtet über eine Verlaufsuntersuchung von fünfzehn jungen FM-TS, die ausführlich diagnostiziert und psychotherapeutisch behandelt wurden. Ein Drittel der Patienten wurde im Verlauf der Behandlung operiert; untersucht wurde die Gesamtgruppe.

Stichprobe	Frauen (MF-TS)	Männer (FM-TS)
Gesamtgruppe*	(41)	(19)
Vollständig Evaluierte und Behandelte**		(15)
Operiert		5
Nachuntersucht		(10)/5

* Die Gesamtgruppe umfaßt sechzig Patienten, die sich in den vorangehenden acht Jahren zur Behandlung an die Psychiatrische Universitätsklinik Seattle gewandt und sich selber als TS diagnostiziert hatten.
** Von diesen wurden zehn nach den Kriterien des DSM III der American Psychiatric Association als TS diagnostiziert, fünf als atypical gender identity disorders. Nur ein Patient hatte bereits andernorts eine Hormonbehandlung begonnen; bei allen anderen handelte es sich um Erstuntersuchungen.

Art der Behandlung

Nur Diagnostik	2
Beratung	6
Psychotherapie*	7
Hormone	9
Brustverkleinerung	5
Hysterektomie	1
Penisoperation	1

* Vier Patienten hatten bereits anderweitig mindestens ein Jahr lang Psychotherapie gemacht. Die im Projekt durchgeführte Psychotherapie war niederfrequent mit einem Minimum von elf Sitzungen in 43 Monaten und einem Maximum von 29 Sitzungen in elf Monaten. Als Psychotherapie wurden Kontakte mit den Patienten bezeichnet, in denen sich diese auf die Bearbeitung von Konflikten einließen; als Beratung galt, wenn es nur um Informationsvermittlung ging. Die maximale Beratungsfrequenz lag bei 27 Sitzungen in 18 Monaten, also höher als bei den meisten Behandlungen, die als Psychotherapien charakterisiert wurden, war aber meist sehr viel niedriger. Alle Operierten hatten Psychotherapie.

Alter bei Erstuntersuchung

Mittelwert	21,8	Jahre
Streubreite	16-33	Jahre

Nachuntersuchungszeitraum seit Erstuntersuchung*

Mittelwert	3,2/4	Jahre
Streubreite	0,3-6/0,3-9	Jahre

* Die Werte vor dem Schrägstrich geben die Zeiten für jene acht Patienten an, die zu Nachuntersuchungsterminen kamen. Berücksichtigt man auch die sieben Patienten, zu denen nur telefonisch oder brieflich Kontakt aufgenommen wurde, ergeben sich die Zeiten hinter den Schrägstrichen.

Behandlungsplan

Die Eingangsuntersuchung umfaßte halbstrukturierte klinische Interviews, Intelligenztestung (Wechsler), Cornell-Index, Draw-a-Person-Test, Rotter Incomplete Sentences, Guilford-Zimmerman Temperament Survey und Bem Androgyny Scale. Einbezogen wurde ferner ein Angehöriger oder ein Freund, der den Patienten seit Jahren kannte. Die Gesamtuntersuchung umfaßte etwa vier bis sechs jeweils zweistündige Termine.

Nach dieser Eingangsuntersuchung wurden die Patienten in psychotherapeutische Behandlung genommen. Frühestens wenn sie ein bis zwei Jahre lang regelmäßig einmal monatlich gekommen waren und außerdem mindestens 21 Jahre alt waren, wurden sie zur Hormonbehandlung überwiesen.

Die Behandlung wurde in drei Phasen durchgeführt: (a) Initialphase mit Motivierung und Informationen; (b) mittlere Phase mit besonderem Gewicht auf der Bearbeitung von Objektbeziehungen und Berufsperspektiven und (c) Schlußphase mit Fokussierung auf Fragen der sexuellen Orientierung. Wenn diese drei Phasen durchlaufen worden waren, wurde die Behandlung als Psychotherapie bezeichnet, andernfalls als Beratung.

Untersuchungsmethoden

Die Nachuntersuchung stützte sich auf die Dokumentation über jährliche Nachuntersuchungstermine, telefonische Kontakte und Schriftwechsel.

Bewertungsfelder und -kriterien

Beurteilt wurde, wie lange die Betreffenden jeweils als Mann oder als Frau gelebt hatten und wie die Zufriedenheit mit der Lebenssituation insgesamt und vor allem mit der Geschlechtsrolle war. Ferner wurde nach Wünschen nach weiteren somatischen Umwandlungsmaßnahmen gefragt, und es wurden "overall functioning, psychopathology, sexual and social adaptation" (S. 356) eingeschätzt.

Ergebnisse

Von den fünf Operierten lebten und arbeiteten zur Zeit der Nachuntersuchung vier als Männer. Vier lebten allein, einer mit einer Partnerin.

Suizidversuche / Rollenrückkehr

Bis zur Erstuntersuchung hatten sechs der fünfzehn Patienten (40%) mindestens einen Suizidversuch gemacht. Bis zur Nachuntersuchung machte ferner ein als Mann lebender, jedoch nicht operierter Patient im Zusammenhang mit einer Partnerschaftskrise einen Suizidversuch.

Ein Patient war nach zweijährigem Leben als Mann, nach Hormonbehandlung und Brustverkleinerung wieder dazu übergegangen, als Frau zu leben.

Erwähnte Nachuntersuchungen

Benjamin 1966, Hoenig et al. 1971, Hunt u. Hampson 1980 b, Lothstein 1980, 1982, Meyer u. Reter 1979, Money u. Brennan 1968, Money u. Ehrhardt 1970, Pauly 1968, Randell 1969, Sörensen 1981 b, Stürup 1976, Vogt 1968, Wålinder u. Thuwe 1974.

Einschätzung der Autorinnen

Angesichts der kleinen Fallzahl, des durchschnittlich sehr jungen Alters ihrer Patienten und der sozioökonomischen Homogenität der Stichprobe halten die Autorinnen ihre Ergebnisse nicht für verallgemeinerbar. Am wichtigsten erscheinen ihnen folgende Schlußfolgerungen: (1) Kein Patient kehrte in das Leben einer heterosexuellen Frau zurück. (2) Psychotherapie ist für diese Patienten von großem Nutzen, vor allem bezüglich der Differenzierung homosexueller und transsexueller Tendenzen und der Verbesserung familiärer und sozialer Beziehungen. (3) Die Geschlechtsidentität ist ziemlich starr ("persistence of a certain brittlenes of gender identity", S. 357); selbst jene Patienten, die kein weiteres Interesse an einer Geschlechtsumwandlung zum Ausdruck brachten, berichteten, daß in Zeiten von Belastung oder Depression die Geschlechtsidentitätsproblematik reaktiviert wurde.

Zusammenfassend unterstreichen die Autorinnen, daß bei der Indikation für somatische Behandlungsmaßnahmen vorsichtig und langsam vorgegangen werden soll: "Psychotherapie sollte in jedem Fall angewandt werden, und zwar nicht als Maßnahme, um die Patienten vom Geschlechtswechsel abzuhalten, sondern um den Patienten zu helfen, offen die mit diesem komplexen Entscheidungsprozeß zusammenhängenden Fragen anzugehen" (S. 358).

Anmerkung

Die Arbeit unterscheidet sich von vielen anderen Nachuntersuchungen darin, daß der Verlauf einer weitgehend unausgelesenen Stichprobe dargestellt wird, unabhängig davon, ob die Patienten operiert wurden oder nicht. Unter methodischen Gesichtspunkten der Nachuntersuchung vermißt man allerdings prä- und postoperative Vergleichsdaten. Von der Fülle erhobener Ausgangsdaten wird fast nichts dargestellt. Vier Patientinnen brachen den Kontakt entweder gleich nach den initialen Untersuchungen ab oder verzogen unbekannt, so daß eine Verlaufsbeurteilung eigentlich gar nicht möglich war. Für den Patienten mit Rollenrückkehr hätte man sich eine ausführliche Falldarstellung gewünscht, um den Vorgang besser verstehen zu können.

Bemerkenswert ist die Unterscheidung von Beratung und Psychotherapie, die nicht formal, z.B. anhand von Sitzungsfrequenzen, sondern inhaltlich getroffen wurde. Es mag allerdings bezweifelt werden, ob die o.g. inhaltliche Beschreibung sowie eine Frequenz von elf Sitzungen in 43 Monaten ausreichen, um von lege artis durchgeführter Psychotherapie sprechen zu können.

WIEGAND 1984

Psychosomatische Universitätsklinik Heidelberg, Bundesrepublik Deutschland

Es handelt sich um eine medizinische Dissertation, die Behandlung, Verlauf und Behandlungsergebnis der an der Universitätsklinik Heidelberg ab Mitte der 70er Jahre bis zum Erhebungszeitraum 1981-1983 behandelten Patienten mit transsexueller Symptomatik dokumentiert. Etwa zwei Drittel der Patienten kamen aus anderen Orten der Bundesrepublik und aus West-Berlin, wo sie vorher diagnostiziert und behandelt worden waren, ausschließlich zum Zweck der operativen Eingriffe nach Heidelberg, die dort ab 1976 durchgeführt wurden, was die Motivation zur Teilnahme an der Nachuntersuchung begrenzte.

Stichprobe	Frauen (MF-TS)	Männer (FM-TS)
Gesamtgruppe*	32	15
Operiert	25	8
Nachuntersucht	18	5

* Drei waren unbekannt verzogen, ein MF-TS hatte sich im Rahmen einer Depression noch vor der Operation suizidiert, eine Frau war drei Jahre postoperativ verstorben, ohne daß der Autor die Todesursache in Erfahrung bringen konnte.

Art der Behandlung

Scheidenoperation	18	Brustverkleinerung	5

Zeitraum der Operation 1976-1981

Alter bei Operation

Streubreite	21 - > 50 Jahre	21-40 Jahre

Nachuntersuchungszeitraum seit erster Operation

Mittelwert	2,1 Jahre
Streubreite	>1 Jahr

Untersuchungsmethoden

Der Autor war an der Behandlung nicht beteiligt. Er führte mit dreizehn Frauen und vier Männern halbstrukturierte Interviews. Fünf Frauen und ein Mann konnten nur telefonisch befragt werden. Alle Nachuntersuchten beantworteten einen Katamnesefragebogen. Die Interview- und Katamnesefragen sind im Anhang der Arbeit abgedruckt. Manche Patienten, insbesondere solche aus der Region Heidelberg, wurden mehrfach gesehen, andere nur einmal. In einer nicht näher genannten Zahl wurden auch

Partner bzw. Partnerinnen der Patienten gesprochen. Je vier Patienten wurden kurz vor bzw. kurz nach der Operation mit Rorschach- und Gießen-Test untersucht. Für Anamnesedaten wurden Krankenblätter und Gutachten eingesehen. Bewertungen erfolgten durch die Patienten und den Autor.

Bewertungsfelder und -kriterien
Beschrieben werden soziographische Daten, insbesondere Beruf, psychosoziale Belastungen, psychodynamische Konstellationen und Einfluß der Operation auf die innere Harmonisierung, Zufriedenheit mit dem Operationsergebnis und Notwendigkeit von Korrekturoperationen.

Ergebnisse
Frauen: Bereits präoperativ hatten acht Frauen "nach Maßstäben eines bürgerlichen Sozialprestiges einen beruflichen Abstieg oder eine Verschlechterung ihrer *beruflichen Situation* hinnehmen" (S. 157) müssen, die sich postoperativ nicht fortsetzten. Vielmehr war das Ausmaß postoperativer beruflicher Verbesserungen bzw. Verschlechterungen ungefähr gleich. In einer *Partnerschaft* lebten postoperativ neun Frauen, eine Frau hatte geheiratet. *Korrekturoperationen* waren bei vier Frauen erforderlich. Fünf Frauen hatten weitere Operationswünsche (Brustvergrößerung, Stimmbandverkürzung), die nach Einschätzung des Autors weit weniger dringlich vorgetragen wurden als der primäre Wunsch nach der Geschlechtsumwandlung. *Psychisch* fühlten sich fünf Frauen durch die Operation wesentlich ruhiger, ausgeglichener und zufriedener. Psychisch *und* sozial deutlich verschlechtert hatten sich drei Frauen. Es handelte sich um Patientinnen, bei denen bereits präoperativ bestehende "gravierende psychische Auffälligkeiten, insbesondere paranoide und querulatorische Persönlichkeitszüge ... nach der Geschlechtsumwandlung weiter exazerbierten" (S. 163).
Männer: Der für die Frauen dokumentierte präoperative berufliche Abstieg fand sich bei den Männern nicht. Postoperativ war die *berufliche* Situation im Durchschnitt unverändert. In einer *Partnerschaft* lebten zwei Männer. Ein Mann bedurfte einer *Korrekturoperation.* Drei der fünf Operierten "wünschten sich energisch ein besseres Penissurrogat" (S. 162). "Die *Progredienz* des Wunsches nach Geschlechtsumwandlung ist mit der (genital-korrigierenden) Operation abgesättigt" (S. 163). *Psychisch* fühlten sich drei von fünf durch die Operation wesentlich ruhiger, ausgeglichener und zufriedener. Ein Mann hatte sich psychisch *und* sozial deutlich verschlechtert; auch bei ihm hatten präoperativ bereits "gravierende psychische Auffälligkeiten" (S. 163) vorgelegen.

Fallbeispiele
Es werden relativ allgemein gehaltene Verläufe von vier Frauen und zwei Männern geschildert.

Suizidversuche
Ein MF-TS hatte sich vor der geplanten Operation suizidiert. Ein Mann hatte präoperativ einen Suizidversuch unternommen; mehrere Patienten hatten im Verlauf der Behandlung mit Suizid gedroht.

Erwähnte Nachuntersuchungen

Benjamin 1964 b, König et al. 1978, Kröhn et al. 1981, Meyer u. Reter 1979, Money u. Ehrhardt 1970, Pauly 1974, Sörensen 1981 a, b, Randell 1969

Einschätzung des Autors

Der Autor nimmt keine klare Bewertung vor, sondern zählt vor allem seine Untersuchungsergebnisse auf.

Indikationsempfehlungen

Habitus, der das Leben in der gegengeschlechtlichen Rolle erleichtert; mehrjährige Übung in der gegengeschlechtlichen Rolle; stabiles und realitätsangepaßtes feminines bzw. maskulines Ideal-Ich; berufspraktisches Interesse an der Operation (damit meint der Autor z.B. den Wunsch, postoperativ als Prostituierte zu arbeiten); bereits vor der Operation bestehende Partnerschaft. Als relative Kontraindikationen werden genannt: Habitus, der das Leben in der gegengeschlechtlichen Rolle erschwert; Lebensalter über 45-50 Jahre.

Anmerkung

Der Autor hat sich mit seiner breit angelegten Untersuchung, in der er neben den Ursachen der Transsexualität die soziographischen, biographischen, psychodynamischen und sozialen Hintergründe und Aspekte der Transsexualität alle gleichzeitig bearbeiten wollte, überfordert. Wie schon die im Anhang abgedruckten Untersuchungsinstrumente zeigen, hat er sich mit seinen Fragen ebenso wie mit den vielfältigen Hypothesen, die er prüfen wollte, verzettelt. In Anlage, Durchführung und Darstellung der Ergebnisse ist die Arbeit durchgängig diffus, und die Ergebnisse sind letztlich ebenso unbrauchbar wie die Fallbeispiele unanschaulich sind. Am differenziertesten ist die Aufschlüsselung der prä- und postoperativen beruflichen Situation der Untersuchten.

Anschaulich und nachvollziehbar dargestellt sind die großen Schwierigkeiten, die der Autor hatte, die Patienten zur Nachuntersuchung zu motivieren. Ein Großteil ließ schriftliche Einladungen mehrfach unbeantwortet. Patienten, die dem Operateur, der die Einladung zur Nachuntersuchung mit unterschrieben hatte, besonders dankbar waren, sowie solche, die hofften, anläßlich der Nachuntersuchung weitere Korrekturwünsche vorbringen zu können, waren am leichtesten zur Mitarbeit zu gewinnen, wohingegen Patienten, die die Heidelberger Klinik nur für die Geschlechtsumwandlungsoperation in Anspruch genommen hatten, offenbar wenig Veranlassung hatten, noch einmal ihre gesamte Entwicklung durchleuchten zu lassen. Die dadurch gegebene Stichprobenverzerrung wird nicht diskutiert. Unangemessen sind angesichts der kleinen Fallzahlen der Teilstichproben die häufig verwendeten Prozentangaben.

Blanchard, Steiner und Clemmensen 1985

Gender Identity Clinic, Clarke Institute of Psychiatry, University of Toronto, Toronto, Ont., Kanada

Die Gender Identity Clinic am Clarke Institute wurde 1969 eingerichtet und ab 1975 mit Mitteln des Gesundheitsministeriums der Provinz Ontario gefördert. Insgesamt hat die Autorengruppe die meisten Transsexuellen in Kanada behandelt oder zumindest begutachtet. Steiner (1985, S. XI und S. 417) schreibt, sie habe in den vorausgehenden fünfzehn Jahren allein etwa 700 Patienten gesehen. Aus der Klinik stammen zahlreiche Untersuchungen über Einzelaspekte des Transsexualismus, in denen meist die jeweils angewandten Untersuchungsmethoden ausführlich und nachvollziebar dargestellt sind (Übersicht bei Steiner 1985). Wie in dieser Publikation stehen dabei Typologien wie z.B. die Unterscheidung heterosexueller und homosexueller Transsexueller, auf die hier nicht näher eingegangen wird, im Vordergrund.

Stichprobe	Frauen (MF-TS)	Männer (FM-TS)
Gesamtstichprobe *	(183)	(111)
Diagnose "Gender dysphoric"*	(160)	(103)
Operiert**	56	47
Nachuntersucht	41	38

* Der Artikel enthält zwei Studien mit unterschiedlichen Angaben zur Stichprobengröße. Die Zahlen zur Gesamtstichprobe entstammen der hier nicht referierten ersten Fragebogenstudie, die von Februar 1981 bis März 1984 durchgeführt worden war. Personen, die in jener Studie die Frage bejaht hatten, ob sie lieber als Angehörige des anderen Geschlechts leben würden, wurden als "Gender dysphoric" bezeichnet, unabhängig davon, wie tief dieser Wunsch verankert war oder sich im Verhalten niederschlug.

** Patienten, bei denen ab 1969 die Indikation für Geschlechtsumwandlungsoperationen in der Gender Identity Clinic des Clarke Institute gestellt worden war.

Art der Behandlung

Brustvergrößerung	20	Brustverkleinerung/ Hyster-/Ovarektomie	35
Scheidenoperation	41	Penisoperation	4

Nachuntersuchungszeitraum seit Operation

Mittelwert	4	Jahre
Streubreite	>1	Jahr

Untersuchungsmethoden

Die Autoren waren an Behandlung und Indikationsstellung für die Operation beteiligt. Die Patienten beantworteten einen Fragebogen, der ihnen entweder in der Klinik ausgehändigt oder zugesandt worden war.

Bewertungsfelder und -kriterien

Beurteilt wurden Partnerschaft, Beschäftigungs- und Einkommenssituation sowie subjektive Zufriedenheit mit dem Behandlungsergebnis. Die *subjektive Zufriedenheit* wurde mit zwei Fragen erfaßt. Bei fünf vorgegebenen Antwortkategorien sollten die Patienten sagen, ob sie die Operation sicher oder wahrscheinlich kein zweites Mal über sich ergehen lassen, oder sich wahrscheinlich bzw. sicher wieder dafür entscheiden würden. Zwischen diesen Alternativen gab es als weitere Antwortmöglichkeit: "Ich weiß es nicht." Gefragt wurde schließlich, ob die Betreffenden zum Zeitpunkt der Nachuntersuchung lieber als Angehörige ihres jetzigen oder ihres früheren Geschlechts leben würden.

Ergebnisse

Im Hinblick auf die *subjektive Zufriedenheit* wurde nicht nach Geschlechtern unterschieden. Von den Nachuntersuchten waren sich 93,7% sicher, daß sie sich ein zweites Mal operieren lassen würden; die restlichen 6,3% hielten dies für wahrscheinlich. Bei letzteren lag die Operation statistisch signifikant (p=.001) kürzere Zeit (durchschnittlich 18,2 Monate) zurück als bei jenen, die sich sicher waren (durchschnittlich 49,4 Monate). Bis auf eine Frau, die im Zuge der Geschlechtsumwandlung einen erheblichen beruflichen Abstieg hatte in Kauf nehmen müssen und die die Antwortkategorie 'unsicher' angekreuzt hatte, wollten alle weiterhin in der jeweils neuen Geschlechtsrolle leben.

Frauen: Drei Frauen lebten von *Arbeitslosengeld*, sechs von Sozialhilfe. Letzteres korrelierte mit schlechter Ausbildung, nicht dagegen mit dem Alter oder der seit der Operation verstrichenen Zeit. Die Höhe des monatlichen *Einkommens* korrelierte mit der seit der Operation verstrichenen Zeit und lag bei den Männern durchschnittlich höher als bei den Frauen. Alter und Ausbildung spielten statistisch keine Rolle. Von den präoperativ als 'heterosexuelle Männer' eingestuften Frauen lebte postoperativ keine mit einem Mann zusammen, aber fast jede zweite in einer *Partnerschaft*, die die Autoren als lesbische Partnerschaft klassifizieren. Sie ziehen daraus den Schluß, daß die heterosexuelle Orientierung dauerhaft ist und durch eine Geschlechtsumwandlung nicht beeinflußt wird. Dagegen lebten 46,9% der präoperativ als 'homosexuelle Männer' eingestuften Frauen postoperativ mit Männern zusammen. Eine solche Partnerschaft korrelierte statistisch mit Epilationsbehandlung und Brustimplantaten.

Männer: Ein Mann lebte von *Arbeitslosengeld*, keiner von Sozialhilfe. In einer *Partnerschaft* mit einer Frau lebten 63,2% der Männer.

Suizidversuche

Eine Frau, die präoperativ wiederholt wegen Drogenmißbrauchs und Suizidversuchen in stationärer psychiatrischer Behandlung gewesen war, nahm sich schließlich das Leben, nachdem sie lange Zeit krank gewesen war und sich zweimal belastenden operativen Eingriffen, die in keinem Zusammenhang mit der Geschlechtsumwandlung standen, hatte unterziehen müssen.

Erwähnte Nachuntersuchungen

Lothstein 1982, Lundström 1981, Pauly 1981

Einschätzung der Autoren
Die Mehrheit der Patienten bestätigte mit Nachdruck, daß sie die Entscheidung zur Operation auch im Rückblick für richtig hielt. Die Autoren sehen in der postoperativen Zufriedenheit der Patienten die Bestätigung für den positiven und befriedigenden Abschluß eines jahrelangen Rehabilitationsprozesses. Wegen der Drop-out-Rate von etwa 23% der Patienten sind sie zurückhaltend bezüglich der Verallgemeinerbarkeit der Ergebnisse. Deswegen, und weil die operative Behandlung Transsexueller nicht theoretisch begründet, sondern als Versuch- und Irrtumsverfahren nur praktisch etabiliert wurde, halten sie weitere Nachuntersuchungen für unentbehrlich.

Nach Einschätzung der Autoren gibt es für den Erfolg konventioneller Therapien (Psychotherapie und psychiatrische Behandlung) weit weniger Belege als für den Erfolg hormoneller und operativer Geschlechtsumwandlung. "Gegenwärtig gibt es mehr empirische Belege, die dafür sprechen, daß die klinische Behandlung zur Geschlechtsumwandlung für sorgfältig ausgewählte Fälle die beste verfügbare Behandlung ist, als solche, die dagegen sprechen" (S. 304).

Anmerkung
In dem Artikel wird eine weitere Studie referiert, sie sich mit den psychologischen Charakteristika von Patienten mit Geschlechtsidentitätsproblemen beschäftigt. Bereits der Rollenwechsel führt danach zu emotionaler Stabilisierung, Verminderung von Depressivität und besserer Beziehungsfähigkeit in Partnerschaften; die operative Geschlechtsumwandlung ist nicht der einzige Faktor. Der Vergleich der prä- und postoperativen Daten in der Untersuchung beschränkt sich auf die mit einfachsten Fragen erfaßte Zufriedenheit. Im übrigen interessiert die Autoren vor allem das Geschlecht der Partner nach Geschlechtsumwandlung. Für die gewissermaßen objektiven Daten bezüglich Einkommen und Arbeitssituation fehlen präoperative Vergleichsdaten.

Kuiper 1985

Instituut voor Klinische Psychologie en Persoonlijkheidsleer, Rijksuniversiteit Utrecht, Holland

Die auf Anregung des niederländischen Gezondheidsraad, des obersten Beratergremiums des Gesundheitsministers, und im Auftrag der Stichting Nederlands Gender Centrum durchgeführte Nachuntersuchung operierter und nicht operierter Patienten mit transsexueller Symptomatik in den Niederlanden gehört zu den von Anlage, Stichprobenauswahl, Methodik, Durchführung und Ergebnisdarstellung besten Nachuntersuchungen. Wir referieren sie trotzdem nicht, weil die Arbeit nur als Institutstyposkript in holländischer Sprache erschienen und daher kaum zugänglich ist. Die wesentlichen Ergebnisse der Untersuchung wurden später in den Archives of Sexual Behavior (Kuiper u. Cohen-Kettenis 1988) publiziert. Entsprechend der chronologischen Abfolge werden sie weiter unten aufgeführt.

Lindemalm, Körlin und Uddenberg 1986

Department of Psychiatry and Psychology, Karolinska University Hospital, Stockholm, Schweden

Die Autoren waren in keiner Weise an Indikation oder Behandlung der nachuntersuchten Personen beteiligt. Sie glauben, daß ihre von der übrigen Nachuntersuchungsliteratur abweichende hohe Mißerfolgsrate von etwa 30% korrekter ist als die in anderen Untersuchungen mitgeteilten maximal 20% Mißerfolge, die sie zu Recht als immer noch zu hoch reklamieren, und meinen, sie seien im Gegensatz zu anderen Nachuntersuchern freier von Vorurteilen, da sie ihre eigene Arbeit nicht rechtfertigen müßten.

Stichprobe	Frauen (MF-TS)
Gesamtgruppe*	40
Operiert	17
Nachuntersucht**	13

* Alle Patienten, die mit der Diagnose 'Gender Dysphoria Syndrome' bis Juli 1979 an der Klinik vorstellig geworden waren.
** Um in die Nachuntersuchung aufgenommen zu werden, mußten mindestens sechs Jahre seit der ersten Operation vergangen sein. Bei zwei Frauen war dieser Zeitraum kürzer. Eine weitere Patientin hatte sich suizidiert, und eine war ins Ausland verzogen.

Art der Behandlung

Penektomie/Orchidektomie	13
Scheidenoperation*	9

* Sechs Frauen wurden nach der Technik von McIndoe (1950), zwei nach Skoogs Modifikation dieser Technik (Ohlsen u. Vedung 1981) operiert. Bei drei Frauen, die 1954 und 1955 operiert worden waren, erfolgten jeweils nur Penektomie und Kastration ohne Anlage einer Vagina oder Vulva. Bei zwei Frauen war die Vagina atrophiert, bei einer bestanden nicht näher bezeichnete Fisteln sowie ausgeprägte Narbenbildung im Dammbereich.
Zeitraum der Operationen 1954-1975

Alter bei Operation

Median	34	Jahre
Streubreite	21-50	Jahre

Nachuntersuchungszeitraum seit Erstvorstellung in der Klinik

Median	16	Jahre
Streubreite	6-24	Jahre

Nachuntersuchungszeitraum seit erster Operation

Median	12	Jahre
Streubreite	6-25	Jahre

Alter bei Nachuntersuchung

Median	51	Jahre
Streubreite	27-62	Jahre

Untersuchungsmethoden

Mit elf der dreizehn Frauen führten zwei Psychiater, die nicht an Behandlung oder Indikationsstellung beteiligt waren, jeweils gemeinsam ein drei- bis sechsstündiges, halbstrukturiertes Interview. Die Gespräche wurden auf Tonband aufgezeichnet, transskribiert und anschließend von beiden Interviewern jeweils unabhängig nach einem von den Autoren entwickelten Bewertungsschema beurteilt. (Eine genaue Darstellung des methodischen Vorgehens wurde für eine spätere Publikation angekündigt). Für die zwei Frauen, die nicht interviewt werden konnten, wurden Informationen den Krankenblättern entnommen.

Das operative Ergebnis wurde anhand der Aktenlage evaluiert und mit den subjektiven Angaben der Frauen verglichen. Bei vier Frauen erfolgten Untersuchung und Rating durch Gynäkologen und Chirurgen. Zwei Frauen verweigerten eine körperliche Untersuchung. Bei ihnen wurde das operative Ergebnis allein an Hand von in den Akten vorhandenen früheren Befundberichten beurteilt.

Bewertungsfelder und -kriterien

Zur Globalbeurteilung der *psychosozialen Anpassung* wurden für die im folgenden angegebenen sieben Bereiche jeweils sowohl die präoperative wie die postoperative Situation auf vierstufigen Skalen beurteilt und daraus Summen-Scores gebildet und verglichen. Unter Hinweis auf Platzgründe wurden in der Publikation nur die Definitionen der Extremwerte (1) = sehr schlecht und (4) = gut angegeben, nicht dagegen die Definitionen für die dazwischen liegenden Skalenpunkte (2) = schlecht bzw. (3) = mäßig.

Arbeitsfähigkeit

(1) Sehr schlechte Arbeitsleistung, lange Krankschreibungszeiten. Arbeitsunfähigkeitsrente. Extrem kurze Beschäftigungszeiten ohne befriedigende Arbeitsleistungen.

(4) Gute Arbeitsleistungen, stabiles Beschäftigungsverhältnis, Aufstiege.

Familiäre Beziehungen (Zur Familie werden Eltern bzw. Elternersatzpersonen und Geschwister gerechnet, nicht dagegen Partner und eigene Kinder.)

(1) Keine oder extrem konflikthafte Beziehungen zur Familie, sehr unpersönliche Kontakte oder völlige Ablehnung.

(4) Gute Beziehungen zur Familie. Auch bei geringer Häufigkeit der Kontakte besteht eine vertrauensvolle und offene Atmosphäre.

Freundschaftliche Beziehungen (Partner werden nicht berücksichtigt, Arbeitskollegen nur, wenn auch außerhalb der Arbeitszeit Kontakte zu ihnen gepflegt werden.)

(1) Keine Freunde oder sehr kurze und oberflächliche Beziehungen. Der Patient ist isoliert und einsam.

(4) Zahlreiche Freunde und Bekannte. Selbst wenn realtiv wenig Freizeit mit den Freunden verbracht wird, werden mit einzelnen Freunden herzliche Beziehungen gepflegt.

Partnerschaftliche Beziehungen

(1) Keine Partner oder nur oberflächliche Kontakte wie mit Prostituierten. (Das Rating kann demnach trotz hoher Partnerzahl niedrig sein.)

(4) Gute Partnerbeziehungen. Der Patient hat meist eine Partnerschaft und zumindest mit einem Partner eine dauerhaft Beziehung, die sich durch Offenheit und gegenseitiges Vertrauen auszeichnet.

Psychische Gesundheit

(1) Schwerwiegende Psychopathologie, Psychose, gravierende Depressionen, schwere Charakterstörung. Stationäre psychiatrische Behandlung.

(4) Unwesentliche oder keine psychischen Probleme; nur gelegentliche Krisenreaktionen.

Drogenmißbrauch (Mißbrauch von Alkohol, Narkotika oder Sedativa)

(1) Schwerer Mißbrauch mit sozialem Abstieg und Kontakt zu Polizei, Gericht oder Entwöhnungseinrichtungen.

(4) Entschiedene Abstinenz oder gelegentlicher mäßiger Konsum von Sedativa oder Alkohol.

Straffälligkeit

(1) Schwere Straftaten und wiederholte Inhaftierungen, krimineller Charakter ('criminal identity')

(4) Keine Straftaten oder nur gelegentliche, nicht gewalttätige Delikte wie Ladendiebstähle oder Verkehrsvergehen" (S. 209f).

Bei der Globalbeurteilung der *sexuellen Anpassung* wurden Stärke der Libido, sexuelle Aktivität mit einem Partner, Zahl der Partner, sexuelle Orientierung und Qualität der Partnerbeziehung berücksichtigt. Schließlich wurde von den Untersuchern das *äußere Erscheinungsbild* der Frauen bewertet.

Ergebnisse

Die *operativen Ergebnisse* wurden von den Autoren insgesamt als unbefriedigend bewertet (vgl. die Anm. zum Abschnitt Art der Behandlung). Bei zwei Frauen war die Scheide nach Selbst- und Fremdbeurteilung zu kurz. Eine Frau hatte trotz guten Operationsergebnisses Schmerzen beim Verkehr. Bei drei Frauen wurde das operative Ergebnis in der Fremdbeurteilung als ausgezeichnet eingeschätzt, obwohl eine dieser drei Frauen subjektiv das Ergebnis als schlecht einschätzte.

Unter Einbeziehung des Gesichtspunktes, ob die Frauen postoperativ entsprechend den Empfehlungen der Chirurgen regelmäßig mit Hilfe eines Dilatators die Scheide offen gehalten hatten, erwiesen sich nur zwei Frauen als unkooperativ, während bei drei anderen angesichts des schlechten Operationsergebnisses eine Dilatation nicht möglich war bzw. eine Verbesserung davon nicht erwartet werden konnte.

Bei neun Frauen wurde die *sexuelle Anpassung* in der Globaleinschätzung als unverändert, bei drei als verbessert und bei einer als verschlechtert eingeschätzt. Sechs Frauen erlebten postoperativ Orgasmen im Zusammenhang mit unterschiedlichen sexuellen Praktiken. Ebenfalls sechs Frauen fühlten sich prä- wie postoperativ ausschließlich zu Männern hingezogen; drei, die präoperativ Kontakte zu Männern und Frauen gehabt hatten, pflegten postoperativ nur noch sexuelle Kontakte mit Männern; eine Frau bezeichnete sich als lesbisch.

Im Hinblick auf *partnerschaftliche Beziehungen* waren präoperativ alle Patientinnen als schlecht oder sehr schlecht beurteilt worden. Postoperativ war die Beurteilung bei fünf Frauen besser, bei einer schlechter.

Gegenüber der präoperativen Situation hatte sich die Einschätzung bezüglich der *psychosozialen Globalbewertung* für vier Frauen verbessert, für eine verschlechtert, und war bei acht Frauen unverändert. Im einzelnen hatten sich fünf Frauen beruflich verbessert, vier verschlechtert. Beziehungen zu Verwandten, Freunden und Partnern waren geringfügig verbessert, die psychische Gesundheit dagegen eher verschlechtert.

Fallbeispiele

Alle Patientinnen werden mit fiktiven Vornamen benannt. Die Ergebnisse werden für die meisten Bereiche stichwortartig personenspezifisch angegeben, ohne daß sich aus diesen verstreuten Mosaiksteinen Persönlichkeitsbilder oder biographische Skizzen zusammensetzen ließen.

Suizidversuche / Rollenrückkehr

Eine Frau hatte kurz nach der Operation Suizid begangen; sie wurde in der Untersuchung nicht berücksichtigt. Ein Patient lebte wieder als Mann und kämpfte darum, auch rechtlich wieder als Mann anerkannt zu werden. Ein weiterer Patient lebte mit weiblichem Namen mehr oder weniger in der männlichen Rolle.

Erwähnte Nachuntersuchungen

Hertz et al. 1961, Hunt u. Hampson 1980 b, Lundström 1981, Pauly 1981, Pomeroy 1969, Randell 1969, Sörensen 1981 a, b, Stürup 1976, Wålinder u. Thuwe 1975

Einschätzung der Autoren

Insgesamt meinen die Autoren, daß bei vier Patienten die Indikation für die Geschlechtsumwandlung nachträglich als Fehlindikation beurteilt werden muß. Zu diesem Ergebnis kommen sie, indem sie nicht nur explizites Bedauern über die Operation (ein Patient), sondern auch indirekte Bedauernsbekundungen sowie insgesamt schlechtes soziales Zurechtkommen als Zeichen fehlindizierter Operationen werten. Sie kommen damit zu einer Mißerfolgsrate von 30%. Sie diskutieren, ob der hohe Anteil enttäuschender Operationsergebnisse auf die relativ unzulängliche Operationstechnik der Jahre 1954-74 zurückzuführen sei, zumal sich zwischen kosmetisch und funktionell guten Operationsergebnissen und günstiger 'sexueller Anpassung' ein positiver statistischer

Trend (p=0.18) fand. Sie halten weitere Langzeit-Nachuntersuchungen für erforderlich, um für die Indikationsstellung wichtige, prognostisch günstige Faktoren besser herauszuarbeiten.

Anmerkung

Gegenüber den flachen Erfolgsmeldungen vieler hier dargestellter, methodisch wenig elaborierter Nachuntersuchungen beeindruckt diese Arbeit, zumal die Autoren ein breites Spektrum von Fragen behandeln und sich auch ausführlicher als viele andere Arbeiten mit Ergebnissen aus anderen Nachuntersuchungen auseinandersetzen. Die genaue Prüfung ihrer Daten zeigt aber, daß auch sie selektiv vorgehen. Nicht zutreffend ist z.B. schon ihre Angabe, daß außer bei Hertz et al. (1961), Hunt u. Hampson (1980 b) sowie Wålinder u. Thuwe (1975) in der Literatur über keine weiteren Nachuntersuchungsergebnisse mit Zeiträumen von mehr als drei Jahren berichtet werde.

Bemerkenswert sind an der Untersuchung außer der überdurchschnittlich langen Nachuntersuchungszeit die Hinweise darauf, wann die Patienten zum ersten Mal vorsprachen, statt der bloßen Bemessung der postoperativen Zeit, sowie die breitangelegten Fragestellungen. Trotzdem werden allein die operativen Eingriffe als Behandlung und unabhängige Variable aufgefaßt. Inwieweit darüber hinaus den Patienten andere psychiatrische oder psychotherapeutische Hilfestellungen zur Verfügung standen, wird von den Psychiatern, die die Untersuchung leiteten, nicht einmal gefragt.

Soweit die Fallbeispiele Rückschlüsse erlauben, ist beeindruckend, wie schlecht die Patienten operiert wurden, und daß sie jahrelang um die rechtliche Anerkennung ihrer neuen Geschlechtsrolle kämpfen mußten. Beruflicher Abstieg und Isolation, soweit darüber berichtet wird, sind von daher nicht einfach als unmittelbare, sondern zumindest auch als sekundäre Folgen der Geschlechtsumwandlung zu interpretieren.

Die Suche der Autoren nach indirekten Reueäußerungen oder -anzeichen läßt u. E. eine eher überkritische Voreingenommenheit vermuten, die nicht in Rechnung stellt, daß Transsexualismus generell als mehr oder weniger gelingende stabilisierende Symptombildung verstanden werden muß, bei der das subjektive Erleben des 'Erfolges' mehr wiegt als scheinbar objektive Krankengeschichten und Operationsberichte. Es ist von daher bedenklich, daß zwei Frauen, die nicht interviewt werden konnten, trotzdem in der Auswertung Berücksichtigung fanden, und daß das operative und sexuelle Ergebnis bei zwei Frauen, die eine körperliche Untersuchung ablehnten, einfach als negativ bewertet wurde.

Indem den Frauen, deren persönliche Daten selbstverständlich anonymisiert werden mußten, fiktive Vornamen zugeteilt wurden, suggerieren die Autoren eine Vertrautheit mit den Frauen und ihren Biographien, die in einer Nachuntersuchung von drei bis sechs Stunden mit zwei fremden Psychiatern nicht zwangsläufig entsteht. Wenn es auch richtig ist, daß der an der Behandlung beteiligte Nachuntersucher einem in der Regel positiv gefärbten Vorurteil aufsitzen kann, sollte der Nachuntersucher, der Patienten sechs bis fünfundzwanzig Jahre nach einem Eingriff erstmals exploriert, bedenken, welche Erwartungshaltung und welche Hoffnungen er dadurch weckt. Daß dadurch die Darstellung des subjektiven Erlebens mindestens ebensosehr verzerrt werden kann wie gegenüber dem früheren Behandler, wird in der Arbeit nicht reflektiert.

MCEWAN, CEBER UND DAWNS 1986

Queen Victoria Medical Centre, Melbourne, Australien

Es handelt sich um eine Nachuntersuchung unter fast ausschließlich chirurgischen Gesichtspunkten mit ausführlicher Darstellung der Operationstechniken (hier nicht referiert) und Hinweisen auf Operationsrisiken und -komplikationen.

Stichprobe	Frauen
Operiert*	68
Nachuntersucht	57
Vollständig evaluiert**	23

* Alle zwischen November 1976 und Oktober 1982 in der o.g.Klinik operierten Frauen.
** Mindestens ein Jahr seit Operation (N = 38), zusätzlich vollständig beantworteter Fragebogen sowie körperliche Nachuntersuchung.

Art der Behandlung

Bei allen Patientinnen wurde eine Scheide angelegt, wobei meist bei der Operation sowohl ein perinealer wie abdomineller Zugang gewählt wurde. Neben dem operativen Vorgehen werden andere therapeutische Interventionen nicht erwähnt. Bei den 68 behandelten Frauen wurden folgende *Operationskomplikationen* registriert: Dickdarmperforation (N=4), Anus praeter (N=2), Rektovaginalfistel (N=1), Nachblutung, die operativ gestillt werden mußte (N=6), Prolaps der Vagina (N=2), Nekrose der Vaginalauskleidung (N=4). Bei neun von 23 Frauen wurden insgesamt siebzehn Korrektureingriffe vorgenommen: Verlängerung der Vagina (N=4), Verlegung des Harnröhrenausgangs (N=3), Verkleinerung des Harnröhrenausgangs (N=4), Verkleinerung der Schamlippen (N=1) und Revision der hinteren Hautfalte (N=5).

Nachuntersuchungszeitraum seit erster Operation

	Mindestens und regelmäßig 1 Jahr

Untersuchungsmethoden

Die Autoren waren an der Behandlung beteiligt. Die Frauen wurden körperlich untersucht und beantworteten einen Fragebogen.

Bewertungsfelder und -kriterien

Die Frauen beurteilten folgende Kriterien auf einer jeweils vierstufigen Skala (schlecht bzw. schlechter; mäßig bzw. unverändert; befriedigend bzw. etwas besser; gut bis ausgezeichnet): Aussehen des Genitales, Tiefe der Scheide, genitale Empfindungen, Orgasmusfähigkeit, Selbstbild, Arbeitssituation, soziale Situation, Sexualleben und Gesamturteil. Ferner wurden von den Autoren die Häufigkeit von Operationskomplikationen sowie Tiefe und Weite der Vagina bewertet, wobei sie eine Tiefe von 10 cm oder mehr und einen Durchmesser von 35 mm oder zwei Querfinger als angemessenes Resultat einschätzten.

Ergebnisse

In der Gesamtgruppe (N=68) hatten 65%, in der Nachuntersuchungsgruppe (N=23) 78% der Frauen eine nach den Kriterien der Autoren *für den Geschlechtsverkehr ausreichende Scheide*. Aber acht der neun Frauen, deren Scheide von den Autoren als nicht ausreichend beurteilt wurde, hatten trotzdem vaginalen Geschlechtsverkehr. Die *Tiefe der Scheide* bewerteten sechs Frauen als gut bis ausgezeichnet, zehn als befriedigend und jeweils drei als mäßig oder schlecht. Das *Aussehen des Genitales* bewerteten neunzehn von 23 Frauen als gut bis ausgezeichnet und drei als befriedigend.

Die *genitalen Empfindungen* beurteilten achtzehn von 23 Frauen als gut bis ausgezeichnet, drei als befriedigend und eine als mäßig bzw. unverändert. Sechzehn der achtzehn Frauen, die Geschlechtsverkehr hatten, kamen dabei zum *Orgasmus*, und drei der fünf, die keinen Geschlechtsverkehr hatten, erlebten Orgasmen bei der Masturbation. Subjektiv beurteilten vierzehn Frauen ihre Orgasmusfähigkeit als gut bis ausgezeichnet, sieben als befriedigend und eine als schlecht.

Ihr *Selbstbild* beurteilten 21 Frauen als gut bis ausgezeichnet, nur eine als mäßig. Die *Arbeitssituation* wurde von neunzehn Frauen als gut bis ausgezeichnet beschrieben, von drei als befriedigend. Die *soziale Situation* wurde von achtzehn Frauen als gut bis ausgezeichnet, von jeweils zwei als befriedigend bzw. mäßig und von einer als schlecht eingeschätzt. *Insgesamt* beurteilten achtzehn der 23 Frauen das Ergebnis als gut bis ausgezeichnet, drei als befriedigend.

Suizidversuche

Eine Frau nahm sich sechs Monate nach der technisch erfolgreichen Operation das Leben. Die Autoren führen diesen Suizid auf Arbeitsplatzverlust und Partnerprobleme zurück, zumal sich die Patientin noch kurz vorher als sehr glücklich darüber geäußert hatte, daß sie operiert war.

Erwähnte Nachuntersuchungen

Benjamin 1964 a, Hamburger et al. 1953, Laub u. Fisk 1974, Pauly 1965

Einschätzung der Autoren

Die Autoren meinen, daß sich die Patientin, die sich einer Geschlechtsumwandlungsoperation unterziehen will, bewußt sein muß, daß das Resultat nicht perfekt oder ideal sein wird. Die Komplikationsrate ist hoch (35%), auch wenn in den meisten Fälle eine spätere Korrektur möglich ist.

Anmerkung

Die Arbeit schildert vor allem Operationskomplikationen und ist insofern aufschlußreich. Problematisch ist, daß letztlich der Prozentsatz von Komplikationen nicht sicher bestimmbar ist, da mit verschiedenen Teilstichproben gearbeitet wird, wobei offen bleibt, wie sich die Komplikationsrate in den jeweils übrigen Teilstichproben darstellt. Schwach, weil viel zu pauschal dimensioniert, ist der psychosoziale Teil der Nachuntersuchung.

Blanchard, Legault und Lindsay 1987

Clarke Institute of Psychiatry und University of Toronto, Toronto, Ont., Kanada

Die Arbeit referiert Teilaspekte einer Nachuntersuchung, die bereits an anderer Stelle beschrieben wurde. Während dort psychosoziale Variablen dargestellt worden waren (Blanchard et al. 1985), geht es hier um die kosmetische und funktionelle Bewertung der Operationsergebnisse.

Stichprobe	Frauen	
Operiert und nachuntersucht	22	
Art der Behandlung		
Scheidenoperation	22	
Alter bei Operation		
Mittelwert	32,3	Jahre
Streubreite	22,8-59,5	Jahre
Nachuntersuchungszeitraum seit Operation		
Mittelwert	4,4	Jahre
Streubreite	0,5-11,8	Jahre
Alter bei Nachuntersuchung		
Mittelwert	36,8	Jahre
Streubreite	26,9-64,1	Jahre

Untersuchungsmethoden
Die Zweitautorin führte mit jeder der Frauen je ein strukturiertes Interview und eine körperliche Untersuchung durch.

Bewertungsfelder und -kriterien
Bewertet wurden Tiefe, Weite und Funktionsfähigkeit der Scheide sowie das kosmetische Ergebnis im Bereich der Vulva. Registriert wurden ferner Zahl der Korrekturoperationen, Inkontinenz, Richtung des Urinstrahls, Orgasmusfähigkeit, Ejakulation

während des Orgasmus, Koituserfahrungen nach der Operation, Schmerzen oder Beschwerden beim Koitus, Beschwerden nach dem Koitus und Klitoriserektion beim Koitus.

Ergebnisse

Mindestens eine postoperative Koituserfahrung hatten neunzehn der 22 Frauen. Die Koitusfrequenz variierte stark. Vier Frauen berichteten, seit der Operation noch nie, sieben, selten *Orgasmus* erlebt oder Schwierigkeiten dabei gehabt zu haben. Vier empfanden den Orgasmus nach der Operation weniger intensiv als früher. Sieben Frauen berichteten von Orgasmen, ohne diese näher zu charakterisieren. Acht Frauen hatten nie *Schmerzen oder Beschwerden* beim Koitus. Fünf Frauen berichteten, daß Schmerzen oder Beschwerden nur zu Beginn oder nach längerer sexueller Inaktivität auftraten. Vier Frauen hatten Schmerzen nur dann, wenn der Penis des Partners zu groß war. Zwei Frauen hatten regelmäßig während des Koitus Schmerzen oder Beschwerden. Drei Frauen berichteten über postkoitale Schmerzen.

Das *kosmetische Ergebnis* wurde bei zwei Frauen als unbefriedigend, bei zehn als mäßig bis gut und bei neun als sehr gut bewertet. *Korrigierende chirurgische Eingriffe* waren bei sieben Frauen notwendig. Die durchschnittliche *Tiefe der Scheide* betrug 8,3 cm (4,0 bis 13,0 cm). Es bestand keine Korrelation zwischen dem objektiven Maß der Tiefe und den subjektiven Bewertungen der Frauen, was die Frage anlangt, ob die Scheide tief genug für Geschlechtsverkehr sei. Dagegen bestand ein hoch signifikanter Zusammenhang zwischen regelmäßiger Dilatation und Tiefe der Scheide.

Erwähnte Nachuntersuchungen

Ball 1981, Benjamin 1966, Blanchard et al. 1985, Hoenig et al. 1971, Lindemalm et al. 1986, Lothstein 1980, McEwan et al. 1986, Randell 1969, Sörensen 1981 a, Wålinder u. Thuwe 1975; Pomeroy 1969, Stürup 1976

Einschätzung der Autoren

Den Autoren kam es darauf an, verläßliche Daten über kosmetische und funktionelle Ergebnisse von Scheidenoperationen zu erhalten, um sie in der präoperativen Beratung verwenden zu können. Die Ergebnisse werden als vorläufig bezeichnet, weil sie alle aus der Serie eines Behandlungsteams stammen. Zwei wichtige Ergebnisse werden besonders hervorgehoben: (1) Die postoperative Koitusaktivität korreliert mit der Qualität des kosmetischen und funktionellen Operationsergebnisses; (2) selbst bei von den Untersuchern als zu kurz eingeschätzter Scheide wird von den Frauen Geschlechtsverkehr ausgeübt und als befriedigend erlebt.

FAHRNER, KOCKOTT UND DURAN 1987

Psychiatrische Klinik der Technischen Universität München und Max-Planck-Institut für Psychiatrie, München, Bundesrepublik Deutschland

Die Arbeit untersucht die Frage, ob zwischen der psychischen und sozialen Stabilität von operierten bzw. nicht-operierten Transsexuellen Unterschiede bestehen. Es handelt sich um eine Verlaufsuntersuchung mit drei Meßzeitpunkten, nämlich nach dem Aufnahmegespräch, vor der Operation und zur Zeit der Nachuntersuchung. Bemerkenswert ist, daß sich psychische und soziale Stabilität bereits zwischen dem Zeitpunkt der Diagnosestellung und dem Zeitpunkt der Indikationsstellung für die Operation verbesserten, nicht erst postoperativ, obwohl im postoperativen Zeitabschnitt weitere positive Veränderungen stattfanden.

Stichprobe	Frauen (MF-TS)		Männer (FM-TS)
Gesamtgruppe*		(80)	
Nachuntersucht**	38	(59=74%)	21
Operiert und nachuntersucht	18	(32=54%)	14

* Im Zeitraum von 1.1.1970 bis 31.12.1980 an der Psychiatrischen Poliklinik des Max-Planck-Instituts für Psychiatrie, München als transsexuell diagnostizierte Personen. Der Erstkontakt lag jeweils mindestens zwei Jahre zurück.

** Vier ehemalige Patienten verweigerten die Nachuntersuchung, weitere vier konnten aus organisatorischen Gründen nicht teilnehmen, drei waren verstorben, zehn waren nicht mehr erreichbar. Es wird nicht angegeben, wieviele von den 21 Verweigerern bzw. Nicht-Erreichbaren bereits operiert waren.

Art der Behandlung

Hormone	17	Hormone	14
Penektomie/ Orchidektomie	18	Brustverkleinerung	14
Brustvergrößerung	7	Hysterektomie	10
		Ovarektomie	12
Scheidenoperation	15	Penisoperation	1
Kehlkopfverkleinerung	3	Klitorismobilisierung	6

Nachuntersuchungszeitraum seit Diagnosestellung

Mittelwert	insgesamt 6,5 Jahre

Nachuntersuchungszeitraum seit Operation

Mittelwert	3,6 Jahre	5,4 Jahre

Alter bei Nachuntersuchung

Mittelwert	insgesamt 35,5 Jahre

Untersuchungsmethoden
Von den Operierten liegen Daten zu drei Meßzeitpunkten vor. Die Angaben für die ersten beiden Zeitpunkte - nach Abschluß der diagnostischen Phase (in der Regel fünf Gespräche) sowie kurz vor der geschlechtsanpassenden Operation - wurden retrospektiv aus den Krankengeschichten erhoben. Für die Nicht-Operierten liegen Daten für zwei Meßzeitpunkte vor (retrospektive Angaben aus den Akten für den Zeitpunkt nach Abschluß der Diagnosephase sowie zum Katamnesezeitpunkt).

Für die Katamnese wurde - bis auf wenige Ausnahmen nicht vom ehemaligen Betreuer - ein zwei- bis dreistündiges strukturiertes Interview (von den Untersuchern konstruierter Fragebogen "Katamneseinterview Transsexualität" [KIT]) mit insgesamt 125 offenen und geschlossenen Fragen geführt. Im Anschluß an das Interview erfolgte eine Fremdbeurteilung der psychischen und sozialen Anpassung durch den Interviewer anhand einer dafür entwickelten vierstufigen Rating-Skala (von den Untersuchern konstruierter Fragebogen "Psychologische Integration Transsexueller" [PIT]). Zur Überprüfung der Reliabilität des PIT wurden fünfzehn Patienten von zwei Interviewern eingeschätzt [Interraterkoeffizient r=0,79]). Zusätzlich beantworteten die Patienten psychologische Fragebögen (Unsicherheitsfragebogen [Ullrich de Mynck und Ullrich 1976] ; Depressivitätsskala [von Zerssen 1976]).

Bewertungsfelder und -kriterien
Folgende Lebensbereiche wurden im Interview erfragt und anschließend auf einer vierstufigen Rating-Skala (keine, leichte, deutliche und starke Schwierigkeiten) beurteilt: Berufliche Situation, finanzielle Situation, soziales Beziehungsnetz, Reaktion der Familie, Zufriedenheit mit der partnerschaftlichen Situation, Zufriedenheit mit der sexuellen Situation, physischer Status, Einstellung der Umgebung zur Geschlechtsrolle, eigene Einstellung zur Geschlechtsrolle.

Ergebnisse
Die Ergebnisse werden im folgenden nur für die Operierten wiedergegeben, und nicht nach Geschlechtern getrennt, da die Arbeit eine solche Aufschlüsselung nicht enthält.

Berufliche Situation: (PIT: Keine/leichte Schwierigkeiten: 81%) Lediglich zwei der 32 Operierten sind arbeitslos gemeldet. Einen festen Arbeitsplatz haben 26 (81%), zwei befinden sich in Ausbildung, zwei sind aus Altersgründen berentet. Ein beruflicher Abstieg war in keinem Fall zu verzeichnen. Bei insgesamt 51% ist die Transsexualität am Arbeitsplatz zumindest teilweise bekannt; aber nur ein Patient gibt deutliche bis starke Schwierigkeiten beim Zurechtkommen mit den allgemeinen Arbeitsbedingungen und mit der Situation als Transsexueller am Arbeitsplatz an.

Finanzielle Situation: (PIT: Keine/leichte Schwierigkeiten: 92%) Der überwiegende Teil der Operierten lebt völlig von eigenem Einkommen oder Rente (87,5 %). Fünf

Patienten gaben an, daß sie sich aufgrund der Transsexualität finanziell einschränken mußten.

Soziales Beziehungsnetz: (PIT: Keine/leichte Schwierigkeiten: 91%) In den meisten Fällen (75%) besteht zum Katamnesezeitpunkt ein enger Kontakt zu Freunden und Bekannten, und die Transsexualität wird von der Mehrzahl der Familienangehörigen akzeptiert. 16% der Befragten haben keinen festen Bekanntenkreis.

Psychiatrischer Status: (PIT: keine/leichte Schwierigkeiten: 88%) Nach der geschlechtsanpassenden Operation waren 81 % der früheren Patienten nicht mehr in psychiatrischer Behandlung. Alkoholabusus wurde bei einem sicher festgestellt, bei zwei weiteren vermutet. Subjektiv kommen die meisten (97%) im Vergleich zum Zeitraum vor der Operation besser oder viel besser mit ihrem Leben zurecht.

Partnerschaftliche Situation: (PIT: Keine/leichte Schwierigkeiten: 69%) In einer festen Partnerschaft leben 41% der Operierten; zehn waren nach der Operation überhaupt noch keine Partnerschaft eingegangen, die übrigen neun kurzfristige Partnerschaften.

Somatischer Status: Eine für den Geschlechtsverkehr adäquate Vagina haben zwölf Frauen. Die überwiegende Zahl der Männer (N=11) hat keinen bzw. einen nicht funktionierenden Penis. Subjektiv sind 78% der Patienten mit dem Operationsergebnis zufrieden oder sehr zufrieden.

Sexuelles Erleben: (PIT: Zufriedenheit: Keine/leichte Schwierigkeiten: 88%) Sowohl unter den 53%, die häufig sexuelle Erregung, wie auch unter den 48%, die häufig einen Orgasmus erleben, sind mehr Frauen als Männer. Als Probleme im sexuellen Bereich werden von neun Patienten körperliche Schwierigkeiten und von sieben die Seltenheit sexueller Kontakte angegeben. Mit ihrem sexuellen Erleben sind 63% sehr zufrieden bzw. zufrieden. Im Vergleich zur Zeit vor der Operation hat sich das sexuelle Erleben bei keinem verschlechtert. Gegenüber dem Zeitraum vor der Operation empfinden 25 (89%) ihre Sexualität als befriedigender, drei (11%) als unverändert.

Geschlechtsidentität: Der überwiegende Teil der Patienten (97%) ist zufrieden oder sehr zufrieden mit der neuen Geschlechtsrolle. Nur einer ist eher unzufrieden. Keiner bereut, sich für die Operation entschieden zu haben.

Suizidversuche

Seit der geschlechtsanpassenden Operation unternahmen insgesamt drei Patienten Suizidversuche, davon ein Patient zweimal.

Erwähnte Nachuntersuchungen

Benjamin 1964 b, 1966, Hastings 1974, Hoenig et al. 1970 a, b, 1971, Hunt u. Hampson 1980 b, König et al. 1978, Kröhn et al. 1981, Meyer u. Reter 1979, Money u. Ehrhardt 1970, Pauly 1968, Randell 1969, Sörensen 1981 a, b, Spengler 1980.

Einschätzung der Autoren

"Insgesamt kann man davon ausgehen, daß die geschlechtsanpassende Operation zur psychosozialen Stabilität wesentlich beiträgt, dies allerdings nur unter der Voraussetzung einer gründlichen Diagnostik und einer guten und zeitlich nicht zu kurzen Betreuung als Vorbereitung für die Operation und die gewünschte Geschlechtsrolle." (S. 347)

Indikationsempfehlungen
Gründliche Diagnostik sowie gute und zeitlich nicht zu kurze Betreuung als Vorbereitung für die Operation und die gewünschte Geschlechtsrolle. Präoperatives Erproben der neuen Geschlechtsrolle.

Anmerkung
In der Untersuchung wurde gezeigt, daß sich ein Teil der Verbesserungen der psychosozialen Situation schon im Verlauf der präoperativen Betreuung entwickelt. Dies unterstreicht die Bedeutung einer hinreichend langen präoperativen Behandlungsphase. Bemerkenswert ist ferner, daß die Operierten sowohl hinsichtlich der Dimension Psychosoziale Integration wie hinsichtlich der Depressivität deutlich besser abschnitten als die Nicht-Operierten. Letztere werden von den Autoren in drei Gruppen unterteilt: 1. Eine "Vorbereitungsgruppe", d.h. Patienten, für die in absehbarer Zeit eine geschlechtsanpassende Operation vorgesehen ist, 2. "Zauderer", die bezüglich des Operationswunsches schwanken, und 3. eine kleine Gruppe, die sich darauf eingestellt hat, ihre ursprüngliche Geschlechtsrolle beizubehalten. Die mit Hilfe der Depressionsskala von Zerssens gemessene Depressivität ist bei den Operierten am geringsten. Bei den Untergruppen der Nicht-Operierten liegt ihre Maßzahl bei Gruppe 1 (Vorbereitungsgruppe) am niedrigsten und bei Gruppe 3 (ursprüngliche Geschlechtsrolle) am höchsten.

JUNGE 1987

Psychologisches Institut der Universität Hamburg und Abteilung für Sexualforschung der Psychiatrischen und Nervenklinik des Universitäts-Krankenhauses Hamburg-Eppendorf, Bundesrepublik Deutschland

In dieser psychologischen Dissertation wurden von einer Gesamtgruppe von sechzig Männern (FM-TS) 43 nachuntersucht. Die wesentlichen Daten über Behandlungsverlauf und -ergebnisse sind zusammengefaßt und als Teilstichprobe eingegangen in die Nachuntersuchung von Pfäfflin und Junge (1990). Über diese Veröffentlichung hinausgehend, enthält die Dissertation drei Falldarstellungen.

Kockott und Fahrner 1988

Psychiatrische Klinik der Technischen Universität und Max-Planck-Institut für Psychiatrie, München, Bundesrepublik Deutschland

In der Arbeit werden Transsexuelle beiderlei Geschlechts ohne Berücksichtigung des Behandlungstandes verglichen. Es handelt sich um keine Nachuntersuchung im engeren Sinne. Spezifischere Nachuntersuchungsgesichtspunkte der beschriebenen Stichprobe finden sich bei Fahrner et al. (1987), die über diesselbe Stichprobe berichten.

Stichprobe	Frauen (MF-TS)	Männer (FM-TS)
Gesamtgruppe	(38)	(21)
Alter bei der Untersuchung		
Mittelwert	24,9 Jahre	32,1 Jahre
Streubreite	8,2 Jahre	6,4 Jahre

Untersuchungsmethoden

Vergleiche Fahrner et al. (1987)

Bewertungsfelder und -kriterien

Die Gruppen von MF-TS und FM-TS wurden ohne Berücksichtigung des Behandlungstands in Hinblick auf folgende Kriterien verglichen: Kontakte zur Familie, Partnerschaft, sexuelle Zufriedenheit und Suizidversuche.

Ergebnisse

Zum Zeitpunkt der *Diagnosestellung* waren die FM-TS signifikant besser sozial integriert als die Gruppe der MF-TS. Zwölf von neunzehn FM-TS, aber nur ein Drittel der MF-TS hatten enge Kontakte zur Familie. Ähnliche Unterschiede wurden auch im Hinblick auf die Partnerschaft nachgewiesen. Zwei Drittel der FM-TS unterhielten überwiegend zufriedenstellende Partnerschaften (länger als sechs Monate). Demgegenüber hatte nur die Hälfte der MF-TS einen Partner, und die Mehrzahl (sechzehn von achtzehn) von ihnen war mit der Partnerschaft unzufrieden. Sexuell zufrieden waren 80% der FM-TS, wohingegen bei den MF-TS der gleiche Prozentsatz angab, unzufrieden zu sein.

Bei der *Nachuntersuchung* unterschieden sich MF-TS und FM-TS nicht bezüglich des Merkmals Psychosoziale Integration. Dagegen hatten die FM-TS postoperativ statistisch signifikant häufiger und langfristigere Partnerschaften als die operierten MF-TS, und waren auch sexuell zufriedener als diese.

Suizidversuche

Acht MF-TS und ein FM-TS hatten Suizidversuche unternommen; nur einer dieser Suizidversuche war postoperativ erfolgt.

Erwähnte Nachuntersuchungen

Blanchard et al. 1985, Hunt u. Hampson 1980 b, Kröhn et al. 1981, Lundström et al. 1984, Pauly 1974, Spengler 1980, Wålinder 1967

Einschätzung der Autoren

Die Prognose ist für FM-TS besser als für MF-TS, da erstere sich besser in die neue Geschlechtsrolle integrierten. MF-TS sind postoperativ zufriedener als vorher, dagegen ändert sich ihr Partnerschaftsverhalten nicht grundsätzlich. Obwohl FM-TS durch die operativen Eingriffe weniger erreichen können als MF-TS, sind sie in Partnerschaften stabiler. Die Autoren glauben, daß diese Differenzen möglicherweise genetisch begründet sind.

Anmerkung

Der Rekurs auf genetische Faktoren zur Erklärung des unterschiedlichen Partnerverhaltens erscheint nicht plausibel.

Kuiper und Cohen-Kettenis 1988

Abteilung Medizinische Psychologie, Freie Universität Amsterdam, Amsterdam, und Psychiatrische Klinik, Universität Utrecht, Utrecht, Holland

Die auf Anregung des Niederländischen Gesundheitsrats (höchstes Beratergremium des niederländischen Gesundheitsministers) und im Auftrag der Netherlands Gender Center Foundation (NGCF) durchgeführte Untersuchung sollte zwei Fragen beantworten, nämlich (1) ob die Geschlechtsumwandlung den therapeutischen Effekt hat, daß sie die von Transsexuellen erlebte Geschlechtsidentitätsstörung mildert oder aufhebt, und (2) wie die Transsexuellen die angebotene Behandlung einschätzen. Die Untersuchung ist sehr bedeutsam, da es sich nahezu um eine Totalerhabung der in den Niederlanden behandelten Transsexuellen handelt und die Untersucher nicht an Diagnosestellung und Behandlung beteiligt waren. Ihre Ergebnisse wurden zuerst in holländischer Sprache veröffentlicht (Kuiper 1985).

Stichprobe	Frauen (MF-TS)	Männer (FM-TS)
Gesamtgruppe*	(175)	(54)
Nachuntersucht, nicht operiert	(50)	(11)
Nachuntersucht, operiert	55	25

* Eingeladen wurden alle Personen, die von der NGCF als transsexuell diagnostiziert worden waren und im Rahmen des zweijährigen diagnostischen 'real-life test' zumindest mit der Hormonbehandlung begonnen hatten. Außer durch direkte Anschreiben wurde durch Anzeigen in Tages- und Wochenzeitungen im ganzen Land zur Teilnahme an der Untersuchung eingeladen. Unbekannt verzogen waren 33 Frauen bzw. MF-TS und neun Männer bzw. FM-TS; keine Antwort gaben 33 Frauen bzw. MF-TS und sechs Männer bzw. FM-TS, und vier Frauen bzw. MF-TS sowie drei Männer bzw. FM-TS verweigerten ausdrücklich die Teilnahme.

Die Teilnehmer unterschieden sich statistisch nicht von den Verweigerern und Nonrespondern bezüglich Alter, Geschlecht, Familienstand, Partnerschaft, Beruf und Arbeitsverhältnis, Selbstverstümmelungsversuchen, Suizidalität, psychiatrischer Behandlung, Akzeptanz durch Familie und Freunde, Datum der Erstuntersuchung, Zahl der bisherigen Behandlungstermine, Beginn der Hormonbehandlung und Zeitpunkt der Operation.

Art der Behandlung

Hormone	55	Hormone	25
Penektomie/		Brustverkleinerung	25
Orchidektomie	55	Hysterektomie/	
		Ovarektomie	25
Scheidenoperation	55	Penisoperation	4

Alter bei Operation

Mittelwert	36,5	Jahre	28	Jahre
Streubreite	20-58	Jahre	19-44	Jahre
Standardabweichung	7,9	Jahre	3,6	Jahre

Nachuntersuchungszeitraum seit Behandlungsbeginn

Mittelwert	5,4	Jahre	5,1	Jahre
Streubreite	0,83-14,8	Jahre	1,83-13	Jahre
Standardabweichung	2,5	Jahre	2,7	Jahre

Untersuchungsmethoden
Die beiden Autoren und acht speziell geschulte klinische Psychologen führten strukturierte Interviews mit vorgebenen Antwortalternativen durch. Keiner der Interviewer war an Indikationsstellung oder Behandlung beteiligt. Bis auf drei fanden alle Interviews in den Wohnungen der Interviewten statt. Mit der Body Image Scale (Lindgren und Pauly 1975) wurde die Zufriedenheit mit dem eigenen Körper erfaßt.

Bewertungsfelder und -kriterien
Die Autoren hielten subjektive Kriterien bei der Bewertung des Therapieerfolgs für zentral und erfragten deshalb das subjektive Wohlbefinden, Integration und Vertrauen in die neue Geschlechtsrolle, Zufriedenheit mit dem Körper, mit der Operationsentscheidung und mit der Behandlung, sowie Suizidversuche. Zusätzlich zu den subjektiven Urteilen wurden weitere Variablen (z.B. Arbeitsverhältnis, Akzeptanz durch die Familie, Partnerschaft) erhoben und in Beziehung zur subjektiven Zufriedenheit gesetzt. Die hohe Übereinstimmung zwischen beiden spricht, so urteilen die Autoren, für die Validität der Daten.

Ergebnisse
In der Arbeit werden vier Gruppen dargestellt, FM-TS sowie MF-TS, deren Behandlung noch nicht abgeschlossen war, sowie Frauen bzw. Männer mit abgeschlossener Behandlung. Wir stellen im folgenden die Ergebnisse für die beiden zuletzt genannten Gruppen dar.

Frauen: Neun Frauen bezeichneten sich postoperativ als sehr *glücklich*, 24 als glücklich, vierzehn als einigermaßen glücklich, sieben als unglücklich und eine als sehr unglücklich. In ihrer *Selbstwahrnehmung* hatten dreißig Frauen nie Zweifel, Frau zu sein, 24 Frauen gaben an, kaum solche Zweifel zu haben.

Mit ihrem *Geschlechtsrollenverhalten* waren achtzehn Frauen sehr zufrieden, 28 zufrieden, sechs unentschieden und zwei unzufrieden. Auf die Frage, wie gut die Untersuchten ihrer Meinung nach auf andere als Frau wirkten, antworteten 42 Frauen mit sehr gut oder gut, acht mit mäßig und zwei mit sehr schlecht. 47 Frauen hatten viel Vertrauen, sich in der neuen Geschlechtsrolle behaupten zu können; mäßiges Vertrauen hatten sechs Frauen, eine hatte diesbezüglich kein Vertrauen.

Die *subjektive Zufriedenheit mit bestimmten Körpermerkmalen* (größte Zufriedenheit=1 bis höchste Unzufriedenheit=5) beurteilten die Frauen durchschnittlich wie folgt: Vagina 2,49; Klitoris 2,32; Brust 2,43; Stimme 2,74; Gesichtsbehaarung 3,31; Körperbehaarung 2,27. Keine der Frauen hatte ernste Zweifel, daß die Operation richtig für sie war.

Männer: Postoperativ schilderten sich sechs Männer als sehr *glücklich*, elf als glücklich, sieben als einigermaßen glücklich und einer als unglücklich. In ihrer *Selbstwahrnehmung* hatten von den Männern 23 nie, zwei kaum Zweifel, Mann zu sein.

Mit ihrem *Geschlechtsrollenverhalten* waren vier Männer sehr zufrieden, sechzehn zufrieden und vier unentschieden. 23 Männer glaubten, sehr gut oder gut, zwei mäßig in der neuen Geschlechtsrolle integriert zu sein. Viel Vertrauen, sich in der neuen Geschlechtsrolle behaupten zu können, hatten 47 Männer, sechs hatten diesbezüglich mäßiges, einer kein Vertrauen.

Die *subjektive Zufriedenheit mit bestimmten Körpermerkmalen* (größte Zufriedenheit=1 bis höchste Unzufriedenheit=5) beurteilten die Männer durchschnittlich wie folgt: Penis 3,25; Hoden 3,25; Brust 2,66; Stimme 1,75; Gesichtsbehaarung 2,75; Körperbehaarung 2,75. Mit einer Ausnahme hatten die Männer keine Zweifel an ihrer *Entscheidung zur Operation.* Dieser Mann zweifelte jedoch nicht daran, in der männlichen Geschlechtsrolle leben zu wollen.

Für *beide Geschlechter* ist als wichtiges Ergebnis hervorzuheben, daß der Grad der Zufriedenheit (happiness) unabhängig von der Behandlungsphase war. Nach Ansicht der Autoren darf man daraus nicht schließen, daß die Behandlung keine Effekte auf das subjektive Wohlbefinden hatte. Vielmehr sei anzunehmen, daß sich die mit der Behandlung verbundenen Hoffnungen positiv auf das Befinden auswirken, unabhängig davon, ob die Behandlung schon abgeschlossen ist oder nicht.

Suizidversuche

Von der Teilgruppe (72 MF-TS und 21 FM-TS), über die bei der NGCF Aufnahmeakten mit Anamnesen vorhanden waren, hatten vor Behandlungsbeginn 19% der FM-TS und 23,6% der MF-TS Suizidversuche unternommen. Zwei der MF-TS, deren Behandlung noch nicht abgeschlossen war, und vier Frauen mit abgeschlossener Behandlung hatten sowohl vor wie auch nach Behandlungsbeginn Suizidversuche unternommen. Von den NGCF-Patienten der letzten zehn Jahre hatten sich drei MF-TS nach Behandlungsbeginn suizidiert. In welchem Behandlungsstadium sie sich befanden oder ob sie die Bahndlung bereits abgeschlossen hatten, ist der Untersuchung nicht zu entnehmen. Unter den FM-TS, die die Behandlung aufgenommen hatten, war im selben Zeitraum kein Suizid zu verzeichnen.

Erwähnte Nachuntersuchungen

Alanko und Achté 1971, Benjamin 1966, Blanchard et al. 1985, Hastings 1974, Hastings u. Markland 1978, Hertz et al. 1961, Hoenig et al. 1970 b, Hore et al. 1975, Hunt u. Hampson 1980 b, Jayaram et al. 1978, Kröhn et al. 1981, Lindemalm et al. 1986, Lothstein 1980, Lundström et al. 1984, McCauley u. Ehrhardt 1984, Meyer u. Reter 1979, Money u. Ehrhardt 1970, Pauly 1965, 1968, 1981, Randell 1969, Sörensen 1981 a, b, Spengler 1980, Stürup 1976, Wålinder u. Thuwe 1975.

Einschätzung der Autoren

Das wichtigste Ergebnis ist, daß sich die Mehrheit der interviewten Personen als glücklich oder sogar sehr glücklich erleben. Dysphorische Gefühle wurden, sofern solche erlebt wurden, nicht auf die Geschlechtsidentitätsproblematik zurückgeführt.

Indikationsempfehlungen

Da die Geschlechtsumwandlung kein 'Allheilmittel' sei, sondern auch zu neuen Problemen führen könne, empfehlen die Autoren neben der medizinischen eine intensivere psychosoziale Betreuung für die Patienten.

Anmerkung

Die Arbeit ist eine der wenigen Nachuntersuchungen, in der, wenn auch vergeblich, versucht wurde, die Daten an Vergleichsgruppen zu überprüfen. Eine Vergleichsgruppe sollte aus Personen bestehen, die weiterhin eine Geschlechtsumwandlung wollten, obwohl sie von der NGCF abgelehnt, d.h. nicht ins Behandlungsprogramm aufgenommen worden waren. Es fanden sich aber nur sieben solche Personen, und alle verweigerten die Mitarbeit. In die zweite Vergleichsgruppe sollten Personen aufgenommen werden, die im Laufe einer Psychotherapie den Wunsch nach Geschlechtsumwandlung aufgegeben hatten. Nicht eine solche Person konnte gefunden werden.

Die Untersuchung ist, wie bereits erwähnt, wegen der großen und nahezu vollständigen Stichprobe von großer Bedeutung. Die Netherlands Gender Center Foundation ist die zentrale Einrichtung in den Niederlanden, an der fast kein Patient, der eine Geschlechtsumwandlung will, vorbeikommt. Es ist eine quasi amtliche Untersuchung, angeregt durch den Gesundheitsrat beim Gesundheitsminister der Niederlande, mit einem methodisch übersichtlichen und überprüfbaren Design.

Da die Autoren "Gender Dysphoria", das mit "Geschlechtsidentitätsstörung" nur unvollkommen übersetzbar ist, für letztlich nicht objektivierbar hielten, konzentrierten sie ihre Untersuchung auf subjektive Einschätzungen der Untersuchten. Sie halten es für naheliegend, daß eine Heilung bzw. Milderung der Gender Dysphoria auch objektivierbare Verbesserungen der Lebenssituation mit sich bringen kann, doch sehen sie solche sekundären Effekte nicht als geeignet an, um daran den Erfolg der Behandlung zu messen. Das Thema "sexuelles Verhalten" klammerten sie aus, da sie meinten, daß es bei "Transsexualität und deshalb auch bei Geschlechtsumwandlung viel mehr um Geschlechtsidentitätsprobleme als um sexuelle Probleme geht" (S. 442).

Bemerkenswert ist, daß die Autoren Geschlechtsumwandlung definieren als "den gesamten Anpassungsprozeß an das andere Geschlecht, der soziale, rechtliche, psychologische und körperliche Aspekte umfaßt" (S. 440). Etwas unglücklich ist allerdings ihre Wortwahl, insofern sie für das deutsche Wort Geschlechtsumwandlung die amerikanische Abkürzung SRS (Sex-Reassignment Surgery), die den Schwerpunkt unmißverständlich auf den chirurgischen Eingriff legt, verwenden, obwohl es ihnen gerade um den Umwandlungsprozeß insgesamt geht.

Obwohl es sich um eine ex post facto-Untersuchung - dies gilt im übrigen für fast alle hier dargestellten Nachuntersuchungen, nur daß andere Autoren dies nicht thematisieren - handelt, bei der nur Daten von einem Untersuchungszeitpunkt Berücksichtigung finden, und obwohl die subjektive Bewertung der Untersuchten als mehr oder weniger einziger Maßstab genommen wird, stimmen die Ergebnisse weitgehend mit anderen Nachuntersuchungen überein: Die Patienten erleben es so, daß sie von der Behandlung, in deren Rahmen der bzw. die operativen Eingriffe nur einen Aspekt darstellen, profitieren.

Täschner und Wiesbeck 1988 a

Psychiatrische Klinik des Bürgerhospitals, Stuttgart, Bundesrepublik Deutschland

Dieser Kongreßbericht vom Eighth World Congress for Sexology, Heidelberg, bringt eine Fülle von Daten, ohne daß die Fragestellung der Autoren deutlich wird. Wichtig scheint ihnen die bemerkenswerte Einsicht, daß es keine spezifische transsexuelle Persönlichkeitsstruktur gibt und daß psychopathische Züge nicht schlagartig durch eine Operation korrigiert werden können.

Stichprobe	Frauen (MF-TS)		Männer (FM-TS)
Gesamtstichprobe*	15		7
Operiert**		16	

* Alle Patienten waren im Rahmen von Vornamens- bzw. Personenstandsänderungsanträgen nach Transsexuellengesetz zwischen 1982 und 1984 begutachtet worden (vgl. Wiesbeck u. Täschner 1989).
** Nicht nach Geschlechtern differenziert.

Art der Behandlung	
Hormone	22
Operation*	16

* Nicht näher spezifiziert.

Alter		
Mittelwert	31 Jahre	28 Jahre
Streubreite	21-65 Jahre	21-37 Jahre

Nachuntersuchungszeitraum
"Die meisten Operationen waren erst vor kurzem durchgeführt worden, so daß eine verläßliche Beurteilung des Erfolgs nicht möglich ist" (S. 201).

Untersuchungsmethoden
Psychiatrische Begutachtung im Rahmen von Verfahren zur Vornamens- bzw. Personenstandsänderung nach Transsexuellengesetz; Intelligenzquotientenbestimmung.

Bewertungsfelder und -kriterien
Dokumentiert wurden somatische Leiden, psychopathologische Befunde, Beginn der transsexuellen Symptomatik, sexuelle Aktivität, Partnerschaft, Geschlecht von eventuellen Partnern, Arbeitsverhältnis, Suizidversuche.

Ergebnisse
"Die meisten Operationen waren erst vor kurzem durchgeführt worden, so daß eine verläßliche Beurteilung des Erfolgs nicht möglich ist. Jedenfalls hatten die Klienten eine gewisse seelische Ruhe und Stabilität gefunden" (S. 201).

Suizidversuche
Sieben Patienten hatten präoperativ einen oder mehrere Suizidversuche unternommen. Postoperative Suizidversuche wurden nicht bekannt.

Einschätzung der Autoren
"Die chirurgische Korrektur primärer Geschlechtsmerkmale kann nicht die Behandlung der Wahl sein. Wird jedoch die chirurgische Lösung angestrebt oder gewünscht, sollte ihr eine mindestens zweijährige Bewährungszeit einschließlich Psychotherapie vorausgehen. Wir sehen den chirurgischen Eingriff als ultima ratio, nicht als Methode der Wahl" (S. 201).

DUDLE 1989

Abteilung für Endokrinologie der Medizinischen Universitätsklinik sowie Psychiatrische Poliklinik der Universität Bern, Schweiz

In Bern hatte sich im Jahr 1969 nach dem Vorbild amerikanischer Gender Identity Committees eine interdisziplinäre Arbeitsgruppe zur Behandlung Transsexueller konstituiert. Diese medizinische Dissertation beschreibt eine vermutlich repräsentative Stichprobe (s. Anmerkung) operierter Patienten aus der Schweiz an Hand von Krankenblattauswertungen. Sie zeichnet sich aus durch Übersichtlichkeit und Detailgenauigkeit, Vergleiche von Einzelergebnissen mit solchen aus anderen Nachuntersuchungen, sowie durch die ausführliche Diskussion grundsätzlicher Methodenprobleme. Die Stichprobe aus der Nachuntersuchung Simona-Politas (1983) geht in die vorliegende Untersuchung erneut ein. Übereinstimmungen und Abweichungen der in beiden Untersuchungen mit unterschiedlichen Methoden gewonnenen Ergebnisse werden ausführlich dargestellt und diskutiert. Auch die Nachuntersuchung von König et al. (1978) sowie Zingg et al. (1980) stammt aus demselben Patienenkollektiv, ohne daß hierzu allerdings entsprechende Vergleichsberechnungen vorgenommen wurden.

Stichprobe	Frauen (MF-TS)	Männer (FM-TS)
Gesamtgruppe*	(85)	(35)
Operiert	45	21
Nachuntersucht**	18	11

* Alle Patienten, die zwischen 1.8.1969 und 31.7.1987 die Endokrinologische Abteilung der Medizinischen Universitätsklink des Berner Inselspitals (Universitätsklinik) wegen einer Geschlechtsidentitätsproblematik aufgesucht hatten.

** Ausgeschlossen wurden Patienten, die bereits vor dem Erstkontakt mit der Klinik andernorts voroperiert waren (N=8; 5:3), seit über vier Jahren keinen relevanten Eintrag in der Krankenakte hatten (N=14; 13:1), vor weniger als drei Jahren operiert worden waren (N=12; 7:5) oder die Auswertung der Akten ausdrücklich untersagten (N=1; 0:1). Zwei Patienten (N=2; 2:0) konnten keiner der genannten Gruppen zugeordnet werden.

Art der Behandlung*

Psychiatrische Beratung	18	Psychiatrische Beratung	18
Hormone	18	Hormone	18
Penektomie/Orchidektomie	18	Brustverkleinerung	11
Brustvergrößerung	4	Hyster-/Ovarektomie	11
Scheidenoperation	18	Penisoperation	1

* *Behandlungskomplikationen bei den Frauen:* Als *Komplikation der Hormontherapie* traten innerhalb eines Jahres bei einer Frau rezidivierende Unterschenkelphlebitiden auf, die zu einer Lungenembolie führten. Dies zwang zur zeitweisen Absetzung der Östrogene. *Komplikationen der operativen Behandlung* (bei den primären sowie den Korrektureingriffen) sind in 56% der Fälle dokumentiert: Neunmal handelte es sich um eine vaginale Stenose oder Verkürzung, je einmal um Urethralstenose, Nekrose der Labia minora, Taschenbildung an der hinteren Labienkommissur, Urovaginalfistel und Abszeßbildung. Korrekturoperationen wurden bei acht Frauen vorgenommen, wobei sich die Hälfte von ihnen mehr als

einem Eingriff unterzog. Vier Frauen unterzogen sich kosmetischen Operationen (Nasenkorrektur N=2, Facelifting und Lippenkorrektur, jeweils N=1)

Behandlungskomplikationen bei den Männern: Komplikationen der *operativen Behandlung* (bei den primären sowie den Korrektureingriffen) sind in 64% (7 von 11) der Fälle dokumentiert: Fünfmal handelte es sich um Narbenbildung an der Brust, je einmal um Hautfalten unter der Brust und Abszeßbildung. Fünf Männer wurden je einmal im Brustbereich nachoperiert.

Zeitraum der Operationen 1971-1987

Alter bei Operation

Mittelwert	31,1 Jahre	25,3 Jahre
Streubreite	21,0-54,9 Jahre	18,2-36,7 Jahre
Standardabweichung	8,3 Jahre	5,9 Jahre

Zeitraum zwischen Geschlechtsrollenwechsel und Operation

Mittelwert	2 Jahre	1,5 Jahre
Streubreite	0-6,9 Jahre	0,5-2,9 Jahre
Standardabweichung	0,7 Jahre	0,7 Jahre

Dauer der präoperativen Hormonbehandlung

Mittelwert	1,5 Jahre	1,2 Jahre
Streubreite	0,2-5,7 Jahre	0,5-1,7 Jahre
Standardabweichung	1,2 Jahre	0,4 Jahre

Nachuntersuchungszeitraum seit erster Operation

Mittelwert	6,1 Jahre	6,9 Jahre
Streubreite	3,4-10,2 Jahre	3-12,2 Jahre
Standardabweichung	2 Jahre	3,3 Jahre

Untersuchungsmethoden

Die Untersuchung basiert ausschließlich auf einer unabhängigen Auswertung von Krankengeschichten.

Bewertungsfelder und -kriterien

Zu folgenden Bereichen werden Angaben gemacht und zur präoperativen Situation in Beziehung gesetzt: Psychopathologie, Suizidalität, Straffälligkeit, ökonomische Faktoren, Partnerschaft und Sexualität, Behandlungskomplikationen (Beurteilungskriterien wurden teilweise von Hunt u. Hampson [1980 a] übernommen).

Das *körperliche Resultat* der Geschlechtsumwandlung (inklusive aller Korrektureingriffe) wurde mit Hilfe eines Punktsystems bewertet, in das folgende drei Kriterien eingingen: äußere (anatomische) Aspekte graduiert nach gut (+1), befriedigend (0) und unbefriedigend (-1); funktionelle Aspekte: als gut (+1) wurden bei den Männern störungsfreie Ausscheidungsfunktion und Schmerzfreiheit bewertet, während bei den Frauen "zusätzlich noch die Möglichkeit zu reibunglosem (sic!) intravaginalem Geschlechtsverkehr gegeben sein mußte" (S. 50); als mäßiges Resultat (0) wurden leichtgradig behinderte Ausscheidungsfunktion, Schmerzen und eine wesentlich eingeschränkte Funktionsfähigkeit der Vagina bewertet; ein schlechtes Resultat (-1) beinhaltete schließlich schwer gestörte Ausscheidungsfunktion und/oder, bei den Frauen, anatomische Unmöglichkeit des Koitus. Äußeres Erscheinungsbild des angezogenen Patienten: falls es dem neuen Geschlecht angepaßt war, wurde es mit +2 bewertet, falls es fraglich oder nicht angepaßt war, mit -2.

Zur Beurteilung des *Behandlungserfolgs aus Sicht der Patienten* wurde ein Punktsystem mit drei zugrunde liegenden Fragen verwandt: Ob der Patient mit den Resultaten der Geschlechtsumwandlung zufrieden (+1), mäßig zufrieden (0) oder nicht zufrieden (-1) war; ob er sich dem Eingriff ohne Vorbehalte (+1), mit gewissen Vorbehalten (0) oder nicht (-1) wieder unterziehen würde; ob er den Eingriff bereue (-2) oder nicht (+1). Falls der Patient keine Antwort auf die Frage wußte, wurde dies als Null (0) verrechnet.

Die Fremdbeurteilung wurde vom behandelnden Arzt jeweils dreistufig (gut, befriedigend, schlecht) nach folgenden drei Kriterien vorgenommen: äußeres Erscheinungsbild sowohl angezogen wie nackt; inwieweit der Patient mit dem morphologischen und funktionellen Resultat zufrieden war und sich selbst in der neuen Geschlechtsrolle akzeptierte; inwieweit der Patient von seinem sozialen Umfeld in der neuen Rolle anerkannt wurde.

Ergebnisse

Frauen: Präoperativ wiesen fünf Frauen schwere, vier mäßige *Psychopathologien* auf. Alle diese Patienten wurden als sekundäre Transsexuelle klassifiziert. Jeweils drei Frauen hatten sich postoperativ verschlechtert bzw. verbessert. Straffällig waren und wurden verurteilt präoperativ zehn Frauen, postoperativ wahrscheinlich zwei. "Auffällig an den Resultaten ist wiederum, daß alle kriminellen Akte bis auf einen ausschließlich auf Patienten mit ausgeprägter Psychopathologie zurückzuführen waren. Außerdem schienen die biologisch männlichen Patienten mit einer Kriminalitätsrate von 50% vor und 11% nach der Operation deutlich schlechter abzuschneiden als die weiblichen mit je 9%." (S. 39).

Bei der *Berufsklassifikation* ergab sich gegenüber der präoperativen Einteilung in vier Fällen eine leichte Verbesserung und in drei Fällen eine Verschlechterung. Selbstunterhalt und Stabilität zeigten keine nennenswerten Unterschiede zwischen prä- und postoperativen Werten. Bei 39% der Frauen ergaben sich postoperativ Verbesserungen ihrer beruflich-ökonomischen Lage. Verschlechterungen dagegen fanden sich bei 17%.

"Die Angaben zur *Libido* in den Krankengeschichten waren lückenhaft, indem nur in der Hälfte der Fälle Aufzeichnungen darüber vorhanden waren. Die Libido schien sich bei den Frauen postoperativ auf demselben Niveau wie vor der Operation zu bewegen. Immerhin war die Libido bei mindestens 39% der Frauen präoperativ stark und in mindestens der Hälfte aller Fälle normal oder stärker" (S. 44). Sexuell befriedigt waren postoperativ zehn Frauen gegenüber präoperativ vier; nur eine war sexuell nicht befriedigt; präoperativ hingegen galt dies für neun. Die "Orgasmusfähigkeit" war vor der Operation bei vierzehn Frauen "vorhanden" (S. 45), postoperative bei zwölf. Die partnerbezogene sexuelle Aktivität war postoperativ bei zehn Frauen "relevant größer" (S. 45). Vor der Operation lebten sieben und danach elf Frauen zeitweilig promisk, während sieben präoperativ und drei postoperativ nie promisk waren. Je zwei Frauen waren nur prä- bzw. postoperativ als Prostituierte tätig. Drei Frauen arbeiteten sowohl prä- wie postoperativ als Prostituierte.

Fünf Frauen waren vor dem Rollenwechsel *verheiratet* gewesen, zwei von ihnen hatten Kinder. Nach dem juristischen Geschlechtswechsel hätten vier Frauen geheiratet, von denen zwei zum Zeitpunkt der Nachuntersuchung bereits wieder geschieden und erneut verheiratet waren. Sieben Frauen lebten postoperativ in dauerhaften Wohn- und Lebensgemeinschaften, von denen mindestens drei schon vor der Operation bestanden hatten.

Das *anatomische Resultat* wurde bei zwölf Frauen als gut, bei fünf als befriedigend, bei keiner als schlecht bewertet. Funktionell wurden dreizehn als gut, eine als mäßig und drei als schlecht eingestuft. Zu den letzteren gehörte eine Patientin, die nie eine Vagina wollte und Sexualität ablehnte, sowie eine Frau, die "als Risikofaktoren hohes Alter und eine gewisse soziale Verwahrlosung aufwies" (S. 51). Alle bis auf zwei Frauen hatten ein der neuen Geschlechtsrolle entsprechendes Erscheinungsbild. Bei den beiden Ausnahmen handelt es sich um eine Frau, die die Hormone sehr unregelmäßig einnahm und zeitweilig sogar absetzte, und um die schon erwähnte Patientin, die wegen der Gefahr einer neuerlichen Lungenembolie eine ungenügende Östrogentherapie erhielt.

Lediglich eine Frau war mit dem Resultat der Operation *subjektiv nicht zufrieden*, drei waren nur mäßig zufrieden. Eine Frau war sich unsicher, ob sie die Operation wiederholen würde, alle anderen hätten dies getan, auch wenn drei gewisse Vorbehalte anmeldeten. Keine Frau bereute die Operation.

Nach dem *Urteil des behandelnden Arztes* war das Ergebnis der Operationen bei elf Frauen als gut, bei sechs als befriedigend und bei keiner als schlecht bewertet worden.

Männer: Präoperativ wiesen je zwei Männer schwere bzw. mäßige *Psychopathologien* auf. Postoperativ verbesserten sich zwei Männer. Jeweils ein Mann wurde prä- bzw. postoperativ straffällig.

Bei der *Berufsklassifikation* fand sich gegenüber der präoperativen Einteilung je eine leichte Verbesserung bzw. Verschlechterung. Selbstunterhalt und Stabilität zeigten keine nennenswerten Unterschiede zwischen prä- und postoperativen Werten. Bei 27% der Männer ergaben sich postoperativ Verbesserungen ihrer beruflich-ökonomischen Lage. Verschlechterungen zeigten sich nur bei 9%.

"Die Angaben zur *Libido* in den Krankengeschichten waren lückenhaft, indem nur ca. in der Hälfte der Fälle Aufzeichnungen darüber vorhanden waren ... es ... ergab sich nur ein minimaler Aufwärtstrend" (S. 44). Sexuell befriedigt waren postoperativ sieben Männer gegenüber präoperativ zwei; nur einer war postoperativ sexuell nicht befriedigt, wohingegen dies präoperativ für vier gilt. "Orgasmusfähigkeit" war vor der Operation bei sechs Männern "vorhanden" (S. 45). Über postoperatives Orgasmuserleben berichteten acht Männer. Die partnerbezogene sexuelle Aktivität war postoperativ bei vier Männern "relevant größer" (S. 45). Bei den Männern verhielt sich einer präoperativ und wahrscheinlich ein weiterer postoperativ promisk. In einem Fall wurde postoperative Tätigkeit in der Prostitution vermutet.

Vor der Operation war keiner der Männer *verheiratet* gewesen, vier heirateten postoperativ; von ihnen war einer zur Zeit der Nachuntersuchung in Scheidung begriffen. Fünf Männer lebten in intakten Lebensgemeinschaften, von denen zwei schon vor der Operation bestanden hatten.

Die *anatomischen Resultate* wurden in sechs Fällen als gut, in vier als befriedigend und in einem als unbefriedigend bewertet. Ausnahmslos waren das funktionelle Resultat gut und das Erscheinungsbild angepaßt.

Auch die *Selbstbeurteilung* war durchweg gut. Ausgeklammert war dabei die Frage des Neophallus, den die meisten Patienten gewollt hätten, sofern er nur anatomisch und funktionell befriedigend herzustellen gewesen wäre.

Das *Urteil des behandelnden Arztes* über das Ergebnis der Geschlechtsumwandlung lautete in neun Fällen 'gut' und in zwei Fällen 'befriedigend', bei keinem 'schlecht'.

Fallbeispiele

Für alle Patienten werden tabellarisch die wichtigsten Ergebnisse chiffriert dargestellt. Zu Einzelaspekten werden kurze Illustrationen aus den Biographien gegeben. Drei Fallbeispiele werden ausführlicher dargestellt. Auch die nicht in der Untersuchung evaluierten Patienten der Gesamtstichprobe werden im Anhang stichwortartig beschrieben.

Suizidversuche

Frauen: Präoperativ hatten zwei MF-TS Selbstverstümmelungsversuche unternommen, und eine weitere hatte damit gedroht. Zehn MF-TS hatten versucht, sich das Leben zu nehmen, eine hatte Suiziddrohungen ausgesprochen. *Postoperativ* unternahmen vier Frauen Suizidversuche; nur eine von diesen war präoperativ nicht suizidal gewesen.
Männer: Zwei FM-TS hatten *präoperativ* versucht, sich das Leben zu nehmen, eine hatte Suiziddrohungen ausgesprochen. *Postoperativ* unternahm ein Mann, der vorher nicht suizidal gewesen war, einen Suizidversuch."Eindrücklich ist die postoperative Abnahme der Suizidversuche von 56% auf 22% bei Mann-zu-Frau Transsexuellen, sowie von 18% auf 9% bei den Frau-zu-Mann Transsexuellen" (S. 36).

Erwähnte Nachuntersuchungen

Benjamin 1964 a, 1966, 1969, Blanchard et al. 1985, Eicher 1984, Hamburger et al. 1953, Hastings u. Markland 1978, Hoenig et al. 1970 a, b, Hunt u. Hampson 1980 b, König et al. 1978, Kröhn et al. 1981, Laub und Fisk 1974, Lindemalm et al. 1986, Lothstein 1980, 1982, Lundström et al. 1984, McCauley u. Ehrhardt 1984, Meyer u. Reter 1979, Money u. Ehrhardt 1970, Pauly 1965, 1968, 1974, 1981, Randell 1969, Simona-Politta 1983, Sörensen 1981 a, b, Stürup 1976, Wålinder 1967, Wålinder u. Thuwe 1975, Wålinder et al. 1978

Einschätzung des Autors

"Zusammenfassend läßt sich sagen, daß die Studien im Verlauf der Siebziger Jahre zunehmend auf einer exakteren Datenerhebung und auf exakt definierten Kriterien fußten. Als Ergebnis berichteten sowohl präquantitative wie auch quantitative Studien über eine postoperative Verbesserung von ungefähr zwei Dritteln der Patienten." (S. 18) "Die in

Bern erzielten Resultate bei geschlechtsumgewandelten Transsexuellen stehen im internationalen Vergleich gut da. Die Behandlung hat vorwiegend positive Ergebnisse gezeitigt, welche ausreichen, um die schweren Eingriffe zu rechtfertigen. Die Geschlechtsumwandlung bei geeigneten echten Transsexuellen kann aus diesem Grund empfohlen werden" (S. 76).

Indikationsempfehlungen

"Das Vorhandensein einer anderen psychopathologischen Störung neben der Transsexualität ist also der einzige festgestellte prognostisch ungünstige Faktor, welcher in dieser Studie gefunden werden konnte. Dies schließt aber keinesfalls aus, daß nicht auch Patienten mit erheblichen psychischen Störungen von der Geschlechtsumwandlung profitieren können" (S. 75).

Anmerkung

Die Arbeit enthält eine Statistik über die Entwicklung der Zahlen der Erstkonsultationen von Patienten mit transsexueller Symptomatik an der Berner Universitätsklinik in der Zeit von 1969 bis Mitte 1987 sowie der Zahlen von Geschlechtsumwandlungsoperationen in Bern im selben Zeitraum (S. 60-62). Unter Berücksichtigung der von Wålinder (1967) sowie Hoenig und Kenna (1974) errechneten Prävalenzraten entsprächen danach die in Bern im genannten Zeitraum durchgeführten Geschlechtsumwandlungen 49% der zu erwartenden Operationen von MF-TS bzw. 69% der zu erwartenden Operationen von FM-TS in der Schweiz.

Die Fallbeispiele zeigen, daß die präoperative Behandlung auch in Bern nicht immer den publizierten (König et al. 1978) Behandlungsprinzipien und den Erfordernissen eines ein- bis zweijährigen 'real-life test' genügten, bevor die Indikation zur Operation gestellt wurde. Zwei Patienten standen präoperativ unter Vormundschaft oder Rechtsbeistandschaft; selbst unter Strafhaftbedingungen wurden Behandlungen eingeleitet. Deutlich wird aus den Fallbeispielen, daß es darum ging, eher den individuellen Bedingungen einzelner Patienten als allgemeinen Grundsätzen gerecht zu werden. Ein erheblicher Mangel der Arbeit ist, daß sie sich vornehmlich auf die Auswertung von Krankenakten und retrospektive Fremdbeurteilungen stützt, nicht dagegen auf unmittelbare Nachuntersuchungen.

HERMS 1989

Abteilung Gynäkologie und Geburtshilfe, Kreiskrankenhaus, Erlenbach a. M., Bundesrepublik Deutschland

Es handelt sich um einen kurzen Beitrag zum Eighth World Congress for Sexology 1987 in Heidelberg, der weder exakte Zahlenangaben noch Ausführungen zu Methodik und Einzelergebnissen enthält. Von 85 Operierten konnten, nach anfänglich erheblicher Ablehnung der Nachuntersuchung durch die Patienten, schließlich doch 45 Frauen und 19 Männer zur Mitarbeit gewonnen werden. "Etwa zwei Drittel der von uns Nachuntersuchten beiderlei Geschlechts fühlten sich nach der Operation subjektiv besser als vorher. Bei ihnen war es zu einer guten bis befriedigenden Harmonisierung zwischen Zugehörigkeitsempfinden und körperlichem Erscheinungsbild gekommen. In sozialer Hinsicht waren die Effekte der Operation bei beiden Geschlechtern eher weniger günstig. Schwierigkeiten am Arbeitsplatz und enttäuschte Hoffnungen in Partnerschaften wurden von den Transsexuellen jedoch als zweitrangig eingestuft, und als etwas, womit man fertigwerden mußte. Abgesehen von wenigen Fällen, die nach dem Gesamteindruck weder als signifikant verbessert noch verschlechtert eingestuft werden konnten, gab es nur eine winzige Minderheit von Fällen, bei denen es eindeutig zu einer Verschlechterung der psychischen Situation der Patienten und zu sozialen Benachteiligungen gekommen war" (S. 130).

Ross und Need 1989

Department of Psychiatry and Department of Obstetrics and Gynecology, Flinders University Medical School, Adelaide, South Australia, Australien

Diese Nachuntersuchung fragte nach dem Zusammenhang zwischen der Qualität der Operationsergebnisse und der postoperativer Psychopathologie. Um diesen Zusammenhang untersuchen zu können, wurde eine unter psychopathologischen Gesichtspunkten präoperativ homogene und unauffällige Stichprobe untersucht. Die Qualität der Operationsergebnisse scheint ein wesentlicher Faktor für das spätere Zurechtkommen der Patienten zu sein.

Stichprobe	Frauen
Gesamtstichprobe*	30
Nachuntersucht**	14

* Die Gesamtstichprobe umfaßt ausschließlich operierte Patienten. Alle waren an der Flinders University Gender Clinic präoperativ diagnostiziert und behandelt worden. 27 waren dort, je zwei in Singapore und Melbourne operiert worden. Drei wurden nicht eingeladen, da sie erst wenige Monate vor der Nachuntersuchung operiert worden waren.

** Sechs waren unbekannt verzogen, sieben wohnten weit entfernt und konnten eine Teilnahme an der Nachuntersuchung nicht finanzieren. Bezogen auf Alter und Beschäftigungsverhältnis unterschieden sich Teilnehmerinnen und Nicht-Teilnehmerinnen statistisch nicht.

Alter bei Operation

Mittelwert	26,6	Jahre
Streubreite	22-39	Jahre
Standardabweichung	5,7	Jahre

Nachuntersuchungszeitraum seit Operation

Mittelwert	3,7	Jahre
Streubreite	3 - 6	Jahre

Untersuchungsmethoden

Körperliche Untersuchung: Beckenuntersuchung *(pelvic examination)*, die in sieben Fällen durch den früheren Operateur und in den anderen sieben Fällen durch einen nicht an der Behandlung beteiligten, aber mit der Behandlung vertrauten Gynäkologen vorgenommen wurde. Die Ergebnisse der Untersuchung wurden in ein standardisiertes Protokoll eingetragen und von beiden Untersuchern diskutiert. Bei sieben Frauen wurde ferner eine Urographie durchgeführt und mittels Ultraschall der Restharn bestimmt. *Psychosoziale Bewertung:* anhand der Einschätzskala von Hunt und Hampson (1980 a). *Statistische Bearbeitung:* Neben Häufigkeitsauszählungen wurden Regressionsanalysen (*stepwise entry* $p<.05$) gerechnet, mit den operativen und psychosozialen Variablen als Prädiktoren für die Variable *Mental Health Status* des Ratings von Hunt u. Hampson (1980 a).

Bewertungsfelder und -kriterien

Anhand einer fünffach unterteilten visuellen Analogskala wurden die folgenden Variablen beurteilt (in Klammern sind jeweils die Extrempunkte benannt): Stimmlage (männlich/weiblich), Brustgröße (zu groß/zu klein), Brustform (angemessen/unangemessen), Brustnarben (exzessiv/angemessen), Schambehaarung (angemessen/unangemessen), kosmetisches Ergebnis im Bereich der Vulva (angemessen/unangemessen), Nachoperation erforderlich (ja/nein), Richtung des Urinstrahls in sitzender Position (senkrecht/waagerecht), Aussehen der Harnröhrenöffnung (angemessen/unangemessen), sexuelle Empfindsamkeit an der Harnröhrenöffnung (ja/nein), Harninkontinenz (ja/nein), Harnwegsstenose (ja/nein), Schwellkörperreste um die Harnröhrenöffnung (viele/keine), dadurch entstehende Probleme (ja/nein), erogene Zonen (freie Antworten), Orgasmuserleben (nie/immer), Ejakulation bei Orgasmus (ja/nein/weiß nicht), Zufriedenheit beim Verkehr (zufrieden/unzufrieden), Probleme bei sexueller Betätigung (freie Antworten), Vaginamaße (Länge, Durchmesser, Richtung). Zu deren Bestimmung wurden sechs verschiedene Größen von durchsichtigen Dilatatoren verwendet.

Bewertet wurden ferner anhand der Einschätzskala von Hunt und Hampson (1980 a) wirtschaftliche Situation, zwischenmenschliche Beziehungen, Psychopathologie, sexuelle Anpassung, zusätzliche Operationen und familiäre Kontakte.

Ergebnisse

Postoperativ hatte die Hälfte der Frauen feste *Arbeitsverhältnisse* und war finanziell unabhängig; fünf Frauen lebten von öffentlicher Unterstützung. Jeweils sechs Frauen hatten langfristig stabile bzw. überwiegend stabile Beziehungen. *Psychopathologische Auffälligkeiten* fanden sich bei fünf Frauen; bei zwei davon wirkten sie sich negativ auf Arbeit und soziale Beziehungen aus. Drogen- und Alkoholmißbrauch wurde zweimal beobachtet, Straffälligkeit dreimal.

Partnerschaften wurden überwiegend mit Männern eingegangen; jeweils zwei Frauen hatten keine *sexuellen Beziehungen* oder bezeichneten sich als bisexuell. Geschlechtsverkehr ohne Beschwerden erlebten zwölf der vierzehn Frauen, bei je einer Frau war die Vagina dafür zu klein oder der Verkehr schmerzhaft. *Weitere Korrekturwünsche* bestanden bei neun Frauen; sie wurden von den Untersuchern in vier Fällen für begründet gehalten. Eine Frau wurde von den *Angehörigen* nicht akzeptiert, alle andern wurden in unterschiedlichem Ausmaß akzeptiert. Bezüglich der *Operationsentscheidung* hatte eine Frau nachträglich gelegentlich geringe Zweifel, ob die Entscheidung richtig war, alle anderen fanden sie uneingeschränkt richtig.

Die Variablen des operativen Ergebnisses zeigten nach Dichotomisieung am Skalenmittelpunkt folgende Häufigkeiten: Kosmetisch nicht akzeptables Ergebnis (0), genitale Narben (2), notwendige Vulvakorrekturen (2), horizontaler Harnstrahl (2), sprühender Harnstrahl (3), Harninkontinenz (4), Urethrastenose (3), erektiles Gewebe am Harnröhrenausgang (6), diesbezügliche Unzufriedenheit (3), notwendige Korrekturen am Harnröhrenausgang (3), Orgasmuserleben (12), Ejakulation beim Orgasmus (7), sexuelle Unzufriedenheit (0).

Erwähnte Nachuntersuchungen

Ball 1981, Benjamin 1966, Blanchard et al. 1985, Hoenig et al. 1971, Hore et al. 1975, Hunt u. Hampson 1980 b, Lundström 1981, Pauly 1965, 1968, Wålinder u. Thuwe 1975, Wålinder et al. 1978

Einschätzung der Autoren

"Sofern die Patienten nach dem Kriterium ausgesucht werden, daß sie keine psychopathologischen Auffälligkeiten oder andere, prognostisch ungünstige Faktoren haben, dann ist ein großer Teil der Varianz im postoperativen psychischen Befinden auf die Qualität der Operationsergebnisse zurückzuführen. Die Variablen Narben an den Brüsten und Schwellkörperreste erklären zusammen 82 % der Varianz. Diese beiden Faktoren tragen nach Aussagen der Patientinnen am ehesten dazu bei, daß Partner darauf aufmerksam werden (bzw. daß die Patientinnen und ihre Partner daran erinnert werden), daß die Patientin keine 'echte' Frau ist. Die Daten führen zu dem Schluß, daß ein entscheidender Faktor der postoperativen psychischen Gesundheit darin zu sehen ist, ob die Patientin (vor sich selbst und möglicherweise vor anderen) als Frau durchgeht [to pass as a woman]. Je mehr Hinweise auf die Geschlechtsumwandlung [gender reassignment] erhalten bleiben, desto mehr psychopathologische Auffälligkeiten werden sich finden. Unterstützung durch die sozialen Bezüge und die Familie sind offensichtlich ebenfalls von zentraler Bedeutung für das Zurechtkommen nach der Operation, und man kann wohl annehmen, daß solche Unterstützung das weibliche Selbstbild der Patientinnen verstärkt... Die Qualität des Operationsergebnisses spielt eine entscheidende Rolle für die postoperative Anpassung Transsexueller" (S. 152). Eine mögliche Erklärung dafür sehen die Autoren im Selbstbild der Patienten als intervenierender Variabler, die, beeinflußt durch das Operationsergebnis, ihrerseits wiederum das psychische Befinden modifiziert.

Indikationskriterien

Die Patienten waren nach den prognostisch günstigen Faktoren, die Wålinder und Thuwe (1975) sowie Wålinder et al. (1978) beschrieben hatten, ausgewählt worden, und mußten ferner die Kriterien psychischer Stabilität (Ball 1981) erfüllen. Präoperativ mußten sie mindestens zwei Jahre lang durchgängig als Frauen gelebt haben.

Anmerkung

Die Arbeit versucht, eine in der übrigen Nachuntersuchungsliteratur entweder vernachlässigte oder aber widersprüchlich beantwortete, wichtige Frage zu klären, nämlich, welchen Einfluß die Qualität des Operationsergebnisses auf das spätere Wohlbefinden der Patientinnen hat. Vermutlich sind die widersprüchlichen Ergebnisse aus anderen Nachuntersuchungen darauf zurückzuführen, daß zu wenig kontrolliert worden war, wie die Patienten präoperativ unter psychopathologischen Gesichtspunkten einzuschätzen seien.

Wiesbeck und Täschner 1989

Psychiatrische Klinik des Bürgerhospitals, Stuttgart, Bundesrepublik Deutschland

Die Arbeit beschreibt eine kleine Stichprobe von vermutlich im Rahmen von Begutachtungen zur Personenstandsänderung untersuchten Patienten. Sie vermittelt nur wenig Informationen über die untersuchten Personen. Wahrscheinlich handelt es sich um eine Beschreibung der Teilstichprobe der operierten Frauen aus der oben beschriebenen Untersuchung von Täschner u. Wiesbeck (1988 a). In jener Untersuchung hieß es, daß die Operationen fast alle noch so kurze Zeit zurücklagen, daß der Behandlungserfolg nicht beurteilt werden könne. Ob die Patienten bis zur hier vorliegenden Publikation erneut untersucht wurden, oder ob seither nur Zeit verstrichen war, die nunmehr als Verlängerung des Nachuntersuchungszeitraums gewertet wurde, kann der Arbeit nicht entnommen werden.

Stichprobe	Frauen
Operiert und nachuntersucht	10

Art der Behandlung

Zur Behandlung wird gesagt, daß sie "typischerweise die bilaterale Orchidektomie, eine Penektomie, die Schaffung eines vulvovaginalen Substituts sowie Mobilisation und Translokalisation der Urethra (umfaßt)" (S. 722).

Alter

Streubreite	26-45	Jahre

Nachuntersuchungszeitraum seit Operation

Mittelwert	1,5	Jahre
Streubreite*	0,25-5	Jahre

* Der Minimalzeitraum ist einmal mit 3,5 Monaten (S. 722) und einmal mit 2,5 Monaten (S. 724) angegeben.

Untersuchungsmethoden

Untersuchungsmethoden sind nicht angegeben. Ob die Autoren an der Behandlung beteiligt waren oder nicht, kann der Arbeit nicht entnommen werden.

Bewertungsfelder und -kriterien

Bei der Nachuntersuchung wurden neben den Fragen nach "einer besseren sozialen Integration" und "größeren sexuellen Zufriedenheit" folgende fünf Bereiche berücksichtigt: Partnerschaft, Arbeitsverhältnis, "Strafanfälligkeit" (sic, S. 723), Depression und Suizidversuch sowie subjektive Einschätzung des Operationsergebnisses. Bewertungskriterien sind nicht angegeben.

Ergebnisse

Postoperativ lebten sieben Frauen in einer festen Partnerbeziehung. Ebenfalls sieben Frauen hatten regelmäßig Geschlechtsverkehr, "wobei dieser Verkehr in keinem Fall als negativ, in den meisten Fällen hingegen als beglückend erlebt wurde" (S. 724). Sechs Frauen hatten einen Beruf erlernt, postoperativ standen fünf in einem Arbeitsverhältnis. In keinem Fall war es postoperativ zu Straffälligkeit gekommen. Während präoperativ sieben Frauen unter Depressionen litten, traten nach der Operation keine Depressionen mehr auf. Subjektiv schätzte eine Frau das Operationsergebnis als sehr gut, drei Frauen schätzen es als gut, fünf als zufriedenstellend und eine als nicht zufriedenstellend ein.

Fallbeispiele

Für jeden Patienten wird schematisch und knapp zu den o.g. Bewertungsfeldern Stellung genommen, ohne daß sich daraus anschaulich biographische Entwicklungen ableiten lassen.

Suizidversuche

Während *präoperativ* vier Frauen Suizidversuche unternommen hatten, wurde *postoperativ* keiner verzeichnet.

Erwähnte Nachuntersuchungen

König et al. 1978, Lindemalm et al. 1986, Pauly 1968, 1981, Täschner u. Wiesbeck 1988 a

Einschätzung der Autoren

"Bei einigen der hier untersuchten Patienten war die postoperative Zeitspanne sicherlich zu kurz, um eine abschließende Beurteilung des Behandlungserfolges geben zu können. Tendenziell läßt sich jedoch feststellen, daß es durchweg zu einer positiven subjektiven Einschätzung des Operationsergebnisses und zu einer deutlichen Verbesserung der gesamten Lebenssituation nach der Operation gekommen war ... Diese Tatsache ist sicherlich nicht allein auf die Operation selbst zurückzuführen, sondern im wesentlichen auch auf die kritische und sorgfältige Auswahl der Patienten, die dieser Therapie zugeführt wurden" (S. 724). Bei "optimaler Zusammenarbeit. ... zwischen Chirurg und sexualmedizinisch geschultem Psychiater ... und bei sorgfältiger präoperativer Diagnostik und Indikationsstellung (kann) bei schätzungsweise 80% der Patienten ein zufriedenstellendes Operationsergebnis erwartet werden ... Die operative Geschlechtsumwandlung ist sicher keine optimale Therapie - bislang kennen wir jedoch keine bessere" (S. 725).

Indikationsempfehlungen

Erforderlich sei, "daß der die Diagnose 'Transsexualität' stellende Arzt genauestens über die Differentialdiagnose Bescheid weiß ... (und) ... daß er auch die einzelnen Stufen eines Behandlungsprogramms kennt, bei dem die Operation erst am Ende steht" (S. 724). Ferner fordern die Autoren "unbedingt" (1) vorausgehende Hormonbehandlung,

(2) einen mindestens einjährigen geglückten Versuch, in der gegengeschlechtlichen Rolle zu leben und dabei für den eigenen Lebensunterhalt aufzukommen, (3) einen psychotherapeutischen Behandlungsversuch sowie (4) genaue Aufklärung über Folgen und mögliche Komplikationen der Operation (S. 725).

Anmerkung

Die Arbeit ist extrem anspruchslos. Weder werden Untersuchungsmethoden noch Bewertungskriterien angegeben. Die Falldarstellungen sind nichtssagend und gehen kaum über die oben gemachten numerischen Angaben hinaus. Präoperative Vergleichsdaten fehlen. Man gewinnt den Eindruck, daß die Daten anläßlich flüchtiger Begutachtungen im Rahmen von Personenstandsänderungsanträgen nach Transsexuellengesetz erhoben wurden.

Mate-Kole, Freschi und Robin 1990

Gender Identity Clinic, Charing Cross and Westminster Medical School, London, and Ealing District Hospital, Großbritannien

Es handelt sich um die erste und einzige prospektive Untersuchung, bei der zwei gleichgroße Gruppen von jeweils zwanzig MF-TS zufallsverteilt entweder innerhalb kurzer Zeit operiert oder zunächst längerfristig psychiatrisch behandelt wurden. Zwei Jahre nach der Erstuntersuchung wurden beide Gruppen hinsichtlich psychologischer und sozialer Veränderungen verglichen, wobei die Gruppe der Operierten statistisch signifikant mehr positive Veränderungen zeigte.

Stichprobe*	Frauen (MF-TS)
Gesamtgruppe	(40)
Operiert	20
Kontrollgruppe	(20)
Nachuntersucht	40

* Die Gruppe der Operierten unterschied sich von der Vergleichsgruppe der noch nicht Operierten zum Zeitpunkt der Erstuntersuchung nicht bezogen auf psychiatrische Merkmale (psychiatrische Erkrankungen bei Verwandten 1. Grades; Anzahl neurotischer Verhaltensweisen in der Kindheit; Alter bei Beginn der transsexuellen Symptomatik; bisherige psychiatrische Behandlungen, die nicht im Zusammenhang mit der Geschlechtsidentitätsproblematik standen; Suizidalität; psychische Stabilität; Arbeitsanamnese und soziale Aktivität). Ebensowenig unterschieden sich beide Gruppen bezüglich der mit Hilfe des CCEI (s.u.) erfaßten neurotischen Ängste und der mit dem BSRI (s.u.) erfaßten Geschlechtsrollentypisierungen, die näher beim Referenzwert für nordamerikanische Frauen als für nordamerikanische Männer lagen.

Alter bei Behandlungsbeginn

Mittelwert	32,5	Jahre
Streubreite	21-53	Jahre

Art der Behandlung

Patienten wurden ins Behandlungsprogramm aufgenommen und zur Operation überwiesen, wenn die in den Standards of Care der Harry Benjamin International Gender Dysphoria Association genannten Bedingungen erfüllt waren, d.h. u.a. psychiatrische Diagnostik, mindestens halbjährige Behandlung, um die Diagnose zu bestätigen und eine Psychose auszuschließen. Sie mußten darüber hinaus gezeigt haben, daß sie seit mindestens einem Jahr erfolgreich in der gewünschten Geschlechtsrolle gelebt und gearbeitet hatten und selbst für ihren Unterhalt aufkommen konnten.

Gruppe 1 (Operierte): Die Patienten wurden innerhalb von drei Monaten auf die Operationswarteliste gesetzt und dann so rasch wie möglich operiert. Die Operation erfolgte einzeitig (Penektomie, Orchidektomie und Scheidenoperation). Während der gesamten Beobachtungszeit erfolgte psychiatrische Betreuung ('psychiatric surveillance').

Gruppe 2 (Kontrollgruppe): Die Patienten wurden nach dem sonst an der Klinik üblichen Routineverfahren behandelt. Dies bedeutete, daß in der Regel die Überweisung zur Operation nicht vor Ablauf von zwei Jahren, während deren die Patienten psychiatrisch betreut wurden, erfolgte, und danach meist weitere zwei bis drei Jahre auf die Operation gewartet werden mußte.

Nachuntersuchungszeitraum

Die Nachuntersuchung wurde bei allen Patienten zwei Jahre nach Erstkontakt vorgenommen. Bei Gruppe 1 lag die Operation durchschnittlich ungefähr 1,75 Jahre zurück. Gruppe 2 war zu diesem Zeitpunkt noch nicht operiert.

Untersuchungsmethoden

Die Untersuchung erfolgte zu drei Zeitpunkten: beim Erstkontakt, zum Zeitpunkt der Operationsentscheidung und zwei Jahre nach dem Erstkontakt. Sie umfaßte jeweils ein standardisiertes psychiatrisches Interview und eine testpsychologische Untersuchung. In den psychiatrischen Interviews wurden folgende Themenbereiche erfaßt: Familienanamnese, Anamnese, Entwicklung, Ausbildung, Arbeitsanamnese, Partnerschaften und sexuelle Beziehungen, Beginn und Entwicklung der transsexuellen Symptomatik. Als testpsychologische Verfahren kamen das Bem Sex Role Inventory (BSRI, Bem 1974, 1977, 1981) und der Crown Crisp Experimental Index (CCEI, Crown & Crisp 1979) zur Anwendung. Verglichen wurden die beim Erstkontakt erhobenen Daten mit den Daten, die zwei Jahre später erhoben worden waren. Signifikanzberechnungen erfolgten mit dem McNemar-Test.

Bewertungsfelder und -kriterien

Im Zeitvergleich wurden folgende Items zum Sozialverhalten auf einer dreistufigen Skala (aktiver, gleich, weniger aktiv) verglichen: Teilnahme an Gemeinschaftssport; Teilnahme an Einzelsport; Besuche bei Familie, Freunden etc.; Tanzengehen; Essengehen; Besuch von Gaststätten usw.; Besuch von Sportveranstaltungen; Besuch von Kino und Theater; Klubmitgliedschaften; Lesen; Fernsehen; Spielen; Kirchenbesuch; sexuelles Interesse; Berufstätigkeit; Hausarbeit. (Unklar ist, ob es sich dabei um Selbst- oder Fremdeinschätzungen handelte.)

Verglichen wurden ferner die mit Hilfe der verschiedenen Subskalen des CCEI erfaßten neurotischen Ängste (frei flottierende Angst, Phobien, Zwangsverhalten, körperbezogene Angst, Depressivität, hysterisches Verhalten) sowie die Maskulinitäts- bzw. Femininitäts-Werte nach dem BSRI (vgl. dazu Mate-Kole et al. 1988).

Ergebnisse

Die Gruppe der Operierten zeigte im Vergleich zur Kontrollgruppe im Zeitvergleich statistisch hochsignifikante Veränderungen in einer Reihe sozialer Aktivitäten (Teilnahme an Gemeinschaftssport und Einzelsport; Kontakte zu Famile und Freunden; Tanzengehen, Essengehen, sexuelles Interesse). Im Arbeitsleben blieb sie stabil, wohingegen sich die Kontrollgruppe signifikant verschlechterte. In fünf der sechs Subskalen des CCEI fand sich bei den Operierten eine hochsignifikante Abnahme neurotischer Ängste bzw. eine hochsignifikante Zunahme neurotischer Ängste bei der Kontrollgruppe.

Erwähnte Nachuntersuchungen

Edgerton et al. 1982, Hamburger et al. 1953, Lundström et al. 1984, Meyer u. Reter 1979, Wålinder et al. 1978

Einschätzung der Autoren

Die Patienten, die im Beobachtungszeitraum von zwei Jahren operiert wurden, zeigten im Vergleich zur Kontrollgruppe eine signifikante Abnahme neurotischer Ängste und wurden sozial aktiver. Die mit Hilfe der Geschlechtsumwandlungsoperation ('gender reassignment surgery') bewirkte Erleichterung der Patienten wird belegt durch die Abnahme von Neurotizismen und die Zunahme sozialer Aktivität.

Indikationsempfehlungen

Die Autoren betonen die Bedeutung der in den Standards of Care der Harry Benjamin International Gender Dysphoria Association niedergelegten Indikationskriterien für die operative Behandlung und betonen vor allem, daß sich die Patienten präoperativ mindestens ein Jahr lang in der gewünschten Geschlechtsrolle behauptet haben und für ihren eigenen Lebensunterhalt aufgekommen sein müssen.

Anmerkung

Mit dieser Arbeit wurde erstmals eine prospektive Studie mit einer Kontrollgruppe vorgelegt, die eindrucksvoll belegt, daß die operative Behandlung zu einer meßbaren Verbesserung der Situation der Patienten beitragen kann. Zur Beurteilung werden zahlreiche Variablen herangezogen, die in den meisten übrigen Nachuntersuchungen nicht, oder doch sehr viel pauschaler erfaßt worden waren. Was man wie bei den meisten anderen Nachuntersuchungen vermißt, ist eine weitere Spezifizierung der psychiatrischen Betreuung. Nimmt man die Eingangskriterien für die Indikationsstellung, die die Autoren nennen, ernst, dann muß angenommen werden, daß der Erstkontakt mit der Gender Identity Clinic am Charing Cross Hospital nicht unbedingt mit dem Behandlungsbeginn gleichzusetzen ist. Da nämlich die Gruppe der Operierten durchschnittlich 1,75 Jahre vor der Nachuntersuchung operiert worden war, können zwischen Erstkontakt und Indikationsstellung im Durchschnitt nicht mehr als drei Monate verstrichen sein. Für die Operationsindikation wurden aber mindestens sechs Monate psychiatrischer Diagnostik und Begleitbehandlung zur Sicherung der Diagnose gefordert, und ferner ein mindestens einjähriges, erfolgreiches Leben in der gewünschten Geschlechtsrolle, so daß angenommen werden muß, daß die Patienten in der Regel vor dem Erstkontakt mit der Gender Identiy Clinic bereits anderweitig in Behandlung gewesen waren. Dies wird hier besonders unterstrichen, weil man sonst aus der Untersuchung den Eindruck gewinnen könnte, daß die Operationsindikation innerhalb von drei Monaten oder weniger gestellt und in die Tat umgesetzt worden sei. Ganz auszuschließen ist dies allerdings nicht, da sich die Autoren bei zwei Kollegen (Peter Philip und James Dalrymple) bedanken, daß sie ihnen Zugang zu von ihnen betreuten Patienten verschafft hatten. Wir kennen Patienten aus der Bundesrepublik Deutschland, die dort ohne Vorlage über ärztliche Vorbehandlungen in ihrem Heimatland nach einem maximal halbstündigen Gespräch für die Operation indiziert und am nächsten Tag operiert worden waren.

Pfäfflin und Junge 1990

Abteilung für Sexualforschung der Psychiatrischen und Nervenklinik und Abteilung für Psychosomatik und Psychotherapie der II. Medizinischen Klinik des Universitäts-Krankenhauses Hamburg-Eppendorf, Bundesrepublik Deutschland

Diese Katamnese beschreibt eine Stichprobe mit etwa gleich großen Anteilen von Frauen und Männern. Die Untersuchung erfolgte in Zusammenarbeit mit der University of Minnesota Medical School, wo geplant war, die früher von Hastings und Blum (1967), Hastings (1974) sowie Hastings und Markland (1978) begonnenen katamnestischen Untersuchungen zu erweitern. Sie wurde so angelegt, daß ein Vergleich mit den dortigen, bisher noch nicht abgeschlossenen Arbeiten möglich wäre. Die Stichprobe enthält sieben Frauen, die bereits von Spengler (1980) nachuntersucht worden waren, sowie die von Junge (1987) beschriebenen Männer.

Stichprobe	Frauen	Männer
Operiert	104	60
Zur Nachuntersuchung eingeladen	76	59
Nachuntersucht*	42	43

* Zur Repräsentativität der Stichprobe: Sowohl bei den Frauen als auch bei den Männern bestand kein signifikanter Unterschied bezüglich Alter und Einschätzung der präoperativen psychischen, sozialen und beruflichen Situation, sowie - soweit entsprechende Informationen verfügbar waren - postoperativer Beurteilung dieser Bereiche zwischen Teilnehmern und Nichtteilnehmern. Aus Gründen des Arbeitsaufwandes wurden nur drei Viertel der Frauen zur Nachuntersuchung eingeladen unter systematischer Auslassung jedes vierten Namens in der alphabetischen Kartei.

Alter bei erster Operation

Mittelwert	34,1 Jahre	27,8 Jahre

Art der Behandlung

Ambulante psychiatrische Begleitbehandlung*	39 (92,8%)	33 (78,6%)
Stationäre psychiatrische Behandlung*	15 (35,7%)	17 (39,5%)
Hormone	41 (97,6%)	42 (97,7%)
Brustvergrößerung bzw. -verkleinerung	13 (31,0%)	43 (100%)
Orchidektomie bzw. Hysterektomie und Ovarektomie	42 (100%)	40 (93%)
Penektomie bzw. Penisoperation	42 (100%)	7 (16,3%)
Scheide bzw. Scheidenverschluß	41 (97,6%)	6 (14,0%)

* Psychotherapien sensu strictu sind nicht verzeichnet, insbesondere keine längerfristigen psychoanalytischen, tiefenpsychologisch oder verhaltenstherapeutisch orientierten Behandlungen. Ein Teil der Patienten hatte an auf jeweils drei Monate befristeten Gruppentherapien teilgenommen. Einzelne hatten tiefenpsychologisch orientierte Psychotherapien begonnen, aber nie längerfristig durchgehalten, wobei Abbrüche sowohl von Seiten der Patienten wie von Seiten der Therapeuten provoziert worden waren. Im psychologisch-psychotherapeutischen Bereich überwogen bei weitem Behandlungen unterschiedlicher Frequenz und Dauer, die am besten als psychiatrische Begleitbehandlungen zu charakterisieren waren. Die stationären psychiatrischen Behandlungen waren meist im Zusammenhang mit suizidalen Krisen erforderlich geworden und dienten in Einzelfällen ausschließlich diagnostischen Zwecken.

Behandlungskomplikationen

Hormonunverträglichkeiten	12 (35,3%)	3 (7,1%)
Brustentzündungen	2 (5,2%)	6 (13,9%)
Genitalentzündungen	15 (37,5%)	3 (7,3%)
Fistel, Transplantatabstoßung	11 (26,8%)	1 (2,4%)
Weitere Brustkorrekturen	3 (8,3%)	14 (32,6%)
Weitere Genitalkorrekturen	17 (44,7%)	5 (12,5%)

Nachuntersuchungszeit seit erster Operation

Mittelwert	5,1 Jahre	6,7 Jahre
Streubreite	1-21 Jahre	1-18 Jahre
Standardabweichung	4,13 Jahre	6,6 Jahre

Alter bei Nachuntersuchung

Mittelwert	39,1 Jahre	34,6 Jahre
Streubreite	25-68 Jahre	21-65 Jahre
Standardabweichung	9,79 Jahre	9,2 Jahre

Untersuchungsmethoden

Die Untersuchung stützte sich auf folgende Quellen und Verfahren: (1) Auswertung der poliklinischen und stationären Krankenakten. (2) Interview von ein bis vier, im Durchschnitt zweieinhalb Stunden Dauer. (3) Körperliche Untersuchung (Frauen) bzw. Inspektion des Operationsergebnisses (Männer) und fotographische Dokumentation. (4) Katamnesefragebogen. (5) Unabhängige Einschätzung der Ergebnisse durch jeweils zwei Untersucher, von denen jeweils mindestens einer an der Behandlung nicht beteiligt war.

Zum Katamnesefragebogen: Zur standardisierten Erfassung der katamnestischen Lebenssituation wurde die deutsche Übersetzung eines an der Universitätsklinik Minneapolis entwickelten und erprobten Fragebogens bei Sex-Reassignment Surgery (Satterfield et al. 1981, unveröffentlicht) verwandt. Die Fragen beziehen sich auf folgende Bereiche: Medizinische Behandlung, berufliche Entwicklung, Familie, Freunde, Partnerschaften, sexuelles Erleben, Geschlechtsrolle und psychisches Befinden. Aus den Antworten kann je ein Skalenwert zur beruflichen, sozialen und psychischen Situation des Befragten in den vorausgehenden zwölf Monaten bestimmt werden und als Selbsteinschätzung mit der Fremdbeurteilung zu diesen Bereichen verglichen werden.

Zu den *Fremdratings der prä- und postoperativen Lebenssituation:* Die *präoperative Lebenssituation* der Patienten wurde vom Erstautor, der einen Teil der Patienten aus früheren oder laufenden Behandlungen kannte, anhand der Poliklinikkarten und Krankenakten über stationäre psychiatrische Aufenthalte eingeschätzt. Die *Beurteilung des katamnestischen Befindens* wurde anhand der im halbstrukturierten Interview gewonnenen Informationen von beiden am Interview beteiligten Untersuchern jeweils unabhängig voneinander eingeschätzt. Sofern nur ein Interviewer anwesend war, erfolgte die Zweitbeurteilung anhand von dessen schriftlichen bzw. auf Tonband dokumentierten Aufzeichnungen.

Zur *statistischen Auswertung:* Die Interraterreliabilität lag bei den Einschätzungen für die *Männer* im Mittel bei r = .87, für die *Frauen* bei r = .83.

Bewertungsfelder und -kriterien

Für beide Zeitpunkte erfolgte eine Fremdbewertung der beruflichen, sozialen und psychischen Befindlichkeit jeweils auf vier-stufigen Skalen, deren Werte (nach Satterfield et al. 1981, unveröffentlicht) wie folgt festgelegt waren:

Berufliche Situation

1- Überwiegend arbeitslos, dauernde Konflikte mit dem Arbeitgeber, deutliche finanzielle Abhängigkeit von familiärer oder öffentlicher Unterstützung, sehr unzufrieden mit der beruflichen Situation.

2- Zeitweilig arbeitslos, Schwierigkeiten mit den Arbeitgebern, zeitweilige finanzielle Unabhängigkeit, mäßig unzufrieden mit der beruflichen Situation.

3- Meist in festem Arbeitsverhältnis, nur kurzzeitig arbeitslos, wenig Schwierigkeiten mit den Arbeitgebern, geringe finanzielle Abhängigkeit von familiärer oder öffentlicher Unterstützung, mäßig zufrieden mit der beruflichen Situation.

4- Langfristige Arbeitsverhältnisse ohne Arbeitslosigkeit, keine oder nur wenig Schwierigkeiten mit dem Arbeitgeber, sehr zufrieden mit der beruflichen Situation.

Soziale Kontakte

1- Mangelndes soziales Netzwerk, deutliche Isolation von Familie, Freunden und anderen wichtigen emotionalen Beziehungen, nur kurze, flüchtige und oberflächliche Kontakte, keine soziale Unterstützung, Zurückweisung von Familie und Freunden, sehr unzufrieden mit der sozialen Situation.

2- Minimales soziales Netzwerk, relativ isoliert von Famile, Freunden und anderen wichtigen emotionalen Beziehungen, nur wenig langdauernde Kontakte und soziale Unterstützung, starke Abhängigkeit von familiärer Bindung, mäßige Unzufriedenheit mit dem sozialen Netzwerk.

3- Angemessenes soziales Netzwerk mit emotionaler Unterstützung von Familie, Freunden und Bekannten; Fähigkeit, langfristige Beziehungen einzugehen und aufrechtzuerhalten, mäßig zufrieden mit den sozialen Kontakten.

4- Sehr gutes soziales Netzwerk mit vielfältigen Kontakten und emotionaler Unterstützung; Fähigkeit, langfristige Beziehungen einzugehen und aufrechtzuerhalten, sehr zufrieden mit den sozialen Kontakten.

Psychisches Befinden

1- Mindestens ein Suizidversuch und/oder mehrfach psychiatrische Aufenthalte mit häufigen Suizidgedanken, Drogenmißbrauch; massive Beeinträchtigung bei der Bewältigung von Alltagsproblemen, große psychische Schwierigkeiten.

2- Keine Suizidversuche, möglicherweise Suizidgedanken, gelegentlich stationäre Aufenthalte in der Psychiatrie und/oder ambulante psychische Behandlung, Drogenmißbrauch; deutliche Beeinträchtigung bei der Bewältigung von Alltagsproblemen; psychische Schwierigkeiten.

3- Keine Suizidversuche oder ernsthaften Suizidgedanken, keine stationären Aufenthalte in der Psychiatrie und größtenteils unabhängig von ambulanter psychiatrischer Behandlung, kein Drogenkonsum, geringe Beeinträchtigung bei der Bewältigung von Alltagsproblemen, gelegentlich psychische Schwierigkeiten, aber im allgemeinen zufrieden mit dem psychischen Befinden.

4- Keine Suizidversuche oder Suizidgedanken, unabhängig von psychiatrischer Behandlung, kein Drogenkonsum, psychisches Wohlbefinden, sehr zufrieden mit der psychischen Situation.

Zur *Beurteilung der Operationsergebnisse:* Die Operationsergebnisse wurden von der jeweiligen Erstuntersucherin direkt, vom Zweituntersucher anhand der fotographischen Dokumentation und der Angaben im Interview sowie, sofern vorhanden, ausführlicher Operationsberichte jeweils unabhängig voneinander beurteilt.

Die Bewertung bei den Frauen erfolgte mit einem Punktesystem, bei dem maximal 16 Punkte erreichbar waren. Beurteilt wurden:

(1) Lage und Funktion der Harnröhrenöffnung (max. 2 P).

(2) Tiefe der Vagina (keine= 0 P; <4 cm= 1 P; 4-6 cm = 2 P; 7-8 cm = 3 P; >8 cm = 4 P).

(3) Eingangsdurchmesser der Vagina (max. 2 P).

(4) Kosmetisches Ergebnis der Vulva (max. 4 P).

(5) Abwesenheit von Narben nach Hauttransplantationen (max. 2 P).

(6) Kosmetisches Ergebnis der hormonellen und/oder operativen Brustvergrößerung (max. 2 P).

Die Bewertung des Operationsergebnisses im Bereich der Brüste bei den Männern erfolgte auf einer vier-stufigen Skala:

1- Sehr große, unebene Narben, zu viel verbliebenes Brustgewebe, sehr große oder fehlende Brustwarzen, extreme Asymmetrie der Narben, der Brustwarzen und/oder des verbliebenen Brustgewebes.

2- Starke Narbenbildung, zu viel oder zu wenig verbliebenes Brustgewebe, große Brustwarzen, Asymmetrie der Narben, der Brustwarzen und/oder des Brustgewebes.

3- Geringe Narbenbildung, angemessene Form und Menge des Brustgewebes, kleine Brustwarzen, Symmetrie der Brustwarzen, der Narben und der Verteilung des Brustgewebes.

4. Kaum erkennbare Narbenbildung, typisch männliche Form der Brust, kleine Brustwarzen, Symmetrie.

Ergebnisse

Psychische, soziale und berufliche Situation: Die Einschätzungen der postoperativen Situation hatten sich im Mittel in allen genannten Bereichen im Vergleich zur präoperativen Einschätzung signifikant (p<.01) verbessert, sowohl bei den Frauen wie bei den Männern. Mit Ausnahme der Skala *soziale Kontakte* fanden sich zwischen Selbst- und Fremdeinschätzung bei Frauen und Männern keine signifikanten Unterschiede der Bewertungen.

Die Ergebnisse im *Prä-post-Vergleich* auf den jeweils vier-stufigen Skalen zeigen die größten Veränderungen beim psychischen Befinden (Verbesserung im Mittel um 2,29 Skalenpunkte bei den Frauen und 2,07 Skalenpunkte bei den Männern) und die geringsten bei der Einschätzung der beruflichen Situation (Verbesserung im Mittel um 1,13 Skalenpunkte bei den Frauen und 1,26 Skalenpunkte bei den Männern). Verschlechterungen bildeten die Ausnahme und betrafen ausschließlich die berufliche und soziale Situation. Im Einzelnen ergaben sich folgende Ergebnisse:

Frauen: Nur knapp die Hälfte der Frauen stand zum Katamnesezeitpunkt in einem festen *Arbeitsverhältnis* (N=18; 47,4%), aber drei von vier (N=29; 72,5%) waren in der Lage, selbst für ihren Lebensunterhalt aufzukommen. Ein Viertel der befragten Frauen war auf finanzielle Unterstützung angewiesen und mit der beruflichen Situation sehr unzufrieden. Soweit Beschäftigungsverhältnisse bestanden, war die frühere Transsexualität bei den Kollegen überwiegend nicht bekannt, und nur jeweils eine Frau hatte gelegentlich bzw. manchmal deswegen Schwierigkeiten am Arbeitsplatz.

In einer festen *Partnerschaft* lebten zur Zeit der Befragung 23 Frauen (56,1%). In dem der Befragung vorausgehenden Jahr hatten aber nur zehn Frauen (24,4%) keinen Partner gehabt. Dreizehn Frauen (46,6%) hatten gegenüber allen Partnern, mit denen sie nach der Operation zusammen waren, die frühere Transsexualität geheimhalten können. Als Sexualpartner wählten drei Viertel der Frauen (N=28; 75,7%) meist oder ausschließlich Männer, neun (24,3%) bevorzugten Frauen. Nur fünf Frauen (11,9%) waren keine sexuellen Beziehungen eingegangen. Von den sexuell aktiven Frauen bejahten 25 (69,4%) die Frage, ob sie beim Geschlechtsverkehr Orgasmus erlebt hätten. Subjektiv schätzten 33 Frauen (78,5%) ihr allgemeines *psychisches Befinden* im der Befragung vorausgegangenen Jahr als gut oder sehr gut ein. In ambulanter psychotherapeutischer Behandlung waren acht Frauen (19,5%), eine Frau war in den vorausgehenden zwölf Monaten mehrfach in stationärer psychiatrischer Behandlung gewesen.

Männer: Über drei Viertel der befragten Männer (N=33; 76,6%) stand zum Zeitpunkt der Katamnese in einem festen *Arbeitsverhältnis* und war in der Lage, selber für den Lebensunterhalt aufzukommen. Fast 80% (N=35) waren mit ihrer beruflichen Situation zufrieden. Bei den Arbeitskollegen war die frühere Transsexualität in der Regel nicht bekannt, und nur ein Mann hatte deswegen gelegentlich Schwierigkeiten am Arbeitsplatz.

In einer festen *Partnerschaft* lebten zum Katamnesezeitpunkt 31 Männer (72,1%). In dem der Befragung vorausgehenden Jahr hatten aber nur acht Männer (18,6%) keinen Partner gehabt. Vier Männer (10,4%) hatten gegenüber ihren Partnerinnen ihre frühere Transsexualität geheimhalten können. Die sexuell aktiven Männer hatten ausschließlich (N=35; 89%) oder überwiegend (N=4; 10,3%) Frauen zu Partnern gewählt. Vier Männer (9,3%) waren nach der Operation keine sexuellen Partnerschaften eingegangen. Unzufriedenheit bezüglich ihres sexuellen Erlebens äußerten acht Männer (19,5%).

Subjektiv schätzten 35 Männer (83,3%) ihr allgemeines *psychisches Befinden* im der Befragung vorausgegangenen Jahr als gut oder sehr gut ein. In ambulanter psychotherapeutischer Behandlung befanden sich fünf Männer (11,9%). Ein Mann war in den zurückliegenden zwölf Monaten mehrfach in stationärer psychiatrischer Behandlung gewesen.

Operative Ergebnisse: Die maximale Punktzahl (16) bei der Beurteilung der Operationsergebnisse bei den *Frauen* unter kosmetischen und funktionellen Gesichtspunkten wurde nur einmal erreicht, 15 bzw. 14 Punkte je zweimal, 13 Punkte viermal, 12 Punkte fünfmal. Die niedrigeren Punktzahlen (11 Punkte einmal, 10 Punkte viermal, 9 Punkte dreimal, 8 Punkte zweimal und 7 Punkte einmal) beschreiben Ergebnisse, die subjektiv und objektiv unbefriedigend waren. Die kosmetischen Ergebnisse bei den *Männern* wurden überwiegend als sehr schlecht (7 [20%]) oder schlecht (11 [31,4%]) bewertet; nur bei neun Personen (25%) wurden sie als gut und bei acht Personen (22%) als sehr gut beurteilt. Zwischen der Gesamtbewertung der operativen Ergebnisse durch die Untersucher und den Antworten im Fragebogen zu Zufriedenheit über Aussehen der Brust bei den Männern (r=.58) bzw. Zufriedenheit über Aussehen und Funktion des Genitales bei den Frauen (r= .55) bestand ein signifikanter Zusammenhang (p = .01).

Suizidversuche

Drei Frauen (7,2%) hatten in den vorangegangenen zwölf Monaten versucht, sich das Leben zu nehmen. Ein Mann machte einen Suizidversuch, als ihm zusätzlich zu den Schwierigkeiten bei der Vornamens- und Personenstandsänderung (er besaß nicht die deutsche Staatsangehörigkeit) die Krankenkasse nachträglich die Übernahme der Operationskosten verweigern wollte.

Einschätzung der Autoren

"Es zählt zu den inzwischen allgemein gültigen, wenn auch nicht überall berücksichtigten Behandlungsmaximen, daß ohne ausreichend lange psychotherapeutisch-psychiatrische Begleitbehandlung die Verabreichung von Hormonen an Transsexuelle oder die Überweisung zu operativen Eingriffen als Kunstfehler anzusehen ist. Für viele der hier statistisch erfaßten Patienten waren diese Regeln sicherlich nicht ausreichend berücksichtigt worden. Insbesondere jene Frauen, die sich Hormone über viele Jahre auf dem Schwarzmarkt besorgt hatten und sich in Casablanca hatten operieren lassen, hatten dies häufig ganz auf eigene Faust getan und waren in der BRD nie in regelmäßiger ärztlicher Betreuung gewesen. Um so überraschender waren für uns die insgesamt positiven Ergebnisse, wobei eingeräumt werden muß, daß die in der Nachuntersuchung verwendeten Skalen und Einschätzverfahren außerordentlich grobe Raster sind, die gar nicht geeignet sind, die vielfältigen Erscheinungsformen individuellen Leids zu erfassen. Für besonders hervorzuheben halten wir das Ergebnis, daß sich in den Global-Ratings der Fremdeinschätzungen, die mit den Selbsteinschätzungen hoch korrelieren, statistisch signifikante Verschlechterungen an keiner Stelle fanden, und daß sie selbst unter Berücksichtigung von Einzelverläufen die Ausnahme bildeten."

Stein, Tiefer und Melman 1990

Department of Urology, Montefiore Medical Center, Albert Einstein College of Medicine, Bronx, N. Y., USA

Die Nachuntersuchung beschreibt die Ergebnisse von etwa der Hälfte der an der o.g. Einrichtung im Verlauf von dreieinhalb Jahren operierten Patientinnen. Die funktionellen und kosmetischen Operationsergebnisse, auf deren Darstellung das Hauptgewicht liegt, scheinen außergewöhnlich gut zu sein. Den Autoren ging es vor allem darum, die subjektive Zufriedenheit oder Unzufriedenheit der Patientinnen zu erfassen.

Stichprobe	Frauen
Operiert	22
Nachuntersucht*	14

* Auffindbar waren zwölf Frauen; je eine verweigerte die Teilnahme bzw. war wegen Krankheit an der Teilnahme verhindert. Zehn wurden interviewt und körperlich untersucht, vier nach Akten beurteilt.

Alter bei Operation	
Mittelwert	31,4 Jahre
Streubreite	20-49 Jahre

Art der Behandlung und Behandlungskomplikationen

Die Operationen erfolgten zwischen Mai 1985 und Dezember 1988. Sofern möglich, einzeitige Operation. Wenn die Patienten eine Klitoris haben wollten, wurde diese in einer zweiten Operationssitzung konstruiert (N=5); bei zwei Frauen wurde eine zusätzliche kosmetische Operation zur Gestaltung der Labien vorgenommen.

Behandlungskomplikationen: Pneumothorax (N=1); Vaginalnekrose (N=1); Vaginalstenose (N=4); Urethrastenose (N=1). Die Komplikationen wurden entweder durch Nachoperation behoben, oder eine solche Nachkorrektur war geplant. Eine Patientin verließ die Klinik ohne Korrektur.

Nachuntersuchungszeitraum seit Operation	
Mittelwert	1,8 Jahre
Streubreite	0,4-4 Jahre

Untersuchungsmethoden

Der Erstautor führte mit zehn Frauen jeweils ein Interview von 45-90 Minuten Dauer einschließlich körperlicher Untersuchung. Von den anderen vier in die Nachuntersuchung einbezogenen Frauen lagen in den Krankenakten Aufzeichnungen über Kontakte bis mindestens fünf Monate nach der Operation vor, die der Beurteilung zugrunde gelegt wurden. Die Einschätzungen erfolgten auf vier- bis fünfstufigen Skalen.Die Graduierung für die einzelnen Items wird nicht mitgeteilt. Eine Gegenüberstellung oder ein statistischer Vergleich der prä- bzw. postoperativen Bewertungen wurde nicht durchgeführt.

Bewertungsfelder und -kriterien

Um Vergleichbarkeit mit anderen Nachuntersuchungen herzustellen, wurden die Interviewfragen an den Fragenkatalogen von Hunt und Hampson (1980 a) sowie Hastings und Markland (1978) orientiert und auf drei Bewertungsfelder erstreckt: (1) ökonomische, (2) soziale und (3) sexuelle Situation. Ferner wurde nach dem postoperativen Genesungsverlauf gefragt, nach dem Gebrauch von Dilatatoren und nach der Funktion der Scheide. "Sofern möglich, wurden Fragen, auf die subjektive Antworten möglich waren, gefolgt von ähnlichen Fragen, auf die objektiv geantwortet werden mußte, um dadurch Verzerrungen auf seiten des Interviewers und der Interviewten möglichst gering zu halten" (S. 1188). Subjektive Beurteilungen der Frauen, z.B. bzgl. des funktionellen und kosmetischen Operationsresultats, wurden den Untersucherurteilen gegenübergestellt.

Ergebnisse

Fremd- und Selbsteinschätzung über das *funktionelle und kosmetische Operationsergebnis* stimmten weitgehend überein und bewegten sich bis auf einen Fall, in dem das Urteil befriedigend ('fair') lautete, zwischen den Bewertungen gut, sehr gut und ausgezeichnet. "Alle Patientinnen glaubten, daß ihre Sexualpartner sie nicht als Transsexuelle erkannten" (S. 1190). Die o.g. operativen Komplikationen wurden erfolgreich behandelt. Die Scheidentiefe betrug im Durchschnitt 15,3 cm (9-18 cm, N=11), das -volumen im Mittel 48,6 ccm (5-60 ccm, N=11). Acht von zehn interviewten Patientinnen erlebten gelegentlich oder häufig Orgasmus beim Geschlechtsverkehr; neun produzierten ausreichend Lubrikat, so daß sie nicht auf Gleitmittel angewiesen waren.

Ein besonderer Abschnitt wird dem *Gebrauch von Dilatoren* gewidmet. Obwohl alle Patientinnen angehalten worden waren, regelmäßig zu bougieren, hatten sich fünf von zwölf nicht an diese Empfehlung gehalten, darunter drei der vier mit Vaginalstenose. Die Autoren betonen allerdings, daß die anderen zwei Frauen, die ebenfalls nicht bougierten, keine Probleme mit der Weite der Scheide hatten. "Dies zeigt, daß den physiologischen Verhältnissen bei der einzelnen Patientin und der Operationstechnik bei dieser Komplikation gleichermaßen Bedeutung zukommt. Diesbezügliche Komplikationen können nicht einfach den Patientinnen und ihrer mangelnden Mitarbeit zur Last gelegt werden, sondern man muß auch in jedem Einzelfall überlegen, ob nicht eine andere Operationstechnik erforderlich ist" (S. 1191). Bezüglich der im Abschnitt Bewertungsfelder und -kriterien genannten Dimensionen ökonomische, soziale und sexuelle Situation werden keine zusammenfassenden Ergebnisse mitgeteilt. Vielmehr werden tabellarisch Rohdaten der prä- und, soweit anwendbar, postoperativen Einschätzungen für folgende Items genannt: Unterstützung durch Eltern (keine wesentlichen Veränderungen), Freundschaften (keine wesentlichen Veränderungen), Beziehung zu Sexualpartnern (deutliche Verbesserungen), Geschlecht von Sexualpartnern (mehr männliche Partner), Drogenkonsum (unverändert), Straffälligkeit (Abnahme), Bedauern über die Operation, Suizidversuche und -gedanken,

Ausbildungsniveau, Lebensstandard, Konstanz im Arbeitsverhalten, Kostenträger für die Behandlung.

Suizidversuche

Präoperativ hatten sieben von zehn Patienten Suizidgedanken gehabt, und drei von zehn hatten mindestens je einen Suizidversuch gemacht. *Postoperativ* hatten zwei Frauen gelegentlich Suizidgedanken; beide hatten zunächst Vaginalstenosen. Nachdem diese erfolgreich nachoperiert worden waren, hatten die beiden Frauen keine Suizidgedanken mehr. Postoperative Suizidversuche gab es nicht.

Erwähnte Nachuntersuchungen

Abramowitz 1986, Hastings u. Markland 1978, Hunt u. Hampson 1980 b, Lindemalm et al. 1986, Lundström et al. 1984, Sörensen 1981 a

Einschätzung der Autoren

"Die gegenwärtige Fachliteratur kommt überwiegend zu dem Schluß, daß für bestimmte, sorgfältig ausgewählte und psychiatrisch vorbereitete Patienten eine Operation die beste Behandlungsmöglichkeit darstellt. Unsere Ergebnisse bestätigen dies" (S. 1191) .

Indikationsempfehlungen

Über die sonst in der Literatur genannten Prädiktoren für gute Ergebnisse sagen die Autoren: "Leider ist der praktische Nutzen solcher Information begrenzt. Keiner unserer Patienten bereute die Operationsentscheidung und keiner beging Selbstmord, obwohl viele unserer Patienten nicht die Bedingungen erfüllten, die nach der Literatur einen günstigen Ausgang erwarten lassen. Dieses Ergebnis stimmt mit anderen Untersuchungen von Operateuren überein, die, ähnlich unserem Vorgehen, weitgefaßte Zulassungskriterien hatten" (S. 1191). Alle Patienten mußten präoperativ mindestens ein Jahr lang als Frauen gelebt haben und entweder orchidektomiert oder mit weiblichen Hormonen behandelt worden sein. Sie mußten mindestens achtzehn Jahre alt sein, und der Psychiater mußte die Operation vorbehaltlos befürworten.

Obwohl alle Patientinnen in der Studie ihr Bedauern darüber zum Ausdruck brachten, daß die Operation nicht viel früher erfolgt war, halten die Autoren eine Senkung des Mindestalters nicht für sinnvoll.

Anmerkung

Die Autoren teilen im wesentlichen Rohdaten mit. Inkonsistenzen der Zahlenangaben finden sich in Tabelle 2 ('Psychosocial interview', S. 1190) mit Stichprobengrößen bis zu N=12, obwohl nur zehn Frauen an den Interviews teilnahmen. Unklar ist, ob der Erstautor, der die Interviews durchführte, an der Behandlung der Patienten beteiligt war. Bemerkenswert ist der Hinweis, daß Vaginalstenosen, über die auch sonst oft berichtet wird, nicht zwangsläufig als Ergebnis mangelnder Mitarbeit der Frauen beim Bougieren betrachtet werden können, sondern mindestens ebenso häufig auf mangelhafte Operationstechnik zurückgeführt werden müssen.

Eicher, Schmitt und Bergner 1991

Gynäkologische Abteilung des Diakonissenkrankenhauses Mannheim, Lehrkrankenhaus der Universität Heidelberg, Mannheim, Bundesrepublik Deutschland

Es handelt sich um die Nachuntersuchung von Patienten, die der Erstautor nach Publikation seiner Monographie nach dem dort beschriebenen einzeitigen Verfahren (Eicher 1983, 1984) operiert hat. Dargestellt werden die Operationstechniken, Ergebnisse einer schriftlichen Befragung sowie ausführlichere persönliche Kommentare der Frauen.

Stichprobe	Frauen
Operiert	50
Nachuntersucht	48/40**

* Zwei Frauen erschienen nicht zur körperlichen Nachuntersuchung, zehn sandten den Katamnesefragebogen nicht zurück.

Art der Behandlung	
Supportive psychotherapeutische Begleitung	40
Hormone	40
Penektomie/Orchidektomie	40
Scheidenoperation*	40

* Bei vier Frauen wurden nekrotische Teile der Penishaut abgestoßen, ohne jedoch das Endergebnis langfristig zu beeinträchtigen.
Zeitraum der Operationen Oktober 1983 - November 1989

Alter		
Mittelwert	31,5	Jahre
Streubreite	20-50	Jahre
Standardabweichung	7,6	

Nachuntersuchungszeitraum seit Operation		
Mittelwert	3,5	Jahre
Streubreite*	0,5-6,8	Jahre

* Die körperliche Nachuntersuchung erfolgte in der Regel vier bis sechs Wochen, maximal sechs Monate nach der Operation, die Aussendung des Fragebogens frühestens sechs Monate nach der Operation.

Untersuchungsmethoden

Der Erstautor hatte alle Frauen operiert und auch die körperlichen Nachuntersuchungen vorgenommen. Ausgewertet wurden als weitere Informationsquellen die Krankenakten über den Verlauf der stationären Behandlung und die Angaben der Frauen in den Fragebogen.

Bewertungsfelder und -kriterien

Den Krankenakten wurden Angaben über postoperative Komplikationen entnommen. In der schriftlichen Befragung wurden subjektive Zufriedenheit, Partnerschaft, Sexualverhalten, Tiefe, Weite und Lubrikation der Scheide und sexuelles Erleben sowie die sozioökomonische Situation erfaßt. Schließlich wurden die Frauen um frei formulierte Kommentare gebeten.

Ergebnisse

Gravierende, unmittelbar postoperative Komplikationen wurden nicht beobachtet. "Die Frage, ob sie die Operation noch einmal durchführen lassen würden, bejahten 39 Patientinnen (97,5%), eine Patientin antwortete darauf nicht. Eine Patientin gab an, die Operation zu bereuen. 38 Befragte (95%) fühlten sich in ihrer Identität als Frau bestärkt und empfanden sich auch sexuell als Frau" (S. 124).

"Mit dem früheren *Partner* bzw. der früheren Partnerin lebten jeweils 6 Befragte (je 15%) weiterhin zusammen., 12 (30%) hatten sich getrennt. Sexuell von Männern angezogen fühlten sich 26 Patientinnen (65%), 5 (12,5%) fühlten sich zu Frauen hingezogen, 8 (20%) sowohl zu Männern wie zu Frauen. Mit einer Partnerin lebten 5 Patientinnen (12,5%) zusammen, und 11 (27,5%) mit einem Partner. Unabhängig vom Zusammenleben hatten 14 Befragte (35%) sexuelle Beziehungen zu einem Partner / einer Partnerin. 15 Befragte (37,5%) hatten seit der Operation den Partner oder die Partnerin gewechselt, darunter 11 mehrfach und 2 von diesen je 6 mal" (S. 124).

"Mit der *Funktion der Scheide* waren 18 Patientinnen (45%) sehr zufrieden. 7 (17,5%) bzw. 11 Patientinnen (27,5%) fanden sie gut bzw. befriedigend, nur 3 (7,5%) waren damit unzufrieden. Die Tiefe der Scheide wurde von 16 Patientinnen (40%) als gut, von 15 (37,5%) als befriedigend, von 8 (20%) als zu gering beurteilt. Die Weite der Scheide fanden 25 (62,5%) angemessen, 11 (27,5%) empfanden sie als eng und 2 (5%) als zu eng. Bei 18 Patientinnen (45%) wurde die Scheide bei sexueller Erregung feucht. Diese Reaktion trat durchschnittlich 14,7 Monate nach der Operation ein (Min. 1 Monat, Max. 50 Monate). Wegen Trockenheit der Scheide benutzten 20 Befragte (50%) ein Gel" (S. 124). Von drei der zehn Frauen, die den Fragebogen nicht zurücksandten, war bekannt, daß die Scheide stenosiert war, was z.T. auf mangelhafte Kooperation beim Bougieren zurückgeführt wurde.

"Starkes *sexuelles Verlangen* verspürten 5 Befragte (12,5%); die meisten (26 =65%) stuften ihr sexuelles Verlangen als durchschnittlich ein; 9 (22,5%) gaben an, selten oder nie sexuelles Verlangen zu verspüren. Vaginalen Koitus hatten 12 Patientinnen (30%) regelmäßig, 19 (47,5%) unregelmäßig, 9 (22,5%) gar nicht. Von den 31 Befragten mit Koituserfahrungen kamen 6 (19,4%) immer, 15 (48,4%) häufig, 5 (16,1%) selten und 4 (12,9%) nie dabei zum Orgasmus. Bemerkenswert ist, daß die Hälfte der Patientinnen die Frage, ob sie Sensationen an der frei transplantierten Klitoris verspürten, bejahten. Gefragt danach, wo sie die stärkste Erregung verspürten, nannten 15 (37,5%) Scheideneingang, Harnröhrenöffnung und Klitoris, 17 (42,5%) nannten die Vagina, und 24 (60%) antworteten 'im ganzen Körper' (Mehrfachnennungen waren möglich). Oralverkehr wurde von 10 (25%), Analverkehr von 2 Patientinnen (5%) als weitere Quelle genannt" (S. 124)

"*Wirtschaftlich* hatten sich 26 Befragte (65%) seit der Operation verbessert, eine (2,5%) verschlechtert. Bei den übrigen war die wirtschaftliche Situation unverändert. 23 Patientinnen (57,5%) gingen weiterhin ihrer früheren Beschäftigung nach, 13 (32,5%) hatten die Tätigkeit gewechselt, und 4 (10%) waren ohne Arbeit. Vor und nach der Operation hatten nur 3 (7,5%) kein geregeltes Einkommen. 11 Befragte (27,5%), die vor der Operation kein geregeltes Einkommen hatten, verfügten zum Zeitpunkt der Nachuntersuchung über ein solches. Nur eine einzige Patientin verlor nach der Operation ihr geregeltes Einkommen. Bei etwas mehr als der Hälfte der Befragten war das Einkommen nach der Operation höher (17,5%) bzw. deutlich höher (35%), bei 9 (22,5%) war es gleichgeblieben, und bei weiteren 9 war es niedriger als vor der Operation." (S. 124f).

Erwähnte Nachuntersuchungen

Eicher 1983, 1984, Fahrner et al. 1987, Hamburger et al. 1953, Herms 1989, Kröhn et al. 1981, Pfäfflin u. Junge 1990, Turner et al. 1978

Einschätzung der Autoren

"In den deutschen Nachuntersuchungen operierter Mann-zu-Frau-Transsexueller aus den letzten Jahren ... wurde die Zweckmäßigkeit der Operation grundsätzlich nicht mehr in Frage gestellt"(S. 130).

Indikationsempfehlungen

Gutachterliche Diagnosestellung, basierend auf einer mindestens einjährigen Betreuung durch einen sachkundigen Therapeuten, von dem die hormonelle und chirurgische Behandlung empfohlen wurde. Diese Indikationsstellung muß sich mit mindestens zweimaligen Explorationen durch den Operateur decken.

Anmerkung

Die Nachuntersuchung knüpft an frühere Arbeiten Eichers (1983, 1984) an, sowie, insbesondere durch die ausführlicheren Kommentare von Patientinnen, an Benjamins Monographie (1966). Das Schwergewicht liegt auf Operationsfragen, und entsprechend nimmt die Beurteilung der 'Funktion' der Scheide in der Bewertung einen großen Raum ein. Fragen nach psychischem Befinden wurden nur sehr global gestellt, Fragen nach der Bedeutung der supportiven psychotherapeutischen Begleitung und ihren Auswirkungen nicht erfaßt.

4 Sammelreferate

Pauly 1965

Department of Psychiatry, University of Oregon Medical School, Portland, Oregon, USA

In dem Überblick werden historische, psychopathologische, ätiologische und epidemiologische Aspekte des Transsexualismus diskutiert. Die Arbeit faßt einhundert, vom Autor in der Fachliteratur aufgespürte Fälle von MF-TS zusammen. Seine Quellen waren 54 Publikationen aus dreizehn Ländern (Deutschland 24%, U.S.A. 20%, Frankreich 17%, Schweiz 11% und andere 28%) in sieben Sprachen (Deutsch 33%, Englisch 33%, Französisch 22% und andere 12%), in denen Einzelfälle, kleinere oder größere Stichproben von Transvestiten/Transsexuellen beschrieben worden waren. Der Autor zog aus diesen Publikationen jene Fälle heraus, bei denen es sich nach seiner Beurteilung um MF-TS handelte. Soweit möglich extrahierte er Daten zu Alter, Beruf, Personenstand, Sexualverhalten, familiärem Hintergrund, körperlichen Befunden, Psychopathologie, Psychotherapie, Hormonbehandlung, operativen Eingriffen und Nachuntersuchungen.

Schließlich verglich er die Daten dieser aus der Fachliteratur zusammengetragenen Stichprobe mit anderen Stichproben unter zwei Gesichtspunkten, nämlich dem Anteil Operierter einerseits und dem Geschlechterproporz andererseits. Wir referieren zunächst diese Gesamtübersicht, danach die Daten der 'eigenen' Stichprobe Paulys.

Stichprobenübersicht*

Autor	Jahr	Herkunft	MF-TS/Frauen		FM-TS/Männer		Frauen : Männer
Hamburger	1953	Patientenbriefe	357	0	108	0	3:1
Overzier	1955	Europa	17	0	0	0	
Randell	1959	England	21	2	9	1	2:1
Benjamin	1964 a	USA	108	44	17	7	6:1
Pauly	1965	Literaturübersicht	100	48	28	11	3,5:1
		Summe	603	94	162	19	3,7:1

* Bei der Stichprobe von Hamburger handelt es sich um Briefe, die der Autor aus aller Welt erhalten hatte, nachdem bekannt geworden war, daß er Christine Jorgensen operiert hatte. Die Briefschreiber hatten sich an ihn gewandt mit der Bitte, bei ihnen eine entsprechende Operation vorzunehmen. Overziers Arbeit ist eine Literaturübersicht über Einzelfälle. Randells Stichprobe war publiziert worden, als noch keiner der Patienten operiert war. Die Daten in der Tabelle wurden ergänzt nach mündlichen Mitteilungen Randells an Pauly vom März 1962. Benjamins Stichprobe ist weiter oben (Benjamin 1964 a) ausführlich dargestellt. (Tab. geringfügig - entsprechend unserer Geschlechterbezeichnung - modifiziert nach Pauly 1965, S. 179).

Stichprobe*	Frauen (MF-TS)
Gesamtgruppe	(100)
Operiert**	48
Nachuntersucht	37

* Aus der Fachliteratur zusammengetragene Fälle. Von den in Abschnitt 3 dargestellten einzelnen Nachuntersuchungen wurde nur die Arbeit von Hertz et al. 1961 berücksichtigt.
** Der *Altersmittelwert* bei der ersten Operation lag bei 32,2 Jahren (Streubreite 19-44 Jahre; vgl. Pauly 1968, wo sich für eine anders zusammengesetzte Stichprobe derselbe Mittelwert findet, aber eine Streubreite von 19-58 Jahren). Die ab der ersten Operation bemessenen *Nachuntersuchungszeiträume* streuten zwischen sechs Monaten und 25 Jahren (vgl. dagegen Pauly 1968, wo für dieselbe Stichprobe bzw. deren Erweiterung mit Benjamins Stichprobe als Streubreite für die Nachuntersuchungszeiträume drei Monate bis dreizehn Jahre angegeben werden). Bemerkenswert ist, daß 19% der Patienten als manifest psychotisch eingestuft wurden und 20% (präoperativ?) in stationärer psychiatrischer Behandlung waren. Suiziddrohungen (35%), Suizidversuche (17%) sowie Selbstverstümmelungsversuche (9%), von den Patienten selber vorgenommene Penisamputationen (3%) bzw. Autokastrationen (6%) hatten in einer nennenswerten Zahl die operativen Eingriffe zur Geschlechtsumwandlung bzw. deren Fortsetzung mehr oder weniger erzwungen.

Art der Behandlung

Orchidektomie	42
Penektomie	30
Scheidenoperation	20

Ergebnisse

Der Autor referiert die Beurteilungen der Primärautoren. Danach hatten sich von den 48 Operierten zwanzig eindeutig verbessert und sechs eindeutig nicht verbessert, darunter ein Patient mit Rückumwandlungsbegehren. Elf waren unverändert oder wollten weitere Operationen. Über die verbleibenden elf Patienten fehlten postoperative Angaben. Zwölf hatten ihren Personenstand postoperativ ändern lassen können.

Methodische und ideologische Fragen

Dem Autor ging es im wesentlichen darum, aus der zusammengetragenen Literatur möglichst 'objektive' Daten über die beschriebene Patientengruppe zu extrahieren. Methodische Probleme von Nachuntersuchungen im engeren Sinne behandelte er nicht.

Hinsichtlich der *Ätiologie* sprechen nach seiner Beurteilung die von ihm evaluierten Texte eher für psychosoziale als für biologische Ableitungen. Hinsichtlich der Psychopathologie hält er eine Abgrenzung der Transsexualität von Homosexualität und von Psychosen für erforderlich und möglich.

Hinsichtlich der strittigen Frage, *ob bei der Behandlung psychotherapeutischen oder somatischen Verfahren der Vorzug zu geben sei*, fällt seine Bewertung zugunsten letzterer aus. Als Argumente *für* somatische Behandlungsverfahren nennt er: (1) Psychologische Determinanten seien für Geschlechtsrollenverhalten wichtiger als physiologische. (2) Auch andere emotionale Störungen und psychiatrische Erkrankungen würden somatisch behandelt. Lobotomie und Elektrokrampfbehandlung seien diesbezüglich weithin akzeptierte Verfahren. (3) Es wäre inhuman, diesen unglücklichen Geschöpfen nicht zu helfen oder sie in langwierige Psychotherapien zu zwingen, zumal deren Erfolgsaussichten gering seien. Dagegen seien operative Eingriffe schneller, ökonomischer und vor allem erfolgreich. Als Argumente *gegen* somatische Behandlungsverfahren nennt er: (1) Solche Eingriffe seien unethisch und unmoralisch. (2) Man könne ernsthaft am Erfolg der Behandlung zweifeln; die einfache Erklärung von Patienten, sie seien froh, operiert worden zu sein, sei kein ausreichendes Erfolgskriterium. Auch stelle sich die Frage, woran der Erfolg zu messen sei, wie z.B. depressive Verstimmungen, Partnerschaftsverhalten, Nähe zur Prostitution, Perfektionierungswünsche und ähnliches zu bewerten seien. (3) Psychotherapie vermöge zwar nicht, die Patienten zu heilen, könne ihnen aber dazu verhelfen, sich mit ihrer Situation abzufinden. Dem Autor war aufgefallen, daß, nach den von ihm durchgearbeiteten Berichten zu schließen, Patienten offenbar leichter einen Operateur fanden, wenn sie zuvor Automutilationen (s.u.) vorgenommen hatten. Er sieht einen Zusammenhang zwischen der zuweilen scharfen Kritik an Ärzten, die sich überhaupt auf solche Operationen einließen, und solchen Vorgeschichten und erklärt, daß es unangemessen sei, Ärzte, die sich für das operative Vorgehen entschieden, in Bausch und Bogen für inkompetent zu erklären.

Einschätzung des Autors
Pauly empfiehlt Zurückhaltung bei der Bewertung der von ihm zusammengetragenen Daten, da Erfolgskriterien nicht einfach zu bestimmen seien und dem jeweiligen Autor, der über eigene Fälle berichtet, ein weiter Interpretationsspielraum bleibe. Er glaubt auch, daß in der von ihm gesichteten Literatur angesichts der Strittigkeit von Geschlechtsumwandlungsoperationen eher positive als negative Ergebnisse mitgeteilt wurden. Zu den einhundert, von ihm aus Fachzeitschriften zusammengetragenen Fällen, addiert er schließlich die oben genannten, sehr heterogenen Stichproben (s. Stichprobenübersicht), errechnet daraus die Gesamtzahl der in der Literatur beschriebenen Fälle auf 603 MF-TS (94 Frauen) und 162 FM-TS (19 Männer), und faßt zusammen: "Zum gegenwärtigen Zeitpunkt weisen Nachuntersuchungen eher in Richtung erkennbarer Erfolge, aber diese Ergebnisse müssen mit Vorsicht interpretiert werden" (S. 179).

Anmerkung
Diese sowie die späteren Übersichtsarbeiten Paulys (1968; 1974 a, b; 1981) gehören zu den am häufigsten zitierten Arbeiten über Transsexualität und haben neben den Arbeiten Benjamins (1964 a, b, c, 1966) und dem von Green u. Money (1969) herausgegebenen Sammelband dazu beigetragen, daß dem Transsexualismus im akademischen Bereich Aufmerksamkeit geschenkt wurde. Die Arbeit legt Zeugnis davon ab, wie uneinheitlich zum damaligen Zeitpunkt das therapeutische Vorgehen war. Nur bei gut zwei Fünftel der Operierten war eine Scheide angelegt worden. Offensichtlich war in vielen Fällen präoperativ und in einigen auch postoperativ keine Hormonbehandlung erfolgt. Zur psychiatrischen und/oder psychotherapeutischen Behandlung fehlen verwertbare Angaben.

Anliegen der Arbeit ist, aus den Mosaiksteinen verstreuter Fallbeschreibungen ein Bild der Transsexualität zu konstruieren, eine vorläufige Bewertung der publizierten Operationsberichte vorzunehmen und die Notwendigkeit systematischer Untersuchungen zu unterstreichen, von welchen sich der Autor ein besseres Verständnis von Geschlechtsrollen und psychosexueller Entwicklung verspricht. Daneben ist das Bemühen, operative Behandlungsverfahren zu legitimieren, unverkennbar.

Diagnostische Zuordung sowie Bewertung der Behandlungsverläufe einzelner, von Pauly referierter Patientengeschichten wurden ausführlich von Springer (1981) kritisiert.

PAULY 1968

Department of Psychiatry, University of Oregon Medical School, Portland, Oregon, USA

Der Autor verglich in dieser Übersicht die Daten aus seiner eigenen Literaturarbeit über die ersten hundert publizierten Fälle von MF-TS (Pauly 1963, 1965) mit den Daten aus Benjamins Monographie (Benjamin 1966) bzw. der Kurzfassung der dort berichteten Ergebnisse (Benjamin 1967).

Stichprobenübersicht

	(MF-TS)Frauen		(FM-TS)Männer*		MF-TS : FM-TS
Pauly 1963**, 1965	(100)	48	(28)	11	4:1
Benjamin 1966, 1967	(242)	76	(28)	13	8:1
Summe***	(342)	124	(56)	24	6:1

* Die Arbeiten über FM-Transsexualismus waren in Vorbereitung; die Arbeit enthält zu dieser Teilstichprobe keine weiteren Angaben; die entsprechenden Daten wurden erst sechs Jahre später publiziert (vgl. Pauly 1974 a, b).
** Pauly (1963) war ein Vorläufer von Pauly (1965), vorgetragen beim Jahrestreffen der American Psychiatric Association 1963 in St.Louis. Der Autor konnte nicht ausschließen, daß sich seine und die Stichproben Benjamins überschnitten.
*** Der *Altersmittelwert* bei der ersten Operation lag bei 32,2 Jahren (Streubreite 19-58 Jahre; der Mittelwert entspricht dem bei Pauly [1965] genannten, die Streubreite weicht deutlich ab). Die ab der ersten Operation bemessenen *Nachuntersuchungszeiträume* streuten zwischen drei Monaten und dreizehn Jahren mit einem Durchschnittswert von fünf Jahren (vgl. dagegen die Angaben bei Pauly [1965]: danach streuten die Nachuntersuchungszeiträume für die hier mit eingeschlossene Teilstichprobe zwischen sechs Monaten und 25 Jahren).

Bewertungsfelder und -kriterien

Die Ergebnisse der Operation wurden wie folgt kategorisiert: *Befriedigend*: Gute emotionale und soziale Anpassung sowie subjektive Zufriedenheit des Patienten mit dem Operationsergebnis. *Unbefriedigend*: Entweder war die postoperative Situation des Patienten schlechter als zuvor, oder der Patient war unzufrieden und hätte sich, rückblickend, der Operation lieber nicht unterzogen. *Unsicher*: Unzureichende oder widersprüchliche Angaben, oder weitere Operationswünsche und keine sexuelle Funktionsfähigkeit.

Ergebnisse	N*	befriedigend	unbefriedigend	unsicher
Pauly 1963, 1965	48	20 (42%)	6 (12%)	22 (46%)
Benjamin 1966, 1967	73	62 (85%)	2 (3%)	9 (12%)
Summe	121	82 (67,8%)	8 (6,6%)	31 (25,6%)

* Über 121 der insgesamt 124 operierten MF-TS lagen Nachuntersuchungsdaten vor.

In der Serie Paulys ist der Anteil unsicherer Ergebnisse mit 46% relativ hoch, ungeachtet des Umstands, daß die Primärautoren meist von einem günstigen Ergebnis sprachen. Wo dies aber im einzelnen nicht nachvollziehbar war, entschied sich der Autor für die eher zurückhaltende Einschätzung in der Kategorie unsicher. Die bei Benjamin verwendeteten Kategorien 'gut' und 'befriedigend' wurden von Pauly aus Gründen der besseren Vergleichbarkeit zusammengefaßt.

Erwähnte Nachuntersuchungen

Benjamin 1966, 1967, Hamburger et al. 1953, Hertz et al. 1961, Pauly 1965, Wålinder 1967

Einschätzung des Autors

"Wie vorsichtig man diese Ergebnisse auch immer interpretieren mag, es scheint, daß gemessen an besserer sozialer und emotionaler Anpassung ein befriedigendes Ergebnis der Geschlechtsumwandlung etwa zehnmal wahrscheinlicher ist als ein unbefriedigendes. Es wird nicht behauptet, Transsexuelle seien vor oder nach der Behandlung konfliktfrei, aber den meisten geht es nach der Behandlung besser" (S. 465).

Im Hinblick auf FM-TS seien Hormonbehandlung und operative Eingriffe ebenso hilfreich wie bei MF-TS. Der Arzt, der eine Hormonbehandlung einleite, müsse prinzipiell auch bereit sein, operative Eingriffe zu unterstützen. Es sei nicht angemessen, z.B. nur Penektomie und Kastration, nicht aber eine Scheidenoperation zu befürworten, wie dies immer wieder vorkomme.

Indikationsempfehlungen

(1) Psychiatrische Untersuchung zur Feststellung, ob die Geschlechtsidentitätsstörung dauerhaft und irreversibel und nicht Symptom einer akuten Psychose ist.
(2) Körperliche Erscheinung und Verhalten sollten zeigen, daß die betreffende Person in der anderen Geschlechtsrolle zurechtkommt und akzeptiert wird.
(3) Hinreichende Intelligenz, um Grenzen und mögliche Komplikationen der Operation zu verstehen.
(4) Bereitschaft zur Teilnahme an präoperativer Diagnostik sowie an langfristigen Nachuntersuchungen.
(5) Verpflichtung, Arzt und Klinik nicht rechtlich zu belangen oder aus dem Verfahren dadurch Gewinn zu ziehen, daß ein großer Medienzirkus veranstaltet wird.

Anmerkung

Die Arbeit ist eine entschiedene Stellungnahme für Geschlechtsumwandlungsoperationen. Der Autor erklärt kategorisch, daß Psychotherapie versagt habe bei dem Versuch, Patienten mit transsexueller Symptomatik zu einer Versöhnung mit ihrer körperlichen Anlage zu verhelfen. Alternativen zur operativen Behandlung gebe es nicht. Sehr hilfreich dagegen sei Psychotherapie, sofern damit eine Unterstützung des Patienten angestrebt werde, sich in der gewünschten Geschlechtsrolle zurechtzufinden.

Die Arbeit enthält darüber hinaus Hinweise über den Beginn der Einrichtung der Gender Identity Clinics an der Johns Hopkins University Clinic in Baltimore, Md., an der University of California in Los Angeles und der University of Minnesota Medical School in Minneapolis. Ferner berichtet sie über Einstellungsänderungen bei verschiedenen US-amerikanischen Facharztgruppen bezüglich Geschlechtsumwandlungsoperationen.

PAULY 1974 a, b

Department of Psychiatry, University of Oregon Medical School, Portland, Oregon, USA

Die beiden Arbeiten, die als Teil I und Teil II in derselben Ausgabe der Archives of Sexual Behavior publiziert wurden, referieren Daten über achtzig Fälle von FM-TS, die der Autor aus 39 Publikationen zusammengetragen hat. Wie schon in seiner früheren Übersicht (Pauly 1965) verglich er die Daten dieser 'Stichprobe' von achtzig Fällen mit anderen Stichproben unter zwei Gesichtspunkten, nämlich dem Anteil Operierter einerseits und dem Geschlechterproporz andererseits. Im folgenden wird zunächst die Gesamtübersicht referiert, im Anschluß daran werden die Daten der 'eigenen' Stichprobe Paulys dargestellt, soweit sie den Nachuntersuchungsaspekt betreffen.

Berücksichtigt wurden 39 Publikationen, die zwischen 1922 und 1970 erschienen waren und aus sieben Sprachräumen stammten (Englisch 18[46%], Deutsch 10[26%], Französisch 7[18%], Italienisch 2[5%], Holländisch und Tschechisch je 1[je 2,5%]). Beschrieben werden darin Patienten aus den USA (12[31%]), Frankreich und Deutschland (je 7[je 18%]), England, Italien, Schweden, Schweiz (je 2[je 5,1%]), sowie den Niederlanden, Norwegen, Österreich, Südafrika und der Tschechoslowakei (je1[je 2,5%]).

Jede Fallbeschreibung wurde anhand von 102 Items erfaßt (Angaben zur Publikation [5 Items], Anamnese [32 Items], Familienanamnese und Sozialdaten [25 Items], medizinische Daten [14 Items], Behandlung [13 Items], psychologische und psychiatrische Daten [13 Items]). Die ersten drei Themengruppen wurden in Teil I behandelt, die letzten drei in Teil II der Publikation.

Stichprobenübersicht*

Autor	Jahr	Herkunft	MF-TS	FM-TS	MF-TS : FM-TS
Hamburger	1953	Patientenbriefe	357	108	3,3:1
Overzier	1958	Deutschland	19	4	4,8:1
Randell	1959	England	29	6	4,8:1
Pauly	1965	Literaturübersicht	100	28	3,6:1
Benjamin	1967	USA	242	28	8,6:1
Wålinder	1967	Schweden	30	13	2,3:1
Knorr et al.	1968	Patientenbriefe	294	78	3,8:1
Fogh-Anderson	1969	Dänemark	11	3	3,7:1
Edgerton et al.	1970	Baltimore, USA	20	4	5,0:1
Hoenig et al.	1970	England	46	14	3,3:1
		Summe	1148	286	4,0:1

* Die Stichproben von Hamburger sowie Knorr et al. sind aus aller Welt stammende Patientenbriefe. Die Stichprobe Randells ist hier größer als bei Pauly (1965), ohne daß die Erweiterung erklärt wird. Unter Bezugnahme auf nach 1970 erschienene Literatur schätzte Pauly den aktuellen Geschlechterproporz auf 2:1 bzw. 1:1 (Tab. entsprechend unserer Geschlechterbezeichnung modifiziert nach Pauly 1974 a, S. 494)

Stichprobe*	Männer (FM-TS)
Gesamtgruppe	80
Operiert	42
Nachuntersucht	35

* Aus der Fachliteratur zusammengetragene Fälle. Ein Patient war als schizophren bzw. psychotisch eingestuft worden. Bei 34% (N=35) war die Diagnose "Persönlichkeitsstörung" gestellt worden, "einige" Patienten waren als Psycho- oder Soziopathen klassifiziert worden. Vierzehn Patienten (17,5%) hatten (präoperativ?) Suizidversuche unternommen; ein Patient, der nicht zur Grundgesamtheit gezählt wird, hatte sich zehn Jahre nach der Operation suizidiert (Baker und Green 1970). 69% (N=36) waren als depressiv charakterisiert worden. 41% (N=22) waren präoperativ in stationärer psychiatrischer Behandlung gewesen.

Art der Behandlung

Psychiatrische Diagnostik	35	(nur) Brustverkleinerung**	(20)38
Psychotherapie I*	13	(nur) Hysterektomie**	(4)22
Psychotherapie II*	14	Ovarektomie**	22
Hormonbehandlung	40	Penisoperation**	9

* Die 'Psychotherapie I' war mit dem Ziel begonnen worden, den Patienten zu einer Versöhnung mit ihrer körperlich-weiblichen Anlagen zu verhelfen, und sie war in allen Fällen hinsichtlich dieses Ziels gescheitert. Patienten, bei denen eine solche Therapie zum Ziel führt, zählt Pauly nicht zu den eigentlichen Transsexuellen. Die 'Psychotherapie II' war mit dem Ziel begonnen worden, die Patienten beim Rollenwechsel und bei ihrem Wunsch nach Geschlechtsumwandlung zu unterstützen, und sie wurde prä- wie z.T. auch postoperativ durchgeführt.
** Insgesamt waren 42 Patienten operativ behandelt worden. Achtzehn von ihnen hatten sowohl Brustverkleinerung, Hysterektomie und Ovarektomie, neun hatten zusätzlich zu diesen drei Eingriffen eine Penisoperation hinter sich gebracht. In Klammern sind die Zahlen angegeben für diejenigen Patienten, die jeweils nur einen operativen Eingriff hatten machen lassen. Von allen Operierten wollten neunzehn, vor allem jene, die nur die Brustverkleinerung hatten, noch weitere operative Eingriffe.

Ergebnisse

Der Autor referiert die Beurteilungen der Primärautoren. Nach deren einmütiger Einschätzung hatten sich alle Patienten (100%, N=35), über die entsprechende Angaben vorlagen, postoperativ und/oder nach der Hormonbehandlung besser befunden, was sich vor allem an einer Verminderung psychopathischer Ausdrucksformen ablesen ließ. Subjektiv äußerten sich alle 38 Patienten, über die Angaben vorlagen, zufrieden über den operativen Eingriff und erklärten, daß sie sich weit besser fühlten als präoperativ. 66% (von N=38) hatten postoperativ Vornamen und Personenstand ändern lassen.

Erwähnte Nachuntersuchungen

Von den in Abschnitt 3 dieses Beitrags genannten Nachuntersuchungen wurden die von Benjamin (1966), Hertz et al. (1961), Hoenig et al. (1970 a, b), Money u. Brennan (1968), Randell (1969), Vogt (1968) und Wålinder (1967) berücksichtigt. Bei den übrigen 33 Literaturberichten handelt es sich um Darstellungen mit Fallzahlen von weniger als fünf operierten Patienten.

Methodische und ideologische Fragen

Wie schon bei seinem Sammelreferat über MF-TS (Pauly 1965) ging es dem Autor im wesentlichen darum, aus der zusammengetragenen Literatur 'objektive' Daten über die beschriebene Patientengruppe zu extrahieren. Im Gegensatz zur ersten Übersichtsarbeit wurde hier ein differenziertes Kategoriensystem von 102 Items zur Aufschlüsselung der in den literarischen Berichten enthaltenen Daten angewandt, so daß relativ ausführliche Angaben zur Familienanamnese, zum sozialen Status, Eigenanamnese, Beginn und Entwicklung der Symptomatik usw. gewonnen werden konnten. Angesichts der Unterschiedlichkeit der Originalberichte ist die Teilstichprobengröße bezüglich einzelner Items meist wesentlich niedriger als die Gesamtstichprobe. Pauly diskutiert die auf diese Weise gewonnenen Daten im Zusammenhang mit den gängigen Ätiologiehypothesen.

Einschätzung des Autors

Der Autor will sich "nicht mehr weiter mit der Rechtfertigung operativer Geschlechtsumwandlung befassen und nur feststellen, daß die große Mehrheit von Forschern auf dem Gebiet der Geschlechtsidentität zu dem Schluß gekommen zu sein scheint, daß die operative Geschlechtsumwandlung angesichts des Mangels an gangbaren Alternativen die einzige Behandlungsmöglichkeit darstellt (Money und Brennan 1968, Pauly 1968, 1969 a, b, Stoller 1968, Hastings 1969, Baker u. Green 1970). Die meisten werden jedoch der Auffassung beitreten, daß es sich noch um eine experimentelle Behandlung handelt und erst noch Langzeitnachuntersuchungen operierter Transsexueller erforderlich sind" (1974 b, S. 516). "Was bisher an Ergebnissen vorliegt, scheint die Schlußfolgerung nahe-zulegen, daß die operative Geschlechtsumwandlung das einzige verfügbare Mittel ist, mit dem das Leiden Transsexueller gelindert werden kann" (1974 b, S. 513). Er empfielt, die hohe Erfolgsrate von 100%, die von manchen Autoren der von ihm ausgewerteten Arbeiten genannt werde, mit Zurückhaltung zu betrachten, da die Autoren der Arbeiten, auf die er sich stützte, eine selbstselegierte Gruppe seien, und angesichts des Umstands, daß Geschlechtsumwandlungen noch umstritten sind, kaum zu erwarten sei, daß jemand Mißerfolge publiziere.

Anmerkung

Zur allgemeinen Bewertung der Arbeit, die auf Methodenprobleme von Nachuntersuchungen nicht näher eingeht, sondern vor allem daran orientiert ist, aus der Literatur ein Mosaik über FM-TS zusammenzusetzen, wird verwiesen auf das, was zur früheren Übersichtsarbeit des Autors (Pauly 1965) bereits gesagt wurde.

PAULY 1981

Department of Psychiatry and Behavioral Sciences, School of Medicine, University of Nevada, Reno, Nevada, USA

Diese zuerst beim 16. Jahrestreffen des Royal Australian and New Zealand College of Psychiatrists 1979 in Queenstown vorgetragene Arbeit ist als Antwort auf die Nachuntersuchung von Meyer u. Reter (1979) formuliert. Gegen deren Infragestellung des therapeutischen Nutzens von operativen Geschlechtsumwandlungen sowie gegen Berichte über Psychotherapien, mit deren Hilfe Patienten das Ziel der Geschlechtsumwandlung aufgaben, verteidigt der Autor sein früheres Eintreten für Geschlechtsumwandlungen (Pauly 1965, 1968, 1974 a, b) und gibt einen Überblick über die im vorangehenden Jahrzehnt bzw. nach seinen früheren Übersichtsarbeiten publizierten Nachuntersuchungen.

Stichprobenübersicht I, Frauen*

Untersucher Jahr	N	NU-Z in Jahren Mittelwert (Streubreite)	Behandlung	Befriedigend	Unbefriedigend	Unsicher	Unbekannt	Suizid
Randell 1969	29	(3-10)	H.K.P.S.	21	3	3	0	2
Money u.Ehrhardt 1970, Jones 1972	17	2 (0,7-14)	H.K.P.S.	17	0	0	0	0
Hoenig et al. 1971	5	3,7 (1-10)	H.K.P.S(3)	2	0	2	1	0
Hastings 1974	25	5	H.K.P.S.	8	7	10	0	0
Wålinder u. Thuwe 1975	13	6 (3,5-11)	H.K.P.S.	9	1	1	1	1
Hore et al. 1975	17	(0,5-1,5)	H.K.P.S.	11	2	3	1	0
Bentler 1976	42	(0,5-2)	H.K.P.S.	31	1	10	0	0
Stürup 1976	11	(5-19)	H.K. P(10).S(7)	8	1	1	0	1
Norberg u. Laub 1977	100	3	H.K.P.S.	86	8	4	0	2
Sadoughi et al. 1978	9	0,5	H.K.P.S.	9	0	0	0	0
Lothstein 1979	15	1,5 (0,5-3,5)	H.K.P.S.	0	0	14	1	0
Summe 11	283			202 (71,4%)	23 (8,1%)	48 (17,0%)	4 (1,4%)	6 (2,1%)

* Die Arbeit von Bentler ist nach unserer Einschätzung nicht als Nachuntersuchung konzipiert und wurde daher weiter oben in Abschnitt 3 nicht berücksichtigt. Norberg u. Laub trugen ihre Ergebnisse 1977 beim Fifth International Gender Dysphoria Symposium in Norfolk, Va., USA vor. Das Manuskript war uns nicht zugänglich. H(ormone), K(astration), P(enektomie), S(cheidenoperation). (Tab. mod. n. Pauly S. 46).

Stichprobenübersicht II, Männer*

Untersucher Jahr	N	NU-Z in Jahren Mittelwert (Streubreite)	Behandlung	Befriedigend	Unbefriedigend	Unsicher
Randell 1969	6	(0,4-10)	T.B.P(1)	5	1	0
Money u. Ehrhardt 1970	7	4 (0,9-9)	T.B.H.P(1)	6	1	0
Hoenig et al. 1971	3	3,7 (1-10)	T.B(2) H(3).RöK(2)	2	0	1
Arieff 1973	4	(1-5)	T.B.H.	4	0	0
Laub u. Fisk 1974	24	(0,5-7)	T.B.H.P.	21	1	2
Wålinder u. Thuwe 1975	11	7,5 (4-16)	T.B.H.	9	1	1
Lothstein 1979	6	1,9 (0,5-3,5)	T.B(3) H.P(6)	0	0	6
Pierce et al. 1979	22	4,6 (1-9)	T.B.(14) H(14).P(8)	20	1	1
Summe 8	83			67(80,7%)	5(6%)	11(13,3%)

* Lothstein sowie Pierce et al. trugen ihre Ergebnisse beim Sixth International Gender Dysphoria Symposium in San Diego, Ca., USA vor. Die Manuskripte waren uns nicht zugänglich. T(estosteron), B(rustverkleinerung), H(ysterektomie), P(enisoperation), Rö(ntgen)K(astration). (Tab. mod. n. Pauly, S. 47).

Bewertungsfelder und -kriterien

Die Ergebnisse werden global in die Kategorien 'befriedigend', 'unbefriedigend', 'unsicher' und 'unbekannt' eingeteilt. Die Kategorien werden nicht weiter definiert (wie dies bei Pauly [1968] noch der Fall war). Der Autor behauptet, er habe sich, sofern die Angaben in der berücksichtigten Literatur ausführlich genug waren, ein vom Urteil des Primärautors unabhängiges Urteil gebildet, das in der Regel kritischer war als das des Primärautors. Eine Überprüfung dieser Einschätzung anhand der oben ausführlich referierten Nachuntersuchung von Randell 1969 bestätigt diese Selbsteinschätzung Paulys nicht.

Ergebnisse

Frauen: Insgesamt war bei 202 (71,4%) der Frauen das Ergebnis befriedigend, bei 23 (8,1%) unbefriedigend und bei 48 (17%) unsicher. Über vier Frauen lagen keine Angaben vor. Im Vergleich zu den früher von Pauly (1968) und Benjamin (1967) berichteten Ergebnissen bei Frauen fand der Autor folgendes:

Frauen	N	befriedigend	unbefriedigend	unsicher
Pauly 1968	48	42 %	12 %	46 %
Benjamin 1967	73	85 %	3 %	12 %
Pauly 1981	283	71,4 %	8,1 %	17,0 %

Männer. Das Ergebnis der Operation wurde insgesamt bei 67 (80,7%) der Männer als befriedigend, bei fünf (6,0%) als unbefriedigend und bei elf (13,3%) als unsicher eingestuft. Im Vergleich zu den früher von Pauly (1974 a, b) und Benjamin (1966) berichteten Ergebnissen bei Männern fand der Autor folgendes:

Männer	N	befriedigend	unbefriedigend	unsicher
Pauly 1974 a, b	40	95 %	0 %	5 %
Benjamin 1966	15	93,3 %	6,7 %	0 %
Pauly 1981	83	80,7 %	6,0 %	13,3 %

Die Schlußfolgerungen, die er aus der Sekundärauswertung der Arbeiten anderer Autoren und aus dem Vergleich mit früheren Veröffentlichungen zieht, sind: (1) "Wie schon vor einem Jahrzehnt ist auch heute die Feststellung gültig, daß ein positives Ergebnis der Geschlechtsumwandlung zehnmal wahrscheinlicher ist als ein negatives" (S. 49). (2) Die Ergebnisse bei den Frauen sind durchschnittlich besser als vor zehn Jahren; die Ergebnisse bei den Männern durchschnittlich schlechter. Der Hintergrund für diese unterschiedliche Entwicklung ist darin zu sehen, daß bei der MF-Geschlechtsumwandlung chirurgische Fortschritte erzielt wurden, die inzwischen in der Regel erlauben, eine funktionsfähige Scheide und eine ästhetisch gelungene Vulva zu schaffen, was wesentlich zu einem besseren Gesamtresultat beiträgt. Dagegen sind Penisoperationen nach wie vor komplikationsträchtig und im Ergebnis oft unbefriedigend. (3) Die Ergebnisse sind bei den Männern insgesamt besser als bei den Frauen. Dies wird mit Lundström (1979) damit erklärt, daß letztere als Gruppe diagnostisch heterogener seien. (4) Die hier vorgelegten Daten sind mit hoher Wahrscheinlichkeit näher der Realität als die Daten früherer Übersichtsarbeiten bzw. Nachuntersuchungen, die im wesentlichen aus einer Praxis (Benjamin) oder aus vielen Einzelarbeiten von Autoren, die ihre eigenen Erfolge referierten, zusammengetragen waren (Pauly 1968, 1974). Die Patienten werden inzwischen genauer untersucht und haben in der Regel, anders als früher, meist präoperativ über mindestens ein Jahr lang in der gewünschten Geschlechtsrolle gelebt.

Erwähnte Nachuntersuchungen

Arieff 1973, Benjamin 1966, Hastings 1974, Hastings u. Markland 1978, Hoenig et al. 1971, Hore et al. 1975, Laub u. Fisk 1974, Lothstein 1980, Meyer u. Reter 1979, Money u. Ehrhardt 1970, Pauly 1965, 1968, 1974, Randell 1969, Sadoughi et al. 1978, Stürup 1976, Wålinder 1967, Wålinder u. Thuwe 1975, Wålinder et al. 1978.

Methodische und ideologische Fragen

Der apologetische Charakter der Arbeit wird offen ausgesprochen und entlang folgender Argumente entfaltet: (1) Nachdem Meyer u. Reter (1979) sowie Psychotherapeuten in Frage gestellt hatten, ob Geschlechtsumwandlungsoperationen gerechtfertigt seien, sei es erforderlich, Nachuntersuchungsergebnisse neueren Datum vorzulegen. (2) Seit 1965 seien nach dem Vorbild des Gender Identity Program am Johns Hopkins Hospital in Baltimore, Md., USA in Nordamerika vierzig vergleichbare Behandlungszentren entstanden. (3) Die Zahl der Publikationen über Transsexualismus sei sprunghaft angestiegen. (4) Seit 1969 hätten sechs International Gender Dysphoria Symposia stattgefunden. Eine Fachgesellschaft, die Harry Benjamin International Gender Dysphoria Association, sei entstanden und habe 1979 Behandlungsrichtlinien herausgegeben. Auf diese Weise sei eine neue Disziplin entstanden, die sich der Erforschung der normalen Entwicklung der Geschlechtsidentität sowie der Untersuchung und Behandlung geschlechtsidentitätsgestörter Patienten verschrieben habe. (5) Geschlechtsidentitätsstörungen seien in den Diagnoseschlüssel der American Psychiatric Association (DSM III, 1980) aufgenommen und damit auch formal als behandlungsbedürftigte Krankheiten anerkannt worden. Methodische Probleme der Erfolgsbewertung bzw. Einteilung der Ergebnisse in bestimmte Kategorien werden am Beispiel unterschiedlicher Einschätzungen von Klitorisvergrößerungen bzw. Penisoperationen in den Arbeiten von Lothstein (1979) sowie Pierce et al. (1979) exemplifiziert. Die generelle Schwierigkeit der Vergleichbarkeit verschiedener Nachuntersuchungen wird erörtert.

Einschätzung des Autors

Die generelle Einschätzung ist identisch mit früheren Einschätzungen Paulys: "Ein befriedigendes Ergebnis im Sinne besserer sozialer und psychischer Anpassung ist zehnmal wahrscheinlicher als ein unbefriedigendes" (Pauly 1981, S. 47; vgl. Pauly 1968, S 465). Diagnostisch schließt Pauly im Gegensatz zur Haltung in seinen früheren Übersichtsarbeiten nicht mehr grundsätzlich aus, daß jene Patienten, die mit Hilfe von Psychotherapie ihren Wunsch nach Geschlechtsumwandlung aufgaben, Transsexuelle sind bzw. waren. Anstatt hierüber einen ideologischen Streit auszufechten, hält er es für besser, vor der Überweisung zur Operation alle möglichen Behandlungsalternativen zu versuchen.

Anmerkung

Auf die durch die Nachuntersuchung von Meyer u. Reter (1979) sowie durch Einzelfallberichte über Patienten, die ihre transsexuelle Symptomatik psychotherapeutisch bearbeiten konnten, gesetzte Herausforderung antwortet der Autor mit einer relativ groben Statistik über Erfolgszahlen aus Nachuntersuchungen aus den voraufgehenden zehn Jahren. Die Aufstellung ist bei weiten nicht vollständig und faßt Arbeiten sehr unterschiedlicher Qualität zusammen. Methodenprobleme werden angesprochen, aber nicht ausdiskutiert.

LOTHSTEIN 1982

Department of Psychiatry, University Hospitals Cleveland, Cleveland, Ohio, USA

Der Autor stellt die bisher berichteten globalen Erfolgsraten für Geschlechtsumwandlungsoperationen von 68%-86% in Frage, nicht dagegen, daß einzelne Patienten mit Geschlechtsidentitätsstörungen von einer operativen Geschlechtsumwandlung profitieren. Für sekundäre Transsexuelle - nach Einschätzung des Autors ist das die weit größere Gruppe - sei in erster Linie Psychotherapie indiziert. Er fordert klarere differentielle Indikationsstellungen und Anhebung der methodischen Standards für Nachuntersuchungen.

Stichprobenübersicht

Chronologisch referiert der Autor klinische Arbeiten und Nachuntersuchungen und teilt sie ein, je nach dem, ob sie vor 1970 oder danach publiziert wurden. Bei der Auswahl der zitierten Arbeiten spielt die Stichprobengröße keine Rolle; es werden auch Einzelfallberichte berücksichtigt, insbesondere wenn darin unbefriedigende Ergebnisse mitgeteilt werden. Insgesamt fand er Berichte über 785 postoperative Patienten (596 Frauen und 189 Männer).

Von den *Nachuntersuchungen der 60er Jahre* referiert der Autor Hertz et al. (1961), Benjamin (1966), Money u. Brennan (1968), Money u. Primrose (1968) sowie Randell (1969), ferner Einzelfallstudien über ungünstige Ergebnisse. Von den *Nachuntersuchungen der 70er Jahre* referiert er Money u. Ehrhardt (1970), Hoenig et al. (1971), Arieff (1973), Gandy (1973), Ihlenfeld (1973), Laub u. Fisk (1974), Hore et al. (1975), Wålinder u. Thuwe (1975), McKee (1976), Stürup (1976), Meyer u. Reter (1979), Hunt u. Hampson (1980 b), Lothstein (1980) sowie einige Einzelfallstudien.

Bewertungsfelder und -kriterien

Tabellarisch faßt er die Bewertungsfelder bzw. -kriterien, die er in den Nachuntersuchungen der 60er und 70er Jahre fand, als "positive und negative Ergebnisfaktoren" (S. 426, Anhang 2) zusammen:

Positive Faktoren

60er Jahre	70er Jahre
Akzeptanz als Mann oder Frau	Subjektive Zufriedenheit mit Operation
Subjektive Zufriedenheit mit Operation	Mehr sexuelle Zufriedenheit
Soziale Anpassung	Remission bestimmter Schizophrenien
weniger Konflikte mit Umwelt	Bessere beruflich-ökonomische Anpassung
bessere familiäre Beziehungen	Bessere psychische Verfassung in Korrelation zur Qualität des Operationsergebnisses
größere Arbeitsfähigkeit oder besserer Arbeitsplatz	Subjektives Glücksgefühl
Ärztliches Urteil über Operationsergebnis	Weniger Konflikte mit Umwelt
Psychologische Veränderungen	Weniger akute Symptome
weniger Angst	
weniger Depression	

Negative Faktoren

60er Jahre	70er Jahre
Keine mütterlichen Gefühle	Weitere Operationswünsche
Kein inneres Schema von Weiblichkeit	Zunahme psychiatrischer Symptomatik
	Keine psychischen Veränderungen
Suizidalität	Kosmetisch unbefriedigend
Psychiatrische Störungen inklusive	Rückumwandlungsbegehren
Drogenabhängigkeit und	Kunstfehlerprozesse
Depression	Medizinische Probleme
Rollenrückkehr und Rückumwandlungsbegehren	Leben als 'Freak', Leben als Lesbe
	Suizidalität
Homosexuelle Prostitution	

Ergebnisse

"Mit einer Ausnahme konzentrierten sich die *Nachuntersuchungen bis Ende der 60er Jahre* ausschließlich auf pauschale sozialpsychologische Kriterien zur Messung der Verbesserung. Die Arbeiten gingen übereinstimmend davon aus, daß die operative Geschlechtsumwandlung bei Transsexualismus die Behandlungsmethode der Wahl ist. Trotz einzelner negativer Ergebnisse (Suizid, psychiatrische Störungen, Rollenrückkehr) waren alle Untersucher bezüglich der Geschlechtsumwandlung optimistisch. Unter Berufung auf Erfolgsraten der operativen Behandlung von 80%-90% akzeptierten die Untersucher im allgemeinen als Tatsache, daß psychiatrische Behandlung bei Transsexuellen nutzlos, die operative Behandlung dagegen die Methode der Wahl sei. Kliniker jedoch, die außerhalb der Arena der Transsexualitätsforschung standen, akzeptierten diese Schlußfolgerungen nicht im selben Maß" (S. 419).

"Die *Untersuchungen der 70er und frühen 80er Jahre* stellten in Frage, daß Transsexualismus mit operativer Geschlechtsumwandlung geheilt werden könne. Einerseits wurden frühere Ergebnisse, daß manche Patienten aufgrund der Geschlechtsumwandlung sozioökonomisch besser zurecht kamen, bestätigt; andererseits wurden schwerwiegende Psychopathien bei Patienten mit Geschlechtsidentitätsstörungen beschrieben, die auch postoperativ weiter bestanden. Aufgrund dieser Ergebnisse wurde gefordert, daß Transsexuelle prä- und postoperativ psychiatrisch und oder psychotherapeutisch betreut werden sollten... Einzelne Nachuntersuchungen versuchten Prognosefaktoren zu identifizieren, doch wurden weder einheitliche Faktoren gefunden noch bei der Indikationsstellung für operative Eingriffe berücksichtigt. Trotz Versuchen, die gravierenden methodischen Probleme der früheren Nachuntersuchungen zu thematisieren, endeten die Studien der 70er Jahre bitter: Der Medienwirbel um die Ergebnisse am Johns Hopkins Hospital (Meyer u. Reter 1979) legte die Schlußfolgerung nahe, daß operative Geschlechtsumwandlungen wenig oder gar keinen Nutzen hätten, eine Schlußfolgerung, die durch Daten nicht gestützt wird, aber große Diskussionen ausgelöst hat" (S. 422).

Erwähnte Nachuntersuchungen

Arieff 1973, Benjamin 1966, Gandy 1973, Hertz et al. 1961, Hoenig et al. 1971, Hore et al. 1975, Hunt u. Hampson 1980 b, Ihlenfeld 1973, Laub u. Fisk 1974, Lothstein 1980, Meyer u. Reter 1979, Money u. Brennan 1968, Money u. Ehrhardt 1970, Money u. Primrose 1968, Pauly 1968, Randell 1969, Stürup 1976, Wålinder u. Thuwe 1975. (Die Arbeit wurde erst achtzehn Monate nach Einreichung publiziert;

deshalb konnten die Übersichten von Lundström (1981) und Pauly (1981) noch nicht berücksichtigt werden.)

Methodische und ideologische Fragen

Zur *Kontroverse pro und kontra Geschlechtsumwandlungsoperation* erklärt der Autor, die Argumente stützen sich eher auf Rhetorik als sicheres Wissen. *Befürworter* sähen in den operativen Eingriffen palliative oder gar kurative Maßnahmen zur Behandlung des schweren psychosozialen Leidens der Patienten. Sie hielten sie für die Methode der Wahl und versprächen sich in der Regel von Psychotherapie nichts. Sie beriefen sich darauf, daß die Kommission der American Medical Association on Human Sexuality (1972) Geschlechtsumwandlungsoperationen für sicher diagnostizierte Transsexuelle als Behandlungsmethode der Wahl bezeichnet hat und in dem von Brady u. Brodie (1978) herausgegebenen Buch "Controversy in Psychiatry" solche Behandlungen im Zusammenhang mit der Regelversorgung von Patienten genannt worden waren. *Gegner* sähen darin verstümmelnde antitherapeutische Eingriffe, mit denen komplexe psychologische, medizinische, rechtliche, ethische und politische Probleme unterlaufen würden. In der Regel schätzten Gegner die Erfolgsaussichten von Psychotherapie höher ein.

Zu *einzelnen Methodenproblemen* nimmt er folgendermaßen Stellung. *Stichprobe:* In Nachuntersuchungen erfaßte Patienten stellen keine Zufallsauswahl Transsexueller dar, sondern erfassen nur solche Patienten, die genug Frustrationstoleranz haben, die ausführliche präoperative Diagnostik und den Alltagstest zu durchlaufen. Weit mehr Patienten finden außerhalb von Gender Identity Clinics oder Universitätseinrichtungen auf dem freien Markt einen Operationsplatz. Der Autor vermutet, daß diese Patienten, die für Nachuntersuchungen nicht zur Verfügung stehen, impulsiver, ungeduldiger und fordernder sind als die in Gender Identity Clinics erfaßten. Im übrigen fehlen in aller Regel Kontrollgruppen. *Diagnostische Kriterien:* Es gibt keine verbindlichen Kriterien dafür, wer zur Operation zugelassen wird und wer nicht. *Behandlungsdaten:* Die Behandlungsprogramme an den einzelnen Einrichtungen sind sehr unterschiedlich. Ausbildung und Berufserfahrung der Therapeuten divergieren weit. *Dokumentation:* Vielfach werden Grunddaten wie Alter, Rasse u.a. nicht mitgeteilt, wie überhaupt die Dokumentation der Ausgangssituation der Patienten (präoperative Daten) ebenso wie der Zeitintervalle zwischen Erstuntersuchung, Behandlung und Nachuntersuchung ungenügend sind. *Mangelnde Operationalisierung der Erfolgskriterien:* Es genügt nicht, die nicht näher definierte globale subjektive Zufriedenheit von Patienten zu konstatieren oder Bewertungen, die nach Schulzensuren gestaffelt sind, vorzunehmen. Globale sozialpsychologische Kriterien reichen nicht aus. Tiefenpsychologische Analysen fehlen. Das Erfolgskriterium 'psychological functioning' wird z.B. ganz unterschiedlich definiert und kann sich etwa nur darauf beziehen, ob Patienten postoperativ den Psychiater konsultierten, oder auf testpsychologische Vergleichsdaten, oder auf Behandlungsergebnisse längerfristiger Psychotherapien. *Unabhängigkeit der Untersucher:* In vielen Nachuntersuchungen fällt die Voreingenommenheit der Nachuntersucher auf.

Einschätzung des Autors
Von der allgemeinen Kritik an den Nachuntersuchungen nimmt der Autor nur seine eigene Arbeit (Lothstein 1980) aus. Er stellt die in der Literatur berichteten Erfolgsraten von 68%-86% in Frage, ohne anzugeben, wie sich nach seinem Urteil eine korrigierte Erfolgsrate in Zahlen ausdrücken ließe. Er vermißt Langzeitnachuntersuchungen. Generell ist nach seiner Einschätzung, die sich auf eigene klinische Erfahrung wie auf die referierte Literatur stützt, evident, daß einzelnen Patienten mit Geschlechtsidentitäs-störungen operativ geholfen werden kann. Sekundäre Transsexuelle dagegen könnten von allen möglichen Formen der Psychotherapie profitieren, wobei er annimmt, daß die meisten Patienten mit Geschlechtsidentitätsstörungen solche sekundären Transsexuellen sind. Fälschlicherweise als Transsexuelle diagnostizierte Patienten brauchten Psychotherapie, keine operative Behandlung. "Geschlechtsumwandlungsoperationen sollten nur als ultima ratio für eine hochselegierte Gruppe von Patienten mit der Diagnose Geschlechtsidentiätsstörung in Betracht gezogen werden" (S. 424). Differential-diagnostische Überlegungen sollten ebenso wie alternative Behandlungsverfahren und differentielle Indikationskriterien weiter ausgearbeitet werden.

Anmerkung
Wie Lundström (1981) und Pauly (1981) ist diese Arbeit eine Reaktion auf die durch Meyer u. Reter (1979) in den USA erneut angefachte Kontroverse über operative Geschlechtsumwandlungen. Der Autor reflektiert weniger die Ergebnisse selber als die Methodik der Nachuntersuchungen. Er warnt vor unreflektierten positiven wie negativen Einschätzungen des Behandlungsverfahrens und seiner Ergebnisse. Zu Recht fordert er mehr Differenzierungen und strengere Methodik für Nachuntersuchungen. Seine Einschätzung, die meisten Patienten mit Geschlechtsidentitätsstörungen seien sekundäre Transsexuelle oder keine Transsexuellen, und ihnen sei vor allem mit Psychotherapie zu helfen, wirkt allerdings ebenfalls recht pauschal und wird in der Arbeit durch Zahlen nicht belegt (zur Kritik vgl. Lundström et al. 1984). Die positiven und negativen Ergebnisfaktoren aus den 60er und 70er Jahren sind in der vom Autor vorgelegten unvollständigen Aufstellung nicht ergiebig, da inhaltlich zu unbestimmt, und da der Autor nicht reflektiert, daß ihre Formulierung schon bei den Primärautoren weit mehr Bewertungen als Informationen enthält - wie dies auch für die von ihm getroffene Auswahl zutrifft.

LUNDSTRÖM, PAULY UND WÅLINDER 1984

Department of Psychiatry, St. Jörgens Hospital, University of Göteborg, Schweden; Department of Psychiatry and Behavioral Sciences, University of Nevada, School of Medicine, Reno, Nevada, USA; Department of Psychiatry, University of Linköpig, Schweden.

Diese Übersicht vergleicht und bewertet die kurz nacheinander erschienenen Sammelreferate über Nachuntersuchungen von Lundström (1981), Pauly (1981) und Lothstein (1982). Sie wendet sich vor allem gegen Lothsteins Schlußfolgerung, daß die meisten Patienten, die derzeit eine Geschlechtsumwandlung anstreben, sekundäre Transsexuelle seien, d.h. Transvestiten oder effeminierte Homosexuelle, denen mit einer Operation nicht geholfen werden könne.

Stichprobenübersicht*

	N (berücksichtigte Arbeiten)	N (Patienten)	befriedigend	unbefriedigend	unsicher	Suizid
Pauly 1981						
Frauen (MF-TS)	11	283	202 (71,4%)	23 (8,1%)	52 (18,7%)	6 (2,1%)
Männer FM-TS)	8	83	67 (80,7%)	5 (6,0%)	11 (13,3%)	0
Lundström 1981						
Frauen (MF-TS)	17	368	323 (87,8%)	38 (10,3%)	-	7 (1,9%)
Männer (FM-TS)	12	124	111 (89,5%)	12 (9,7%)	-	1 (0,8%)

* Die Arbeit von Lundström aus dem Jahr 1981 ist bei uns nicht als Sammelreferat, sondern, in Abschnitt 3, als Nachuntersuchung geführt. Aus Lothstein (1982) wurden von den Autoren keine Vergleichszahlen extrahiert, wobei die Ausführungen Lothsteins diesbezüglich auch nicht ausreichend präzise Angaben enthalten. (Tab. mod. nach Lundström et al. 1984, S. 290).

Ergebnisse und Indikationsempfehlungen

(1) Unabhängig voneinander kamen die Übersichten von Lundström (1981) und Pauly (1981) zu dem Ergebnis, daß etwa 10 bis 15% unbefriedigende Ergebnisse beobachtet werden. Anders ausgedrückt heißt dies, daß der Anteil befriedigender und/oder guter Ergebnisse 85 bis 90% beträgt. Die beiden Übersichten überschneiden sich bezüglich fünfzehn Nachuntersuchungen; bei Lundström sind zusätzlich dreizehn Arbeiten berücksichtigt, die bei Pauly fehlen.

(2) Obwohl bei den Männern, absolut gesehen, günstige Ergebnisse häufiger berichtet werden als bei den Frauen, ist die Differenz statistisch nicht signifikant.

(3) In kosmetischer und funktioneller Hinsicht befriedigende Operationsergebnisse tragen wesentlich, aber nicht ausschließlich, zu einem guten Gesamtergebnis bei.

(4) Persönliche und soziale Instabilität sind prognostisch ungünstige Faktoren, ohne deshalb absolute Kontraindikationen gegen operative Eingriffe darzustellen. Psychotherapie und somatische Behandlung dürfen nicht als sich gegenseitig ausschließend gehandhabt werden.

(5) Je älter Patienten beim ersten Arztkontakt, desto wahrscheinlicher ist ein unbefriedigendes Ergebnis. Vermutlich hängt dies damit zusammen, daß sekundäre

Transsexuelle den Arzt später aufsuchen, und daß bei sekundär Transsexuellen die Ergebnisse insgesamt ungünstiger sind.

(6) Sekundär Transsexuelle kommen, wenn ihnen die Operation verweigert wird, besser damit zurecht als primär Transsexuelle, die dann in der Regel andernorts einen Operationsplatz suchen.

(7) Für sicher diagnostizierte, genuine bzw. primäre Transsexuelle ist die operative Geschlechtsumwandlung die Behandlung der Wahl. Bei sekundär Transsexuellen, bei einer Vorgeschichte von Instabilität und bei Patienten, die nach dem dreißigsten Lebensjahr erstmals den Arzt aufsuchen, ist große Zurückhaltung bezüglich der Operationsindikation geboten.

Erwähnte Nachuntersuchungen

Benjamin 1966, Hastings 1974, Hertz et al. 1961, Hoenig et al. 1970 a, b, 1971, Hore et al. 1975, Hunt u. Hampson 1980 b, König et al. 1978, Kröhn et al. 1981, Lothstein 1980, 1982, Lundström 1981, Meyer u. Reter 1979, Money u. Ehrhardt 1970, Pauly 1968, 1974, 1981, Randell 1969, Sörensen 1981 a, b, Stürup 1976, Wålinder u. Thuwe 1975, Wålinder et al. 1978.

Methodische Fragen

Mit Lothstein (1982) beklagen die Autoren die Heterogenität der in den einzelnen Nachuntersuchungen verwendeten Diagnosen, der Auswahlkriterien für die operativen Eingriffe und der Nachuntersuchungsinstrumente, so daß es schwierig sei, Vergleiche anzustellen.

Einschätzung der Autoren

Die Autoren widersprechen Lothsteins Schlußfolgerung, daß die publizierten Nachuntersuchungen nicht erlaubten, die Behandlungsergebnisse sicher zu beurteilen, und insbesondere halten sie seine Erklärung, derzeit strebten vor allem sekundäre Transsexuelle die operative Geschlechtsumwandlung an und diesen sei damit nicht zu helfen, für unsub-stantiiert. Für sorgfältig diagnostizierte genuine Transsexuelle mit stabiler Vorgeschichte, die früh den Arzt aufsuchen, ist nach ihrem Urteil die operative Geschlechtsumwandlung die Behandlungsmethode der Wahl.

ABRAMOWITZ 1986

Department of Psychiatry, Davis Medical Center, University of California, Sacramento, Ca., USA

Der Autor beansprucht, einen Überblick über die empirische Forschung zur Geschlechtsumwandlung der voraufgehenden zwanzig Jahre zu geben. Er unterteilt die Publikationen in eine Gruppe von Arbeiten, die er als präquantitative Arbeiten charakterisiert (bis 1980), und eine Gruppe von Arbeiten, die er als quantitative Arbeiten bezeichnet. Die Ergebnisse aus beiden Gruppen versucht er in Beziehung zu den vornehmlich fallorientierten Darstellungen früherer Einzelberichte bzw. Sammelreferate zu setzen.

Stichprobe

Zur Gruppe *präquantitativer Arbeiten* rechnet er zehn Nachuntersuchungen, in denen insgesamt 176 Frauen und 44 Männer beschrieben werden (Benjamin 1966, Edgerton u. Meyer 1973, Hastings u. Markland 1978, Hoenig et al. 1971, Hore et al. 1975, Money 1971, Money u. Brennan 1968, Money u. Primrose 1968, Randell 1969, 1971). Als präquantitativ bezeichnet er diese Arbeiten, weil sie keine psychometrischen Verfahren verwandten, und weil die Autoren Protagonisten der operativen Geschlechtsumwandlung gewesen seien.

Zur Gruppe *quantitativer Arbeiten* zählt er vierzehn Arbeiten, in denen 149 Frauen und 68 Männer beschrieben werden (Bentler 1976, Blanchard u. Steiner 1983, Fleming et al. 1981, Fleming et al. 1982, Fleming et al. 1982, Hunt u. Hampson 1980 b, Laub u. Fisk 1974, Lothstein 1980, Meyer u. Reter 1979, Sadoughi et al. 1978, Sörensen 1981 a, b, Wålinder u. Thuwe 1975, Wålinder et al. 1978). In den genannten Arbeiten wurden entweder psychometrische Verfahren oder standardisierte Rating-Skalen verwandt.

Ergebnisse

Wesentliches Ergebnis sowohl der präquantitativen wie der quantitativen Arbeiten ist, daß bei etwa zwei Drittel der operierten Patienten eine Besserung zu konstatieren ist. Bei etwa 7% der Patienten fanden sich gravierende Komplikationen, zu denen der Autor unter anderem Rückumwandlungsbegehren, psychotische Episoden, Hospitalisierungen und Suizide rechnet.

Methodische Fragen

Der Autor moniert den Mangel an Kontrollgruppen, an exakter Beschreibung von Auswahlkriterien, psychiatrischer Diagnostik, Ausmaß psychiatrischer, psychotherapeutischer, hormoneller und operativer Behandlung der Patienten und die (Nicht-) berücksichtigung von Suiziden in den Nachuntersuchungsstatistiken. Wichtig erscheint ihm darüber hinaus die Einbeziehung von an der Behandlung unbeteiligten Forschern in Nachuntersuchungen, um mögliche Untersuchervorurteile zu minimieren. Einen großen Raum nimmt in der Darstellung die Auseinandersetzung mit den methodischen Mängeln der Untersuchung von Meyer u. Reter (1979) ein, wobei sich der Autor weitgehend an der Kritik von Fleming et al. (1989) orientiert, aber den, wenn auch gescheiterten Versuch von Meyer und Reter, eine Vergleichsgruppe einzuführen, positiv hervorhebt.

Einschätzung des Autors
Nach dem Urteil des Autors entspricht der Stand der Transsexualitätsforschung dem Stand der Psychotherapieforschung in der präexperimentellen Ära.

Anmerkung
Die Unterscheidung des Autors in präquantitative und quantitative Nachuntersuchungen erscheint nützlich. Der Autor faßt die (bekannten) Mängel vieler Nachuntersuchungen gut zusammen. Weniger zur Klärung inhaltlicher und methodischer Probleme von Nachuntersuchungen als vielmehr zur Verwirrung trägt dagegen bei, daß der Autor Nachuntersuchungen im engeren Sinne mit experimentellen Untersuchungen an Transsexuellen zusammenwirft. Unzutreffend ist seine Feststellung, Benjamin sei der einzige unter den Autoren der präquantitativen Nachuntersuchungen, der "nicht dem primären Operationsteam angehörte und nicht eine überwiegend angloamerikanische Stichprobe beschrieb" (S. 184).

Green und Fleming 1990

School of Medicine, University of California, Los Angeles, Ca., USA

Die im ersten Band des Annual Review of Sex Research erschienene Übersicht beschränkt sich auf englischsprachige Nachuntersuchungen, die zwischen 1979 und 1989 erschienen sind und bei denen die durchschnittliche Nachuntersuchungszeit mindestens ein Jahr betrug. Berücksichtigt werden elf Einzelarbeiten; außerdem werden die Sammelreferate von Pauly (1981), Lundström et al. (1981) und Abramowitz (1986) referiert.

Stichprobenübersicht

Es wurden die Stichproben folgender Arbeiten zusammengefaßt: Blanchard et al. (1989), Edgerton et al. (1982), Fleming et al. (1982), Hunt u. Hampson (1980 b), Kuiper u. Cohen-Kettenis (1988), Lindemalm et al. (1986,1987), Meyer u. Reter (1979), Ross u. Need (1989) und Sörensen (1981 a, b). Zusätzlich wurde an den größeren nordamerikanischen Gender Identity Centers telefonisch nachgefragt, ob weitere Arbeiten in Vorbereitung oder zum Druck eingereicht seien. Diese Nachfrage erbrachte den Hinweis auf die Arbeit von Mate-Kole et al. (1990) aus dem Charing Cross Hospital in London.

Bewertungsfelder und -kriterien

Die Ergebnisse wurden in die Kategorien 'befriedigend', 'unbefriedigend' und 'unsicher' eingeteilt, wobei die Autoren diese Einteilung selber als grob charakterisieren. "Im allgemeinen wird das Ergebnis dann als befriedigend bezeichnet, wenn der Patient die Operation nachträglich nicht bereut. Wir sind uns im Klaren darüber, daß dieser Maßstab zwangsläufig begrenzt ist, zumal, wenn man bedenkt, daß wichtige Lebensentscheidungen nachträglich in der Regel als richtig eingeschätzt werden. Dennoch wählen wir diese groben Kategorien, um einen generellen Eindruck von den publizierten Nachuntersuchungen zu vermitteln" (S. 164).

Ergebnisse	N	befriedigend	unbefriedigend	unsicher
Frauen	200	191 (87%)	28 (13%)	1 (<1%)
Männer	130	126 (97%)	4 (3%)	

Methodische Fragen

Weil standardisierte Auswahlkrierien für die Operation fehlten und standardisierte Instrumente zur Messung der Ergebnisse und deren Einschätzung nur selten verwendet werden, sei es schwierig, allgemeine Schlußfolgerungen zu ziehen. Daran habe sich in den 25 Jahren, in denen die operative Behandlung an nordamerikanischen Universitätskliniken etabliert ist, nichts Wesentliches geändert. Die Standards of Care der Harry Benjamin International Gender Dysphoria Association fänden in den Nachuntersuchungen selten Erwähnung und daher möglicherweise auch selten Berücksichtigung bei der Behandlung. Die Stichproben seien oft klein; deshalb seien überregional durchgeführte standardisierte Nachuntersuchungen erforderlich.

Zu klären sei insbesondere die Frage der Repräsentativität der in den Nachuntersuchungen erfaßten Patienten, da die Zahl der Operierten vielfach größer sei als die Zahl der dokumentierten Fälle. Ferner müsse kontrolliert werden, inwiefern Veränderungen von Angst, Depressivität, Drogenmißbrau, Fähigkeit zur Aufrechterhaltung von Partnerschaften und dergleichen in ursächlichem Zusammenhang zur Behandlung stünden bzw. sich möglicherweise unabhängig davon im Rahmen allgemeiner persönlicher Weiterentwicklung im Laufe der Zeit ergeben haben könnten. Wünschenswert seien detaillierte Einzeldarstellungen postoperativer Verläufe.

Einschätzung der Autoren

Gegen die Politik vieler privater Krankenversicherungen in den USA, die die Übernahme der Kosten für die operative Behandlung mit der Begründung ablehnen, es handele sich um kosmetische und/oder experimentelle Behandlungen, verwahren sich die Autoren. Die Bezeichnung der Eingriffe als kosmetisch halten sie angesichts des Leidens der Patienten für zynisch; die Bezeichnung als experimentell für abwegig angesichts des Umstands, daß die Operationen an vielen Zentren in und außerhalb der USA etabliert sind und sich, wie an den Nachuntersuchungen abzulesen ist, bewährt haben. Andere Eingriffe wie z.B. an Leber und Herz, die anstandslos von den Versicherungen getragen würden, seien vergleichsweise sehr viel experimenteller. Die Autoren schließen pathetisch: "Es war das Ziel Harry Benjamins, diesen Stiefkindern der Medizin zu helfen. Es bleibt unser Ziel" (S. 174).

Anmerkung

Die enge Literaturauswahl der Übersichtsarbeit ist zu bemängeln. Die Arbeiten von Lindemalm et al. (1986, 1987) werden, obwohl es sich um dieselbe Stichprobe handelt, doppelt gewertet. Bemerkenswert ist die Einschätzung der Autoren bezüglich der Bewertungskriterien der Operations- bzw. Behandlungsergebnisse. Trotz ihrer oben geschilderten Bedenken gegen die weit verbreiteten Ergebniskategorien sagen sie: "Obwohl es auf den ersten Blick simplizistisch und naiv scheint, das Ergebnis danach zu beurteilen, daß der Patient erklärtermaßen die Umwandlung nicht bereut, ist diese Erklärung möglicherweise hinreichend" (S. 172). Das vereinfacht zu sehr. Wenn bei den Behandlungen nur herauskommt, daß sie 'nicht bereut' werden, ohne daß es den Behandelten in irgendeiner Weise besser geht, dann fragt man sich, wozu der große Aufwand dienen soll. Schließlich wird mit dieser Einschätzung auch außer Acht gelassen, daß Nachuntersuchungen dazu dienen, differentielle Indikationskriterien herauszuarbeiten.

5 Tabellarische Übersicht

Autor(en)	Jahr	Land	Ges -N MF-TS	FM-TS	OP -N F	M	NU op-N F	M	NU- Zeit F Mittelwert	M (Streubreite)
Hertz et al.	1961	S			2	3	2	3	8,5 (3,5–16)	6,8 (6,5–7,0)
Benjamin	1964a	USA	(91)	(15)			31		5 (0,2–12)	
Benjamin	1964b	USA	(108)	(17)	44		43		(0,3–12)	
Benjamin	1964c	USA	(108)	(17)	44	7	43	7		
Gunn-Sechehaye	1964	CH	(8)		4		4			
Pauly	1965	USA	(603)	(162)	94	19	37		Sammelreferat	
Benjamin	1966	USA	(172)		51–62	10–11	46	15	5–6 (0,3–13)	
Benjamin	1967	USA	(242)	(28)	76	20	73		(≥ 0,3)	
Pomeroy	1967	USA	(25)		11		8		2 (0,3–11)	
Wålinder	1967	S	(30)	(13)	5	8	5	8	1,7	3,5
Money u. Brennan	1968	USA		(6)		5		5		2,2 (0,3–3,5)
Money u. Primrose	1968	USA	(14)		12					
Pauly	1968	USA	(342)	(56)	124	24	121		Sammelreferat	
Vogt	1968	N		(≥ 5)		5		5		6,8 (3–13)[1]
Walser	1968	CH	(8)	(6)	7	5	7	5	14,4 (0–34)	6,4 (0–14)
Fogh-Andersen	1969	DK			11	3				
Randell	1969	GB			29	6	27	6		(≥ 0,3)
Hoenig et al.	1970a	GB	(60)		6	3	5	2		
Hoenig et al.	1970b	GB			6	3	5	2	0,9	
Money u. Ehrhardt	1970	USA	(48)	(12)	21	7	17	7	2 (0,7–14)	4 (0,9–9)
Alanko u. Achté	1971	FI			5	3	4	3	2,8 (0,1–10)	2,7 (0,1–5)
Hoenig et al.	1971	GB	(70)		6	3	5	2	5 (2–10)	1,7 (1–3)
Money	1971	USA					17	7		
Jones	1972	USA					17	7		
Arieff	1973	USA	(33)	(7)			14	4		
Edgerton u. Meyer	1973	USA			10–26	4–6	13			
Gandy	1973	USA	(769)		50	24	50	24		
Ihlenfeld	1973	USA	(882)	(131)	242	55			~ 55	
Kando	1973	USA			26		17		(≤ 2)	
Hastings	1974	USA	mehrere 100		26		25		~ 5	
Laub u. Fisk	1974	USA	(769)		50	24	45	24	21(≤ 6)	
Pauly	1974	USA								
	a, b		(1148)	(286)		42		35	Sammelreferat	
Hore et al.	1975	GB	(22)		17		16		(0,5–1,5)[2]	
Wålinder u.										
Thuwe	1975	S	(58)	(34)	13	11	11	11	6,1 (3,5–11)	7,5 (4–16)
McKee	1976	USA	(50)		7		7			

Autor(en)	Jahr	Land	Ges -N MF-TS	FM-TS	OP -N F	M	NU op-N F	M	NU- Zeit F Mittelwert	M (Streubreite)
Steiner	1976	CND					7	5		
Stürup	1976	DK	(11)		10		10		(1−19)	
Stone	1977	USA	(60)				13		~ 2−3	
Tsoi et al.	1978	SING	(98)	(17)	32					
Hastings u. Markland	1978	USA					25			
Jayaram et al.	1978	USA			40		16			
König et al.	1978	CH	(14)	(9)	6	6	6	6		
Sadoughi et al.	1978	USA	(11)		9		9		0,5	
Turner et al.	1978	USA			53		47		1	
Wålinder et al.	1978	S	~ 100		16	12	5			
Wyler	1978	CH	(12)	(6)	11	5	8	2	1,7 (0,2−3)	2,9 (2−3,8)
Meyer u. Reter	1979	USA	(100)		34		11	4	5 (1−12)	
Wyler et al.	1979	CH	(12)	(6)	11	5	8	2	1,7 (0,2−3)	2,9 (2−3,8)
Hunt u. Hampson	1980b	USA	(250)		17		17		8,2 (6,3−11)	
Lothstein	1980	USA	(120)				15	6	Gr I: 5,07 Gr. II: 1,9 (0,5−3,5)	
Spengler	1980	BRD	(62)	(25)			13	6	1 (0,5−2,5)	1,3 (0,7−2)
Zingg et al.	1980	CH					19			
Ball	1981	AUS	(209)		30		24		≥ 2	
Kröhn et al.	1981	BRD	(161)		24	9	18	6	4−5 (0,8−15)	
Lundström	1981	S	(40)		5	2			9,8 (3−15)	8 (3−14)[3]
Pauly	1981	USA			404	131	404	138	Sammelreferat	
Sörensen	1981a	DK			29		23		6 (1−21)	
Sörensen	1981b	DK		(30)				8		5 (1−9)
Lothstein	1982	USA			596	189			Sammelreferat	
Eicher	1983	BRD	(95)		55	40	55	40		
Simona-Politta	1983	CH			18	7	7	5	1,1 (0−4)	5,5 (1−7)
Eicher	1984	BRD	(325)		58	45	52	40	(0,3−8)	
Lundström et al.	1984	S			368	124	368	124	Sammelreferat	
McCauley u. Ehrhardt	1984	USA	(41)	(19)		5		5		
Wiegand	1984	BRD	(32)	(15)	25	8	18	5	2,1 (≥ 1)	
Blanchard et al.	1985	CND	(183)	(111)	56	47	41	38	4 (≥ 1)	
Kuiper	1985	NL	(117)	(36)			71	30		
Abramowitz	1986	USA			325	112	325	112	Sammelreferat	
Lindemalm et al.	1986	S	(40)		17		13		12 (6−25)[4]	

Autor(en)	Jahr	Land	Ges -N		OP -N		NU op-N		NU- Zeit	
			MF-TS	FM-TS	F	M	F	M	F	M
									Mittelwert	(Streubreite)
McEwan et al.	1986	AUS			68		23		(≥ 1)	
Blanchard et al.	1987	CND					22		4,4 (0,5–12)	
Fahrner et al.	1987	BRD	(80)		18	14	18	14	3,6	5,4
Junge	1987	BRD				60		43		
Kokott u. Fahrner	1988	BRD	(38)	(21)						
Kuiper u. Cohen-Kettenis	1988	NL	(179)	(54)			55	25	5,4 (0,8–15)	5,1 (1,8–13)[1]
Täschner u. Wiesbeck	1988	BRD	(15)	(7)	16					
Dudle	1989	CH	(85)	(35)	45	21	18	11	6,1 (3,4–10)	6,9 (3–12,2)
Herms	1989	BRD			(85)		45	19		
Ross u. Need	1989	AUS			30		14		3,7 (3–6)	
Wiesbeck u. Täschner	1989	BRD					10		1,5 (0,25–5)	
Green u. Fleming	1990	USA			200	130	200	130	Sammelreferat	
Mate-Kole et al.	1990	GB	(40)		20		20		~ 1,8	
Pfäfflin u. Junge	1990	BRD			104	60	42	43	5,1 (1–21)	6,7 (1–18)
Stein et al.	1990	USA			22		14		1,8 (0,4–4)	
Eicher et al.	1991	BRD			50		48		3,5 (0,5–6,8)	

[1] seit Behandlungsbeginn (Vogt 1968, Kuiper u. Cohen-Kettenis 1988)

[2] seit Sekundär-Operation (Hore et al. 1975)

[3] seit Ablehnungsbescheid (Lundström 1981)

[4] Median (Lindemalm et al. 1986)

6 Ergebnisse und Diskussion

In den Überblicken in den Abschnitten 3, 4 und 5 wurden insgesamt 76 Einzelarbeiten und acht Sammelreferate aus den Jahren 1961 bis 1991 dargestellt. Das bisher in chronologischer Reihenfolge ausgebreitete Material wird im abschließenden Teil dieser Abhandlung zusammenfassend gesichtet. Es wird dabei in Grundlinien nachgezeichnet, wie sich Fragestellungen entwickelt und im Verlauf der dreißigjährigen Forschungsgeschichte verändert haben. Mit den Fragestellungen veränderten sich auch die Methoden, mit deren Hilfe die Fragen untersucht und beantwortet werden sollten. Methodenprobleme und Ergebnisse, soweit sie systematisierbar sind, werden wir unter denselben Gesichtspunkten wie die einzelnen Nachuntersuchungsberichte und Sammelreferate diskutieren.

6.1 Vom Einzelfallbericht zur Nachuntersuchung

In der ersten Hälfte des Jahrhunderts gab es nur spärliche Berichte über Geschlechtsumwandlungen. Soweit wir sehen, berichtete erstmals Hirschfeld von entsprechenden operativen Eingriffen, die während der Zeit des Ersten Weltkriegs vorgenommen worden waren: "Bei virilen Frauen geht ... manchmal der Drang so weit, sich die Brüste amputieren zu lassen. Ich kannte ein Mädchen von 21 Jahren, das es schließlich durchsetzte, daß die Ärzte, ein Chirurg in Verbindung mit einem Psychiater, ihm diesen Willen taten" (Hirschfeld 1918, Bd. II, S. 132). Es waren zunächst wenige Mediziner, die dem Verlangen der Patienten, die damals noch als Transvestiten bezeichnet wurden, nachzugeben bereit waren. Grundsätzlich und übereinstimmend wurde dies Verlangen als pathologisch eingestuft, unabhängig davon, welcher Grundkrankheit es zugeordnet wurde. Über operative Eingriffe in Berlin schrieben Mühsam (1926) und Abraham (1931), über solche in Prag Pokorny u. Bondy (1933). Sicher wurden nicht alle Geschlechtsumwandlungen unmittelbar veröffentlicht. In Walsers (1968) Stichprobe sind vier Personen enthalten, die zwischen 1932 und 1947 operiert worden waren, wobei nicht angegeben ist, von wem und in welcher Stadt bzw. welchem Land die operativen Eingriffe vorgenommen worden waren.

Während der Zeit des Nationalsozialismus wurden in Deutschland die Strafbestimmungen für homosexuelles Verhalten verschärft, und Homosexuelle, Transvestiten und Transsexuelle wurden in Konzentrationslager verschleppt. Gleichzeitig gab es aber auch Forschungsaktivitäten und therapeutische Unterstützung. Forschung, Verfolgung und Therapievorstellungen gingen zuweilen merkwürdige Legierungen ein, so z.B. in einer aus dem Gerichtsmedizinischen Institut der 'Hansischen Universität' in Hamburg stammenden Dissertation, deren Autor in paradoxer Intention hormonelle und operative Geschlechtsumwandlung empfahl, damit "die betreffenden an der Stärke ihrer Veranlagung irre werden und ihre Neigung leichter aufgeben" (Voss 1938, S. 42). Der Autor hielt die "Erscheinungen des Transvestitismus" für Symptome eines kranken "Volkskörpers" und riet dazu, sie "aus dem öffentlichen Leben auszurotten" (S. 3); "drakonische Maßnahmen von Seiten des Staates" schienen ihm "gegen hartnäckige und eigensinnige Transvestiten...am Platze" (S. 45). Als spezifische Vorbeugemaßnahme empfahl er die möglichst gleich nach der Pubertät vorzunehmende Kastration, und als weitere Sanktionen Dauerinternierung und Sicherungsverwahrung.

Ganz anders ist der Tenor einer erst nach Ende des Zweiten Weltkriegs veröffentlichten Arbeit über eine in den Jahren 1941 bis 1943 in Hannover mit amtsärztlicher Unterstützung durchgeführte Geschlechtsumwandlung: "Da B. wünschte, als Frau zu leben, und um eine endgültige und menschlich tragbare Lösung anzustreben, wurden ihm alle menschlichen (sic!) Geschlechtsteile entfernt" (Huelke 1949, S. 92). Das Ergebnis der Behandlung wurde amtsärztlich bestätigt und standesamtlich mit der von B. gewünschten Namensänderung besiegelt. Auch die von Bürger-Prinz und Weigel (1940) gesammelten klinischen Verläufe heben sich in ihrem ernsthaften Bemühen um Verständnis für jene Menschen, die sich in ihrem Körper nicht zuhause fühlen, kraß von Voss' paradoxen Überlegungen ab. Eine breitere Diskussion lösten alle diese Berichte jedoch nicht aus.

Anders wurde dies erst nach dem Vortrag des Daseinsanalytikers Boss auf der 66. Wanderversammlung der Südwestdeutschen Neurologen und Psychiater in Baden-Baden über einen Patienten, den er nach einem psychoanalytischen Behandlungsversuch zur Geschlechtsumwandlungoperation überwiesen hatte. Mitscherlich veranstaltete daraufhin eine Umfrage, deren Ergebnisse in der Zeitschrift Psyche veröffentlicht wurden (Mitscherlich 1950/1951, Boss 1950/1951, Mitscherlich et al. 1950/1951 a, b), und in der Für und Wider dieses Behandlungsansatzes kontrovers diskutiert wurden (vgl. dazu Springer 1981, Burzig 1982, Pfäfflin 1983). Grundsatzfragen wurden anhand eines Einzelfalls erörtert. Anfang der 50er Jahre gab es nur sporadische Fälle, noch keine breitere Behandlungspraxis.

Eine ähnliche, ebenfalls von Psychoanalytikern entfachte Kontroverse wurde ab 1954 in den USA geführt (vgl. Springer 1981) - als Reflex auf die explizit experimentelle, aufsehenerregende und erstmals nicht nur in den gedruckten Medien, sondern auch im Fernsehen verbreitete Behandlungsgeschichte von Christine Jorgensen (Hamburger et al. 1953, Jorgensen 1967). Erst im Wechselspiel mit dem Medienspektakel wurde die ursprünglich nur als triebdämpfend konzipierte hormonelle und operative (Kastrations-) Behandlung, bei der eine Scheidenoperation nicht vorgesehen war, zur Geschlechtsumwandlung stilisiert und nachträglich in diesem Sinne vervollständigt (Hertoft u. Sörensen 1979).

Argumente aus diesen Pro-und-Kontra-Kontroversen wurden in der allgemeinen Literatur über Transsexualität in den Folgejahren bis heute immer wieder aufgegriffen. Bemerkenswerterweise wurden sie jedoch in der spezifischen Nachuntersuchungsliteratur fast gar nicht diskutiert. So scheint es, als ob zwischen der prinzipiellen Diskussion, die sich an Einzelfällen entzündet hatte, und der Durchführung von Nachuntersuchungen größerer Stichproben, entgegen dem, was man aus inhaltlichen Gründen vermuten könnte, kein unmittelbarer Zusammenhang besteht.

Nur wenige Nachuntersuchungen nehmen auf die Kontroverse explizit Bezug, und wenn sie es tun, dann auf eineWeise, die nicht in die Tiefe geht. Hoenig et al. (1971) z.B. erwähnen einige Autoren, die sich gegen Geschlechtsumwandlungen ausgesprochen hatten, setzen sich mit deren Argumentation jedoch nicht weiter auseinander, sondern erklären pauschal, wer aus moralischen oder ethischen Überlegungen Geschlechtsumwandlungen grundsätzlich ablehne, brauche sich für Nachuntersuchungen nicht zu interessieren. Da sie selber Geschlechstsumwandlungsoperationen aber als sinnvolle therapeutische Interventionen betrachteten, hielten sie Nachuntersuchungen für notwendig und interessierten sich ihrerseits nicht für grundsätzliche Gegenargumente. Ein anderer Autor, Stürup (1976), der sich durch die Kritik Stollers (1972), es gebe bisher keine Nachuntersuchungen, herausgefordert fühlte, trat dieser Kritik durch die Präsentation seiner Untersuchungsergebnisse entgegen, ohne inhaltlich die grundsätzlichen Bedenken der Gegner dieser Behandlung aufzugreifen und zu diskutieren.

Es vergingen mehr als zehn Jahre zwischen der in der Zeitschrift Psyche geführten Kontroverse und der Publikation der ersten Nachuntersuchung mit mindestens fünf postoperativen Verläufen. Sie stammte aus Schweden (Hertz et al. 1961), einem Land, in dem die Psychoanalyse wenig Verbreitung gefunden hatte, und ging auf die unter Psychoanalytikern in der Bundesrepublik Deutschland und den USA geführte Diskussion nicht explizit ein. Ob man die kategorische Erklärung der Autoren, psychiatrische Therapiemöglichkeiten gebe es nicht bzw. diese hätten versagt, als mittelbaren Reflex auf die Kontroverse ansehen kann, ist angesichts der Zurückhaltung, mit der die Autoren ihre Untersuchungsergebnisse interpretieren, eher fraglich. Ebenfalls in Schweden wurde im Jahr 1963 die erste und bis heute eine der wenigen prospektiven Studien begonnen (Wålinder 1967). Auch in ihr wurde die andernorts geführte Kontroverse nicht weiter thematisiert. Zusätzlich zu den von ihm untersuchten und behandelten Patienten hatte Wålinder insgesamt 207 Beschreibungen von Patienten mit transsexueller Symptomatik aus der Literatur zusammengetragen. Abgesehen von den Sammelreferaten Paulys (1965, 1974 a, b), dessen diagnostische Zuordnungen vieler Fallberichte zur Transsexualität von Springer (1981) in Frage gestellt wurden, hat sich keine der späteren Nachuntersuchungen noch einmal der Mühe unterzogen, Einzelberichte bzw. Berichte über kleinere Stichproben in vergleichbarer Weise systematisch zu sammeln und zu diskutieren.

Die ersten Beschreibungen größerer Stichproben von postoperativen Verläufen stammten bis Mitte der 60er Jahre aus der Privatpraxis von Benjamin. Er hatte in den 30er Jahren erstmals einen Patienten gesehen, der wegen einer Arthritis in Behandlung gekommen war und davon berichtete, daß er immer wieder den Drang verspüre, Frauenkleider zu tragen. Ende der 40er Jahre war ihm von Kinsey der erste Patient mit einer transsexuellen Symptomatik vorgestellt worden. Erst nach 1953 war in seiner Praxis die Schwerpunktverlagerung von gerontologischen und endokrinologischen Fragen zur Transsexualität erfolgt, nachdem Christine Jorgensen die Zusammenarbeit mit Benjamin gesucht hatte, weil sie nach der weltweiten Bekanntmachung ihrer Operation der Flut von Zuschriften nicht mehr 'Herr' werden konnte (Schaefer 1988). Auch Benjamin konnte die Anfragen nicht alleine bewältigen. Er kooperierte mit der Praxis des früheren Kinsey-Mitarbeiters Wardell Pomeroy sowie mit John Money und dessen Schüler Richard Green an der Johns Hopkins University Clinic in Baltimore. Ideell und finanziell wurde er gefördert von der Erickson Educational Foundation, die die Mittel für die Arbeit der 1964 gegründeten Harry Benjamin Foundation zur Verfügung stellte.

Immer mehr Kliniker und Forscher ganz unterschiedlicher fachlicher Herkunft und Qualifikation begannen, sich der wachsenden Klientel und den Herausforderungen, die aus deren Behandlungswunsch erwuchsen, zu stellen. Sie kamen aus der Psychoendokrinologie, aus der Psychologie, der Psychiatrie, und aus den operativen Fächern. Was sie verband, war eine scheinbar neue, bisher jedenfalls wenig beachtete Patientenpopulation, die gemeinsam mit ihren Behandlern den Grundsatz von der Unveränderlichkeit und Unantastbarkeit des Geschlechts in Frage stellte. War die Psychiatrie dem Anliegen dieser Klientel bisher ohnmächtig gegenübergestanden, so weckte die aufsehenerregende neue Behandlungsmöglichkeit Allmachtsphantasien. Weil das Ganze mit Sexualität zu tun haben schien, dazu den über Sexualität hinausweisenden Namen Transsexualität trug, paßte es gut in die Zeitströmung. Der sich etablierenden Sexualforschung, die in den USA vor allem unter dem Stern der soziographischen Arbeiten der Gruppe um Alfred Kinsey stand, eröffnete sich ein zusätzliches klinisches Feld.

Was die Kliniker und Forscher weiter verband, war wohl auch der körperzentrierte Behandlungsansatz und ein antipsychoanalytischer Affekt. Explizit wurde hervorgehoben, daß der Tennisstar René Richards, neben Christine Jorgensen die berühmteste Patientin Benjamins, acht Jahre lang in psychoanalytischer Behandlung gewesen war, ohne daß dies ihre transsexuelle Symptomatik zum Verschwinden gebracht hatte. Benjamin und Richards trafen sich erstmals 1964 (Richards 1988). In der späteren Verfilmung ihrer Autobiographie (Richards 1983), in der Vanessa Redgrave die Hauptrolle spielte (I change my life [1986], dt. Fassung: Geschlechtsumwandlung [1987]), wurde die psychoanalytische Behandlung als ein seelenloses Unterfangen karikiert und kontrastiert zur einfühlenden Behandlung durch Benjamin. Green äußerte sich zur Begegnung mit René Richards: "Aus den Gesprächen mit Harrys (Benjamins) Patienten habe ich viel gelernt. Einer von ihnen brachte mir nachhaltig bei, daß die Psychoanalyse versagt, wenn es darum geht, eine im Gegensatz zur körperlichen Anlage stehende Geschlechtsidentität wieder mit jener in Übereinstimmung zu bringen. Diese inzwischen berühmte Augenärztin war acht Jahre lang in analytischer Behandlung gewesen, bevor sie Harry wegen einer Geschlechtsumwandlung aufsuchte" (Green 1988, S. 21).

Pioniergeist und Pragmatismus bestimmten die rasche Verbreitung der neuen Behandlungstechnik. Weil die Erfüllung von Wünschen in Aussicht gestellt wurde, drängten sich Patienten nach der Behandlung, und es blieben wenig Raum und Zeit für grundsätzlichere Zweifel. Ein wissenschaftlich fruchtbarer Austausch zwischen Gegnern und Befürwortern des operativen Vorgehens fand kaum statt. Einer der wenigen Psychoanalytiker, die das Programm von Gender-Identiy-Kliniken mittrugen, Stoller, lieferte mit der Betonung der Differenz zwischen Sex und Gender und dem Postulat einer somatisch mehr oder weniger fixierten Core Gender Identity gewissermaßen die psychoanalytische Legitimation für die somatischen Behandlungsmaßnahmen (Stoller 1968, 1973, 1975; vgl. zur Kritik daran Springer 1981).

Nach unserem Eindruck hat der Umstand, daß ab den 60er Jahren zunehmend Nachuntersuchungen größerer Stichproben publiziert wurden, mehr mit allgemeinen Veränderungen in der medizinisch-psychologischen Forschung zu tun als mit den früher geführten Kontroversen über Pro und Kontra von Geschlechtsumwandlungen. Es gab in dieser Zeit einen allgemeinen Trend in der psychologischen Medizin, der von reinen Einzelfallstudien über kumulative Einzelfallstudien, wie sie zum Beispiel noch Binder (1933), Bürger-Prinz u. Weigel (1940), Burchard (1961) sowie Bürger-Prinz et al. (1953, 1966) gepflegt hatten, hinführte zur Beschreibung von Gruppen und der statistischen Analyse der erhobenen Daten. Der Einzelfallstudie wurde der wissenschaftliche Beweiswert abgesprochen. Die ersten Nachuntersuchungen operierter TS-Patienten mit Stichproben von fünf und mehr Patienten (z.B. Hertz et al. 1961, Vogt 1968) sowie die ersten Sammelreferate (Pauly 1965,1968) markieren diesen Übergang. Noch handelte es sich um kumulative Einzelfallberichte, gefragt wurde aber schon nach allgemeineren Gesetzmäßigkeiten, die sich daraus ableiten lassen könnten.

Ein weiterer wesentlicher Faktor dürfte gewesen sein, daß die nach den Vorbildern der im Jahr 1965 eingerichteten Gender Identiy Clinic am Johns Hopkins University Hospital in Baltimore, Md., (Money u. Schwartz 1969) und dem im folgenden Jahr an der University of Minnesota in Minneapolis eingerichteten Gender Committee (Hastings 1969) an vielen nordamerikanischen Universitätskliniken eingerichteten Gender Committees und Gender Identiy Clinics Rechenschaft über ihre Tätigkeit ablegen und mit ihren Veröffentlichungen ihre Existenzberechtigung nachweisen mußten. Innerhalb kürzester Zeit hatten sich vielerorts interdisziplinäre Teams zusammengefunden, die zu mehr oder weniger eigenständigen Einrichtungen zusammenwuchsen und eine Eigendynamik entfalteten, wie dies für jeden neuen Wissenschaftszweig üblich ist. Daß Nachuntersuchungen durchgeführt werden mußten, war sozusagen eine Selbstverständlichkeit.

Nur zwei der späteren Sammelreferate versuchten, die Entwicklung der Nachuntersuchungsforschung unter systematischen Gesichtspunkten zu analysieren. Lothstein (1982) führte eine chronologische Unterteilung ein, wonach er vor bzw. nach dem Jahr 1970 publizierte Arbeiten unterschied und für die jeweiligen Zeitabschnitte, wenn auch wenig überzeugend, unterschiedliche Bewertungsschwerpunkte der Autoren herauszuarbeiten suchte. Abramowitz (1986), der nur eine kleine Zahl von Nachuntersuchungen berücksichtigte, unterteilte in präquantitative und quantitative Arbeiten.

Systematisierungsversuche finden sich auch in einigen Einzelarbeiten. So griffen z.B. McCauley u. Ehrhardt (1984) die chronologische Unterteilung Lothsteins (1982) auf und setzten sie in Beziehung zu den mitgeteilten Behandlungsergebnissen. Sie unterschieden drei Phasen. Zur ersten rechneten sie Arbeiten, die, gemessen an den Kriterien subjektive Zufriedenheit und soziale Anpassung, vorwiegend über positive Resultate berichteten (Benjamin 1966, Money u. Brennan 1968, Pauly 1968, Randell 1969). In der folgenden Phase, zu der sie die Arbeiten von Hastings u. Blum (1967), Hoenig et al. (1971), Money u. Ehrhardt (1970), Stürup (1976) sowie Wålinder u. Thuwe (1975) zählten, sei neben den positiven auch auf negative Ergebnisse hingewiesen und darüber hinaus hervorgehoben worden, daß ausgeprägte Psychopathien durch die Operationen nur geringfügig beeinflußt werden. In der dritten Phase (Hunt u. Hampson 1980 b, Lothstein 1980, Meyer u. Reter 1979, Sörensen 1981 a) seien die früher berichteten positiven Ergebnisse bezüglich der subjektiven Zufriedenheit bestätigt worden. Gemessen an sozialpsychiatrischen und ökonomischen Kriterien seien die Verbesserungen dagegen weniger markant gewesen.

Wiederum eine andere Einteilung wählte Simona-Politta (1983), die formal zwischen deskriptiven und evaluativen Arbeiten differenzierte. Diese Unterteilung überschneidet sich teilweise mit der von Abramowitz (1986) gewählten in präquantitative und quantitative Arbeiten, die später von Dudle (1989) aufgegriffen wurde.

Die Nachuntersuchungsforschung über Geschlechtsumwandlungen repräsentiert einen Teilaspekt eines größeren Forschungsgebiets, nämlich die Erforschung der Wirksamkeit therapeutischer Verfahren. Von daher ist zu erwarten, daß sich in anderen Feldern innerhalb dieses größeren Rahmens der Wirksamkeitsforschung über Therapieverfahren in den letzten Jahrzehnten ähnliche Veränderungen von Fragestellungen, methodischem Vorgehen und Ergebnisinterpretation vollzogen haben, und sich ein Vergleich solcher Veränderungen geradezu aufdrängt. In ihrem im Auftrag des Bundesministeriums für Jugend, Familie, Frauen und Gesundheit erstellten "Forschungsgutachten zu Fragen eines Psychotherapeutengesetzes" gaben Meyer et al. (1991) kürzlich einen Überblick über die Forschungsarbeiten zur Wirksamkeit von Psychotherapie ganz allgemein, also nicht bezüglich eines bestimmten Verfahrens oder bei einer bestimmten Patientengruppe. Die dort herausgearbeiteten vier Forschungsphasen lassen bemerkenswerte Parallelen zur Nachuntersuchungsforschung über Geschlechtsumwandlung erkennen: Die Autoren beschrieben eine *Frühphase*, die geprägt war von Einzelfallstudien mit Vergleichen von Befinden, Symptomen, Verhalten usw. einzelner Patienten vor Beginn und nach Beendigung einer Psychotherapie. Mit Eysencks (1952) Forderung nach Kontrollgruppenuntersuchungen zur Differenzierung zwischen Behandlungseffekten und Spontanremissionen setzte eine zweite Phase ein, die von den Autoren als *Rechtfertigungsphase* bezeichnet wird. Dabei wurde mit statistischen Verfahren versucht, den Nachweis zu erbringen, daß Psychotherapie überhaupt wirksam ist. Erst in der dritten Phase, deren Beginn zeitlich nicht so scharf abzugrenzen ist, wurden unterschiedliche Therapiemethoden, -settings, -anwendungsindikationen usw. miteinander verglichen. Es entwickelte sich die *differentielle Psychotherapie-Effizienz-Forschung*. Auch in dieser dritten Phase spielten Rechtfertigungsmomente eine bedeutsame Rolle, doch wurden darüber hinaus zusätzliche wichtige Fragen wie z.B. zur differentiellen Indikation, zu Prozeßvariablen, zur Wirtschaftlichkeit usw. untersucht. Die jüngste Phase ist geprägt von *meta-analytischen Studien* und dem Ziel, die spezifische Effektstärke einzelner Therapiemethoden bzw. -variablen zu erforschen.

Wendet man diese Einteilung auf die Literatur über die Wirkungen von Geschlechtsumwandlungen an, dann fehlen bisher meta-analytische Arbeiten. Jedenfalls können die bislang veröffentlichten Sammelreferate nicht als solche gelten. In die Kategorie differentieller Therapie-Effizienz-Forschung fallen nur wenige Arbeiten (z.B. Kando 1973, Lothstein 1980, Lundström 1981, Sörensen 1981 a, McCauley u. Ehrhardt 1984, Blanchard et al. 1985, Mate-Kole et al. 1990). Die meisten Nachuntersuchungen gehören zu jener Rubrik, die Meyer et al. (1991) mit dem Stichwort Rechtfertigung charakterisierten. Einzelfallstudien, charakteristisch für die Frühphase, finden sich, wie oben dargestellt, auch bei den Forschungsberichten über Geschlechtsumwandlungen. Entsprechend der von uns gewählten Auswahl von Nachuntersuchungen, die über mindestens fünf Patienten nach der Operation berichten, sind sie hier nicht berücksichtigt, obwohl einschränkend zu sagen ist, daß einzelne der von uns aufgeführten Arbeiten letztlich, wie bereits erwähnt, nur kumulative Einzelfallberichte sind (z.B. Hertz et al. 1961, Vogt 1968).

Der Vergleich mit der Übersicht von Meyer et al. (1991), in der viertausend in den letzten vierzig Jahren veröffentlichte kontrollierte Studien zur Wirksamkeit psychotherapeutischer Methoden unterschiedlicher Psychotherapieverfahren bei zahlreichen verschiedenen Krankheitsbildern zusammengefaßt sind, ist noch in einem weiteren Aspekt lohnend: Obwohl die Gesamtzahlen der behandelten Patienten weder für Psychotherapiepatienten noch für Patienten, die sich einer Geschlechtsumwandlungsoperation unterzogen haben, auch nur annäherungsweise exakt ermittelbar sind, besteht kein Zweifel, daß die Anzahl der Psychotherapiepatienten um viele Zehnerpotenzen höher liegt als die der TS-Patienten. Der Vergleich der Relationen zwischen behandelten Patienten und systematisch nachuntersuchten Patienten ergäbe danach für Patienten nach Geschlechtsumwandlungsoperation einen höheren Wert als für Psychotherapiepatienten und widerlegt die immer wieder zu lesende Behauptung, die Wirksamkeit der spezifischen Behandlung im Zusammenhang mit einer Geschlechtsumwandlung sei bisher noch überhaupt nicht oder nur völlig unzureichend untersucht.

6.2 Die referierten Nachuntersuchungen und Sammelreferate

Der Vergleich von Nachuntersuchungen aus dreißig Jahren vervielfältigt die methodischen Probleme, die sich schon bei jeder einzelnen Nachuntersuchung stellen. Es ist hier jedoch nicht der Ort, die Diskussion von Grundsatzfragen zu führen. Vielmehr geht es darum, unter Berücksichtigung methodischer Fragen wesentliche Informationen, Gemeinsamkeiten und widersprüchliche Ergebnisse aus den Nachuntersuchungen herauszudestillieren. Grundsätzliche methodische Probleme wurden in mehreren der hier referierten Einzelarbeiten (z.B. Wålinder u. Thuwe 1975, Hunt u. Hampson 1980 a, b, Lothstein 1980, Lundström 1981, Sörensen 1981 a, b, Blanchard et al. 1985, Kuiper 1985, Lindemalm et al. 1986, Blanchard et al. 1987, Fahrner et al. 1987, Kuiper u. Cohen-Kettenis 1988, Dudle 1989, Ross u. Need 1989) und Sammelreferate (z.B. Pauly 1981, Lothstein 1982, Lundström et al. 1984, Abramowitz 1986, Green u. Fleming 1990) immer wieder angesprochen. Bei der Diskussion von Einzelaspekten werden wir, soweit nötig, darauf zurückkommen.

6.2.1 Formales

Publikationsquelle: Etwa zwei Drittel der Arbeiten wurden in renommierten Fachzeitschriften publiziert, wie z.B. Journal of the American Medical Association, Archives of General Psychiatry, Journal of Nervous and Mental Diseases, American Journal of Psychotherapy, British Journal of Psychiatry, Acta Psychiatrica Scandinavica, Annual Review of Sex Research, Archives of Sexual Behavior, Journal of Sex Research, Nervenarzt. Buchbeiträge stellen mit 15% die zweitgrößte Gruppe dar. Die übrigen 19 % sind Kongreßbeiträge und Dissertationen.

Zeitlich verteilen sich die Arbeiten relativ gleichmäßig. Bis 1970 waren insgesamt neunzehn Nachuntersuchungen mit Stichproben von fünf und mehr Personen publiziert, zwischen 1971 und 1980 wie auch zwischen 1981 und 1990 kamen jeweils weitere 32 hinzu; eine Arbeit stammt aus dem Jahr 1991.

Länder: Mit Abstand die meisten Arbeiten, nämlich 37 bzw. knapp die Hälfte, stammen aus den USA (vgl. Übersicht in Abschnitt 5). Die Zahl der uns von dort zugänglich gewordenen Arbeiten ist rückläufig. Demgegenüber wurden alle dreizehn Arbeiten aus der Bundesrepublik erst ab 1980 publiziert. In allen anderen Ländern war die Zahl jeweils geringer (Schweiz 8; Dänemark 4, Schweden 7, Großbritannien 5; Kanada 3, Australien 3, Niederlande 2, Norwegen 1, Finnland 1 und Singapur 1), was darauf zurückzuführen sein könnte, daß dort tatsächlich weniger Arbeiten erschienen sind, oder auch darauf, daß wir zu dort erschienenen Arbeiten weniger Zugang hatten, so wie ausländische Autoren wenig Zugang zu den deutschsprachigen Arbeiten zu haben scheinen. Im jüngsten Sammelreferat (Green u. Fleming 1990), das eine Übersicht über den Zeitraum von 1979 bis 1989 geben will, ist z.B. keine einzige deutschsprachige Arbeit erwähnt, während wir aus demselben Zeitraum dreizehn solcher Arbeiten fanden.

Institutionen, an denen die Nachuntersuchungen durchgeführt wurden, waren weit überwiegend psychiatrische Universitätskliniken. Die nächstgrößte Gruppe wird gebildet von Arbeiten, die aus den operativen Abteilungen von Universitätskliniken stammen. In einigen Fällen handelte es sich um gemeinsame Arbeiten von Psychiatern und Operateuren und/oder Endokrinologen. Manche, aber durchaus nicht alle dieser Gemeinschaftsarbeiten kommen aus spezifischen Behandlungseinheiten wie Gender-Identity-Kliniken oder -Programme. In seltenen Fällen wurden die Nachuntersuchungen an Krankenhäusern der Regelversorgung durchgeführt. Eine besondere Stellung nehmen die Arbeiten von Benjamin, Ihlenfeld und Pomeroy ein, in denen Patienten aus einer spezialisierten Privatpraxis beschrieben werden. Die dort durchgeführten Nachuntersuchungen erfolgten im Zusammenhang mit der eigens zu diesem Zweck gegründeten Harry Benjamin Research Foundation.

Das Ausmaß der *Bezugnahme auf frühere Nachuntersuchungen* ist sehr unterschiedlich. Manche Autoren berücksichtigten früher veröffentlichte Nachuntersuchungen überhaupt nicht. Dagegen finden sich in einzelnen Sammelreferaten sowie in einigen schwedischen und niederländischen Arbeiten (z.B. Wålinder u. Thuwe 1975, Lundström 1981, Kuiper 1985) umfangreichere Literaturübersichten, z.T. unter Einbeziehung von Einzelfallberichten. Mit Abstand am häufigsten, nämlich in fast jeder zweiten Arbeit, wurde Benjamins Monographie aus dem Jahr 1966 zitiert. In etwa jeder vierten Arbeit wurde Randells Untersuchung erwähnt, die in dem wegweisenden, von Green u. Money (1969) herausgegebenen Band *Transsexualism and Sex Reassignment* veröffentlicht worden war. Relativ häufig (in je zehn bis zwanzig Studien) wurde auf die folgenden achtzehn Nachuntersuchungen und Sammelreferate verwiesen: Hertz et al. (1961), Benjamin (1964 a), Pauly (1965, 1968), Hoenig et al. (1970 a, b, 1971), Money u. Ehrhardt (1970), Hastings (1974), Hore et al. (1975), Wålinder u. Thuwe (1975), Stürup (1976), Hastings u. Markland (1978), König et al. (1978), Meyer u. Reter (1979), Hunt u. Hampson (1980 b), Sörensen (1981 a, b). Die wichtige Arbeit von Walser (1968) aus der Psychiatrischen Universitäts-Poliklinik in Zürich, die über die frühesten Verläufe berichtete, wurde fast gar nicht rezipiert.

6.2.2 Stichproben

Diagnostische Zuordnung

Es sind drei diagnostische Zuordnungen, die in der Nachuntersuchungsliteratur für die Charakterisierung der Gesamtstichproben Verwendung finden. Die erste, *Transvestitismus*, steckte bis in die 50er Jahre den diagnostischen Rahmen ab, in dem auch eine Untergruppe von Patienten diskutiert wurde, die sich auszeichneten durch 'Das Verlangen nach Geschlechtsumwandlung', wie Binder (1933) seine Arbeit über Patienten aus der psychiatrischen Universitätsklinik in Basel überschrieben hatte.

In den 50er und 60er Jahren wurde diese Untergruppe zunehmend abgegrenzt und der neuen Diagnose *Transsexualismus* zugeordnet. Dabei handelte es sich um eine im wesentlichen subjektive Diagnose, meist vom Patienten selber gestellt und begründet mit der Erklärung, 'Ich bin (empfinde mich) entgegen dem Augenschein (als) Angehörige(r) des anderen Geschlechts.' Eine Person, die sich auf diese Weise erklärte, konnte aufgefordert werden, ihren Anspruch durch entsprechende Kleidung und entsprechendes Verhalten zu belegen. Unabhängig davon, ob ihr dies gelang oder nicht, änderte dies nichts am subjektiven Charakter der Diagnose, die weder verifiziert noch falsifiziert werden konnte. Um ihren Geltungsanspruch durchzusetzen und die gewünschte Behandlung zu erhalten, mußte die Erklärung zur 'unerschütterlichen Gewißheit' werden, so daß eine scheinbar klar abgegrenzte Gruppe von Transsexuellen entstand. Da aber offenbar doch Zweifel, Fluktuationen, Übergänge von mehr oder weniger ausgeprägten Wünschen und Phantasien über Überzeugungen bis hin zu Gewißheiten beobachtet wurden, erwies sich auch diese diagnostische Zuordnung als randunscharf.

Alle Ausprägungsgrade der Unzufriedenheit mit der eigenen Geschlechtszugehörigkeit, das Verlangen, körperlich dem anderen Geschlecht zuzugehören, und der Wunsch, von anderen entsprechend anerkannt zu werden, wurden daher von Fisk (1973) einer breiteren diagnostischen Kategorie, dem *Gender Dysphoria Syndrome (Geschlechtsidentitätsstörung)* zugeordnet. Nur die extreme Ausprägung des Syndroms sollte fortan als Transsexualismus gelten.

Im Jahr 1980 wurden Geschlechtsidentitätsstörung und Transsexualismus im Diagnoseschlüssel (DSM-III, 1980) der American Psychiatric Association verankert. Als wesentliche Merkmale für Transsexualismus gelten nach der revidierten Fassung des DSM-III, dem DSM-III-R (1987; dt. Ausg. 1989): "(A) Anhaltendes Unbehagen und Gefühl der Nichtzugehörigkeit zum eigenen Geschlecht; (B) Anhaltender, über einen Zeitraum von mindestens zwei Jahren dauernder Wunsch, die primären und sekundären Geschlechtsmerkmale loszuwerden und dafür die Geschlechtsmerkmale des anderen Geschlechts zu erhalten; (C) Die Person hat die Pubertät erreicht" (DSM-III-R, 1989, 302.50, S. 100f). Abgegrenzt davon werden die "Störung der Geschlechtsidentität in der Kindheit" (DSM-III-R, 1989, 302.60, S. 98ff) und die "Störung der Geschlechtsidentität in der Adoleszenz oder beim Erwachsenen, Nicht-Transsexueller Typus" (DSM-III-R, 1989, 302.85, S. 101f). Diese neue Unterteilung wurde inzwischen im wesentlichen in die neueste Ausgabe der von der Weltgesundheitsorganisation herausgegebenen Internationalen Klassifikation psychischer Störungen (ICD-10, Dilling et al. 1991) übernommen.

Mit diesen Kriterien wurde nichts prinzipiell Neues über Transsexualität gesagt. Neu war nur der Umstand, daß es jetzt, zumindest im Anwendungsbereich des DSM, relativ verbindliche Definitionen für Geschlechtsidentitätsstörungen und Transsexualität gab. Notwendig war die Festlegung bestimmter diagnostischer Kriterien geworden, weil viele "Zentren in der westlichen Welt operative Geschlechtsumwandlungen *unter vielfältigen diagnostischen Voraussetzungen und Indikationskriterien* anboten" (Walker et al. 1985, S. 80, Hervorh. durch uns). Um Mißbrauch vorzubeugen, hatte die Harry Benjamin International Gender Dysphoria Association, Inc., eine internationale und interdisziplinäre Fachgesellschaft, die sich speziell mit Problemen des Transsexualismus befaßt, ab 1979 Richtlinien für Diagnose und Behandlung erarbeitet, die schließlich in den Archives of Sexual Behavior publiziert wurden (Walker et al. 1985).

Diese Hintergründe sind zu bedenken, wenn man Nachuntersuchungen aus drei Jahrzehnten vergleicht. Diagnostische, differentialdiagnostische und therapeutische Gesichtspunkte haben sich in dieser Zeitspanne verändert, wurden und werden in den verschiedenen Behandlungseinrichtungen unterschiedlich gehandhabt. Auch nach 1980 bezogen sich nicht alle Autoren auf die diagnostischen Kriterien von DSM-III. Auf die in vieler Hinsicht revisionsbedürftigen, ganz auf US-amerikanische Verhältnisse zugeschnittenen Behandlungsrichtlinien der Harry Benjamin International Gender Dysphoria Association, Inc. nehmen nur wenige der Nachuntersuchungen Bezug. Sie erweiterten den Indikationsrahmen für hormonelle und operative Behandlung unter bestimmten Bedingungen auf Patienten mit Geschlechtsidentitätsstörungen und beschränken ihn nicht ausschließlich auf Transsexuelle, wie dies explizit schon Gandy (1973) sowie Laub u. Fisk (1974) vorweggenommen hatten. Werden die Stichproben nicht ausdrücklich unter diagnostischen Gesichtspunkten beschrieben, muß man daher damit rechnen, daß Patienten, die nach den Kriterien von DSM-III bzw. DSM-III-R transsexuell sind, mit, gemessen an diesen Kriterien, nicht-transsexuellen, sondern vielmehr gender-dysphoric-Patienten zusammengefaßt sind. Eine etwas andere, damit nicht identische Gruppenunterscheidung wählte Sörensen (1981 a, b), der, orientiert an psychodynamischen Konzepten, eine 'Kerngruppe' Transsexueller mit stabiler Abwehrstruktur von 'anderen' Transsexuellen mit weniger stabilen Symptomausprägungen differenzierte. Unterschiedlich wurde in verschiedenen Behandlungszentren auch mit anderen differentialdiagnostischen Kriterien umgegangen - etwa bezüglich sexueller Orientierungen, psychopathologischer Auffälligkeiten, Abgrenzung von psychiatrischen Krankheiten und sexuellen Deviationen. Es sind nur wenige Arbeiten, die sich darum bemühten, ihre Stichproben nicht nur unter globalen differential-diagnostischen, sondern unter psychopathologischen Gesichtspunkten zu homo-genisieren (z.B. Ross u. Need 1989).

Repräsentativität der Stichproben

Neben den diagnostischen und formalen Kriterien ist es für die Beurteilung bzw. Verallgemeinerbarkeit der Ergebnisse wichtig zu erfahren, aus welcher Grundgesamtheit die untersuchten Personen ausgewählt wurden. Nur in einem Teil der Arbeiten werden die damit zusammenhängenden Aspekte benannt und Angaben zur Grundgesamtheit und zu den Auswahlkriterien gemacht. Benjamin (1964 a, b, 1966, 1967) z.B. bezog sich als Grundgesamtheit auf alle Transvestiten, die er im Laufe vieler Jahre in seiner Praxis gesehen hatte; Hoenig et al. (1971) auf alle Patienten mit transsexueller Symptomatik, die in den zehn Jahren vor Beginn der Untersuchung die Psychiatrische Univeritätsklinik in Manchester aufgesucht hatten und (angeblich) als zweifelsfrei transsexuell diagnostiziert worden waren. Andere Autoren, insbesondere aus den operativen Fächern, bezogen sich auf formale Zuweisungskriterien oder z.B. nur auf von ihnen primär (Eicher et al. 1991) oder sekundär operierte Patienten (Jayaram et al. 1978). Einzelne Arbeiten enthalten widersprüchliche Angaben zur Grundgesamtheit (z.B. Edgerton u. Meyer 1973). Manche Autoren heben hervor, daß sie neben der Stichprobe, die sie beschreiben, noch mit erheblich viel mehr Patienten mit transsexueller Symptomatik Kontakt gehabt hatten (z.B. Gandy 1973, Hastings 1974, Laub u. Fisk 1974, Ball 1981).

Bei einigen Nachuntersuchungen dürften die Daten annähernd repräsentativ für die Länder sein, in denen sie erhoben wurden. Alanko u. Achté (1971) berichteten über alle damals in Finnland bekannt gewordenen *operierten* Patienten. Wålinder (1967), Wålinder u. Thuwe (1975) sowie Lundström (1981) berichteten aus der zentralen schwedischen Behandlungseinrichtung, so daß sie mit hoher Wahrscheinlichkeit die meisten schwedischen *Patienten mit transsexueller Symptomatik* berücksichtigen konnten; für Stürup (1976) und Sörensen (1981 a, b) gilt Analoges für Dänemark. Auch Kuiper (1985) bzw. Kuiper u. Cohen-Kettenis (1988) erreichten mit ihrer Untersuchung einen außergewöhnlich hohen Anteil der in den Niederlanden bekannt gewordenen Fälle von *Gender Dysphoria* (vgl. Verschoor u. Poortinga 1988).

Nur in wenigen Arbeiten wurde geprüft, ob bzw. inwieweit die Teilnehmer an der Nachuntersuchung für die Gesamtstichprobe - oder zumindest die Teilstichprobe der Operierten - repräsentativ waren (z.B. Wålinder u. Thuwe 1975, Lundström 1981, Fahrner et al. 1987, Kockott u. Fahrner 1988, Kuiper u. Cohen-Kettenis 1988, Dudle 1989, Pfäfflin u. Junge 1990).

Stichprobenbeschreibungen

Die Gesamtzahl der untersuchten Personen läßt sich nicht exakt bestimmen, da es eine Reihe von *Stichprobenüberschneidungen* gibt. Manche Autoren weisen explizit darauf hin, die meisten unterlassen dies jedoch, so daß oft nur indirekt über die Autorennamen bzw. Institutionen, aus denen die Nachuntersuchungen stammen, oder aber aufgrund inhaltlicher Charakteristika oder textlicher Übereinstimmung auf Stichprobenüberschneidungen geschlossen werden muß. Die folgende Aufstellung nennt Arbeiten, bei denen Stichprobenüberschneidungen unterschiedlichen Ausmaßes als gesichert angesehen werden können.

Stichprobenüberschneidungen

Autor (Jahr)	Überschneidung mit früheren Stichproben von
Benjamin (1964 b)	Benjamin 1964 a
Benjamin (1964 c)	Benjamin 1964 a, b
Benjamin (1966)	Benjamin 1964 a, b, c
Benjamin (1967)	Benjamin 1964 a, b, c, 1966
Hoenig et al. (1971)	Hoenig et al. 1970 a, b
Money (1971)	Money u. Ehrhardt 1970
Jones (1972)	Money u. Ehrhardt 1970, Money 1971
Edgerton u. Meyer (1973)	Money u. Ehrhardt 1970, Money 1971, Jones 1972
Ihlenfeld (1973)	Benjamin 1964 a, b, c, 1966, 1967
Hastings (1974)	Kando 1973
Laub u. Fisk (1974)	Gandy 1973
Wålinder u. Thuwe (1975)	Wålinder 1967
Hastings u. Markland (1978)	Kando 1973, Hastings 1974
Wålinder et al. (1978)	Wålinder 1967, Wålinder u. Thuwe 1975
Meyer u. Reter (1979)	Money u. Ehrhardt 1970, Money 1971, Jones 1972
Wyler et al. (1979)	Wyler 1978
Zingg et al. (1980)	König et al. 1978
Simona-Politta (1983)	König et al. 1978, Zingg et al. 1980
Blanchard et al. (1987)	Blanchard et al. 1985
Junge (1987)	Spengler 1980
Kockott u. Fahrner (1988)	Fahrner et al. 1987
Kuiper u. Cohen-Kettenis (1988)	Kuiper 1985
Dudle (1989)	König et al. 1978, Zingg et al. 1980, Simona-Politta 1983
Pfäfflin u. Junge (1990)	Spengler 1980, Junge 1987
Wiesbeck u. Täschner (1990)	Täschner u. Wiesbeck 1988 a, b

Das Ausmaß der Stichprobenüberschneidungen ist unterschiedlich groß. Bei Benjamin gingen die Stichproben aus früheren Publikationen jeweils vollständig in spätere Publikationen mit ein. Bei Money u. Ehrhardt (1970), Money (1971) und Jones (1972) wurde dieselbe Stichprobe und ein weitgehend identischer Text unter jeweils anderer Autorschaft in verschiedenen Zeitschriften mehrfach publiziert, ohne daß dies kenntlich gemacht wurde. Entsprechendes gilt für Hastings u. Markland (1978) und Hastings (1974). Bei Junge (1987) und Dudle (1989) waren es jeweils nur einzelne Patienten, die bereits in frühere Nachuntersuchungen einbezogen worden waren, worauf ausdrücklich hingewiesen wurde. Was die Überschneidungen zwischen den Stichproben von Meyer u. Reter (1979), und möglicherweise auch von Edgerton und Meyer (1973) sowie Turner et al. (1978) mit vorausgehenden Arbeiten anlangt, sind dagegen den Texten weder allgemeine Angaben noch konkrete Zahlen zu entnehmen. Kennt man von Hoenig et al. (1970 a, b, 1971) nicht alle drei Arbeiten, kann man nicht zuordnen, aus welchem Land bzw. von welcher Einrichtung die untersuchten Patienten stammen. Man gewinnt vielmehr den Eindruck, es handele sich um mindestens zwei verschiedene Stichproben. Nur in der Arbeit 1970 a wird als Untersuchungsort die Psychiatrische Abteilung des Royal Infirmery, Manchester, England, genannt; in der Arbeit 1970 b, die aus der Psychiatrischen Klinik der Memorial University of Newfoundland, St. Johns, Kanada, stammt, wohin Hoenig inzwischen übersiedelt war, heißt es sehr unscharf, es seien die "an diese Klinik" überwiesenen Patienten einbezogen worden, so daß man glauben könnte, es handele sich um eine kanadische Stichprobe.

Es ist anzunehmen, daß unsere Übersicht unvollständig ist. Vermutlich überschneiden sich z.B. auch die Stichproben von Sörensen (1981 a) und Stürup (1976) weitgehend. Abgesehen von den institutionell bedingten Überschneidungen muß darüber hinaus damit gerechnet werden, daß einzelne Patienten in mehreren Arbeiten gezählt werden, weil sie während ihrer oft langjährigen Behandlung verschiedene Einrichtungen aufsuchten. So ist nicht auszuschließen, daß einzelne Patienten aus den Stichproben Benjamins auch in andere nordamerikanische und europäische Nachuntersuchungen Eingang gefunden haben, und daß einzelne Patienten gleichzeitig bei Kröhn et al. (1981), Eicher (1984), Wiegand (1984) sowie Pfäfflin u. Junge (1990) einbezogen wurden.

Stichproben operierter und nachuntersuchter Patienten

Wegen der genannten Stichprobenüberschneidungen läßt sich die Gesamtzahl der operierten und nachuntersuchten Patienten nicht ermitteln. Wir halten daher die in einzelnen Sammelreferaten errechneten und von uns früher noch nachvollzogenen (Junge u. Pfäfflin 1988) Summenwerte für wenig verläßlich. Man kann nur feststellen, daß insgesamt über mehr Frauen als Männer berichtet wird. Doch ist unverkennbar, daß in jüngster Zeit die Stichprobengrößen bezüglich Männern zunehmen (vgl. die tabellarische Übersicht in Abschnitt 5). Dies entspricht den generell in der Literatur zur Transsexualität dargestellten Verhältnissen bezüglich der Verschiebung des Geschlechterproporzes.

Für die statistische Auswertung wie auch für die Verallgemeinerbarkeit der Ergebnisse ist der Umfang der untersuchten Stichprobe von erheblicher Bedeutung. Bei kleinen Gruppen ist die Ergebnisdarstellung nur in Form von Fallbeispielen sinnvoll, nicht dagegen in Form der trotzdem häufig verwendeten Prozentangaben.

Die Stichprobengrößen liegen bei den *Frauen* zwischen minimal zwei (Hertz ct al. 1961) und maximal 55 (Kuiper u. Cohen-Kettenis 1988). Es gibt insgesamt 32 Stichproben von zehn und mehr bzw. dreizehn Stichproben mit zwanzig und mehr Frauen (Benjamin 1966, Randell 1969, Laub u. Fisk 1974, Hastings u. Markland 1978, Ball 1981, Sörensen 1981 a, Eicher 1984, McEwan et al. 1987, Blanchard et al. 1987, Kuiper u. Cohen-Kettenis 1988, Herms 1989, Pfäfflin u. Junge 1990, Eicher et al. 1991).

Bei den *Männern* schwanken die Stichprobengrößen zwischen minimal einem (Wålinder 1967) und maximal 43 (Pfäfflin u. Junge 1990). Es gibt insgesamt neun Stichproben mit zehn und mehr, aber nur vier Stichproben mit zwanzig und mehr Männern (Laub u. Fisk 1974, Eicher 1984, Kuiper u. Cohen-Kettenis 1988, Pfäfflin u. Junge 1990).

Einzelne kleinere Stichproben (z.B. Vogt 1968, Money 1971) sowie fast alle Stichproben mit Gruppengrößen von mehr als zwanzig Operierten und Nachuntersuchten stammen aus Behandlungseinrichtungen bzw. von Autoren, die sich viele Jahre der Arbeit mit Patienten mit transsexueller Symptomatik gewidmet haben. Daneben gibt es einzelne Arbeiten, bei denen man den Eindruck hat, daß sie unter dem an Universitäten weit verbreiteten Publikationsdruck entstanden sind.

Nachuntersuchungszeiträume

In der Regel wird als Bezugspunkt für den Katamnesezeitraum 'die Operation' gewählt. Es ist dies der kleinste gemeinsame Nenner für die meisten Nachuntersuchungen. Um

Ergebnisse vergleichen zu können, ist es daher sinnvoll, diesen Bezugspunkt beizubehalten. Historisch ist es verständlich, daß meist dieser Bezugspunkt gewählt wurde, weil er der strittigste Teil der Behandlung war und Rechtfertigungsaspekte über lange Zeit wesentliche Motivhintergründe für die Wirksamkeitsforschung darstellten.

Aus inhaltlichen Gründen halten wir die Wahl jedoch für nicht sinnvoll oder zumindest für nicht ausreichend, weil dadurch erstens der Eindruck entstehen könnte, als sei 'die Operation' der entscheidende Wendepunkt im Rahmen einer Geschlechtsumwandlung, was für viele Biographien von Menschen mit transsexueller Symptomatik nicht zutrifft, und zweitens, weil dadurch ein einzelner Behandlungsschritt isoliert wird, dessen Bedeutung und Auswirkung nur bestimmbar ist, wenn auch der Einfluß anderer Behandlungsschritte kontrolliert untersucht wird. Einige Nachuntersuchungen wählten als Bezugspunkt für den Katamnesezeitraum die Aufnahme in das Behandlungsprogramm der betreffenden Klinik. Damit ein Patient aufgenommen werden konnte, wurde vorausgesetzt, daß vorher in ausreichendem Maße ambulante Diagnostik und psychiatrische oder psychotherapeutische Behandlung erfolgt und womöglich der Alltagstest weit fortgeschritten oder abgeschlossen war (z.B. Wyler 1978, Eicher 1984, Mate-Kole 1990, Eicher et al. 1991 sowie die meisten Arbeiten aus den operativen Fächern). Eine unter solchen Bedingungen durchgeführte Nachuntersuchung vermag den Effekt der vorausgegangenen Behandlungen und des Alltagstests nicht direkt zu messen.

Angemessener wäre deshalb, den Katamnesezeitraum ab dem Behandlungsbeginn , d.h. dem Kontakt mit dem Arzt, mit dem die spezifische Problematik erstmals angesprochen wurde, oder ab dem Abschluß der Behandlung zu bemessen. Als anderer oder weiterer sinnvoller Bezugspunkt kommt der Zeitpunkt in Frage, von dem an die Behandlung soziale Konsequenzen für den Patienten hat, d.h. der Geschlechtsrollenwechsel bzw. der Beginn des sog. Alltagstests.

Es sind nur sehr wenige Nachuntersuchungen, die Angaben zum Zeitraum seit dem Erstkontakt mit einem Arzt (z.B. Money u. Ehrhardt 1970, Wålinder u. Thuwe 1975, Pfäfflin u. Junge 1990) oder zwischen Geschlechtsrollenwechsel und Operation (Dudle 1989) enthalten. Walser (1968) nennt zusätzlich den Zeitpunkt der ersten psychiatrischen Untersuchung. Fahrner et al. (1987) beziehen sich zusätzlich auf den Zeitpunkt, zu dem die Diagnose 'Transsexualität' etabliert wurde. Andere Autoren verweisen auf die seit Beginn der spezifischen Behandlung (Vogt 1968; Kuiper u. Cohen-Kettenis 1988) verstrichene Zeit, oder auf den Zeitpunkt des Erstkontaktes mit der Klinik/psychiatrischen Behandlungseinrichtung (Lundström 1981; Sörensen 1981 a, Lindemalm et al. 1986). Stürup (1976) quantifizierte zusätzlich die Zeit zwischen erstem Arztkontakt wie auch zwischen erstem operativem Eingriff und Scheidenoperation, wohl unter der Prämisse, daß damit die operative Behandlung abgeschlosen sei, was jedoch durchaus nicht zutreffen muß. In Anbetracht der spezifischen Rechtssituation in Schweden definierten Wålinder (1967) sowie Wålinder u. Thuwe (1975) den Katamnesezeitraum als die Zeit, die entweder seit der Operation oder seit der Namensänderung vergangen war. Lundström (1981) orientierte sich entsprechend seiner spezifischen Fragestellung am Zeitpunkt, zu dem den Patienten mitgeteilt worden war, daß sie nicht zur Geschlechtsumwandlungsoperation zugelassen werden würden.

Bei jenen Autoren, die sich auf 'die Operation' beziehen, bleibt oft offen, welcher operative Eingriff gemeint ist, ob es der erste, der letzte, oder gar eine spätere

Korrekturoperation war. Dies ist ein erhebliches Manko, insbesondere wenn man bedenkt, daß in den Anfängen der Geschlechtsumwandlung oft nur Teiloperationen vorgenommen wurden, die im Ergebnis weit hinter dem vom Patienten Erstrebten zurückblieben. Viele der älteren Nachuntersuchungen, aber auch noch spätere Arbeiten wie z.B. die von Stürup (1976) und Lindemalm (1986) berichten davon, daß bei MF-TS zwischen Kastration und/oder Penektomie und der von den Patienten gewünschten Scheidenoperation oft viele Jahre lagen, so daß man davon ausgehen muß, daß die Patienten ihre Behandlung als in keiner Weise abgeschlossen betrachteten. Selbst dann, wenn die Zeitspannen zwischen Teiloperationen nicht so extrem lang sind, sondern nur das auch heute noch an vielen Einrichtungen übliche mehrzeitige Operationsverfahren angewandt wird, können Beginn und Abschluß der operativen Behandlung Monate bis Jahre auseinanderliegen, so daß in entsprechenden Stichproben (z.B Spengler 1980) Patienten zusammengefaßt sind, die sich in ganz unterschiedlichen Behandlungsphasen befinden.

Nur wenige Arbeiten berücksichtigten mehr als einen Nachuntersuchungzeitpunkt, wobei als erster meist 'unmittelbar postoperativ' gewählt wurde (z.B. Hertz et al. 1961, Hasting 1974, Fahrner et al. 1987, Mate-Kole et al. 1990). Da sich nach klinischer Beobachtung im postoperativen Verlauf ständig Veränderungen ergeben können, betonte Lothstein (1980) die Notwendigkeit mehrzeitiger Nachuntersuchungen, wobei er für die Anfangszeit vierteljährliche, später halbjährliche und jährliche Abstände empfahl. Es gelang ihm aber offenbar nicht, die Patienten zur regelmäßigen Mitarbeit zu gewinnen.

Schließlich gibt es Autoren, die zwar einen Zeitraum angeben, jedoch in keiner Weise spezifizieren, auf welches Ausgangsdatum er sich bezieht (z.B. Hore et al. 1975; Stone 1977; Jayaram et al. 1978; Simona-Politta 1983; Täschner u. Wiesbeck 1988 a, b).

Ebenso wie die Auswahl eines geeigneten Bezugspunktes wird nur von wenigen Autoren diskutiert, welche Zeitspanne bis zur Nachuntersuchung angemessen ist. Spengler ließ beispielsweise "Patienten, die...schon vor vielen Jahren operiert wurden", unberücksichtigt, "weil sich psychische und soziale Reaktionen mit längerem Zeitabstand stark ändern" (Spengler 1980, S. 98), was u.E. den Vergleich mit längerfristigen Verläufen um so näher legt. Dagegen meinte Lothstein (1980), daß frühestens zwei Jahre nach Abschluß der operativen Behandlung verläßliche Ergebnisdaten zu erhalten sind. Wålinder u. Thuwe (1975) hielten einen Zeitraum von drei Jahren für angemessen. Wählt man diese Zeitspanne als Kriterium, wird es, gemessen an Mittelwerten, von 26 Nachuntersuchungen erfüllt, jedoch nur von acht Arbeiten, wenn für jeden in einer Stichprobe enthaltenen Patienten als Minimum eine Katamnesezeit von drei Jahren gefordert wird. Sofern nicht mehrzeitig untersucht wird, halten wir einen Zeitraum von sechs Monaten seit 'der Operation', besser jedoch seit Abschluß der Behandlung, für einen Wert, der nicht unterschritten werden sollte.

Zumeist wurden die Nachuntersuchungszeitspannen als Mittelwerte für die jeweiligen Stichproben angegeben, was jedoch bei großen Streubreiten und schiefen Verteilungen wenig aussagekräftig ist. Über einen durchschnittlichen Nachuntersuchungszeitraum von mindestens fünf Jahren seit 'der Operation' wird in vierzehn Arbeiten über Frauen, neun Arbeiten über Männer und zwei Arbeiten, die nicht nach Geschlechtern differenzieren, berichtet (vgl. die tabellarische Übersicht in Abschnitt 5).

Katamnesen einzelner Patienten über mehr als fünfzehn Jahre finden sich bei Hertz et al. (1961), Gunn-Sechehaye (1964), Walser (1968), Wålinder u. Thuwe (1975), Stürup (1976), Sörensen (1981 a), Lindemalm et al. (1986) sowie Pfäfflin u. Junge (1990). Die frühesten Operationen, die in die Nachuntersuchungen Eingang gefunden haben, fanden bereits in den 30er (Walser 1968) und 40er Jahren (Gunn-Sechehaye 1964) statt.

Bei einzelnen Arbeiten hat man den Eindruck, daß die Zeit zwischen Nachuntersuchung und Manuskriptabfassung stillschweigend dem Katamnesezeitraum zugerechnet wurde (z.B. Lothstein 1980, Ball 1981, Wiesbek u. Täschner 1990). Die Arbeiten diesbezüglich zu überprüfen wird dadurch erschwert, daß nur bei knapp einem Viertel der Arbeiten angegeben ist, in welchem Zeitraum die Operationen stattfanden, und darüber hinaus bei Stichprobenüberschneidungen die Angaben nicht immer konkordant sind (vgl. z.B. Kando 1973 und Hastings 1974).

6.2.3 Angaben zur Behandlung

Psychiatrisch-psychotherapeutische Behandlung

Von Ausnahmen abgesehen, sind die Angaben zur psychiatrischen und/oder psychotherapeutischen Behandlung durchgängig knapp oder gar dürftig. Wenn solche Behandlungen überhaupt erwähnt wurden, was durchaus nicht in allen Nachuntersuchungen der Fall ist, dann wurden sie meist sehr oberflächlich beschrieben. Dies steht im Kontrast zu der in manchen Arbeiten ausdrücklichen Forderung nach psychiatrischer Vor-, Begleit- und Nachbehandlung. Explizitere Angaben dazu finden sich z.B. bei Wålinder (1967), Wålinder u. Thuwe (1975), Vogt (1968), Alanko u. Achté (1971), Sörensen (1981 a, b), Lothstein (1982), Eicher (1984), Dudle (1989), Pfäfflin u. Junge (1990) und Eicher et al. (1991). Zwei Arbeiten sind vom Schwerpunkt her eher Psychotherapieberichte als Nachuntersuchungen (Lothstein 1980, McCauley u. Ehrhardt 1984). Sie sind die einzigen, die etwas ausführlicher zu psychotherapeutischen Fragen Stellung nehmen. Daneben gibt es einige Arbeiten, die auf die Bedeutung sozialarbeiterischer und rechtlicher Hilfen (z.B. Namensänderung) eingehen (Walser 1968, Randell 1969, Hoenig 1970 a, b), oder gar ein breit angelegtes Programm zur Lebenshilfe empfehlen, zu dem Bodybuilding, kosmetische Beratung, Umschulung beim Arbeitsamt, Beratung in Versicherungs-, Renten- und Mietfragen und sogar das längerfristige Zusammenleben mit einem bereits operierten Patienten gehören (Laub u. Fisk 1974). Das Spezifische einer psychiatrischen Behandlung, ihre Möglichkeiten und Grenzen, werden jedoch nicht wirklich anschaulich.

Selbst in jenen Arbeiten, die von Psychiatern stammen, vermißt man bis Ende der 70er Jahre fast durchgängig detailliertere Angaben dazu, wie lange mit welcher Frequenz welche Inhalte mit welchen Methoden und mit welchem Effekt behandelt wurden. Statt dessen finden sich statische Beschreibungen, Aneinanderreihungen psychopathologischer Konterfeis, psychopathologische Bestandsaufnahmen, aber keine Darstellungen von Entwicklungen, die durch psychiatrische und/oder psychotherapeutische oder andere Behandlungskomponenten angestoßen wurden.

Es sind verschiedene Gesichtspunkte, die zur Erklärung dieser Merkwürdigkeit beitragen können. Der erste ist die kritiklose Übernahme des Diktums von Hertz et al.

(1961), psychiatrische Behandlung habe sich gegenüber dem Phänomen des Transsexualismus als unwirksam erwiesen, das von vielen Autoren zustimmend zitiert wurde. In vier der fünf Fallbeispiele in der Arbeit von Hertz et al. (1961) heißt es explizit, daß psychiatrische Behandlung als sinnlos anzusehen sei. Gestützt auf diese Prämisse schien keine Notwendigkeit zu bestehen, psychiatrische Behandlungsversuche zu beschreiben oder auch nur zu erwähnen. Hormonelle und operative Behandlung einerseits und psychiatrische Behandlung andererseits wurden als Alternativen gesehen. Bei Vogt (1968) heißt es in diesem Sinne ausdrücklich, daß mit der Hormonbehandlung erst begonnen wurde, wenn mehrere psychiatrische Behandlungsversuche gescheitert und nach seinem Eindruck die psychiatrischen Behandlungsmöglichkeiten erschöpft waren. In Widerspruch dazu stand allerdings sein praktisches Vorgehen: In hormonelle Behandlung nahm er Patienten nur, wenn sie sich bereit erklärten, sich parallel zur Behandlung bei ihm auch psychiatrisch behandeln zu lassen. Die Nachuntersuchungsberichte vermitteln daher vermutlich kein vollständiges Bild über vorausgegangene psychiatrische Behandlungen. Im Gegenteil spricht vieles dafür, daß die in den frühen Arbeiten, einschließlich der von Hertz et al. (1961) beschriebenen Patienten in unterschiedlichem Ausmaß und mit verschiedenen psychiatrischen Methoden behandelt worden waren. Hoenig et al. (1971) berichteten gar von einem operativen Eingriff im Gehirn, wie er früher von Randell (1959) empfohlen worden war: An einem Patienten, den man aus nicht näher erläuterten Gründen für eine Geschlechtsumwandlungsoperation für ungeeignet hielt, wurde eine Lobotomie vorgenommen. Weil psychiatrische Behandlung insgesamt, nicht nur die auch von Hoenig et al. (1971) selber nachträglich als inadäquat bezeichnete Leukotomie, bezüglich der Zielsymptomatik jedoch ineffektiv geblieben war, wurde ihr von den Psychiatern generell jeglicher Wert abgesprochen.

Man muß annehmen, daß unter diesen Bedingungen Psychiater und Patienten, wenn es denn zu einer psychiatrischen Behandlung kam, häufig aneinander vorbeiredeten. Die Patienten spürten, wenn das 'strenge Behandlungsprogramm', von dem z.B. Spengler (1980) sprach, letztlich, wie er selber sagte, nur 'Wartezeit' war. In einzelnen Nachuntersuchungen, die retrospektiv von den Patienten die Hilfestellung bewerten ließen, die sie durch die psychiatrische Behandlung erfahren hatten, fiel das Urteil entsprechend nicht günstig aus (z.B. Sörensen 1981 b, Junge 1987).

Aus ganz anderen Gründen als die bisher genannten Autoren scheint Stone (1977) die konkretere Darstellung der psychiatrischen Behandlungselemente vernachlässigt zu haben. Salopp erklärte er, wenn ein Patient den Psychiater brauche, dann sei allein dies schon eine Kontraindikation gegen operative Eingriffe. Es handelt sich dabei aber offensichtlich um eine Außenseitermeinung.

Es gibt noch einen weiteren Gesichtspunkt, der erklären könnte, warum die psychiatrisch-psychotherapeutische Behandlung in den Nachuntersuchungen überwiegend so marginal abgehandelt wird. Entsprechend dem apologetischen Ansatz konzentrierte sich die Aufmerksamkeit der Forscher in den ersten zwei Dekaden der Nachuntersuchungen größerer Gruppen darauf, die Wirksamkeit der umstrittenen operativen Eingriffe nachzuweisen. Zwar kannte man 'die Ursache(n)' der Transsexualität nicht, doch waren sich Anhänger somatischer Ätiologiehypothesen mit Anhängern der Stoller'schen Behauptung einer Core Gender Identity einig darin, daß Anlage, frühe Prägung, Fixierung, oder wie immer man die Disposition zur Transsexualität begriff, psychotherapeutisch nicht beeinflußbar waren. Allenfalls wollte man sogenannte unechte und sekundäre Transsexuelle herausfiltern, bei denen man die gegengeschlechtliche Identifikation für nicht im selben Maße fixiert hielt wie bei sogenannten echten und primären Transsexuellen. Das Forschungsinteresse galt der Entwicklung der Gender Identity (z.B. Money u. Brennan 1968, Money u. Primrose 1968). Vor diesem Hintergrund waren die Patienten in manchen Einrichtungen in erster Linie Forschungsobjekte, nicht Subjekte, die psychiatrischer und/oder psychotherapeutischer Behandlung bedurft hätten. Man konnte daher auch in einem experimentell anmutenden Design erproben, ob sich sogenannte Soziopathen durch die operativen Eingriffe strukturell änderten (Hastings 1974). Der wesentliche Bestandteil der Behandlung war 'die Operation' und, wie es Meyer u. Reter (1979) am markantesten formulierten, "der Kontakt mit und die Aufnahme in ein organisiertes Forschungsprogramm" (S. 1014). "Das Programm interessiert sich, nimmt Anteil, greift aber nicht ein, registriert die Stärke des Wunsches nach Geschlechtsumwandlung, nimmt diesbezüglich aber eine Haltung aufmerksamen Abwartens ein" (S. 1015). Die Formulierungen zeigen, daß sich die Forscher mehr als Ausführende eines Programms sahen, weniger dagegen als Subjekte, die auch in ihren Patienten Subjekte sehen. Es verwundert deshalb nicht, daß diese Autoren, die, wie nur wenige andere, bei ihrer Nachuntersuchung psychodynamisch relevantes Material, nämlich Phantasien und Träume, erhoben hatten, in ihrer Ergebnisdarstellung gerade darüber nichts berichteten.

Die Erkenntnis, daß psychiatrische Begleitung und/oder psychotherapeutische Konfliktbearbeitung hilfreich und nützlich sein können, unabhängig davon, ob der Wunsch nach Geschlechtsumwandlung aufgegeben wird oder nicht, setzte sich erst langsam durch, wie beispielhaft an den Schriften Paulys ablesbar ist. In seiner ersten Übersichtsarbeit (Pauly 1964) kontrastierte er die schlechten Erfolgsaussichten psychotherapeutischer Behandlung mit den schnelleren, preiswerteren und guten Erfolgsaussichten der operativen Behandlung. In der folgenden Übersichtsarbeit erklärte er, der Rollenwechsel könne je nach individuellen Gegebenheiten vor oder nach der Operation erfolgen, forderte also nicht einmal einen Alltagstest, geschweige denn eine psychiatrische oder psychotherapeutische Behandlung. Im Gegenteil erklärte er kategorisch, Psychotherapie habe bei dem Versuch, Patienten mit transsexueller Symptomatik zu einer Versöhnung mit ihrer körperlichen Ausstattung zu verhelfen, versagt. Zur operativen Behandlung gebe es keine Alternative. Psychotherapie sei nur dann hilfreich, wenn damit angestrebt werde, den Patienten beim Zurechtkommen in der neuen Geschlechtsrolle zu helfen. Als die drei wesentlichen Faktoren für ein gutes Ergebnis nannte er "angemessenen Gebrauch der artifiziellen Vagina, Personenstandsänderung und Akzeptiertwerden als Angehörige(r) des anderen Geschlechts" (Pauly 1968, S. 460). Später betonte er, daß es "besser wäre, Transsexualität zu verhüten statt zu behandeln", und es erschien ihm wichtig hervorzuheben, daß ein Anteil von 96% der von ihm beschriebenen Stichprobe initial und vor jeder therapeutischen Weichenstellung "extensiv psychiatrisch evaluiert worden war und der Psychiater in 93% eine hormonelle und operative Behandlung empfohlen hatte" (Pauly 1974 b, S. 515). Erst in Reaktion auf die Arbeiten von Meyer u. Reter (1979), verschiedene Berichte über Psychotherapien, die eine Milderung oder ein Verschwinden der Zielsymptomatik bewirkt hatten (Barlow et al. 1973, 1979, Davenport u. Harrison 1977, Dellaert u.

Kunke 1969, Kirkpatrick u. Friedman 1976), und den Aufsatz von Lothstein u. Levine (1981) revidierte er frühere Auffassungen und schrieb: "Anstatt darüber zu streiten, ob diese mit Erfolg psychotherapeutisch behandelten, geschlechtsidentitätsgestörten Patienten wirklich echte Transsexuelle waren, halte ich es für das Beste anzuerkennen, daß man beim Management dieser Patienten, die eine große Herausforderung darstellen, alle möglichen Alternativen ausprobiert, bevor man eine operative Geschlechtsumwandlung empfiehlt" (Pauly 1981, S. 50).

Dabei hatte schon Wålinder (1967) auf die wichtige Rolle stützender Psychotherapie hingewiesen. Alanko u. Achté (1971) hatten hormonelle und operative Behandlung als Mosaiksteine bezeichnet und kategorisch erklärt, therapeutische Erfolge seien mit operativen Eingriffen allein nicht erreichbar. Sie hatten präoperativ eine mindestens zweijährige psychiatrische Behandlung und möglichst zusätzlich eine mindestens ebenso lange Psychotherapie gefordert. Für die postoperative Zeit hatten sie jahrelange supportive Psychotherapie empfohlen.

Dem psychotherapeutisch-psychiatrischen Aspekt der Behandlung vor, ebenso wie nach operativen Eingriffen wurde erst in den Nachuntersuchungen ab den 80er Jahren mehr Aufmerksamkeit gezollt (Lothstein 1980, McCauley u. Ehrhardt 1984). Die im Entwurf erstmals 1979 vorgelegten Behandlungsrichtlinien der Harry Benjamin International Gender Dysphoria Association, Inc. erwähnten diesen Aspekt bereits, maßen ihm jedoch offenbar auch keine allzu große Bedeutung bei, da im Titel nur hormonelle und operative Behandlung angesprochen wurden (Walker et al. 1985). Erst in den 80er Jahren wurde damit begonnen, einzelne Komponenten der Behandlung bezüglich ihrer Wirksamkeit zu erforschen (z.B. Blanchard et al. 1985, Kuiper 1985, Fahrner et al. 1987, Kuiper u. Cohen-Kettenis 1988), worauf später eingegangen werden wird.

Hormonbehandlung

Was über die psychiatrische und psychotherapeutische Behandlung gesagt wurde, gilt insofern auch für die Hormonbehandlung, als die Angaben dazu meist eher pauschal und unvollständig sind. Anders als die psychiatrisch-psychotherapeutische Behandlung wird die Hormonbehandlung in den meisten Arbeiten jedoch als selbstverständlicher Teil der Behandlung vorausgesetzt.

Es scheint, als ob sich die meisten Autoren dafür wenig interessierten oder sich in endokrinologischen Fragen nicht kompetent fühlten. Dafür sprechen die extremen Unterschiede bezüglich Auswahl und Dosierung von Hormonen, die Meyer et al. (1981) bei einem Vergleich der Behandlungsschemata in zwanzig verschiedenen Zentren gefunden hatten. In den zwanzig Zentren gab es elf verschiedene Regimes für die Verabreichung von Testosteron an FM-TS und mindestens neun unterschiedliche Hormonschemata für MF-TS. Sofern Patienten nicht in Gender Identity Clinics behandelt wurden, muß man ferner damit rechnen, daß Hormonbehandlung und die übrigen Behandlungselemente in verschiedenen Händen lagen und daher vollständige Dokumentationen der Hormoneinnahmen nicht leicht erhältlich waren. In diesem Zusammenhang ist schließlich zu bedenken, daß viele Patienten unkontrolliert die verschiedensten Präparate einnehmen und den Untersuchern darüber oft keine vollständigen Auskünfte geben können oder wollen.

Es gibt einzelne Nachuntersuchungen, die genauere Angaben zur Dosierung oder Einnahmedauer von Hormonen machen (z.B. Vogt 1968, Wyler 1978, Dudle 1989), doch sind die Stichproben klein, und der spezifische Effekt der Hormonbehandlung wurde nicht gezielt untersucht. In manchen Fällen wurden zuerst 'gleichgeschlechtliche' Hormonbehandlungen versucht in der Hoffnung, dadurch die transsexuelle Symptomatik zurückdrängen zu können, und erst nach Scheitern dieser Versuche wurde eine 'gegengeschlechtliche' Hormonbehandlung begonnen (z.B. Vogt 1968, Stürup 1976). Uneinheitlich ist, vor allem in den frühen Berichten, der Zeitpunkt, der für den Beginn der Hormonbehandlung gewählt wurde. Meist wurden zuerst Hormone gegeben, und es wurde erst danach operiert. Doch gibt es, vor allem in den frühen Stichproben, auch Einzelbeispiele dafür, daß die operativen Eingriffe zuerst erfolgten (z.B. Alanko u. Achté 1971).

Auffällig ist, daß, vielen US-amerikanischen Arbeiten zufolge, Hormone gleich von Anfang an - wie es scheint, nach dem ersten oder zweiten Kontakt - gegeben wurden. Die Erfordernisse des Alltagstests wurden ganz offensichtlich von vielen Patienten sowohl für die Indikation zur Hormonbehandlung wie für die Indikation zur operativen Behandlung in keiner Weise erfüllt, und möglicherweise von den behandelnden Ärzten auch nicht gefordert. Benjamin (1967, S. 117) spricht z.B. von einer "Beobachtungsphase, möglichst unter Hormontherapie", so daß offen bleibt, ab wann Hormone für indiziert gehalten wurden. Bei nicht wenigen Untersuchungen hat man den Eindruck, daß die Behandler und Nachuntersucher ihre eigenen Indikationskriterien nicht ernst nahmen. Besonders leichtfertig scheint uns der Umgang mit der Hormonbehandlung (und der Indikation für Brustvergrößerungen bei MF-TS), wie er von Edgerton u. Meyer (1973) sowie Turner et al. (1978) beschrieben wurde und in Abschnitt 3 ausführlich dargestellt ist.

Übersichten über kontrollierte Studien zur Hormoneinnahme und -wirkung finden sich außerhalb der spezifischen Nachuntersuchungsberichte bei Meyer et al. (1986), Asscheman (1989), Asscheman et al. (1988 a, b) und Lips et al. (1989).

Operative Behandlung

Wenn auch nicht ausschließlich, so ist die Nachuntersuchungsliteratur doch überwiegend mit der Untersuchung der Wirksamkeit 'der Operation(en)' befaßt (vgl. Abschnitt 6.2.5). Vor diesem Hintergrund ist es erstaunlich, daß nur in etwa der Hälfte der Arbeiten genauer beschrieben wird, welche operativen Eingriffe im einzelnen vorgenommen worden waren, und noch seltener, zu welchen Resultaten sie geführt hatten. In den anderen Arbeiten wird offenbar vorausgesetzt, daß der Leser weiß, was mit 'die Operation(en)' gemeint ist, in einem Fall sogar eine Hirnoperation (Hoenig et al. 1971). Ausführliche Darstellungen der Operationstechniken im Genitalbereich finden sich bei Edgerton u. Meyer (1973), Turner et al. (1978), Zingg et al. 1980 und Eicher (1983, 1984).

Die Bedingungen dafür, daß die Indikation zur 'Operation' gestellt wurde, waren in den verschiedenen Behandlungseinrichtungen nicht einheitlich und haben sich darüber hinaus im Laufe des Berichtszeitraums verändert, doch lassen sich diese Veränderungsprozesse weniger aus der Nachuntersuchungsliteratur als aus allgemeineren Arbeiten über Transsexualität ablesen (z.B. Hertoft u. Sörensen 1979, Springer 1981,

Langer 1985). Die in manchen Arbeiten genannten Auswahlkriterien wurden von den Behandlern nicht selten selber nicht eingehalten (z.B. Stone 1977, König et al. 1978), und die am Ende zahlreicher Arbeiten genannten Indikationsempfehlungen sind häufig nicht aus den Nachuntersuchungsergebnissen abgeleitet, sondern unbesehen aus der allgemeinen Literatur über Transsexualität oder aus anderen Nachuntersuchungen abgeschrieben (z.B. Wiesbeck u. Täschner 1989).

Ein Teil der frühen Operationen wurde damit legitimiert, daß mit einer Kastrationsoperation eine 'Triebdämpfung' und Beruhigung erreichbar wäre, die Menschen, die an ihrem Geschlecht und ihrer Sexualität litten, eine Erleichterung verschaffen könnte. Hertoft u. Sörensen (1979), die die Hintergründe der Operationsindikation bei Christine Jorgensen näher analysierten und dazu auch den Psychiater, Georg Stürup, der an der Indikationsstellung beteiligt war, interviewten, schrieben dazu: "Es ist offensichtlich, daß Chris Jorgensen, der dänische Vorfahren hatte, eine Geschlechtsumwandlung wollte, aber das Medizinerteam wollte anfangs keine Geschlechtsumwandlungsoperation durchführen; es bewegte sich nur in diese Richtung... Das dänische Team sah in Chris Jorgensen einen Homosexuellen, der unter seiner Homosexualität litt. Da er selber um eine Kastration bat, wollte es ihm diese Operation nicht verweigern. Erst später, nachdem die Presse den Fall verbreitet hatte, akzeptierte das Team... die Operation als Geschlechtsumwandlung" (Hertoft u. Sörensen 1979, S. 168).

Die Nachuntersuchungsliteratur geht auf solche Hintergründe nicht näher ein, doch läßt sich an ihr zeigen, daß unter 'Operation' nicht immer dasselbe verstanden wurde. Viele der frühen Operationen bei *MF-TS* waren nur Kastrationsoperationen oder Penektomien. Außer in den Stichproben von Benjamin (1964 a, b, c, 1966, 1967), in denen die meisten Patienten, an denen diese Operationen vorgenommen worden waren, auch eine Scheidenoperation bekamen, finden sich in allen anderen Stichproben aus den 60er Jahren deutliche Differenzen zwischen der Häufigkeit der verschiedenen Operationsschritte. Bei Hertz et al. (1961) und Gunn-Sechehaye (1964) hatte jeweils nur die Hälfte der Operierten eine Scheidenoperation, bei Randell (1969) war es nur etwa ein Drittel (11 von 29), und bei Walser (1968), der über die frühesten Verläufe berichtete, war es nur einer von sechs penektomierten bzw. sieben orchidektomierten Patienten, der auch eine Scheidenoperation bekam. In späteren Nachuntersuchungen gibt es vergleichbare Mißverhältnisse nur noch bei Spengler (1980), was jedoch an dessen kurzem Nachuntersuchungszeitraum liegt (bei sechs von dreizehn Patienten war die damals übliche zweizeitige operative Behandlung noch nicht abgeschlossen), sowie bei Lindemalm et al. (1986), bei denen nur neun von dreizehn operierten Patienten auch eine Scheidenoperation hatten. Aus Angst vor strafrechtlichen Konsequenzen wurden gelegentlich die Hoden nicht entfernt, sondern nur verpflanzt, d.h. retro- oder supraperitoneal unter die Bauchdecke verlagert (Benjamin 1964 a, Randell 1969, Alanko u. Achté 1971, Hoenig et al. 1971). Im übrigen wurde, wie schon im Abschnitt Nachuntersuchungszeitraum näher erläutert, bis Anfang der 80er Jahre die Geschlechtsumwandlungsoperation auf mehrere Operationsschritte, die Monate bis Jahre auseinanderlagen, verteilt.

Die Operationstechniken waren (und sind auch heute) unterschiedlich, je nach Auffassung, Erfahrung, technischen Fertigkeiten des Operateurs und individuellen Gegebenheiten beim Patienten. Als Auskleidung der Scheide wurde eingestülpte Penis-

oder Skrotalhaut verwendet, oder freie Hauttransplantate von anderen Körperregionen oder Dickdarmabschnitte. Die Schwellkörper wurden ganz entfernt, oder nur teilweise, um mit den Resten die Labien zu unterfüttern. Die Glans Penis wurde entfernt, oder sie wurde entweder zur Imitation eines Muttermundes in die Tiefe der Scheide verlagert, oder es wurden Teile davon zur Bildung einer Klitoris verwendet. In keiner einzigen Nachuntersuchung werden die jeweils angewandten Techniken in statistisch verwertbarer Weise den behandelten Patienten und den Behandlungsergebnisen zugeordnet.

Dies gilt auch für zusätzliche Operationen wie insbesondere Brustvergrößerungen, aber auch Face-Lifting, Eingriffe an Nasenbein, Schildknorpel oder Stimmbändern usw. (vgl. Stapleton 1986). Werden solche Eingriffe erwähnt, wird die spezifische Indikation dafür in den seltensten Fällen begründet, wie z.B. bei Spengler (1980), der über eine operative Brustvergrößerung bei einer Frau berichtete, die wegen Unverträglichkeit Hormone nicht einnehmen konnte. Umgekehrt gibt es Autoren, die zusätzliche Operationen, die Patienten an sich vornehmen ließen, pauschal als psychopathologisches Symptom deuten im Sinne eines Münchhausen-Syndroms, ohne daß ihren Darstellungen zu entnehmen ist, ob der eine oder andere dieser Eingriffe nicht vielleicht doch indiziert war (z.B. Hoenig et al. 1971). Systematisch erfaßt wurde diese Art zusätzlicher Eingriffe in den Nachuntersuchungen nicht .

Bei den *FM-TS* gibt es ebenfalls ein weites Spektrum des operativen Vorgehens. Dies betrifft Art, Zahl, Reihenfolge und Technik operativer Eingriffe. Die am häufigsten durchgeführten Operationen waren Brustverkleinerungen, gefolgt von Ovar- und/oder Hysterektomien. In manchen Arbeiten wird nur über Brustverkleinerungen berichtet (z.B. Wålinder 1967, Randell 1969); in anderen wird bei einem Patienten, dem die Gebärmutter entfernt wurde, und bei dem eine Penisoperation erfolgte, keine Brustverkleinerung erwähnt (z.B. Alanko u. Achté 1971). Die zuletzt genannte Untersuchung zeigt an einer kleinen Stichprobe von nur drei Männern die Uneinheitlichkeit der Berichterstattung, die die Uneinheitlichkeit des Vorgehens widerspiegeln dürfte. Beim zweiten Patienten werden drei operative Schritte genannt (Brustverkleinerung, Gebärmutterentfernung, Penisoperation), beim dritten wird pauschal von einer Geschlechtstransformationsoperation gesprochen.

Offensichtlich uneinheitlich wurde verfahren, was die Entfernung der inneren Geschlechtsorgane betrifft. Einzelne Autoren hielten diese für überflüssig, andere empfahlen die als angeblich schonender charakterisierte Röntgenbestrahlung (Vogt 1968, Hoenig et al. 1971). Wieder andere berichteten davon, daß entweder nur die Eierstöcke oder nur die Gebärmutter entfernt wurden, und oft wurden auch alle inneren Geschlechtsorgane herausgenommen. Die dabei angewandten Operationstechniken wurden in der Regel nicht, und wenn doch, dann nicht in einer statistisch verwertbaren Weise in Beziehung zu den jeweils nach einer spezifischen Methode behandelten Patienten gesetzt. Dasselbe trifft für die operativen Techniken zur Brustverkleinerung zu, und für die Reihenfolge, in der die einzelnen operativen Schritte angewandt wurden.

Insgesamt sehr selten wird über Penisoperationen berichtet. Das komplikationsunanfälligste und am wenigsten aufwendige Verfahren, die sog. Klitorismobilisation bzw. die Bildung eines Klitorispenoids, wurde bei einem der von Wålinder u. Thuwe (1975), bei sechs von vierzehn der von Fahrner et al. (1987) und bei etwa jedem vierten der von Eicher (1984) beschriebenen Männer angewandt, wobei die beiden zuletzt genannten Stichproben sich möglicherweise überschneiden. Die aufwendigeren Verfahren, die in den Nachuntersuchungsberichten nicht nach den angewandten Operationstechniken differenziert werden (Rollhautlappenplastik oder freies Transplantat vom Unterarm), wurden offenbar nur bei etwa 35 Männern angewandt (Gesamtsumme, mögliche Stichprobenüberschneidungen nicht abgerechnet; Benjamin 1967, Money u. Brennan 1968, Randell 1969, Money u. Ehrhardt 1979, Alanko u. Achté 1971, Wyler 1978, Lothstein 1980, Sörensen 1981 b, McCauley u. Ehrhardt 1984, Fahrner et al. 1987, Kuiper u. Cohen-Kettenis 1988, Dudle 1989, Pfäfflin u. Junge 1990).

Namens- und Personenstandsänderung

Die juristische Anerkennung des Geschlechtswechsels durch Genehmigung zur Führung eines anderen Vornamens schon während der Zeit des Alltagstests und durch Personenstandsänderung nach abgeschlossener Behandlung sind wesentliche Teile der Geschlechtsumwandlung. Man mag sich darüber Gedanken machen, ob 'Transsexualität als historisches Projekt' im Sinne Hirschauers (1992 a, in diesem Band, 1992 b) überhaupt entstanden wäre, wenn die Geschlechtszuschreibungen medizinisch und juristisch weniger starr gehandhabt worden wären und ein offenerer Umgang mit Geschlechtswechslern gepflegt worden wäre. Auch mag man diskutieren, ob Namens- und Personenstandsänderung Teil der Behandlung oder unabhängig davon zu betrachten sind. In den verschiedenen europäischen Ländern gibt es dazu unterschiedliche Modelle (Will 1992, in diesem Band). Unter praktischen und individuellen Gesichtspunkten leuchtet unmittelbar ein, daß es schwierig ist, sich als Frau oder Mann zu behaupten, wenn der rechtliche Status dem entgegensteht (Augstein 1992, in diesem Band).

In den Nachuntersuchungen der 60er Jahre, die alle vor jeglicher Spezialgesetzgebung publiziert worden waren, wird den mit Namens- und Personenstandsänderung zusammenhängenden Problemen durchschnittlich mehr Platz eingeräumt als in späteren Arbeiten, und es zeichnen sich bereits dort Positionen ab, die später die spezifischen nationalen Regelungen prägten. Hertz et al. (1961) sowie Wålinder (1967) schilderten eher beiläufig den unkomplizierten Vorgang der Namensänderung, wie er später in der schwedischen Gesetzgebung paraphiert wurde. Randells ambivalente Haltung gegenüber den Operierten, die für ihn "tatsächlich weiter nichts sind als kastrierte Männer" (Randell 1969, S. 375), dürfte die Rechtspraxis in Großbritannien wesentlich beeinflußt haben. Walsers (1968) und Wylers (1978) Arbeiten, die nicht nur Schweizer Patienten, sondern auch Patienten aus den Nachbarländern beschrieben, zeigen die Differenz zwischen der relativ einfachen Schweizerischen Lösung und den damals noch erheblich größeren rechtlichen Problemen in den Nachbarländern Italien, Österreich und Bundesrepublik Deutschland (vgl. dazu Will 1992, in diesem Band). Unproblematisch war die Personenstandsänderung offenbar schon 1977 in Singapur (Tsoi et al. 1977).

Die meisten Nachuntersuchungen behandelten die Frage der Namens- und Personenstandsänderung jedoch eher beiläufig. Überall dort, wo darüber berichtet wird, daß Patienten nach der Operation Ehen eingingen, kann man daraus den Schluß ziehen, daß Namens- und Personenstandsänderung erreichbar waren. Spezifischere Untersuchungen zu den Auswirkungen der Namensänderung finden sich bei Hoenig et al. (1970 b) sowie Blanchard et al. (1985).

6.2.4 Fragestellungen

Entsprechend dem apologetischen Charakter der Wirksamkeitsforschung der ersten beiden Dekaden standen zunächst die Fragen im Vordergrund, ob die Behandlung zur Geschlechtsumwandlung überhaupt erwünschte Auswirkungen hat. Einzelne Behandlungsschritte wurden dabei kaum differenziert. Das Interesse richtete sich auf 'die Operation(en)', alle anderen Behandlungsschritte schienen keinen eigenständigen Stellenwert zu haben. Es wurde in globalen Kategorien erfaßt, ob sich die behandelten Patienten nach der Behandlung wohl oder wohler fühlten, ob sie in gleicher Weise wie zuvor litten, oder ob sich ihr Befinden gar verschlechtert hatte. Erst im Laufe der Zeit wurden Fragestellungen und Erhebungsinstrumente differenzierter. Das Befinden wurde in Bezug gesetzt zu bestimmten Lebensbereichen, die jeweils gesondert bewertet wurden. Dem subjektiven Urteil der Patienten wurde das subjektive, aber als objektiv bezeichnete Urteil von Angehörigen und Untersuchern zur Seite gestellt. Es wurde nach reproduzierbar und untersucherunabhängig erfragbaren 'harten' Daten gesucht.

Die weitere Differenzierung von Fragestellungen und Untersuchungsmethodik folgte den bereits dargestellten Entwicklungslinien der differentiellen Therapie-Effizienz-Forschung: Die Leitfrage, *ob die Behandlung nützt, wurde ergänzt durch Fragen, was im einzelnen unter welchen Bedingungen und auf welche Weise wem nützt.* So wurde z.B. versucht, anhand von Nachuntersuchungsergebnissen zu prognostisch verwendbaren Typologien zu kommen (z.B. Walser 1968, Gandy 1973, Laub u. Fisk 1974, Sörensen 1981 a, b), die Verläufe bei Frauen mit jenen bei Männern zu vergleichen (z.B. Kockott u. Fahrner 1988), Entwicklungen operierter solchen nicht operierter Patienten gegenüberzustellen (z.B. Meyer u. Reter 1979, McCauley u. Ehrhardt 1974, Fahrner et al. 1987, Kuiper u. Cohen-Kettenis 1988), die spezifischen Auswirkungen unterschiedlicher Behandlungsabschnitte, -elemente und -settings zu untersuchen (z.B. Meyer u. Reter 1979, Lothstein 1980, Ross u. Need 1989, Mate-Kole et al. 1990) und die langfristigen Auswirkungen zu verfolgen, die eine Nichtzulassung zur Operation hatte (Lundström 1981). Da wir im Zusammenhang mit der Ergebnisdarstellung (vgl. Abschnitt 6.2.6) auf diese Fragenkomplexe zurückkommen werden, sollen zunächst methodische Aspekte der Nachuntersuchungen diskutiert werden.

6.2.5 Untersuchungsmethoden

Unabhängigkeit der Untersucher

Bei der Mehrzahl der Studien war mindestens einer der Autoren sowohl an der Behandlung als auch an der Nachuntersuchung beteiligt. Auch wenn viele Arbeiten dazu keine expliziten Angaben enthalten, gilt dies fast durchgängig für alle Arbeiten bis Mitte der 70er Jahre. Abramowitz' (1986) Behauptung, nur Benjamin sei als Nachuntersucher unabhängig gewesen, weil er als einziger dem Operationsteam nicht angehört habe, ist in seiner Begründung unzutreffend. Abgesehen davon, daß viele Autoren ebenso wie Benjamin keinem Operationsteam angehörten und die Operationsindikation durch einen Psychiater stellen ließen (z.B. Vogt 1968), spielt dies für die Frage der Unabhängigkeit keine Rolle. Die Delegation der Indikationsentscheidung ist ein formaler Trennungsstrich, der im Einzelfall sogar therapeutisch sinnvoll sein mag, der jedoch die unter methodischen Gesichtspunkten geforderte Unabhängigkeit unberührt läßt. Entsprechendes gilt umgekehrt für alle Operateure, die sich auf eine psychiatrisch gestellte Indikation stützten, aber von ihnen selbst operierte Patienten nachuntersuchten (z.B. Eicher 1984, Eicher et al. 1991).

Daß Nachuntersucher selbst an der Behandlung beteiligt waren, provoziert häufig das Argument, die Ergebnisse könnten durch den nicht steuerbaren Wunsch, die Behandlung zu rechtfertigen, verfälscht sein. Einzelne Autoren versuchten, dieses Problem zu lösen, indem sie die von ihnen erhobenen Befunde besonders kritisch beurteilten. Sie meinten, dadurch Verzerrungen vermeiden zu können, oder aber, wenn sie schon unvermeidlich wären, allenfalls in pessimistischer Richtung verzerrt zu haben (z.B. Hastings 1974). Andere Arbeitsgruppen bildeten gemischte Teams mit an der Behandlung Beteiligten und Unbeteiligten (z.B. Money u. Brennan 1968, Money u. Primrose 1968, Hunt u. Hampson 1980 b, McCauley u. Ehrhardt 1984, Fahrner et al. 1987, Kockott u. Fahrner 1988, Ross u. Need 1989, Pfäfflin u. Junge 1990). Zu dieser Gruppe wird man im Prinzip auch die Dissertationen zählen müssen (Wyler 1978, Simona-Politta 1983, Wiegand 1984, Junge 1987, Dudle 1989), da die Doktoranden, möglicherweise mit Ausnahme Kandos (1973), in der Regel mit an der Behandlung Beteiligten eng zusammenarbeiteten, sowie eine Reihe weiterer Arbeiten, von denen anzunehmen ist, daß sie auf Dissertationen zurückgehen. Relative Unabhängigkeit wurde dadurch gewahrt, daß der jeweils an der Behandlung Beteiligte nicht unmittelbar an der Nachuntersuchung teilnahm (z.B. Fahrner et al. 1987, Junge 1987), oder daß Tonbandprotokolle der katamnestischen Gespräche jeweils unabhängig eingeschätzt, die Ergebnisse verglichen und die Übereinstimmung statistisch geprüft wurden (z.B. Hunt u. Hampson 1980 b, Pfäfflin u. Junge 1990), oder daß der an der Behandlung Beteiligte bzw. Unbeteiligte jeweils Teilstichproben untersuchte, und die erhobenen Befunde diskutiert wurden (Ross u. Need 1989). Daneben gibt es eine Reihe von Arbeiten, die erklärtermaßen ganz unabhängig von Verflechtungen in die Behandlung durchgeführt wurden und in denen geschulte Rater ihre Beurteilungen unabhängig voneinander abgaben (z.B. Kuiper 1985, Lindemalm et al. 1986, Kuiper u. Cohen-Kettenis 1988).

Die Einhaltung des formalen Erfordernisses der Unabhängigkeit ist jedoch keine Garantie für Objektivität. Jene Arbeit, die sich am explizitesten auf dieses Kriterium berief (Lindemalm et al. 1986), scheint uns in Auswahl und Bewertung der berücksichtigten Literatur, in der Darstellung der Katamnesen und in der Bewertung der Ergebnisse nicht weniger voreingenommen als andere Studien, deren Autoren eigene Patienten nachuntersuchten. Angesichts der jahrelangen und nicht selten komplikationsträchtigen Behandlungsverläufe erscheint es insbesondere schwierig, ausschließlich unabhängige Beurteilungen zu verschiedenen Meßzeitpunkten zu erhalten, da die Patienten im Verlauf der Behandlung viele Stationen durchlaufen, in denen sie, z.B. im Kontext einer Gender Identity Clinic, immer wieder dasselbe gefragt werden und oft nichts von diesen zusätzlichen Begutachtungen und Beurteilungen haben, so daß die Kooperationsbereitschaft für zusätzliche wissenschaftliche Untersuchungen nicht gerade gefördert wird. Die Nachuntersuchungen von Wyler (1978) und Wiegand (1984) sind Beispiele dafür, wie niedrig dann die Beteiligungsquote ausfällt. Die Arbeiten von Täschner u. Wiesbeck (1988) sowie Wiesbeck u. Täschner (1989), die sich nur auf von der Behandlung unabhängige Begutachtungen nach Transsexuellengesetz stützen, sind

Beispiele dafür, wie oberflächlich die anläßlich solcher Nachuntersuchungen gewonnenen Einsichten bleiben. Nach unserer Erfahrung (Junge 1987, Pfäfflin u. Junge 1990) ist die Bereitschaft, an einer Nachuntersuchung teilzunehmen, umso größer, je besser die persönliche Beziehung zum Behandler gewesen war, je mehr die Patienten während der Behandlung erlebt hatten, daß sie ernst genommen worden waren, und je mehr sie sich von einer Teilnahme erhofften, daß gegebenenfalls noch unbefriedigende Behandlungsergebnisse korrigiert werden könnten. Je zufriedener Patienten dagegen sind, und je besser sie seit Abschluß der Behandlung zurechtkommen, desto weniger haben sie Veranlassung, die Mühe einer Nachuntersuchung auf sich zu nehmen, es sei denn, sie kommen aus Verbundenheit zu denen, die ihnen früher beigestanden haben. Von daher ist von einer Nachuntersuchung durch von der Behandlung völlig unabhängige Untersucher möglicherweise bereits im Vorfeld eine Stichprobenverzerrung in Richtung ungünstiger Ergebnisse zu erwarten.

Informationsquellen und Erhebungsinstrumente

Die naheliegendste Informationsquelle ist der Patient selbst, der mündlich und/oder schriftlich befragt und, je nach Fragestellung, zusätzlichen Untersuchungen unterzogen wird. Darüber hinaus können eine Reihe weiterer Quellen nützlich sein. Je nach methodischem Ansatz, Fragestellung und Erreichbarkeit der Patienten wurden in einzelnen Studien für die jeweilige Gesamtstichprobe oder für Teilstichproben unterschiedliche Quellen benutzt.

Mündliche Befragung: Obwohl man erwarten könnte, daß die direkte Befragung des Patienten eine Selbstverständlichkeit ist, wurde dieses Verfahren nicht in allen Nachuntersuchungen, und in manchen Studien nicht bei allen Nachuntersuchten angewandt. Einzelne Autoren beriefen sich bei ihren Beurteilungen ausschließlich auf Hören-Sagen oder andere indirekte Mitteilungen, entweder für die Gesamtstichprobe (z.B. Tsoi et al. 1978), oder nur für die Teilstichprobe der Nicht-Erreichbaren (z.B. Benjamin 1964 a, b). Mit weit entfernt wohnenden Patienten wurde z.T. telefoniert, korrespondiert, oder es wurden auch unsystematisch Freunde und Verwandte befragt (z.B. Benjamin 1964 a, b, Walser 1968, Stürup 1976, Wiegand 1984), oder auch Mitpatienten (z.B. Lothstein 1980).

Die formale Gestaltung der Befragungen unterscheidet sich in den einzelnen Studien erheblich. Sie reicht von einmaligen über systematisch über den Zeitraum eines Jahres verteilte telefonische Nachfragen (z.B. Hunt u. Hampson 1980 b) über Visiten am Krankenbett zur Erhebung unmittelbar postoperativer Eindrücke (z.B. Hastings 1974), psychiatrische Befragungen am Rande von Nachschauterminen in den operativen Fächern (z.B. Stone 1977), einmalige (z.B. Stürup 1976) oder wiederholte unstrukturierte (z.B. Hertz et al. 1961, Benjamin 1964 a, b, Vogt 1968, Randell 1969, Ball 1981) und teilstrukturierte Interviews (z.B. Spengler 1980, Kröhn et al. 1981, Lundström 1981, Simona-Politta 1983, Lindemalm et al. 1986, Junge 1987) bis zu vollstrukturierten Interviews (z.B. Sörensen 1981 a, b, Blanchard et al. 1987, Fahrner et al. 1987, Kuiper u. Cohen-Kettenis 1988, Mate-Kole et al. 1990). Entsprechend unterschiedlich war der dafür aufgewandte Zeitrahmen, der sich, soweit dafür Werte angegeben wurden, zwischen einer halben Stunde (Spengler 1980) und maximal neun Stunden (Simona-Politta 1983) bewegte.

Eine Gruppe von Autoren führte die Untersuchungen im Rahmen stationärer oder teilstationärer Aufenthalte in einer psychiatrischen Klinik durch (Hoenig et al. 1970 a, b, 1971). Im übrigen fanden die Nachuntersuchungen meist in den jeweiligen Behandlungseinrichtungen statt; unter besonderen Bedingungen, z.B. wenn die Patienten sehr weit entfernt wohnten, auch in deren Wohnungen (z.B. Meyer u. Reter 1979, Junge 1987). Nur in den Arbeiten von Kuiper (1985) bzw. Kuiper u. Cohen-Kettenis (1988) wird hervorgeheoben, daß die weit überwiegende Zahl der Befragungen in den Wohnungen der Patienten durchgeführt worden waren, nur in Ausnahmefällen dagegen in Behandlungsräumen. Kando (1973) suchte einige Frauen seiner Stichprobe im Kreis ihrer Familien auf, oder begleitete sie in die Subkultur.

Schriftliche Befragung: Eine schriftliche Erhebung mittels eines standardisierten katamnestischen Fragebogens wurde erstmals von Kando (1973) beschrieben. In den folgenden Jahren wurde diese Methode häufiger eingesetzt (z.B. Wyler 1968, Lothstein 1980, Wiegand 1984, Blanchard et al. 1985, McEwan et al. 1986, Fahrner et al. 1987, Pfäfflin u. Junge 1990, Eicher et al. 1991).

Standardisierte Testverfahren: Es sind vier Gruppen psychodiagnostischer Testverfahren, die in den Nachuntersuchungen Verwendung fanden: (1) Intelligenztests (Money u. Brennan 1968, Hoenig et al. 1970 a, b, Täschner u. Wiesbeck 1988 a, b), (2) projektive Testverfahren (Kando 1973, Wiegand 1984), (3) verschiedene Persönlichkeitsinventare, unter diesen am häufigsten der MMPI (Hoenig et al. 1970 a, b, Kando 1973, Sadoughi et al. 1978, Hunt u. Hampson 1980 b, Lothstein 1980, Kröhn et al. 1981, Fahrner et al. 1987, Junge 1987, Kuiper u. Cohen-Kettenis 1988, Mate-Kole et al. 1990) und (4) spezifische Tests zu Geschlechtsrollenstereotypien (Money u. Brennan 1968, Junge 1987, Mate-Kole et al. 1990). In einigen Arbeiten wird nur erwähnt, daß bestimmte oder weitere, aber namentlich nicht genannte Testverfahren angewandt wurden (z.B. Kröhn et al. 1981), und die Testergebnise werden nicht immer mitgeteilt. Pauschal heißt es z.B. bei Turner et al. (1978), die die angewandten Testverfahren nicht nennen, diese hätten die von den Patienten zum Ausdruck gebrachte subjektive Zufriedenheit bestätigt. Hunt u. Hampson (1980 a) benutzten die MMPI-Untersuchungen zur Validierung ihrer Bewertungsskalen. Bei einigen anderen Autoren hat man dagegen den Eindruck, daß Auswahl und Anwendung der Testverfahren nicht theoriegeleitet waren, sondern dem Prinzip des zufällig in einer Behandlungseinrichtung Verfügbaren folgten. Vermutlich ist einer der Gründe dafür, daß psychologische Testergebnisse in den Nachuntersuchungen so marginal abgehandelt werden, darin zu sehen, daß solche Ergebnisse normalerweise gesondert publiziert wurden (z.B. Mate-Kole et al. 1988, vgl. die Übersicht von Lothstein 1984).

Körperliche Untersuchungen: Je nach Fragestellung und Haltung der Untersucher wurden unterschiedlich ausführliche körperliche Untersuchungen vorgenommen. Bei den Arbeiten aus den chirurgischen Fächern gehörten sie zur Regel, auch wenn die Ergebnisse nicht immer detailliert dargestellt wurden. Manche Autoren sprechen pauschal von körperlicher Untersuchung (z.B. Benjamin 1964 a, Vogt 1968, Hoenig et al. 1971, Eicher et al. 1991), andere von regelmäßigen endokrinologischen und chirurgischen Kontrollen (z.B. Zingg et al. 1980), Erhebung des gynäkologischen und urologischen Lokalbefundes (z.B. Kröhn et al. 1981), körperlicher Inspektion (z.B. Randell 1969) oder photographischer Dokumentation des Operationsergebnisses (z.B. Junge 1987).

Außer in einigen Berichten aus den chirurgischen Fächern finden sich detaillierte somatische Befunderhebungen bezüglich des operativen Ergebnisses in den Arbeiten von McEwan et al. (1986), Blanchard et al. (1987), Ross u. Need (1989), die im Zusammenhang mit ihrer spezifischen Fragestellung auch Urographien durchführten, sowie Pfäfflin u. Junge (1990). In einer Studie wurde den Frauen für eine histologische Untersuchung jeweils eine Gewebsprobe aus der Scheide entnommen (Kröhn et al. 1981).

Befragung anderer Personen: Wie bereits erwähnt, wurden dann, wenn die Patienten nicht erreichbar waren, auch Angehörige, Freunde oder Mitpatienten befragt. Manche Arbeitsgruppen legten grundsätzlich Wert auf die Einbeziehung von Partnern, Freunden und Angehörigen (z.B. Benjamin 1966, Hoenig et al. 1970 a, b, 1971, Hunt u. Hampson 1980 b), oder bezogen diese ein, wenn sich dafür mehr oder weniger zufällig eine Gelegenheit ergab (z.B. Stone 1977, Junge 1987). Andere befragten unsystematisch früher behandelnde Ärzte oder Psychotherapeuten (z.B. Benjamin 1966, Lothstein 1980).

Schriftliche Quellen: Die am häufigsten hinzugezogenen Dokumente waren Behandlungsunterlagen (Krankenakten, Gutachten, Berichte über stationäre psychiatrische Aufenthalte usw.). In der Regel dienten die Akten aus der Erstuntersuchung in der jeweiligen Behandlungseinrichtung als Grundlage für die retrospektive Beurteilung des ersten Pols im Prä-Post-Vergleich (z.B. Hore et al. 1975, Lothstein 1980, Spengler 1980, Pfäfflin u. Junge 1990). Einzelne Arbeiten stützten sich ausschließlich auf Behandlungsakten, nach denen sie beide Pole des Vergleichs beurteilten (z.B. Wyler 1978, Dudle 1989), oder sie wandten diesen Vergleich zusätzlich zu anderen Verfahren an (z.B. Walser 1968, Lothstein 1980). Zur zuletzt genannten Gruppe gehören ferner alle jene Arbeiten, denen Verlaufsakten zu Grunde lagen (z.B. Wålinder 1967, Money u. Brennan 1968, Hoenig et al. 1970 a, b, 1971, Money u. Ehrhardt 1970, Lundström 1981, McCauley u. Ehrhardt 1984, Eicher et al. 1991). Die ausführlichste Beiziehung von Sekundärquellen findet sich in den Arbeiten von Wålinder u. Thuwe (1975) und Lundström (1981). Sie konnten umfangreiche Daten über sämtliche Krankschreibungen, Diagnosen, Alkoholabhängigkeit, Erwerbsunfähigkeitsrenten, Bezug von Sozialhilfe, Personenstand, Strafregistereinträge usw. erheben, die in anderen Ländern nicht in gleicher Weise zentral registriert werden oder zu denen dort aus Gründen des Datenschutzes kein Zugang besteht. Die Beurteilungen der sozioökonomischen und gesundheitlichen Situation der Nachuntersuchten in den zuletzt genannten Untersuchungen stützen sich daher auf weitaus mehr 'objektive' Daten, als dies in anderen Nachuntersuchungen der Fall ist.

Beurteilung: Die Nachuntersuchungen unterscheiden sich darin, ob die Patienten ihre Situation selbst bewerteten oder ob der Bewertung Fremdbeurteilungen (Untersucher, Angehörige, Freunde, Aktenauskünfte usw.) zugrunde gelegt wurden. In den meisten Arbeiten wurden sowohl Selbst- wie auch Fremdbeurteilungen berücksichtig, in den Ergebnisdarstellungen jedoch nicht immer klar unterschieden (z.B. Hoenig et al. 1971). Doch gibt es auch andere Arbeiten, in denen für beide Beurteilungen ähnlich detaillierte Skalierungsmaße entwickelt und die Ergebnisse entsprechend differenziert dargestellt wurden (z.B. McEwan et al. 1986, Fahrner et al. 1987). Auch dort, wo es sich um eher globale Einschätzungen handelte, differierten die Bewertungen der Patienten nicht wesentlich von jenen der Untersucher. Zu manchen Items waren die Untersucher, zu anderen die Patienten kritischer (z.B. Randell 1969, Kröhn et al. 1981). Beim statistischen Vergleich der subjektiven Einschätzungen mit Fremdbeurteilungen konnten Pfäfflin u. Junge (1990) für ihre Stichprobe keine signifikanten Unterschiede finden.

Da aber Selbst- ebenso wie Fremdbeurteilungen gewollt oder ungewollt verzerrt sein können, wurde in vielen Studien versucht, zusätzlich zu den subjektiven Bewertungen objektivierbare Bereiche nach möglichst objektiven Kriterien zu erfassen. Ganz im Gegensatz zu Walser, der hervorhob, daß er zur Beschreibung seiner Stichprobe insgesamt "86 objektive Quellen" (Walser 1968, S. 420) herangezogen hatte, hielt Stürup (1976) erklärtermaßen von großem methodischem Aufwand nicht viel, sondern glaubte primär den Patienten und traute seinem eigenen Urteil als erfahrener Psychiater ebensoviel zu wie Fragebogen oder anderen differenzierten Erhebungsinstrumenten. Er verzichtete auch auf körperliche Untersuchungen, weil er sie im Kontext der psychiatrischen Nachuntersuchung für unangemessen hielt. An seine Position erinnern wir an dieser Stelle, nicht etwa weil wir es für überflüssig hielten, differenzierte Meßinstrumente zu entwickeln und anzuwenden, sondern weil in ihr eine Haltung zum Ausdruck kommt, die Respekt vor den Patienten bezeugt und in Rechnung stellt, was mit einer Nachuntersuchung eigentlich erreicht werden soll und wem sie dient.

Kuiper (1985) sowie Kuiper u. Cohen-Kettenis (1988), die ihre Untersuchung aus theoretischen Gründen vorwiegend auf die subjektiven Einschätzungen der Patienten focussierten, verglichen diese mit anderen, 'objektiveren' Variablen (z.B. Arbeitspaltz, Partnerschaft) und konnten zeigen, daß die subjektiven Angaben valide waren.

Meßzeitpunkte: Die meisten Nachuntersuchungen sind 'ex-post-facto'-Untersuchungen, wie explizit im Titel der Arbeit von Kuiper (1985) gesagt wird, d.h., es gab nur einen Meßzeitpunkt und die anamnestischen Daten bzw. Einschätzungen für die Zeit des Behandlungsbeginns wurden retrospektiv erfragt oder auf frühere Behandlungsunterlagen gestützt. Dies kann unter methodischen Gesichtspunkten problematisch sein, wenn die für die Post-Einschätzung entwickelten Kategorien erst im Nachhinein auf die unsystematisch oder nach anderen Gesichtspunkten dokumentierten Befunde zum Prä-Zeitpunkt angewandt werden. Andererseits zeigt die Formulierung der Bewertungskriterien vieler Autoren, die Patienten über Jahre begleitet haben und über Langzeitverläufe berichten, daß sie bei Beschreibung und Beurteilung ihrer Patienten auf bestimmte Merkmale besonders achteten, so daß kaum mit einer allzu großen Diskrepanz ihrer Beurteilungsmaßstäbe für die verschiedenen Meßzeitpunkte zu rechnen ist, sondern eher davon auszugehen ist, daß sie in ihren retrospektiv ausgewerteten Behandlungsunterlagen nach ähnlichen Gesichtspunkten geurteilt hatten wie bei den Nachuntersuchungen. Dies gilt vermutlich für eine ganze Reihe gut dokumentierter Verlaufsuntersuchungen (z.B. Walser 1968, Vogt 1968, Randell 1969, Hoenig et al. 1970 a, b, 1971, Money u. Ehrhardt 1970, Hunt u. Hampson 1980 b, Sörensen 1981 a, b, McCauley u. Ehrhardt 1984, Pfäfflin u. Junge 1990, Stein et al. 1990) und insbesondere für die als prospektive Studie angelegte Untersuchung von Wålinder (1967) und Wålinder u. Thuwe (1975). Wie die Untersuchungen von Kuiper u. Cohen-Kettenis (1988) sowie Fahrner et al. (1987) zeigen, gestattet das 'ex-post-facto'-Verfahren bei ausreichend guter Dokumentation des Verlaufs selbst Unterscheidungen für mehr als zwei Zeitpunkte. Mit zwei oder mehr Meßzeitpunkten, bei denen diesselben Verfahren angewandt wurden, arbeiteten Pomeroy (1967), Money u. Brennan (1968), Sadoughi et al. (1978), McCauley u. Ehrhardt (1984), Lothstein (1980) sowie Mate-Kole et al. (1990).

Bewertungskriterien: Die relative Beurteilung der katamnestischen Situation als im Vergleich zur Ausgangssituation 'besser' oder 'schlechter' kann bei Fremdbeurteilungen im strengen Sinn für viele Items nur dann erfolgen, wenn bei der Verlaufsuntersuchung zu beiden Meßzeitpunkten mit denselben Untersuchungsinstrumenten und nach denselben Kriterien beurteilt wurde, was, wie gezeigt, nur in wenigen Nachuntersuchungen geschah. Doch gibt es auch zahlreiche Items, die sich retrospektiv, insbesondere bei guter Dokumentation, verläßlich in 'mehr' oder 'weniger' quantifizieren lassen (z.B. Zahl der stationären psychiatrischen Aufenthalte, Suizidversuche, Dauer von Partnerschaften, Zeiten von Arbeitslosigkeit, Einkommen usw.). Bei der Verwendung absoluter Bewertungen wie 'gut' oder 'schlecht' sind Decken- und Bodeneffekte zu berücksichtigen. Damit ist gemeint, daß sich eine Person in einem als gut eingeschätzten Item nicht mehr wesentlich verbessern und in einem als schlecht eingeschätzen nicht mehr wesentlich verschlechtern kann (vgl. Simona-Politta 1983).

Zur Standardisierung von Bewertungskriterien wurden von mehreren Autoren Skalierungssysteme entwickelt, die wir bei den jeweiligen Nachuntersuchungen in Abschnitt 3 ausführlich referierten (Hastings 1974, Laub u. Fisk 1974, Wålinder u. Thuwe 1975, Meyer u. Reter 1979, Hunt u. Hampson 1980 b, Lundstörm 1981, Lindemalm et al. 1984, Fahrner et al. 1987, Dudle 1989, Pfäfflin u. Junge 1990). Vorläufer des ersten Skalierungssystems von Hastings (1974), das die vier Bereiche ökonomischen, sexuellen, sozialen und psychischen Zurechtkommens als die für die Beurteilung wichtigsten Bereiche herausstellte, waren die Bewertungskriterien von Benjamin (1964 a), Randell (1969) sowie Money u. Ehrhardt (1970). Wenig überzeugend ist das von Meyer u. Reter (1979) verwandte System. Das von Hastings (1974) entwickelte Punktbewertungssystem wurde von Steiner (1976) und in abgewandelter Form von Laub u. Fisk (1974), Junge (1987), Pfäfflin u. Junge (1990) und anderen verwendet. Häufiger angewandt wurde die Skala von Hunt u. Hampson (1980 a), die sich test-statistisch als reliabel und, gemessen am MMPI, als valide erwies. Sie wurde in vielen späteren Nachuntersuchungen mit oder ohne Variationen bzw. Erweiterungen übernommen.

6.2.6 Behandlungsergebnisse

Gesamtergebnisse

Die Nachuntersuchungen und Sammelreferate kommen übereinstimmend zu dem Ergebnis, daß *die geschlechtsumwandelnden Behandlungen wirksam sind. Durchgängig und ausgeprägt überwiegen positive bzw. erwünschte Wirkungen negative bzw. unerwünschte Wirkungen. Die Ergebnisse bei Männern sind durchschnittlich etwas besser als die bei Frauen.* Diese Feststellungen gelten trotz des breiten Spektrums der Haltungen der Autoren gegenüber Behandlungen zur Geschlechtsumwandlung und ungeachtet der qualitativ sehr unterschiedlichen Untermauerung, auf die sich die einzelnen Autoren zur Begründung ihres Urteils stützten. Es spielt für die

Gesamtbeurteilung keine nennenswerte Rolle, wie groß die Vorbehalte der einzelnen Autoren, sich auf solche Behandlungen überhaupt einzulassen, auch immer gewesen sein mochten (z.B. Ball 1981), für wie problematisch sie chirurgische Interventionen zur Behandlung von Geschlechtsidentitätsstörungen hielten (z.B. Alanko u. Achté 1971) und/oder sich lieber auf psychotherapeutische Behandlungen verlassen hätten (z.B. Meyer u. Reter 1979, Lothstein 1980, McCauley u. Ehrhardt 1984); ob sie den Rückgriff auf Operationen als ultima ratio (z.B. Täschner u. Wiesbeck 1988) oder als beste Behandlungsmethode (z.B. Steiner 1976) und Methode der Wahl (z.B. Laub u. Fisk 1974) betrachteten, und schließlich, wie sehr sie bezweifelten und in Frage stellten, daß es so etwas wie eine Geschlechtsumwandlung überhaupt geben könne (z.B. Randell 1969, Sörensen 1981 a, b, vgl. Hertoft u. Sörensen 1979).

Bezüglich der *globalen Prozentsätze befriedigender Ergebnisse* schwanken die in den früheren Sammelreferaten angegebenen Werte zwischen 71,4% für Frauen und 89,5% für Männer (Pauly 1968, 1971, Lundström et al. 1984) und, im jüngsten Sammelreferat, das nur Nachuntersuchungen aus der letzten Dekade berücksichtigte, 87% für Frauen und 97% für Männer (Green u. Fleming 1990). Aus Einzelfallberichten über 35 operierte Patienten hatte Pauly (1974 a, b) eine Besserungsrate von 100% errechnet, wobei er überzeugend argumentierte, daß dieser hohe Wert auf eine selektive Darstellung positiver Verläufe zurückzuführen sei und nicht der Realität entspreche. Ohne Vorlage eigener Zahlen stellte Lothstein (1982) die in früheren Untersuchungen angegebenen Raten befriedigender Ergebnisse von 68-86% als zu hoch in Frage. Abramowitz (1986) konstatierte bei etwa zwei Drittel der operierten Patienten eine Besserung.

Bezüglich der *globalen Prozentsätze unbefriedigender Ergebnisse bzw. von Verschlechterungen* bewegen sich die in den früheren Sammelreferaten angegebenen Werte für Frauen von 8,1% (Pauly 1981) über 10,3% (Lundström et al. 1984) bis 13% (Green u. Fleming 1990), die für Männer von 6% (Pauly 1981) über 9,7% (Lundström et al. 1984) bis 3% (Green u. Fleming 1990). Abramowitz (1986) fand bei 7% der operierten, nicht nach Geschlechtern differenzierten Patienten gravierende Komplikationen, zu denen er unter anderem Rückumwandlungsbegehren, psychotische Episoden, Hospitalisierungen und Suizide zählte.

Wie bereits im Zusammenhang mit den einzelnen Sammelreferaten diskutiert, beruhen diese Zahlen auf sehr groben Berechnungen. Die einzelnen Nachuntersuchungen bieten differenziertere Einblicke. Sowohl Verbesserungen wie Verschlechterungen werden dargestellt. Es wird über Mängel der Behandlungen, über unvollständige Behandlungen, über passagere, im Prinzip behebbare, ebenso wie über dauerhafte Komplikationen berichtet. Als höchste globale Mißerfolgsrate nennen Lindemalm et al. (1986) den Wert von 30%. Weil aber die Stichproben meist klein und/oder heterogen sind, Art und Ausmaß der Behandlung weit differieren und sich Fragestellungen, Erhebungsmethoden und Bewertungsmaßstäbe erheblich unterscheiden, erscheint es problematisch, die mitgeteilten Daten zu addieren und daraus globale Besserungsraten zu errechnen, wie dies die Autoren einzelner früherer Sammelreferate getan hatten.

Außer den globalen Ergebniseinschätzungen werden in den Einzelarbeiten und Sammelreferaten entsprechend deren Fragestellungen und Untersuchungsmethoden zahlreiche Bereiche genannt, in denen sich Verbesserungen, Verschlechterungen oder keine Veränderungen zeigten. Angesichts der Heterogenität der referierten Originalarbeiten erscheint es aber nicht sinnvoll, die Daten zu einzelnen Themenbereichen jeweils zusammenzufassen. Aus diesem Grunde werden im folgenden nur jene Ergebnisse hervorgehoben, die als methodisch abgesichert gelten können. Dabei interessieren vor allem drei Fragen: (1) Welches sind die Wirkfaktoren, auf die die insgesamt positiven Ergebnisse zurückgeführt werden? (2) Welches sind die wesentlichen Bereiche, in denen erwünschte oder unerwünschte Wirkungen gemessen wurden? (3) Lassen sich diagnostische oder anders definierte Gruppen unterscheiden, bei denen größere oder geringere Wirkungen erzielt wurden?

Wirkfaktoren

Die Nachuntersuchungen der 60er und 70er Jahre differenzierten mit Ausnahme einer Arbeit von Hoenig et al. (1970 b), auf die wir zurückkommen werden, noch nicht hinsichtlich der Wirksamkeit einzelner Behandlungselemente. Der essentielle Teil der *Behandlung zur Geschlechtsumwandlung*, dessen Wirksamkeit zu untersuchen man sich anschickte, bestand für sie in 'der Operation'. Ihr gegenüber erschienen alle anderen Behandlungsaspekte nachgeordnet, obwohl schon Alanko u. Achté (1971) mit Nachdruck hervorgehoben hatten, daß operative Eingriffe allein therapeutisch ineffizient seien. Erst ab Ende der 70er Jahre wurde begonnen, einzelne Wirkfaktoren aus der Gesamtwirkung gezielter zu isolieren und zu untersuchen.

Als erste wiesen Meyer u. Reter (1979) ungeachtet aller methodischen Mängel ihrer Arbeit die Wirksamkeit des *kontinuierlichen Kontakts mit einem organisierten Forschungsprogramm* als einen eigenständigen Wirkfaktor nach. Der Leitgedanke des Programms an der Johns-Hopkins-Klinik in Baltimore, über das sie berichteten, war Evaluation, nicht Behandlung. Patienten, denen es gelang, regelmäßigen Kontakt zur Forschungseinrichtung zu halten, schnitten deutlich besser ab als Patienten, die diesen Kontakt nicht aufrechterhalten konnten. Verbesserungen ergaben sich schon vor, und insofern unabhängig von den operativen Eingriffen.

Ähnliche Ergebnise fanden Blanchard et al. (1983, 1985), Blanchard (1985) und Blanchard u. Steiner (1983) mit ihren ersten multivariaten Querschnittanalysen von kanadischen Patienten in unterschiedlichen Behandlungsstadien. Sie konnten an großen Stichproben zeigen, daß psychische Beschwerden und Neurotizismen *im gesamten Verlauf des Prozesses der Geschlechtsumwandlung* statistisch signifikant weniger wurden. Den Prozeß der Geschlechtsumwandlung bezeichneten sie als Gender Reorientation. Sie entwickelten einen für jede ihrer Untersuchungen etwas anders definierten Gender-Reorientation Index und konnten entgegen Vermutungen von Meyer u. Reter (1979), belegen, daß die gemessenen positiven Veränderungen nicht allein Effekte der verstrichenen Zeit, d.h. des bloßen Älter- oder Erwachsenerwerdens der untersuchten Personen waren, von denen nur jeweils Teilstichproben hormonell behandelt und/oder operiert worden waren, sondern Effekte der Gender Reorientation. Das Auftreten und Sich-behaupten in der anderen Geschlechtsrolle, offizieller Namenswechsel und Eingehen von Partnerschaften waren wesentliche Faktoren, die neben Hormonbehandlung und Operation zu besserer 'psychologischer Anpassung' beitrugen.

Diese Befunde wurden bestätigt durch die Untersuchungen Kuipers (1985) und Kuipers u. Cohen-Kettenis' (1988) aus den Niederlanden, wonach Patienten, die im Rahmen des Alltagstests und *unter Anbindung an eine Behandlungseinrichtung min-*

destens mit der Hormonbehandlung begonnen oder auch bereits Teiloperationen hinter sich gebracht hatten, weniger unter ihrer Geschlechtsidentitätsstörung litten als unbehandelte Patienten. Ob die operative Behandlung abgeschlossen oder aber ob sie noch gar nicht begonnen war, spielte dagegen keine Rolle bezüglich des subjektiven Wohlergehens.

In Übereinstimmung damit fanden Fahrner et al. (1987) beim Vergleich von drei Gruppen bzw. der Bewertung der zu drei Meßzeitpunkten erhobenen Daten, daß bereits *während der Zeit des Alltagstests* statistisch signifikante positive Veränderungen im Vergleich zum Zeitpunkt des Beginns der Behandlung manifest werden. Im Unterschied zu den Befunden aus den Niederlanden wurden jedoch bei jenen Patienten, die die medizinische Behandlung abgeschlossen hatten, d.h. den operierten Patienten, zusätzliche positive Veränderungen gemessen in Bereichen, die in den niederländischen Untersuchungen nicht miterfaßt worden waren.

Als weiterere Wirkfaktoren wurden in den Untersuchungen von Lothstein (1980) und McCauley u. Ehrhardt (1984) aus den Vereinigten Staaten *Beratung und Psychotherapie* nachgewiesen, die vermutlich bereits in der Untersuchung von Meyer u. Reter (1979) eine Rolle gespielt hatten, nur daß diese Autoren nicht näher differenziert hatten, was der 'Kontakt zu einem Forschungsprogramm' im einzelnen beinhaltete.

Mit der zuvor erwähnten Münchener Untersuchung (Fahrner et al. 1987) waren, prinzipiell wenig überraschend, auch *die operativen Eingriffe* als Wirkfaktor isoliert worden. Die Arbeit von Mate-Kole et al. (1990) aus England bestätigte drei Jahre später diesen Befund in einer Vergleichsgruppenuntersuchung, die nach dem Urteil aller Autoren der vorausgegangenen Untersuchungen aus therapeutischen Gründen angeblich gar nicht vertretbar war: Patienten, die relativ unmittelbar nach abgeschlossener Diagnostik operiert wurden, waren zum Nachuntersuchungszeitpunkt sozial aktiver und zeigten weniger Neurotizismen als andere Patienten, die für den Zeitraum von mindestens zwei Jahren auf eine Warteliste gesetzt worden und noch nicht operiert waren.

Lange Zeit widersprüchlich waren die Ergebnisse hinsichtlich der Frage, inwiefern die kosmetische und funktionelle *Qualität der operativen Eingriffe* zum Gesamtergebnis beitrug. Allgemeine Überlegungen, Einzelfallberichte, Fallbeispiele aus den hier referierten Nachuntersuchungen und klinische Eindrücke sprachen für die Hypothese, daß das Gesamtergebnis um so ungünstiger ausfallen müsse, je schlechter die Qualität der operativen Ergebnisse wäre (z.B. Benjamin 1966, 1967, Hastings 1974, Eicher 1984, Lindemalm et al. 1986; vgl. dazu die Ausführungen zu Suizidalität und Rollenrückkehr weiter unten). Im gleichen Sinne berichteten mehrere Autoren über insgesamt gute Ergebnisse, die sie mit gut gelungenen operativen Eingriffen in Zusammenhang brachten (z.B. Pomeroy 1967, Hore et al. 1975, Zingg et al. 1980, Ball 1981, Eicher 1984, Eicher et al. 1991). Schließlich gibt es wiederholt Hinweise in den Nachuntersuchungen, daß Patienten entweder trotz 'objektiv' gutem Operationsergebnis damit unzufrieden (z.B. Lindemalm et al. 1986), bzw., umgekehrt, trotz 'objektiv' unbefriedigendem Operationsresultat zufrieden waren (z.B. McEwan et al. 1986, Blanchard et al. 1987). Bereits Randell (1969) hatte beobachtet, daß Zufriedenheit bzw. Unzufriedenheit mit der Geschlechtsumwandlung von der sexuellen Funktionsfähigkeit unabhängig waren. In unserer eigenen Nachuntersuchung konnten wir den Zusammenhang zwischen Qualität von Operationsergebnissen und Gesamtbeurteilung statistisch nicht sichern (Pfäfflin u.

Junge 1990). Die Widersprüchlichkeit dieser Eindrücke und Befunde ist wahrscheinlich auf diagnostisch und/oder psychopathologisch inhomogene Stichproben zurückzuführen, oder sie hängt von der Dauer und Qualität der vorausgegangenen psychiatrisch-psychotherapeutischen Behandlung und dem Ausmaß ab, in dem dabei die Möglichkeit, daß die operativen Ergebnisse hinter dem Gewünschten zurückbleiben können, durchgearbeitet wurde. Erst Ross u. Need (1989) konnten anhand der Untersuchung einer unter psychopathologischen Gesichtspunkten homogenen Gruppe mit gleicher Vorbehandlung zeigen, daß ein wesentlicher Teil der Varianz der Gesamtbewertung von der Qualität der operativen Ergebnisse abhängt.

Lange bevor die genannten Wirkfaktoren isoliert worden waren, hatten bereits Hoenig et al. (1970 b) in England den Einfluß einer gewissermaßen 'juristischen Behandlungsmaßnahme' (vgl. Will 1992), nämlich Namensänderung und Änderung der National Insurance Card geprüft, und dabei gefunden, daß Patienten mit Namensänderung besser Arbeit fanden, länger an Arbeitsstellen blieben und seltener straffällig wurden. Auch wenn die Unterschiede statistisch nicht signifikant waren, stehen sie doch in Einklang mit Eindrücken aus anderen Nachuntersuchungen, in denen positive oder negative Auswirkungen von Namens- und Personenstandsänderung geschildert wurden, je nach dem, ob solche nach der jeweiligen nationalen Gesetzgebung möglich waren oder nicht (z.B. Gunn-Sechehaye 1964, Vogt 1968, Walser 1968, Wålinder u. Thuwe 1975, Stürup 1976, Tsoi et al. 1978, Wyler 1978, Ball 1981, Pfäfflin u. Junge 1990). In dem von Blanchard (1985) in mehreren Studien untersuchten Prozeß der Gender Reorientation stellt die Namensänderung einen wesentlichen Wirkfaktor dar.

Es konnten demnach sieben Faktoren isoliert werden, die zum Effekt und zur Effektivität der Behandlung zur Geschlechtsumwandlung beitragen, nämlich (1) kontinuierlicher Kontakt mit einem Forschungsprogramm/einer Behandlungseinrichtung, (2) Leben in der anderen Geschlechtsrolle (sog. Alltagstest), (3) Hormonbehandlung, (4) Beratung, psychiatrische und/oder psychotherapeutische Behandlung, (5) operative geschlechtsumwandelnde Eingriffe sowie (6) deren Qualität und schließlich (7) die juristische Anerkennung des Geschlechtswechsels durch Namens- und Personenstandsänderung.

Hingegen gibt es keine statistisch abgesicherten Erkenntnisse darüber, wie lange die ersten vier genannten Faktoren mindestens wirksam gewesen sein müssen, um sich günstig auswirken zu können. Kontrollierte Studien über Variationen diesbezüglicher Zeiträume liegen bisher nicht vor. Wie in den Abschnitten über hormonelle und operative Behandlung bereits erwähnt, ist in den meisten Arbeiten nicht hinreichend differenziert, wie lange die Patienten vor Beginn der Hormonbehandlung ihr Leben so eingerichtet hatten, daß sie als Angehörige des anderen Geschlechts erkannt und anerkannt, und wie lange sie jeweils psychiatrisch-psychotherapeutisch und hormonell behandelt worden waren. Was den Alltagstest anlangt, kann man den Arbeiten nur entnehmen, daß die dafür geforderte Dauer erheblich streut. Folgt man den Auswahlkriterien der einzelnen Studien und/oder deren Indikationsempfehlungen, werden als Mindestdauer meist Zeiträume zwischen ein und drei Jahren verlangt, im Einzelfall sogar fünf Jahre (Stone 1977). Doch ist gerade Stones Arbeit exemplarisch für viele andere Studien, die unter den Alltagstest alles subsumieren, was nicht die unmittelbar genitalverändernden

Eingriffe betrifft, also auch Hormonbehandlung und alle möglichen kosmetischen Operationen. Schließlich gibt auch die Untersuchung von Mate-Kole et al. (1990) trotz drei Meßzeitpunkten keine Antwort auf die Frage nach erfolgversprechenden Zeiträumen für die einzelnen Behandlungselemente. Denn der erste Meßzeitpunkt in dieser Studie fiel mit der Opertionsindikation zusammen, die erst nach ausreichender Diagnostik und Vorbehandlung gestellt worden war. Diese Studie belegt nur, daß sich ein weiteres Hinauszögern der operativen Eingriffe bei lege artis gestellter Indikation als weniger günstig erweist im Vergleich mit alsbald durchgeführten Operationen.

Erwünschte Veränderungen

In den Nachuntersuchungen wurden, wie in Abschnitt 3 ausführlich dargestellt, Behandlungsergebnisse und Veränderungen unter sehr unterschiedlichen Gesichtspunkten und mit einem weiten Spektrum an Kriterien und Methoden gemessen und bewertet. Im folgenden werden die Ergebnisse dieser Einschätzungen nicht einzeln aufgegriffen, sondern zusammengefaßt zu wesentlichen Bereichen, zu denen mit den Nachuntersuchungen Wirkungen nachgewiesen wurden. Diese Wirkungen lassen sich in grober Vereinfachung vier sich teilweise überschneidenden Bereichen zuordnen, nämlich subjektiver Zufriedenheit/Unzufriedenheit, psychischer Stabilität/Labilität, sozioökonomischem Funktionsniveau und schließlich Partnerschaft und sexuellem Erleben.

Die wohl wichtigste und in den meisten Untersuchungen gefundene Veränderung ist die *Zunahme der subjektiven Zufriedenheit*. Sie kontrastiert deutlich zu der subjektiv unbefriedigenden Ausgangslage der Patienten. Zur Beschreibung der subjektiven Zufriedenheit wählten die Autoren unterschiedliche Begriffe. Manche Englisch schreibende Autoren sprachen vom Glücklichsein bzw. von Happiness (z.B. Benjamin 1966, Kuiper u. Cohen-Kettenis 1988), andere davon, daß es den Patienten besser ging oder daß sie sich wohler fühlten. Es ist ein globales Urteil, das in den meisten Arbeiten der ersten beiden Dekaden in dieser pauschalen Weise einfach zu Protokoll genommen und erst in Anlehnung an und unter Weiterentwicklung der Skalen von Hastings (1974) sowie Hunt u. Hampson (1980 a) graduell gemessen und für unterschiedliche Lebensbereiche spezifiziert wurde. Bezüglich der Zunahme subjektiver Zufriedenheit stimmen alle hier referierten Nachuntersuchungen überein, selbst jene Autoren, die sich am kritischsten zu den Effekten der Geschlechtsumwandlung äußerten (Meyer u. Reter 1979, Lindemalm et al. 1986).

Nach Meinung der Autoren des jüngsten Sammelreferats (Green u. Fleming 1990) wird damit die entscheidende Wirkung der Behandlung zur Geschlechtsumwandlung beschrieben, weshalb diese Autoren die subjektive Zufriedenheit für ein hinreichendes Kriterium halten. Andere Autoren, die diesem Kriterium ebenfalls eine zentrale Bedeutung beimaßen, hielten es jedoch für erforderlich, ihm weitere, objektivierbarere Kriterien zur Seite zu stellen (z.B. Kuiper u. Cohen-Kettenis 1988). Die Verobjektivierung der subjektiven Zufriedenheit erfolgte in inhaltlich verwandten Kategorien wie psychische Stabilität, psychiatrische Symptomatik, klinisch oder testpsychologisch erfaßbare psychopathologische Auffälligkeiten, Neurotizismen, Anzahl professioneller psychiatrischer Kontakte und Hospitalisierungen, Suizidalität, Alkohol- und Drogenkonsum usw. In englischsprachigen Untersuchungen ist häufig von *psychosocial adaption* und/oder *functioning* die Rede, doch sind die englischen Begriffe des *functioning* und der *adaption* weiter als die entsprechenden deutschen Begriffe und haben nicht den negativen Beiklang, der hierzulande im allgemeinen damit assoziiert wird.

Wenn auch nicht im selben Ausmaß und nicht ganz so einheitlich wie bei der subjektiven Zufriedenheit, läßt sich für den Gesamtkomplex der *psychischen Stabilität* summarisch feststellen, daß die überwiegende Zahl der Nachuntersuchungen, die diesen Bereich oder Teilaspekte davon erfaßten, ebenfalls mehr positive als negative Auswirkungen fanden. Markant oder statistisch signifikant waren die diesbezüglichen Veränderungen z.B. in den Nachuntersuchungen von Money u. Ehrhardt (1970), Hastings (1974), Laub u. Fisk (1974), Wålinder u. Thuwe 1975, Sadoughi et al. (1978), Spengler (1980), Kröhn et al. (1981), Sörensen (1981 a), Fahrner et al. (1987), Mate-Kole et al. (1990) sowie Pfäfflin u. Junge (1990). Dabei sind ausschließlich testpsychologische Untersuchungen nicht berücksichtigt (vgl. die Übersicht bei Lothstein 1984).

Es gibt aber auch Untersuchungen, die bezüglich der psychischen Stabilität und verwandter Phänomene ausdrücklich keine statistisch relevanten Veränderungen feststellen konnten (z.B. Money u. Brennan 1968, Hunt u. Hampson 1980 b), oder nur bei bestimmten Teilpopulationen (z.B. Walser 1968, Stürup 1976), oder nur für bestimmte Teilaspekte, während andere Teilaspekte, wie z.B. Alkoholismus, gleich blieben (z.B. Wålinder u. Thuwe 1975). Während man zwischen den Zeilen mancher Autoren herauslesen kann, daß Patienten nach der Behandlung um so stabiler waren, je stabiler jeweils die Ausgangspersönlichkeit gewesen war (z.B. Walser 1968), widerspricht dem Lundström (1981) mit der Erklärung, das psychosexuelle Funktionsniveau der Ausgangspersönlichkeit sei für den Erfolg der Behandlung nicht von ausschlaggebender Bedeutung, es sei denn, es sei so extrem niedrig, daß eine Besserung generell nicht zu erwarten sei. Die Themen Suizidalität und Rollenrückkehr, die zum größeren Komplex Psychische Stabilität gehören, werden wegen ihrer besonderen Bedeutung weiter unten gesondert diskutiert werden.

Positive Wirkungen werden darüber hinaus in den meisten Nachuntersuchungen hinsichtlich des *sozioökonomischen Funktionsniveaus* konstatiert. Unter dieser Kategorie werden Kontaktfähigkeit in Partnerschaften, mit Angehörigen, in der Nachbarschaft und am Arbeitsplatz zusammengefaßt, sowie sozioökonomische Verbesserungen. In englischsprachigen Arbeiten ist meist von *social* oder *psychosocial adaption* oder *functioning* die Rede, Begriffe, für die dasselbe gilt, was weiter oben zum Begriff der psychischen Anpassung gesagt wurde. Über Verbesserungen des sozialen Funktionsniveaus berichten aufgrund klinischer Eindrücke oder an Hand statistisch signifikanter Vergleichsdaten z.B. Wålinder (1967), Vogt (1968), Walser (1968), Randell (1969), Money u. Ehrhardt (1970), Hoenig et al. (1970 b), Ihlenfeld (1973), Hastings (1974), Steiner (1976), Stone (1977), König et al. (1978), Turner et al. (1978), Meyer u. Reter (1979), Hunt u. Hampson (1980 b), Lothstein (1980), Ball (1981), Fahrner et al. (1987), Kockott u. Fahrner (1988), Mate-Kole et al. (1990), Pfäfflin u. Junge (1990) und Eicher et al. (1991). Das Ausmaß der registrierten Veränderungen unterscheidet sich von Studie zu Studie und selbst innerhalb einer Untersuchung beträchtlich, je nach berücksichtigten Teilaspekten des hier weit gefaßten Kriteriums. Hoenig et al. (1970 b) fanden z.B. Verbesserungen der Arbeitssituation und

Abnahme von Straffälligkeit, dagegen hatte die Behandlung keinen Einfluß auf das Ausmaß des Angewiesenseins auf Sozialhilfe (National Assistance). Abweichend von den überwiegend günstigen Ergebnissen der genannten Arbeiten fanden sich in der von Sörensen (1981 a) beschriebenen Stichprobe von Frauen überwiegend soziale Abstiege und vermehrte soziale Isolierung, nicht dagegen in der von demselben Autor beschriebenen Stichprobe von Männern (Sörensen 1981 b). Diese Differenz steht in Einklang mit den mehrheitlich bestätigten Befunden, daß die Teilstichproben der Männer generell besser zurechtkommen als jene der Frauen.

Der vierte, große Bereich betrifft *Partnerschaften und sexuelles Erleben*. Zum Teil werden diese Bereiche in den Nachuntersuchungen im Zusammenhang mit subjektiver Zufriedenheit/Unzufriedenheit und/oder psychosozialem Funktionsniveau diskutiert, und zweifellos gibt es dabei Überschneidungen. Viele Nachuntersuchungen geben an, ob vor und/oder nach der Behandlung Ehen eingegangen worden waren und wie lange sie gehalten hatten. Das reine Faktum solcher Eheschließungen oder Scheidungen sagt jedoch nichts über die Qualität des Erlebens. Die nach Abschluß der Behandlung geschlossenen Ehen sind daher nur im formalen, nicht im qualitativen Sinn als Auswirkungen der Behandlung zu betrachten. Die Stabilität und Qualität der im Verlauf oder nach der Behandlung eingegangenen Partnerschaften thematisierten insbesondere Wålinder u. Thuwe (1975), Blanchard u. Steiner (1983) sowie Kockott u. Fahrner (1988). Übereinstimmend fanden die beiden zuletzt genannten Nachuntersuchungen, daß es die Männer besser als die Frauen vermochten, stabile und befriedigende Partnerschaften aufrechtzuerhalten. Außerhalb der spezifischen Nachuntersuchungsliteratur wurden Partnerschaften von Personen mit transsexueller Symptomatik z.B. in den Arbeiten von Studer et al. (1989), Huxley et al. (1981), Steiner u. Bernstein (1981) sowie Steiner (1985) untersucht.

Wichtiger erscheint das sexuelle Erleben, das zweifellos einen Aspekt der generellen subjektiven Zufriedenheit/Unzufriedenheit darstellt, in mehreren Nachuntersuchungen jedoch gesondert untersucht wurde. In seiner ersten Nachuntersuchung zählte Benjamin (1964 a) sexuelle Befriedigung und Orgasmuserleben nicht zu den Bewertungsfeldern, da er die diesbezüglichen Angaben der Frauen für unzuverlässig hielt. Auch Pomeroy (1967), der als erster Fragen des sexuellen Erlebens zum Zentrum seiner Nachuntersuchung machte, mißtraute den Angaben der Frauen zum Orgasmuserleben, weil er sie nicht in Einklang mit seinen physiologischen Vorstellungen bringen konnte. In späteren Untersuchungen wurden die entsprechenden Auskünfte ernster genommen (z.B. Wålinder 1967, Hastings 1974, Laub u. Fisk 1974, Steiner 1976, Hunt u. Hampson 1980 b, Lothstein 1980, Eicher 1984, Blanchard et al. 1987, Kröhn et al. 1981, Fahrner et al. 1987, Ross u. Need 1989, Pfäfflin u. Junge 1990, Eicher et al. 1991). Die vier zuletzt genannten Untersuchungen fanden, daß sich das sexuelle Erleben statistisch signifikant verbessert hatte und die meisten Frauen regelmäßig Orgasmen erlebten. Bemerkenswert ist, daß auch bei den Männern, trotz der weitaus begrenzteren operativen Möglichkeiten im Genitalbereich, die sexuelle Befriedigung nach der Behandlung statistisch signifikant größer war als vor der Behandlung (z.B. Junge 1987).

Unerwünschte Wirkungen, Komplikationen, Risiken

Komplikationen und unerwünschte Wirkungen kann es in jedem Abschnitt und hinsichtlich jeder Art der Behandlung geben. Da jedoch hormonelle und psychiatrisch-psychotherapeutische Behandlung durchschnittlich nur bruchstückhaft dokumentiert sind, läßt sich diesbezüglich aus den Nachuntersuchungsberichten kein valides Bild gewinnen. Eine Ausnahme stellt die schwerste psychiatrische Komplikation, der Suizid, dar, die wir im Anschluß an die Komplikationen der operativen Behandlung diskutieren werden. Übersichten über Komplikationen der hormonellen Behandlung geben, außerhalb der spezifischen Nachuntersuchungsliteratur, Asscheman (1989), Asscheman et al. (1988 a, b) und Lips et al. (1989). Über einzelne komplizierte Verläufe im Zusammenhang mit Schwierigkeiten oder der Unmöglichkeit, Namen und Personenstand zu ändern, berichten z.B. Gunn-Sechehaye (1964), Stürup (1976), Wyler (1978) und Ball (1981).

Komplikationen im Rahmen der operativen Behandlung. Schwierigkeiten bereitet dabei die Grenzziehung zwischen dem, was als unabgeschlossene Behandlung, was noch als Komplikation, und was schon als mehr oder weniger schlechtes Behandlungsergebnis eingeschätzt werden muß. Dabei wird man sich schnell darauf verständigen können, daß eine Behandlung bei MF-TS nicht abgeschlossen ist, wenn nur Penektomie und Orchidektomie, aber keine Scheidenoperation vorgenommen wurde, und bei FM-TS, wenn noch keine Brustoperation erfolgt ist. Schwieriger wird es aber, wenn man die früher offenbar häufigen protrahierten Intervalle zwischen den mehrzeitig vorgenommenen Operationen in Betracht zieht. In solchen Fällen kann die unabgeschlossene Behandlung ebenso wie die Unmöglichkeit, Namen und Personenstand zu ändern, selber zur Komplikation oder zur Mitursache von anderen Komplikationen werden, die sich in den Partnerschaften, am Arbeitsplatz, oder auch in psychopathologischer Symptomatik Ausdruck verschaffen (z.B. Suizidalität). Dies gilt auch für die Penisoperationen, die von vielen FM-TS gewünscht werden, auch wenn sie sich nolens volens an den Rat ihrer Behandler halten, abzuwarten, bis die Erfolgsaussichten für solche Eingriffe besser geworden sind.

Was das Spektrum unmittelbarer Operationskomplikationen anlangt, streut es breit. Einzelne Autoren erwähnen intra- oder unmittelbar postoperative Komplikationen wie Hämatome, Abszeßbildungen, Nachblutungen, Infektionen usw., die als allgemeine Operationskomplikationen, nicht dagegen als spezifische Komplikationen bei Geschlechtsumwandlungsoperationen anzusehen sind.

Andere verweisen auf spezifische Komplikationen, zu denen bei MF-Operationen insbesondere Nekrosen und Teilnekrosen von Vagina und Labien zu rechnen sind, sowie Blasen- und Darmfisteln, Harnröhrenausgangsstenosen, und schließlich zu kurze und/oder zu enge Scheiden, die im Prinzip weitere Operationen erforderlich machen. Bei den operativen Brustvergrößerungen werden Infektionen und Kapselfibrosen genannt.

Zu den schwerwiegendsten Komplikationen bei FM-Operationen zählen bei der Brustverkleinerung Mamillennekrosen und unansehliche Narbenbildungen, bei Klitorispenoid- und Penisoperation Harnröhrenengen und -fisteln, bei letzteren auch Nekrosen der Rollhautlappenplastiken oder freien Transplantate. Außerdem kann es zu Abstoßungsreaktionen gegen die Silastic-Hodenprothesen und zu einer Dehiszenz der Skrotumnaht kommen.

Lassen sich diese Komplikationen nicht durch Nachoperationen beheben, weil es technisch nicht machbar ist oder weil sich die Patienten keiner weiteren Operation unterziehen wollen, dann sind sie als unbefriedigende bzw. schlechte Operationsergebnisse zu werten. Bereits Benjamin machte in seinen verschiedenen Veröffentlichungen darauf aufmerksam, daß in seinen Stichproben eine Reihe von Komplikationen beobachtet wurden, die im Prinzip behoben hätten werden können, so daß die Ergebnisse insgesamt noch weitaus besser ausgefallen wären, wenn die notwendigen Nachoperationen schon erfolgt wären. McEwan et al. (1986) gaben die Komplikationsrate mit 35% an und betonten ebenfalls, daß die meisten Komplikationen behoben werden könnten. Es sei aber wichtig, die Patienten darauf aufmerksam zu machen, daß das Ergebnis nicht regelmäßig perfekt ausfalle.

Bei weitem nicht alle Nachuntersuchungsberichte, in denen Komplikationen überhaupt erwähnt werden, machen dazu spezifische Angaben. In manchen Arbeiten wird nur pauschal erwähnt, daß es viele Komplikationen und/oder viele Korrektureingriffe gegeben habe (z.B. Benjamin 1964 b, Money u. Ehrhardt 1970, Wyler 1978, Sörensen 1981 a, Pfäfflin u. Junge 1990). Stone (1977) spricht gar davon, daß die meisten Patienten seiner Stichprobe Komplikationen hatten. Andere Arbeiten quantifizieren wenigstens einen Teil der schwereren Komplikationen (z.B. Benjamin 1966, Zingg et al. 1980, Kröhn et al. 1981, Wiegand 1984, Dudle 1989). Eicher (1984) berichtete über Unzufriedenheit bezüglich des lokalen Befunds und Beeinträchtigung der sexuellen Erlebnisfähigkeit bei jenen zehn Prozent der Frauen seiner Stichprobe, bei denen es zu Scheidenverengung oder -verkürzung gekommen war, und fügte hinzu, daß jene Frauen, bei denen der lokale Befund erfolgreich revidiert worden war, anschließend zufrieden waren.

In einer älteren Arbeit berichteten Laub u. Fisk (1974) über 47% Komplikationen bei den von ihnen primär operierten Frauen, zählten aber z.B. auch die Notwendigkeit von Bluttransfusionen zu den Komplikationen. Im Vergleich dazu fanden sie unter primär anderenorts operierten Frauen eine Komplikationsrate von 92%. Dieser erschreckend hohe Wert ist auf den Stichprobeneffekt zurückzuführen, daß fast ausschließlich solche Patienten zu Sekundäroperationen kamen, die bei den Primäroperationen Komplikationen gehabt hatten. Einen ähnlichen Vergleich stellten Jayaram et al. (1978) an. Ausschließlich über Sekundäroperationen und die Behebung früher entstandener Komplikationen sowie die Verbesserung schlechter Operationsergebnisse berichteten Hore et al. (1975).

Suizidalität: In 39 der hier referierten Nachuntersuchungen und Sammelreferate wird die Suizidalität der Patienten thematisiert. Das Spektrum reicht von sehr globalen Angaben über Quantifizierungen, die jedoch nicht ausreichend zwischen depressiven Verstimmungen, Suizidgedanken, -drohungen, -versuchen und Suiziden unterscheiden, bis zu exakten Angaben bezüglich der jeweiligen Stichproben. Alanko u. Achté (1971) schätzen das Suizidrisiko bei Transsexualität allgemein als sehr hoch ein. Nach Hastings (1974, S. 335) hatten "die meisten" der in seiner Nachuntersuchung erfaßten Patienten Suizidversuche gemacht. In der von Wålinder (1967) untersuchten Gruppe fanden sich in der Anamnese bei 68% der Patienten depressive Verstimmungen, bei 49% Suizidgedanken und bei 16% Suizidversuche. Alle diese Angaben beziehen sich auf Patienten vor oder zu Beginn der Behandlung.

Bezüglich der postoperativen Suizidalität ist die Spezifizität der Angaben in den Nachuntersuchungen und Sammelreferaten ähnlich weit gestreut: Nach Hunt u. Hampson (1980 b) sagten viele spontan und mit großem Nachdruck, daß sie nur aufgrund der Geschlechtsumwandlung noch am Leben seien. Sehr vage quantifiziert teilte Hastings (1974) Ähnliches mit, nämlich daß jede zweite Frau nach ihrem subjektiven Urteil durch die Operation vor dem Suizid bewahrt worden sei. Kröhn et al. (1981) spachen von einer eklatanten Verringerung der Präsuizidalität, quantifizierten aber nur die Häufigkeit der postoperativ berichteten Suizidgedanken.

Ausschließlich allgemeine Angaben zur Suizidalität enthalten drei Arbeiten. In sieben Arbeiten finden sich nur Angaben zur präoperativen Suizidalität, in elf Arbeiten ausschließlich entsprechende Angaben für den Katamnesezeitraum. Prä-Post-Vergleiche enthalten dreizehn Arbeiten. Da wegen Stichprobenüberschneidungen die Grundgesamtheit der nachuntersuchten Patienten nicht exakt ermittelbar ist, kann aus der gesichteten Literatur nur annäherungsweise etwas über die Größenordnung der Suizidalität bei Patienten mit transsexueller Symptomatik geschlossen werden. Entsprechende Versuche unternahmen bereits Pauly (1965, 1981) und Lundström et al. (1984) in ihren Sammelreferaten mit dem Ergebnis, daß die postoperative Suizidrate für Frauen bei 1,9% und für Männer bei 0,8% liege (Lundström et al. 1984; dabei zählten sie auch einen psychotischen, von Stürup [1976] beschriebenen Patienten mit, der gar nicht operiert war, sowie Fälle, die nach dem Urteil der Primärautoren [Randell 1969, Wålinder u. Thuwe 1975] nicht oder nur bedingt in ursächlichem Zusammenhang mit der Geschlechtsumwandlung standen).

Für die Bestimmung der *präoperativen Suizidalität* lohnt ein Rückgriff auf größere Stichprobenbeschreibungen, die unabhängig von der Nachuntersuchungsliteratur sind. Unter 479 MF-TS und 285 FM-TS, die im Gender Dysphoria Program in Palo Alto, Ca., USA untersucht worden waren, hatten 25,5% der MF-TS und 19% der FM-TS unmittelbar oder längere Zeit vor Behandlungsbeginn *Suizidversuche* gemacht (Dixen et al. 1984). In einer ähnlichen Größenordnung bewegen sich die Zahlen aus den Niederlanden. Danach hatten von 168 MF-TS 19,3%, und von 55 FM-TS 18,6% vor Behandlungsbeginn Suizidversuche unternommen (Verschoor u. Poortinga 1988). In achtzehn der hier referierten Nachuntersuchungen finden sich Angaben über die präoperative Suizidalität. In einer beträchtlichen Zahl der Arbeiten liegt sie um 20% oder auch erheblich höher (z.B. Hoenig et al. 1971, Wålinder u. Thuwe 1975, Wyler 1978, Sörensen 1981 a, b, Kuiper u. Cohen-Kettenis 1988, Dudle 1989, Wiesbeck u. Täschner 1989, Stein et al. 1990). Durchgängig findet sich dabei die Differenz zwischen der relativ höheren Suizidalität der MF-TS und der relativ niedrigeren der FM-TS. Eine Ausnahme bildet die von McCauley u. Ehrhardt (1984) beschriebene Gruppe von FM-TS, in der vor Behandlungsbeginn sechs von fünfzehn (40%) Patienten Suizidversuche unternommen hatten. Diese Besonderheit ist möglicherweise darauf zurückzuführen, daß die Autorinnen in den längerfristigen Therapien mehr entsprechende Angaben erhielten als andere Nachuntersucher, die sich nur auf Aktenauswertungen oder einmalige (Nach-)Untersuchungen beziehen konnten. Das könnte ein Hinweis darauf sein, daß Suizidversuche tatsächlich häufiger vorkommen, als in den Nachuntersuchungen erfaßt wurde.

In Arbeiten, in denen länger zurückliegene Verläufe beschrieben werden, spielen Suizid*drohungen* und *Selbstverstümmelungsversuche* zur Durchsetzung des Operationswunsches eine erhebliche Rolle (z.B. Hastings 1974, Stürup 1976, Wyler 1978). Der einzige Autor, der solche Drohungen oder Erpressungsversuche explizit zum Ausschließungsgrund aus dem Behandlungsprogramm erklärt, ist Ball (1981). Zwei Autoren berichten von Patienten, die einmal oder mehrfach Suizidversuche unternahmen - als Reaktion darauf, daß ihnen gesagt worden war, daß für sie die Geschlechtsumwandlungsoperation keine geeignete Behandlungsmaßnahme sei (Hoenig et al. 1971, Lundström 1981).

Nach Beginn der Behandlung, aber noch *vor der Operation* suizidierten sich vier MF-TS (Stürup 1976, Spengler 1980, Eicher 1984, Wiegand 1984) und fünf FM-TS (Sörensen 1981 b, Lundström et al. 1981). Zwei Autoren kontrastieren diese Angaben ausdrücklich damit, daß sich bei den Operierten ihrer Stichproben keine Suizide mehr ereigneten (Sörensen 1981 b, Eicher 1984). Jeweils ein Suizid eines FM-TS (Lundström 1981) bzw. eines MF-TS (Spengler 1980, pers. Mitteilung) wurde als unmittelbare Reaktion auf den Bescheid gesehen, daß eine Überweisung zur Operation nicht erfolgen würde. Ein Patient hatte von sich aus den Wunsch nach der Operation aufgegeben und sich im Rahmen einer paranoiden Psychose das Leben genommen (Stürup 1976). Bei drei weiteren Todesfällen ist der Quelle nicht sicher zu entnehmen, ob die Patienten bereits operiert waren oder nicht (Kuiper u. Cohen-Kettenis 1988).

Über *Suizidversuche nach der Operation* berichten achtzehn Arbeiten. Soweit Motive dafür genannt werden, sind es in erster Linie Partnerschaftskrisen (z.B. Kando 1973, Hastings 1974, Stürup 1976, Hunt u. Hampson 1980 b). An zweiter Stelle rangieren, insbesondere bei Männern, schlechte Ergebnisse von Penisoperationen bzw. der Umstand, daß solche nicht vorgenommen wurden (Money u. Ehrhardt 1970, Hoenig et al. 1971). Sörensen (1981 b) beschreibt außerhalb seiner Nachuntersuchungsstichprobe einen Mann, der zur Operation nicht zugelassen worden war, weil er präpsychotisch war, sich dann andernorts operieren ließ und sechs Monate später einen Suizidversuch mit Tabletten machte. Einige Autoren geben an, wieviele der postoperativ suizidalen Patienten auch schon vorher Suizidversuche unternommen hatten (Wålinder u. Thuwe 1975, Kuiper u. Cohen-Kettenis 1988), andere Autoren heben hervor, daß präoperativ suizidale Patienten später in Partnerschaftskrisen nur noch depressiv, aber nicht mehr suizidal reagierten (Wyler 1978, Spengler 1980), oder daß nur im ersten Jahr nach der Operation, oder solange schlechte Operationsergebnisse noch nicht korrigiert waren, Suizidalität beobachtet wurde, die sich aber später verlor (Lothstein 1980, Stein et al. 1990).

Insgesamt wird über sechzehn, nach den operativen Eingriffen aufgetretene Todesfälle berichtet, bei denen sich die Frage stellte, ob es sich tatsächlich um *Suizide* handelte und ob ein motivischer Zusammenhang mit der Transsexualität bestand (Benjamin 1964 b, Randell 1969, Gandy 1973, Ihlenfeld 1973, Wålinder u. Thuwe 1975, Sörensen 1981 a, Blanchard et al. 1985, Lindemalm et al. 1986, McEwan et al. 1986; in diesen Arbeiten wird über siebzehn Todesfälle berichtet, doch ist eine der bei Benjamin erwähnten Frauen erneut bei Ihlenfeld aufgeführt, vgl. den Abschnitt über Stichprobenüberschneidungen). Es handelt sich um vierzehn *Frauen*, einen *Mann* (Ihlenfeld 1973) und einen Patienten *ohne Geschlechtsangabe* (Gandy 1973).

Nach Einschätzung der Primärautoren ist in fünf Fällen zweifelhaft, ob es sich um Suizide oder vielmehr um akzidentelle Medikamenten- bzw. Drogenüberdosierungen handelte (Benjamin 1964 b, Ihlenfeld 1973). Von den verbleibenden elf Fällen standen drei nach Einschätzung der Primärautoren in keinem unmittelbaren Zusammenhang mit der Geschlechtsidentitätsproblematik, sondern entweder mit schwerwiegenden Operationskomplikationen bei einer vorher schon suizidalen Patientin (Wålinder u. Thuwe 1975), mit schwerwiegenden Komplikationen nach Operationen, die mit der Geschlechtsumwandlung überhaupt nichts zu tun hatten (Blanchard et al. 1985), oder mit Arbeitsplatzverlust und einer Partnerschaftskrise (McEwan et al. 1986). Bei zwei weiteren Frauen spielten zusätzliche psychiatrische Faktoren eine wesentliche Rolle (Randell 1969). Diese beiden Frauen hatten sich ebenso wie eine weitere Frau (Sörensen 1981 a) und der einzige Mann (Ihlenfeld 1973) entgegen dem ausdrücklichen Votum der sie behandelnden Ärzte, die eine Operation nicht für indiziert hielten, im Ausland bzw. in anderen Behandlungseinrichtungen operieren lassen. Es verbleiben vier Patienten, über deren Motive nichts Näheres bekannt ist: Ein Suizid erfolgte kurz nach der Operation (Lindemalm et al. 1986); einer im Kontrast zum Eindruck vom letzten Gespräch des Untersuchers mit dem Patienten (Gandy 1973); und bei zwei Frauen wird hervorgehoben, daß sie nicht zur Kerngruppe der Transsexuellen gehörten, bei Behandlungsbeginn relativ alt waren, und daß sie prognostisch eher kritisch beurteilt worden waren (Sörensen 1981 a).

Die Daten lassen sich dahingehend zusammenfassen, daß Suizidversuche bei Patienten mit transsexueller Symptomatik häufig sind und etwa jeder fünfte Patient vor Behandlungsbeginn mindestens einen Suizidversuch gemacht hat. Tendenziell ist die Rate bei MF-TS höher als bei FM-TS. Dieser Unterschied gilt für die Anamnese, den Behandlungs- und den Katamnesezeitraum gleichermaßen. Im Verlauf der Behandlung nimmt, nach übereinstimmendem Urteil der Autoren, die hierzu differenzierte Äußerungen machen, die relative Zahl von Suizidversuchen ab. Welche Behandlungsschritte (psychiatrisch-psychotherapeutische Behandlung, Hormonbehandlung, operative Behandlung) sich dabei positiv auswirken, läßt sich, allein gestützt auf die Zahlen, nicht differenzieren.

Absolut sind die Zahlen der in den Nachuntersuchungen mitgeteilten Suizide, nicht jedoch der Suizidversuche, in der Summe für postoperative Patienten etwa doppelt so hoch wie für präoperative. Dieses Ergebnis ist in erster Linie auf Stichprobenverzerrungen zurückzuführen. Überwiegend wurde in den Arbeiten nämlich nur der weitere Verlauf der Teilstichprobe der Operierten untersucht, da die Patienten, die in einer Behandlungseinrichtung nicht ihren Wünschen entsprechend behandelt wurden, an andere Behandlungseinrichtungen abwanderten und für Nachuntersuchungen verlorengingen. Verläßliche Daten darüber, was aus ihnen langfristig wurde, und insbesondere darüber, wie hoch die letale Suizidalität in dieser Gruppe war, gibt es kaum (Ausnahme z.B. Lundström 1981). Darüber hinaus ist die mit zunehmendem Lebensalter größere Wahrscheinlichkeit, daß ein Suizidversuch letal endet, zu berücksichtigen (Häfner 1991). Schließlich zeigt die Betrachtung der Fallbeispiele, daß bei den postoperativen Suiziden vielfach andere Faktoren als die Geschlechtsidentitätsproblematik ausschlaggebend waren; oder daß die Geschlechtsumwandlungsoperation von erfahrenen

Untersuchern nicht für indiziert gehalten worden war; oder daß die Behandlung ungenügend war.

Es wäre im übrigen unsinnig, wollte man die Indikation zur Geschlechtsumwandlung allein unter dem Gesichtspunkt der Suizidprophylaxe stellen. Einen entsprechend stilisierten Fall berichten Herschkowitz u. Dickes (1978), um daran zu exemplifizieren, daß die Behandlung nicht hielt, was sie versprach. Solche Vereinfachungen können allzu leicht in sozialpolitischen Auseinandersetzungen, z.B. bei der Frage, ob Krankenkassen die Behandlungskosten übernehmen müssen, mißbraucht werden (z.B. Ehrhardt 1985 unter Berufung auf Herschkowitz u. Dickes 1978). Es ist keine Frage, daß die Behandlung der oft schweren Depressivität und Suizidalität von Patienten mit transsexueller Symptomatik (Wålinder [1967] und Eicher [1984] fanden in der Anamnese von jeweils über 60% der von ihnen untersuchten Patienten depressive Krisen; vgl. ähnlich Langer 1985) psychotherapeutisch und psychiatrisch behandelt werden muß, bevor die Indikation für eine Geschlechtsumwandlungsoperation gestellt wird.

Rollenrückkehr: Addiert man alle in den Nachuntersuchungen beschriebenen 'Rückfälle', findet man *zwanzig MF-TS* (Hertz et al. 1961, Benjamin 1966, Walser 1968, Randell 1969, Alanko u. Achté 1971, Hastings 1974, Wålinder u. Thuwe 1975, Stürup 1976, Wålinder et al. 1978, Ball 1981, Kröhn et al. 1981, Lindemalm et al. 1986) und *fünf FM-TS* (Benjamin 1966, Money u. Ehrhardt 1970, König et al. 1978, Meyer u. Reter 1979, McCauley u. Ehrhardt 1984). Wie schon bei der Suizidalität gilt auch hier, daß sich keine prozentualen Angaben machen lassen, da wegen Stichproben-überschneidungen die Grundgesamtheit der untersuchten Patienten nicht exakt bestimmbar ist. Soweit Fallbeschreibungen vorhanden sind, lassen diese aber eine differenziertere Betrachtung zu.

Rollenrückkehr bei MF-TS: Zunächst ist festzustellen, daß von den zwanzig Patienten zwei doppelt aufgeführt sind (Wålinder u. Thuwe 1975, Wålinder et al. 1978). Zwei weitere Patienten hatten nur die Hormonbehandlung begonnen, waren aber noch nicht operiert und gehören insofern nicht zu den eigentlichen 'Rückfällen'; einer von ihnen erlebte eine religiöse Bekehrung (Hastings 1974); der andere gab den Operationswunsch auf und entwickelte dann eine paranoide Psychose, in deren Verlauf er sich suizidierte (Stürup 1976). Als 'vorübergehende' Reuefälle mit kurzen, einmaligen oder intermittierenden Phasen von Rollenrückkehr werden zwei Patienten beschrieben (Ball 1981, Kröhn et al. 1981), wobei bei dem von Ball (1981) ausführlich beschriebenen Verlauf besondere erbrechtliche Umstände die Situation wesentlich komplizierten. Bei einem Fall wird nur davon gesprochen, daß der Patient wieder beabsichtigte, als Mann zu leben, aber offen gelassen, ob er dies auch tat (Benjamin 1966).

Bei der Untersuchung der übrigen vierzehn Fälle tragen drei Faktoren wesentlich zu den 'Rückfällen' bei. Der erste Faktor betrifft die *differentialdiagnostische Indikation zur operativen Behandlung*, der zweite, eng verknüpft damit, das inhaltlich wichtige Kriterium, ob das Leben in der gewünschten Geschlechtsrolle ausreichend lange im sogenannten *Alltagstext* erprobt worden ist; der dritte schließlich betrifft *Ausmaß und Qualität der operativen Eingriffe*. Wir werden zunächst die beiden zuerst genannten Faktoren gemeinsam behandeln.

Mindestens vier Patienten entwickelten Psychosen oder paranoide Reaktionen (Hertz et al. 1961, Alanko u. Achté 1971, Hastings 1974, Wålinder u. Thuwe 1978), wobei man fragen kann, ob diese Entwicklungen bei ausreichend langer präoperativer psychiatrischer Behandlung nicht hätten vorhergesehen werden können, zumal der von Hastings (1974) beschriebene Patient die allgemein üblichen Indikationskriterien in keiner Weise erfüllte. Er wahr mehrfach mit Gewaltdelikten aufgefallen, war Alkoholiker, hatte sich mit einer Rasierklinge selber den Penis abgetrennt und sich später auch selber kastriert und mit Suiziddrohungen die Scheidenoperation erpreßt. Auch einer der von Stürup (1976) beschriebenen Patienten hatte mehrere Autokastrationsversuche hinter sich, die nach Springers (1981) Übersicht generell eher für eine psychotische als für eine transsexuelle Entwicklung sprechen. In der Behandlung wurde mit ihm widersprüchlich verfahren: zunächst wurden männliche, später weibliche Hormone verabreicht. Operativ wurde nur eine Kastration vorgenommen, aber keine Scheide angelegt. Der Patient hatte verschwiegen, daß er verheiratet war, er konnte daher nach der Operation keine Namensänderung durchsetzen und lebte als Frau mit männlichen Papieren. Bei der Nachuntersuchung neunzehn Jahre nach der Operation lebte er wieder als Mann, war jedoch überzeugt, daß die Operation richtig gewesen war, und bedauerte nur, daß sie so spät erfolgt war.

Bei mindestens drei Patienten wurden die Erfordernisse des Alltagstests nicht beachtet. Sie wurden operiert, ohne daß sie vorher je das Leben in der anderen Geschlechtsrolle erprobt hatten (Walser 1968, Alanko u. Achté 1961). Zu dieser Gruppe hinzuzurechnen ist als vierter der von Hastings (1974) beschriebene, bereits erwähnte psychotische Patient.

Als dritten wesentlichen Faktor, der zu 'Rückfällen' führen kann, erwähnen die Autoren *mangelhafte Anwendung operativer Möglichkeiten und ungenügende Operationsergebnisse*. Zwei Patienten wurden nur orchidektomiert, die Penisse wurden belassen, eine Scheidenoperation erfolgte nicht, und die Patienten waren verbittert, daß sie nicht mehr erreichen konnten (Walser 1968, Stürup 1976). Bei anderen vergingen bis zu fünf Jahren zwischen Orchidektomie und/oder Penektomie einerseits und Scheidenoperation andererseits (Hertz et al. 1961, Alanko u. Achté 1971). Soweit die Operationsergebnisse im einzelnen beschrieben werden, sind sie bei fast allen 'Rückfällen' mangelhaft (z.B. Hertz et al. 1961, Benjamin 1966, Randell 1969, Wålinder u. Thuwe 1975, Lindemalm et al. 1986).

Rollenrückkehr bei FM-TS: Mit hoher Wahrscheinlichkeit wird über einen der fünf Patienten doppelt berichtet (Money u. Ehrhardt 1970, Meyer u. Reter 1979). Es handelt sich um einen Patienten, der zum Erreichen der Operation die für ihn zuständige Behandlungseinrichtung umgangen hatte. Mehrfache Penisoperationen mißlangen bzw. zeitigten miserable Ergebnisse. Der Patient war medikamentenabhängig und wiederholt suizidal, lebte zeitweilig als Mann und zeitweilig als Frau. Nach Meyer u. Reter (1979) wollte er nur den mißratenen Penis wieder entfernt haben, stellte aber die übrigen Schritte der Geschlechtsumwandlung nicht in Frage. Die Angaben über die anderen Patienten sind sehr spärlich. Einer bereute die Operation; es bleibt aber unklar, ob er, wie der von McCauley u. Ehrhardt (1984) beschriebene Patient, wieder in das frühere Rollenverhalten zurückkehrte (König et al. 1978). Ein Patient hatte erst *nach* der Operation begonnen, als Mann zu leben, was ihm jedoch nicht gelang. Er ließ sich die Brüste operativ wieder vergrößern (Benjamin 1966).

Speziell dem Thema der 'Rückfälle' widmete sich ausschließlich die oben referierte Arbeit von Wålinder et al. (1978). Den Autoren ging es darum, in der Persönlichkeit oder dem sozialen Umfeld der Patienten verankerte prognostisch ungünstige Faktoren herauszuarbeiten. Sie betonen, daß nur die Häufung, nicht dagegen das Vorliegen einzelner prognostisch ungünstiger Faktoren eine absolute Kontraindikation für die Operation darstelle und jeweils die differenzierte Betrachtung des Einzelfalls Vorrang habe. Unter Bezug auf uns nicht zugängliche Kongreßvorträge anläßlich des Fifth International Gender Dysphoria Symposiums 1977 nennen Sigusch et al. (1979) die Zahl von insgesamt 44 'Rückfällen', gerade doppelt so viel, wie wir in den Nachuntersuchungen finden konnten. Es fehlen aber alle weitergehenden und differenzierenden Angaben dazu, in welchem Stadium der Behandlung sich die Patienten befanden, ob und welche Indikationskriterien beachtet wurden, ob es sich um ein Bereuen in krisenhaft zugespitzten Belastungssituationen handelte, oder um dauerhafte Rollenrückkehr, oder gar um Versuche, die Operationen rückgängig zu machen.

Nach der hier referierten Nachuntersuchungsliteratur sind 'Rückfälle' insgesamt sehr selten, bei FM-TS noch seltener als bei MF-TS. Anhand der Fallbeispiele gewinnt man den Eindruck, daß die meisten bei genügend sorgfältiger Differentialdiagnostik, ausreichend langer Erprobung des Lebens in der anderen Geschlechtsrolle und besserer Ausnutzung der operativen Möglichkeiten vermeidbar gewesen wären. Erwähnenswert erscheint schließlich, daß einzelne Patienten, die unter Mißachtung dieser drei Faktoren operiert worden waren und sich später wieder als Angehörige ihres ursprünglichen Geschlechts erlebten, selbst diese leidvollen Umwege in einer Weise verarbeiteten, daß sie sich stabilisieren konnten (vgl. die Beispiele bei Benjamin 1966, Alanko u. Achté 1971, Wålinder u. Thuwe 1975, Stürup 1976).

6.2.7 Differentielle Indikation

Neben der Prüfung, ob, wie und unter welchen Bedingungen eine Behandlung wirkt, ist ein wesentlicher Zweck von Nachuntersuchungen, differenzierter herauszuarbeiten, *bei wem sie wirkt*. Es ist dies die traditionelle diagnostische Frage entsprechend dem Prinzip, daß vor jeder Therapie die Diagnose zu stehen habe.

Das Besondere der Geschlechtsumwandlung liegt darin, daß sich die Diagnosen Transsexualität und Geschlechtsidentitätsstörung (Gender Dysphoria) parallel zu und im Wechselspiel mit den Behandlungsmöglichkeiten entwickelten. Behandlungen wurden schon im ersten Drittel des Jahrhunderts durchgeführt, als es allgemein akzeptierte oder gar verbindliche Kriterien zur Charakterisierung der genannten Erscheinungen noch ebensowenig gab wie die entsprechenden Diagnosen. Diagnostisch und therapeutisch betrat man Neuland und stellte die Behandlungsindikation "mit größter Vorsicht" (Benjamin 1967, S. 117) bei "sorgfältig ausgewählten Fällen" (Benjamin 1964 a, S. 111). Fast formelhaft wurden diese oder verwandte Aussagen in zahlreichen späteren Nachuntersuchungen aufgegriffen (z.B. Stone 1977, Blanchard et al. 1985), wobei oft nicht deutlich gemacht wurde, nach welchen Gesichtspunkten Patienten ausgewählt worden waren und worin die Sorgfalt bestanden hatte (z.B. König et al. 1978, Täschner u. Wiesbeck 1988).

In den 60er und 70er Jahren wurde versucht, die Diagnosen Transsexualität und Gender Dysphoria sowie Indikationskriterien für die operative Behandlung klarer zu fassen. Man konnte sich inzwischen auf zahlreiche Einzelfallstudien und erste Nachuntersuchungen größerer Stichproben stützen (Pauly 1965, 1968, 1974 a, b, Wålinder 1967, Wålinder u. Thuwe 1975). Wie es scheint, bildeten sich dabei zwei diagnostische Leitlinien heraus, von denen sich die erste mehr an kategorialen diagnostischen Unterscheidungen, die zweite mehr an pragmatischen Handlungsperspektiven orientierte.

In den europäischen Ländern, in denen es schon eine ältere Tradition operativer Geschlechtsumwandlungen gab, orientierte man sich stärker an der Diagnose Transsexualität, die man entsprechend dem klassischen Krankheitsmodell mehr oder weniger als nosologische Entität zu begreifen und in der Tradition psychopathologischer Klassifikationen differentialdiagnostisch von anderen psychopathologischen Phänomenen klar abzugrenzen suchte. Wer transsexuell war, war es gewissermaßen von seinem Wesen her. Die Forderung, daß vor der Behandlungsindikation die 'sichere' (Wålinder u. Thuwe 1975), oder gar die 'absolut sichere Diagnose' (Hoenig et al. 1970, a, b, 1971, Alanko u. Achté 1971) zu stehen habe, ist vor diesem Hintergrund zu sehen.

Dagegen wurden insbesondere in den nordamerikanischen Ländern die fließenden Übergänge zu anderen psychopathologischen Erscheinungen stärker betont, und Behandlungswünsche der Patienten wurde pragmatischer entgegengekommen. Das transsexuelle Syndrom wurde als stärkste Ausprägung eines breit gefächerten Spektrums von Geschlechtsidentitätsstörungen aufgefaßt (Benjamin 1966). Die dichotome Unterscheidung von 'primären' und 'sekundären', bzw. 'echten' und 'unechten Transsexuellen' wurde durchbrochen. Für dieses Spektrum prägte Fisk (1973) die neue diagnostische Kategorie Gender Dysphoria als übergreifenden Sammelbezeichnung. 'Transsexuell' - darin lag das Besondere der neuen diagnostischen Sammelbezeichnung und der Behandlung in Programmen von Gender Identity Clinics - konnte ein Patient unter Umständen erst im Laufe der Behandlung werden, in der es vornehmlich um Erfahrungen und das Einüben von Verhaltensweisen ging, die für eine gute 'Anpassung' und gutes 'Funktionieren' als Mitglied des anderen Geschlechts für erforderlich erachtet wurden, weniger dagegen um Bearbeitung von Konflikten oder intrinsischen Persönlichkeitsmerkmalen. Patienten, die bereits 'transsexuell' waren - die Patienten der Kategorie A in der Nachuntersuchung von Laub u. Fisk (1974) - brauchten außer Hormonen und operativen Eingriffen keine weitere Behandlung; Patienten der Kategorien B und C dagegen mußten ein umfangreiches Programm durchlaufen. Je nach dem, wie erfolgreich sie es bestanden, qualifizierten sie sich als Operationskandidaten oder nicht. Gandy (1973) sowie Laub u. Fisk (1974), die derselben Arbeitsgruppe angehörten, brachten den wesentlichen Unterschied zur europäischen Tradition am prägnantesten zum Ausdruck, indem sie betonten, die diagnostische Zuordnung sei für die Behandlungsindikation von weit geringerer Bedeutung als das erfolgreiche Absolvieren des Alltagstests.

Es gab und gibt Übergänge zwischen den beiden Traditionslinien. Die Diagnose Gender Dysphoria fand Eingang ins europäische Schrifttum, und die damit verknüpften Behandlungsimplikationen beeinflußten die hiesige Behandlungspraxis, wenn dies auch an den einzelnen Nachuntersuchungen nicht immer präzise aufzeigbar ist. Am deutlichsten zeigte es sich in den Titeln und Inhalten der Arbeiten von Wålinder (1967) und Wålinder u. Thuwe (1975), die von Transsexualismus und Transsexuellen sprachen, und der aus derselben schwedischen Einrichtung stammenden Studie von Lundström (1981) über Patienten, die zunächst nicht als transsexuell, sondern als gender dysphoric diagnostiziert, von denen aber einige später doch noch zu Transsexuellen, oder zumindest zu geeigneten Operationskandidaten geworden waren. Auch die Behandlungspraxis in den Niederlanden scheint wesentlich vom Konzept der Gender Dysphoria geprägt, obwohl die letztlich mit Hormonen und operativen Eingriffen behandelten Patienten durchgängig diagnostisch als transsexuell eingestuft worden waren (Kuiper 1985, Kuiper u. Cohen-Kettenis 1988).

Den Leitdiagnosen Transsexualität und Gender Dysphoria gemeinsam ist, daß sie selbstreferentiell sind. Unabhängig davon, welcher dieser diagnostischen Etiketten in den verschiedenen Behandlungseinrichtungen der Vorzug gegeben wurde, entschieden jedoch letztlich die Behandler, wem sie psychiatrisch-psychotherapeutische, hormonelle oder operative Behandlung verschrieben, und in jeder Behandlungseinrichtung gab es explizite oder implizite Auswahlkriterien für die Überweisung an Operateure bzw. die Aufnahme zur Operation. Dies galt auch dann, wenn sich Patienten Hormone auf dem Schwarzmarkt besorgt hatten oder wenn sie eine Behandlungseinrichtung, die ihrem Operationsbegehren nicht entgegenkam, verließen, um sich in einer anderen Stadt oder in einem anderen Land operieren zu lassen.

Da in den meisten Arbeiten die Kriterien für eine Aufnahme ins Behandlungsprogramm und die aus den Nachuntersuchungen abgeleiteten Indikationsempfehlungen zirkelschlußartig aufeinander bezogen sind und die meisten Indikationsempfehlungen daher nicht prognostisch günstige Ausgangsbedingungen beschreiben, deren Vorhersagewert im Sinne statistischer Prüfung empirisch belegt ist, erscheint es uns als das Sinnvollste, Auswahlkriterien, Indikationsempfehlungen und die wenigen differentiellen Indikationsgesichtspunkte, die als wirklich abgesichert gelten können, gemeinsam abzuhandeln. Dabei lassen sich drei Gruppen von Auswahl- bzw. Indikationskriterien unterscheiden, nämlich erstens solche, die primär in der Person und Persönlichkeit der Patienten liegen, zweitens solche, die vornehmlich die soziale Situation der Patienten betreffen, und schließlich solche, die in erster Linie mit den Behandlern und Behandlungsprogrammen im Zusammenhang stehen. Zwischen den drei Bereichen gibt es Überschneidungen, die in der folgenden Diskussion im Einzelfall aufgegriffen werden.

Personenbezogene Faktoren

Die personenbezogenen Faktoren betreffen vor allem die *diagnostischen Zuordnungen*. Es versteht sich im Kontext der bisherigen Ausführungen von selbst, daß damit unmittelbare Überschneidungen zur dritten Kategorie, den behandler- und behandlungsspezifischen Faktoren, gegeben sind. Denn es ist ein Unterschied, ob grundsätzlich nur differentialdiagnostisch als (primär oder sekundär) transsexuell eingestufte Patienten behandelt werden (z.B. Wålinder 1967, Alanko u. Achté 1971, Wålinder u. Thuwe 1975, Hunt u. Hampson 1980 b, Spengler 1980, Ball 1981, Fahrner et al. 1987, Kuiper u. Cohen-Kettenis 1988; vgl. auch die Unterscheidung in Kern- und Randgruppe bei Sörensen 1981 a), oder auch andere Patienten der Sammeldiagnose Gender Dysphoria (z.B. Gandy 1973, Laub u. Fisk 1974, McCauley u. Ehrhardt 1984, Blanchard et al. 1985). Da es vielfältige Hintergründe transsexueller Wünsche gibt, ist es konsequenzenreich, wenn die Indikationen für hormonelle und operative Behandlungen von der klassischen Diagnose Transsexualität erweitert werden auf Geschlechtsidentitätsstörungen. Die im Entwurf erstmals von den Teilnehmern des Sixth International Gender Dysphoria Symposiums 1979 in San Diego, Ca., USA, diskutierten und mehrfach überarbeiteten Behandlungsrichtlinien der Harry Benjamin International Gender Dysphoria Association, Inc. (Walker et al. 1985) lassen hormonelle und operative Geschlechtsumwandlungen sowohl bei Patienten mit der Diagnose Transsexualität sowie bei Patienten mit der Diagnose Gender Dysphoria zu, und sie schließen Intersex-Patienten und in Einzelfällen selbst Psychotiker, wenn die Psychose nicht akut ist und langfristig psychiatrisch behandelt wurde, nicht grundsätzlich aus. Sie fordern in solchen Fällen nur besonders langfristige und sorgfältige Diagnostik und psychiatrische Behandlung. Die Arbeiten von Laub u. Fisk (1974), McCauley u. Ehrhardt (1984), sowie insbesondere die Arbeit von Lundström (1981) belegten, wie wichtig Langzeitdiagnostik und Langzeitbehandlung sind, um zu differenzieren, ob es sich diagnostisch nur um eine milde Form von Gender Dysphoria handelt, bei der hormonelle und operative Behandlung entbehrlich sind, oder um eine transsexuelle Entwicklung, bei der diese Behandlungsmaßnahmen angezeigt sind. In diesem Sinne forderten schon Wålinder u. Thuwe (1975) und später viele andere Autoren neben der sicheren Diagnose die langfristige Begleitbehandlung bei gleichzeitigem Alltagstest.

Es herrscht aber weitgehende Übereinstimmung darüber, daß nicht nur eine akute, sondern auch eine remittierte *Psychose* normalerweise eine *Kontraindikation* für eine Behandlung zur Geschlechtsumwandlung darstellt. In vielen der hier beschriebenen Stichproben wurden Patienten, die an Psychosen litten, von vornherein ausgeschlossen (z.B. Benjamin 1964 a, 1967, Money u. Ehrhardt 1970, Arieff 1973, Hastings 1974, Laub u. Fisk 1974, Wålinder u. Thuwe 1975, McKee 1976, Stone 1977, König et al. 1978, Hunt u. Hampson 1980 b, Lundström 1981). Einzelne Autoren bezeichneten Psychosen als absolute Kontraindikationen (z.B. Alanko u. Achté 1971, Hoenig et al. 1971), andere als relative Kontraindikationen bzw. Risikofaktoren (z.B. Wålinder u. Thuwe 1975).

Als *andere psychopathologische Ausschlußkriterien* wurden genannt: Anfallsleiden (z.B. Wålinder 1967, Money u. Ehrhardt 1970), Psychopathien und Persönlichkeitsstörungen (z.B. Randell 1969, Hoenig et al. 1971), Soziopathien (z.B. Arieff 1973, Hastings 1974, Laub u. Fisk 1974), alle Formen der geistigen Behinderung (z.B. König et al. 1978, Hunt u. Hampson 1980 b), Borderline-Störungen (z.B. Alanko u. Achté 1971, Arieff 1973, König et al. 1978), Neurosen (z.B. Stone 1977), sexuelle Deviationen (Lundström 1981), Alkohol- und Drogenabhängigkeit (z.B. Hoenig et al. 1971, Arieff 1973, Stone 1977) und Suizidalität, soweit sie in Form von Suiziddrohungen manifest wurde (Randell 1969, Stone 1977, Ball 1981). Was Selbstverstümmelungsversuche anlangt, wurden sie in einigen der älteren Arbeiten meist als Indiz, das für die Operationsindikation sprach, gewertet, was später von Springer (1981) grundsätzlich in Frage gestellt wurde. Zahlreiche Fallbeispiele in den Nachuntersuchungen belegen, daß diese Ausschlußkriterien in kaum einer Stichprobe konsequent eingehalten wurden, und daß dort, wo sie in Einzelfällen nicht eingehalten wurden, die

Ergebnisse im statistischen Durchschnitt auch nicht wesentlich schlechter waren als anderswo. In einer Untersuchung wurde gar damit experimentiert, mit Hilfe der Behandlung zur Geschlechtsumwandlung gleichzeitig auch Soziopathie zu behandeln, hier allerdings mit dem Ergebnis, daß der diesbezügliche Mißerfolg von den Behandlern generalisiert wurde und sich nachteilig auf die Atmosphäre im Behandlungsteam auswirkte (Hastings 1974). Die genannten Kriterien sind in den Nachuntersuchungen meist nur plakativ genannt. Hinter einigen Diagnosen (z.B. Neurosen, Borderline-Störungen, sexuelle Deviationen) stehen darüber hinaus nosologische Konzepte, denen andere Autoren die transsexuelle Symptomatik generell zuordnen, so daß es keinen Sinn macht, sie zur Transsexualität in Gegensatz zu stellen.

Zieht man die Ergebnisse der Nachuntersuchungen in Betracht, dann läßt sich zur Bewertung zusätzlich zur transsexuellen Symptomatik bestehender Psychopathologie festhalten, daß die Behandlungsergebnisse in der Regel um so besser waren, je weniger zusätzliche psychopathologische Merkmale die Ausgangspersönlichkeiten boten (z.B. Lundström et al. 1984, Wiegand 1984, Dudle 1989). Ins Positive gewendet heißt dies für die Prognose und damit für die Indikation: Ein günstiges Ergebnis ist umso eher zu erwarten, je psychisch stabiler der Patient schon zu Beginn der Behandlung ist. Entsprechend dieser Trivialität fordern daher einige Autoren als Indikationsbedingung ausdrücklich möglichst große psychische Stabilität oder Ich-Stärke (z.B. Walser 1968, Randell 1969, Alanko u. Achté 1971, Stürup 1976, Hunt u. Hampson 1980 b, Sörensen 1981 a, b). Stone (1977) sah allein in dem Umstand, daß jemand einen Psychiater brauchen könnte, eine Kontraindikation. Nach Lundströms Untersuchungsergebnissen wirkt sich das psychosoziale Funktionsniveau jedoch nur dann ungünstig aus, wenn es extrem niedrig ist (Lundström 1981, Lundström et al. 1984).

Für MF-TS wird in einigen Untersuchungen explizit und in vielen Behandlungseinrichtungen unausgesprochen ein im weitesten Sinne konstitutionsbiologisches Kriterium zur Einschätzung der Prognose herangezogen, nämlich daß die Behandler über den Patienten die Vorstellung gewinnen können, daß er im Zuge der Behandlung schließlich einigermaßen unauffällig als Frau leben können wird, weil seine Gestalt, seine Körperdimensionen und sein Ausdrucksverhalten dafür ausreichende Voraussetzungen bieten (z.B. Benjamin 1964 a, 1966, 1967, Wålinder 1967, Hunt u. Hampson 1980 b, Wålinder u. Thuwe 1975, Eicher 1984). Bei FM-TS stellen sich diese Probleme nicht in demselben Maße, da durch die hormonell bewirkte Veränderung von sekundärer Körperbehaarung und Stimmlage erbeblich besser äußerlich erkennbare Veränderungen erreichbar sind, die ein unauffälliges Leben als Mann erleichtern. Soziale Klischees spielen bei der Bewertung dieser Gesichtspunkte eine wesentliche Rolle. In der klinischen Arbeit ist die Besprechung solcher Faktoren von Bedeutung, weil Selbstwahrnehmung und Realitätsprüfung dabei geschärft werden können. In den Nachuntersuchungen sind sie aber regelmäßig zu unzureichend dokumentiert, um daraus indikationsrelevante Schlußfolgerungen ziehen zu können.

Gesicherte Daten, in welcher Weise sich das *Lebensalter* der Patienten prognostisch auswirkt, geben die Nachuntersuchungen nicht her. Die Befunde sind widersprüchlich. In den meisten Behandlungseinrichtungen, über die dazu Angaben vorliegen, wurde, vermutlich aus rechtlichen Gründen, Volljährigkeit als Mindestalter vorausgesetzt. Laub u. Fisk (1974) nahmen nur Patienten im Alter von 21 bis 58 Jahren auf. König et al.

(1978) schlossen einen Patienten unter anderem wegen fortgeschrittenen, aber nicht bezifferten Lebensalters von der Behandlung aus. Lundström et al. (1984) fanden einen Zusammenhang zwischen dem Alter beim Erstkontakt mit einer Behandlungseinrichtung und der diagnostischen Zuordnung. Patienten, die beim Erstkontakt älter als dreißig Jahre waren, diagnostizierten sie häufiger als sekundäre Transsexuelle, für die sie prognostizierten, daß sie, anders als primäre Transsexuelle, auch ohne Operation zurechtkommen könnten, weshalb sie bezüglich der Operationsindikation für die Älteren größte Zurückhaltung empfahlen. Auch Arieff (1973) und Wiegand (1984) beurteilten fortgeschritteneres Lebensalter kritisch bezüglich der Behandlungsindikation. Eicher (1984) hält die Prognose für durchschnittlich jüngere Patienten für günstiger als für ältere und meint, in begründeten Ausnahmefällen sei die Operationsindikation auch schon vor dem Alter von achtzehn Jahren zu stellen. Im Gegensatz dazu fanden Ihlenfeld (1973) sowie Stürup (1976), daß auch ältere Patienten von der Behandlung erheblich profitieren, und sie zogen daraus den Schluß, daß das Lebensalter allein kein Ausschließungsgrund sein dürfe. Außerhalb der Nachuntersuchungsliteratur schilderte Gooren (Kamprad u. Gooren 1991) den Fall eines im Alter von 78 Jahren operierten Patienten.

Soziale Faktoren

Im wesentlichen spiegeln sich in den sozialen Kriterien, die von den Autoren als günstig oder ungünstig bezüglich der Prognose angesehen werden, jene Faktoren wider, die zur psychischen Stabilität oder Instabilität beisteuern. Wenn es jemand gelingt, über längere Zeit seinen *Geltungsanspruch, Angehörige(r) des anderen Geschlechts zu sein*, in einer Weise durchzusetzen, daß er oder sie sozial gut zurecht kommt und für seinen Lebensunterhalt aufkommen kann, dann setzt dies in der Regel ein nicht unerhebliches Quantum an psychischer Stabilität voraus. In fast allen Nachuntersuchungen der letzten beiden Dekaden, aber auch in den meisten der älteren Arbeiten wurde ein *erfolgreiches Bestehen des Alltagstests und finanzieller Selbstunterhalt* als Voraussetzung für die Operationsindikation gefordert (z.B. Benjamin 1964 a, 1966, 1967, Randell 1969, Money u. Ehrhardt 1970, Hunt u. Hampson 1980 b, Ball 1981). Es wurde aber in den wenigsten Arbeiten belegt, daß diese Bedingungen auch eingehalten worden waren. Im Gegenteil sprechen die mitgeteilten Daten in vielen Fällen dafür, daß dies jeweils nur für Teilstichproben galt und *Arbeitslosigkeit und Sozialhilfeabhängigkeit* vor allem bei MF-TS verbreitet waren (z.B. Hoenig et al. 1970 a, b, 1971, Pfäfflin u. Junge 1990). In manchen Stichproben wurden Patienten mit schlechter Sozialanamnese ausdrücklich von der Behandlung ausgeschlossen (z.B. Arieff 1973, Wålinder u. Thuwe 1975, Lundström 1981). *Straffälligkeit*, die nicht mit der Transsexualität zu tun hatte (Eicher 1984), Vorstrafen überhaupt (Money u. Ehrhardt 1970), oder zumindest gravierendere Vorstrafen (Hastings 1974), führten ebenfalls zum Ausschluß aus Behandlungsprogrammen. Fallbeispiele über ungünstige Verläufe, Suizidalität und Rollenrückkehr sowie die allgemeine klinische Erfahrung bestätigen die prognostisch große Bedeutung des Faktors Soziale Stabilität. *Soziopathie, Drogen-, Medikamenten- und Alkoholabhängigkeit* sind keine günstigen Ausgangsbedingungen für die Behandlung. Für die Bewertung aller dieser Faktoren spielt aber eine entscheidende Rolle, ob die entsprechenden Problembereiche nur punktuell und einmalig bei einer Eingangsuntersuchung beurteilt werden, bei der bereits Indikationsüberlegungen für hormonelle und operative Behandlung ausschlaggebend sind, oder ob auch andere Möglichkeiten professioneller Hilfestellung in Betracht gezogen werden, die, wenn sie wirksam waren, zu anderen prognostischen Einschätzungen führen können.

Unterschiedlich bewerteten verschiedene Autoren, wenn Patienten *verheiratet* und/oder *Eltern* geworden waren. Manche sahen darin, oder in heterosexuellen Erfahrungen und starkem sexuellem Interesse prognostisch wenig günstige Faktoren (Wålinder et al. 1978). Daran anknüpfend befragten Blanchard et al. (1989) fünfzig Frauen und 61 Männer jeweils mindestens ein Jahr nach Abschluß der operativen Behandlung mit einem Routinefragebogen, der auch Fragen dazu enthielt, ob sich die Betreffenden der operativen Behandlung sicher oder eher nicht unterziehen würden, wenn sie jetzt erneut vor die Entscheidung gestellt wären. Diese Fragen wurden von sämtlichen Männern verneint, sowie von den 36 Frauen, die sich sexuell zu Männern hingezogen fühlten. Von vierzehn Frauen, deren sexuelles Verlangen sich dagegen auf Frauen richtete und die die Autoren unter Berufung auf das chromosomale Geschlecht als heterosexuell bezeichneten, beantworteten vier die Frage positiv. Die Autoren schlossen daraus, daß die Wahrscheinlichkeit von 'Reuefällen' bei heterosexuellen MF-TS größer sei als bei homosexuellen MF-TS sowie bei FM-TS. Die Zahlen waren jedoch klein, die Zuordnung der Frauen zu heterosexueller bzw. homosexueller Orientierung war problematisch, die gestellten Fragen waren hypothetisch und die 'Reue' fand keinen Ausdruck in sogenannten Rückumwandlungsbegehren, so daß den Untersuchungsergebnissen kaum prognostischer Wert für Einzelfallentscheidungen zukommen dürfte. Einzelne Autoren hielten heterosexuelle Erfahrungen (Tsoi et al. 1978) und frühere Eheschließung (Laub u. Fisk 1974) für Ausschließungsgründe. Am weitesten ging Stone (1977), der schon die Praktizierung genitaler Sexualität als Kontraindikation wertete. Andere bestanden auf Scheidung (z.B. Money u. Ehrhardt 1970), wieder andere auf der Vorlage einer Einverständniserklärung des Ehepartners (z.B. Eicher 1984). Viele andere Autoren hielten jedoch das Ausmaß an sexueller Aktivität sowie Erfahrungen mit Ehe und Elternschaft für nicht grundsätzlich prognostisch ungünstig, was schon daraus hervorgeht, daß in zahlreichen Arbeiten über frühere Ehen von Patienten berichtet wurde.

Ähnlich breit streute die Bewertung von *Prostitutionsverhalten*. Während einige Autoren den Erfolg der Behandlung an der Frequenzabnahme von prostitutivem oder promiskem Verhalten bemaßen (z.B. Hoenig et al. 1970 a, b, 1971), betrachteten andere den Umstand, daß jemand seinen Lebensunterhalt durch Prostitution verdiente, als Mißlingen des Alltagstests und als Grund zum Ausschluß von der Behandlung (z.B. Ball 1981). Im Gegensatz dazu war Prostitutionsverhalten in anderen Untersuchungen kein Ausschlußgrund, und wurde auch nicht negativ bewertet (z.B. Benjamin 1964 a, 1966, 1967, Zingg et al. 1980), oder es war sogar für die Mehrheit der Stichprobe die Quelle des Lebensunterhalts (Tsoi et al. 1978), oder das daran geknüpfte Interesse, das als berufspraktisches Interesse gedeutet wurde, erwies sich als prognostisch eher günstig (Wiegand 1984). Die unterschiedliche Bewertung dieser Form des Sozialverhaltens in den verschiedenen Nachuntersuchungen zeigt, daß es sich als prognostischer Indikator nicht eignet.

Analoges gilt auch für *homosexuelles sowie deviantes Verhalten* wie Transvestieren usw. In einigen Behandlungseinrichtungen wurde streng darauf geachtet, daß Patienten mit homosexuellem Verhalten nicht einbezogen wurden (z.B. Hastings 1974, Stone

1977, Lundström 1981), oder es wurde verlangt, daß sie den Kontakt zur Subkultur abbrachen (z.B. Ball 1981) oder homosexuelles Verhalten für sich ebenso wie für ihre Partner ablehnten (Stone 1977). Umgekehrt fanden Blanchard et al. (1989) bei der Teilstichprobe mit heterosexueller Orientierung mehr 'Reuefälle' als bei jener mit homosexueller Orientierung. Für die meisten Autoren war jedoch das Geschlecht früherer oder späterer Sexualpartner unerheblich bezüglich der Beurteilung des Erfolgs der Behandlung. Laub u. Fisk (1974) fanden beim Vergleich von drei Untergruppen ihrer Stichprobe keine Differenzen bezüglich des Behandlungsergebnisses, unabhängig davon, ob sich die Patienten von Anfang an als transsexuell erlebt hatten, oder ob sie sich in bestimmten Lebensabschnitten transvestitisch oder homosexuell verstanden und betätigt hatten.

Behandlungsspezifische Faktoren

Im Vergleich zu personenbezogenen Merkmalen und sozialen Faktoren, die die Patienten und ihr Umfeld charakterisieren, werden in der medizinischen Literatur generell jene Faktoren weit nachlässiger reflektiert, die auf seiten der Behandler und Behandlungseinrichtungen Verlauf und Prognose positiv oder negativ beeinflussen. Daß Behandlungsbedingungen und Haltungen von Autoren Indikation, Art der Behandlung, Ergebnisse und deren Interpretation wesentlich prägten, wurde beiläufig bei der Darstellung der einzelnen Nachuntersuchungen und Sammelreferate (vgl. Abschnitte 3 und 4) sowie der oben geschilderten Behandlungen, Ergebnisse und differentiellen Indikationsüberlegungen (vgl. Abschnitt 6.2) bereits mehrfach gezeigt. Im folgenden werden besonders markante Bedingungen und Haltungen hervorgehoben, um dazu anzuregen, deren Einfluß zukünftig weiter zu untersuchen.

Einstellung zur Geschlechtsumwandlung. Festzustellen ist zunächst, daß sich alle Autoren, die sich an Nachuntersuchungenen beteiligten, grundsätzlich dazu verstanden, in hormoneller und operativer Behandlung akzeptable Beiträge zur Linderung der Not von Patienten zu sehen, die eine Diskrepanz zwischen körperlicher Anlage und Geschlechtsidentität erlebten. Dies unterschied sie von anderen Fachleuten, die solche Eingriffe rundweg ablehnten (vgl. z.B. die Umfrageergebnisse nach der 66. Wanderversammlung der Südwestdeutschen Psychiater und Neurologen bei Mitscherlich 1950/1951 und Mitscherlich et al. 1950/1951 a, b). Dabei standen manche von ihnen diesen Eingriffen durchaus kritisch gegenüber und hatten z.T. erhebliche eigene Bedenken zu überwinden (z.B. Ball 1981). Eine Geschlechtsumwandlung erschien einigen gar nicht möglich, weshalb sie diesen Begriff zur Beschreibung der Behandlung auch als unangemessen ablehnten (z.B. Benjamin 1964 a, Randell 1969, Hertoft u. Sörensen 1979, Eicher 1984). Sie hielten die Behandlung nicht für den Stein der Weisen, sondern sahen in ihr eine pragmatische Eingriffsmöglichkeit, die sie z.T. mit großen Skrupeln und daher oft nur halbherzig ausführten, wovon insbesondere die in Abschnitt 6.2.3 dargestellten Operationsverfahren aus den ersten beiden Dekaden Zeugnis ablegen. Bei einzelnen Patienten wurden die Hoden z.B. nur verpflanzt, nicht entfernt, wobei zusätzlich zur Ungewißheit über den Effekt solcher Eingriffe die Angst eine bedeutsame Rolle gespielt haben dürfte, sich wegen nicht genehmigter Kastrationen und operativer Eingriffe an körperlich gesunden Menschen strafbar zu machen. Bei der Durchsicht der Nachuntersuchungen der ersten beiden Dekaden fällt das im Vergleich zur Beschreibung anderer Patientenstichproben ganz unübliche Interesse vieler Untersucher an Straftaten der Patienten auf. In Staaten, in denen Prostitution, transvestitisches und homosexuelles Verhalten verfolgt wurden, mochte es nahegelegen haben, im Prä-Post-Vergleich die Frequenzen von Straffälligkeit als Gradmesser der Veränderung einander gegenüberzustellen. Wir vermuten jedoch, daß das ungewöhnliche Interesse der Untersucher an der Straffälligkeit ihrer Patienten darüber hinaus auf projektive Abwehrvorgänge zurückzuführen ist. Hastings (1974) schlug sogar vor, von allen Patienten Fingerabdrücke zu nehmen und landesweit überprüfen zu lassen, ob sie nicht irgendwo eines Verbrechens überführt worden waren. Eicher nannte "die Weigerung, ausdrücklich zu erklären, den Arzt bei ordnungsgemäßer Durchführung der Operation für Folgen des Eingriffs nicht verantwortlich zu machen", einen "Ausschließungsgrund" (Eicher 1984, S. 79), und führte damit in die Behandlung einen Parameter ein, der bei anderen, als medizinisch notwendig eingeschätzten Operationen nicht üblich ist.

Es waren die Patienten, die die Behandler davon überzeugten, daß diese Form der Therapie, war sie auch noch so unvollkommen, subjektiv zur Leidensminderung beitrug. Die defensive Haltung der Behandler wich einer offensiveren, in der das als zwiespältig erlebte Behandlungsverfahren mit Forschungsinteressen verknüpft und ihm dadurch etwas von seiner Zwielichtigkeit genommen wurde. Beispielhaft läßt sich dieser Umschwung an den verschiedenen Arbeiten Paulys nachverfolgen, obwohl dieser Autor, wie z.B. auch Hastings (1974), Prävention gegenüber Behandlung gerne den Vorzug gegeben hätte, wenn er nur einen Ansatzpunkt dafür gefunden hätte (unveröffentlichte Diskussionsbemerkung beim Tenth International Symposium on Gender Dysphoria, 9.-12.6.1987, Amsterdam). Ab Anfang der 60er Jahre rückten mit der ersten prospektiven Studie (Wålinder 1967) Forschungsinteressen stärker in den Vordergrund. In Form mehr oder weniger forschungsorganisatorischer Interessen prägten sie die Gender-Identity-Programme an Universitätskliniken (z.B. Kando 1973, Hastings 1974, Meyer u. Reter 1979, Hunt u. Hampson 1980 a, b). Erst der Auftrieb, den das Ansehen der Behandlung dadurch erfuhr, scheint in Einzelfällen zu jenen schwärmerischen Zukunftsvisionen verführt zu haben, wie sie Edgerton u. Meyer (1973) ausmalten, indem sie Gebärmutter- und Eierstocksverpflanzung als weitere Möglichkeiten der Geschlechtsumwandlung in Aussicht stellten. Solche Äußerungen blieben jedoch vereinzelt. Nur bei sehr oberflächlicher Betrachtung kann man entsprechende Anklänge aus dem Titel des Beitrags von Kamprad u. Gooren (1991) herauslesen. Gooren antwortete in der dort dokumentierten Diskussion auf Kamprads Frage, ob er als Arzt, der sich mit Geschlechtsumwandlungen befaßt, nicht Gott ins Handwerk pfusche: "Ein Arzt wird das den ganzen Tag tun. Er wird es tun, damit die Schöpfung vollendet werde" (Kamprad u. Gooren 1991, S. 62). Aus dem Kontext wird jedoch deutlich, daß es ihm wohl kaum darum ging, mit geschlechtsumwandelnden Eingriffen assoziierte Allmachtsphantasien zu nähren, sondern im Gegenteil solchen entgegenzutreten, indem er betonte, daß sich Geschlechtsumwandlungen prinzipiell von anderen ärztlichen Eingriffen nicht unterscheiden. Es ist dies die Haltung, die die meisten Nachuntersuchungen der letzten beiden Dekaden prägte. Die frühere Grundsatzdiskussion, die zuweilen wie der Streit um eine Glaubensfrage geführt worden war, ob solche Behandlungen überhaupt zulässig und vertretbar sind, war abgelöst worden durch nüchternere Fragestellungen, nämlich, was mit welchen Mitteln unter welchen Bedingungen bei wem erreicht werden kann.

Behandlung oder Forschungsprogramm. Die differentielle Indikationsstellung von Behandlungsschritten setzte, sollte sie fundiert sein, die Evaluation vieler Behandlungsverläufe voraus. Typologien und diagnostische Klassifikationen, Homogenisierung von Teilstichproben nach bestimmten Merkmalen und kontrollierte Variation von Behandlungsbedingungen waren für solche Forschungsvorhaben unvermeidliche Schritte. Sie erlaubten es, Wirkfaktoren zu isolieren. Sie bargen jedoch die Gefahr in sich, daß individuelle Besonderheiten nicht zu ihrem Recht kamen, und sie beeinflußten selbstverständlich auch die Behandlung der einzelnen Patienten. In den Nachuntersuchungen vermißt man durchgängig die Reflexion dieses Einflußfaktors.

Ob ein Behandlungsprogramm als streng und die Zeit bis zu operativen Eingriffen als Wartezeit für die Patienten verstanden wurde (Spengler 1980); ob sich umgekehrt die Forscher und 'das Programm' interessiert und abwartend gegenüber dem, was die Patienten von sich aus taten, verstand (Meyer u. Reter 1979); oder ob in einem Projekt vielfältige Lebenshilfen gegeben wurden (Gandy 1973, Laub u. Fisk 1974), trug jeweils zu einer anderen Gestaltung der Arzt-Patient-Beziehung bei. Auch ob die Behandlung in den Händen eines Einzelnen oder weniger Fachleute lag, oder ob sich ein Patient vor ganzen Teams von Gender-Identity-Kliniken behaupten mußte, hatte darauf Einfluß. Mit hoher Wahrscheinlichkeit hatte dies wiederum Auswirkungen auf die Akzentuierungen des Geltungsanspruchs, Angehörige(r) des anderen Geschlechts zu sein.

Entsprechendes gilt letztlich auch bezüglich aller personenbezogenen und sozialen Indikationskriterien, die in den beiden vorausgegangenen Abschnitten genannt wurden. Stützen sich Behandler bei ihren Indikationsentscheidungen z.B. auf die strikte Differenzierung zwischen Transsexualität und anderen Formen sexuellen Erlebens, und meinen sie, Transsexuelle müßten asexuell sein und Homosexualität ablehnen, dann werden sie entweder Patienten, bei denen dies anders ist, von der Behandlung ausschließen, oder aber die Patienten werden ihnen nach dem Munde reden, um an ihr Ziel zu kommen. Vermutlich ist damit zu erklären, daß z.B. in den Nachuntersuchungen aus Minnesota (Kando 1973, Hastings 1974, Hastings u. Markland 1978) und Australien (Ball 1981) homosexuelles Verhalten nicht beobachtet wurde, und daß in anderen Nachuntersuchungen Häufigkeitsangaben über Prostitutionsverhalten so unterschiedlich sind. Stürup (1976) beschrieb einen Mann, der - möglicherweise aus diesem Grunde -sogar verschwiegen hatte, daß er verheiratet war, was den Verlauf seiner Behandlung wesentlich komplizierte.

In der klinischen Arbeit konnte man Anfang der 80er Jahre immer wieder erleben, daß Patienten mit einer, orientiert an Leitsymptomkatalogen (z.B. Sigusch et al. 1979), stromlinienförmigen Transsexuellenanamnese zum ersten Gespräch kamen. Sie schienen alle Individualität abgestreift zu haben, um sich vermuteten und häufig auch tatsächlichen Erwartungen der Behandler anzupassen. Die Behandler konnten daher nur finden, was sie ohnehin erwartet hatten, ohne zu bedenken, daß sie durch ihre eigenen Erwartungen jene 'Realität', die sie zu Gesicht bekamen, mitgestaltet hatten. Wie sich Fakten und Symbole medizinischer Fallgeschichten und jene von Autobiographien von Geschlechtswechslern ineinander verwoben, beschreibt Runte (1992) ausführlich in diesem Band.

Die wohl konsequenzenreichste der vorgefaßten Meinungen von Behandlern war die *negative Bewertung psychiatrisch-psychotherapeutischer Einflußmöglichkeiten*, die, mit Ausnahme einer kaum rezipierten finnischen Studie (Alanko u. Achté 1971), bis zu

Lothsteins (1980) Publikation fast durchgängig die Nachuntersuchungsliteratur bestimmte. Erst danach wurde die starre Alternative Operation vs. psychiatrisch-psychotherapeutische Behandlung gelockert, und es verbreitete sich wenigstens bei einigen Behandlern die Erkenntnis, daß es weder zwangsläufig ein Scheitern psychiatrisch-psychotherapeutischer Behandlung bedeutet, wenn sich ein Patient nach einer solchen Behandlung doch noch operieren läßt, noch daß es die operativen Eingriffe entwertet, wenn ein Patient im Laufe psychiatrisch-psychotherapeutischer Behandlung den Wunsch danach aufgeben kann (z.B. McCauley u. Ehrhardt 1984). Schon Alanko u. Achté (1971) hatten es für unabdingbar gehalten, daß ein Patient vor, ebenso wie nach operativen Eingriffen supportive psychotherapeutische Behandlung bekommen müsse, und Lothstein (1980) hatte gefunden, daß aufdeckende psychotherapeutische Arbeit oft erst nach operativen Eingriffen möglich und fruchtbar ist.

Bewertung von Behandlungsergebnissen: Es liegt nahe, daß die vorgefaßten Meinungen der Behandler und die innerhalb von Behandlungsprogrammen gültigen Kriterienkataloge auch die Bewertung der Ergebnisse bestimmen und dann wieder Auswirkungen auf zukünftige Indikationsentscheidungen haben. Dies ist unvermeidbar und unproblematisch, solange die entsprechenden Kriterien reflektiert und begründet werden. Wer z.B. wie Kuiper u. Cohen-Kettenis (1988) in Gender Dysphoria primär ein Identitätsproblem sieht, das sexuelles Verhalten nicht unmittelbar und zwangsläufig tangiert, wird bei einer Nachuntersuchung diesbezüglich weniger Fragen stellen. Entsprechend hatte schon Stürup (1976) körperliche Untersuchungen für unangemessen gehalten. Von anderen Prämissen ausgehend, gingen andere Untersucher diesbezüglich weit mehr ins Detail (z.B. Pomeroy 1967, McEwan et al. 1986, Blanchard et al. 1987, Ross u. Need 1989), bis hin zu Probeexzisionen aus der Scheide (Kröhn et al. 1981).

Auf diesen Faktor hinzuweisen, erscheint vor allem deshalb wichtig, weil in einigen Arbeiten Komplikationen und unerwünschte Wirkungen der Behandlung ganz selbstverständlich als Folgen von Persönlichkeitsstörungen oder mangelnder Kooperation der Patienten eingestuft wurden, obwohl die mitgeteilten Daten dafür sprechen, daß auch die Behandlungen unzureichend waren. Zu wenig wurde z.B. unterschieden, ob die Forderung weiterer (Korrektur-)Operationen angesichts nicht gelungener Primäroperationen begründet war, oder, was es im Einzelfall sicher auch gab, Ausdruck polychirurgischer Wünsche im Sinne eines Münchhausen-Syndroms (z.B. Hoenig et al. 1971, Sörensen 1981 a, vgl. dagegen Lothstein 1980). Bezüglich der relativ häufigen Komplikation Vaginalstenose wurde vielfach die mangelnde Kooperation der Patienten beklagt und nur selten eingeräumt, daß selbst regelmäßiges Bougieren ein entsprechend mangelhaftes Operationsergebnis nicht verbessern kann (vgl. Lindemalm et al. 1986, Blanchard et al. 1987, Stein et al. 1990).

Wie in den Abschnitten über Suizidalität und Rollenrückkehr (vgl. Abschnitt 6.2.6) bereits ausgeführt, neigten die Autoren überwiegend dazu, in Suizidversuchen und Suiziden vor Beginn und am Anfang der Behandlung von einem Zusammenhang mit der transsexuellen Symptomatik auszugehen, bei postoperativer Suizidalität und Rollenrückkehr jedoch vornehmlich nach Gründen, die keinen Bezug zur Behandlung hatten, zu suchen.

6.3 Schlußbemerkungen

Am Ende dieser Übersicht über die Nachuntersuchungen von Patienten mit transsexueller Symptomatik, die sich genitalverändernden Eingriffen unterzogen haben und entgegen ihrer ursprünglichen Geschlechtszuordnung leben, lassen sich die Ergebnisse in grober Vereinfachung stichwortartig zusammenfassen:

In über achtzig qualitativ sehr unterschiedlichen Einzelarbeiten und Sammelreferaten aus zwölf Ländern wurde in den vergangenen dreißig Jahren belegt, daß die Behandlung, die den gesamten Prozeß der Geschlechtsumwandlung umfaßt, wirkt. Übereinstimmend fanden sich in allen Nachuntersuchungen vorwiegend erwünschte Wirkungen. Die aus Sicht der Patienten wesentliche, und zudem die ausgeprägteste Wirkung war die Linderung von Leiden bei gleichzeitiger Zunahme subjektiver Zufriedenheit. Darüber hinaus fanden sich in den Bereichen Partnerschaft und sexuelles Erleben, psychische Stabilität und sozioökonomisches Funktionsniveau ebenfalls überwiegend erwünschte Veränderungen, die durchschnittlich bei den Männern etwas günstiger waren als bei den Frauen, und die, je nach Ausgangsbedingungen, in den einzelnen Bereichen unterschiedlich ausgeprägt waren.

In vielen Arbeiten wurde daneben über Komplikationen und unerwünschte Wirkungen berichtet. Insbesondere in den ersten Jahren des Berichtszeitraums gab es häufige und zum Teil erhebliche Komplikationen bei den operativen Eingriffen, die in vielen Fällen, jedoch nicht regelmäßig, durch Korrekturoperationen behoben werden konnten. Im Vergleich dazu ist der Informationsgehalt der Primärarbeiten bezüglich Komplikationen der psychiatrischen und hormonellen Behandlungen geringer. Bezüglich der Suizidalität läßt sich feststellen, daß Suizidversuche vor und zu Beginn der Behandlung überdurchschnittlich häufig waren, daß ihre Häufigkeit aber im Verlauf und nach den Behandlungen statistisch signifikant abnahm. Suizide waren sehr selten. Soweit Motivhintergründe dazu bekannt geworden waren, standen die wenigsten davon in unmittelbarem Zusammenhang mit der Geschlechtsumwandlung. Rückumwandlungsbegehren bildeten die extreme Ausnahme. Die wenigen in der Nachuntersuchungsliteratur beschriebenen Fälle lassen sich fast durchgängig auf erhebliche Behandlungsmängel zurückführen.

Bei der Analyse der Behandlungswirkungen konnten sieben Faktoren nachgewiesen werden, die den Ausgang der Behandlung ausschlaggebend beeinflußten, nämlich (1) kontinuierlicher Kontakt mit einem Forschungsprogramm/einer Behandlungseinrichtung, (2) Leben in der anderen Geschlechtsrolle (sog. Alltagstest), (3) Hormonbehandlung, (4) Beratung, psychiatrische und/oder supportive psychotherapeutische Behandlung, (5) operative geschlechtsumwandelnde Eingriffe sowie (6) deren Qualität, und schließlich (7) die juristische Anerkennung des Geschlechtswechsels durch Namens- und Personenstandsänderung.

Prognostisch günstige, und damit für differentielle Indikationsentscheidungen wesentliche Faktoren wurden von den Autoren der Nachuntersuchungen primär in konstitutionellen und psychischen Eigenschaften der Patienten gesucht. Vereinfachend läßt sich sagen, daß primär stabile und/oder psychopathologisch unauffällige Persönlichkeiten bei den Nachuntersuchungen besser eingestuft wurden als primär instabile und/oder psychopathologisch auffällige. In groben Zügen gilt dies analog auch bezüglich des zweiten Faktors, nämlich der sozialen Eigenschaften der Patienten, doch gab es beträchtliche Unterschiede zwischen den einzelnen Autoren hinsichtlich dessen, welche Formen des Sozialverhaltens sie als günstig oder ungünstig bewerteten. Wenig reflektiert wurde in den Nachuntersuchungen ein dritter Faktor, den wir den behandlungsspezifischen Faktor nennen. Er betrifft Strukturfragen des Behandlungs-Settings und insbesondere Haltungen, Urteile und Einstellungen der Behandler, die den Kontakt zum Patienten prägen und entscheidend Einfluß darauf nehmen, wer behandelt wird und in welcher Weise dies geschieht.

Erachtet man es überhaupt für notwendig, weitere Nachuntersuchungsforschung zu betreiben, dann sollte deren Fokus auf dem behandlungsspezifischen Faktor liegen. Unter prognostischen Gesichtspunkten messen wir ihm, pointiert gesagt, eine mindestens ebenso große, wenn nicht gar größere Bedeutung zu als konstitutionellen, psychischen und sozialen Eigenschaften der Patienten.

Der behandlungsspezifische Faktor ist die Schnittstelle, an der sich klinische und soziologische Perspektiven derzeit am engsten berühren. Hier werden Weichen dafür gestellt, wie sich Geschlechtswechsel zukünftig gestalten werden. Es sind viele Formen dafür denkbar, auch solche, in denen die Veränderung der anatomischen Geschlechtsmerkmale nicht von so ausschlaggebender Bedeutung ist wie in dem von Hirschauer (1992 a, b) beschriebenen 'historischen Projekt Transsexualität'. Sie werden auch jetzt schon von einer beträchtlichen Zahl jener Menschen, die sich mit transsexuellen Wünschen an Behandlungseinrichtungen wenden, aber die dort angebotenen Behandlungen nicht zu Ende führen, wahrgenommen. Eine Erweiterung des Spektrums möglicher Lebensweisen, einc breitere Anerkennung auch ungewöhnlicher Lebensstile und eine Erleichterung verschiedener Formen des Geschlechtswechsels halten wir für wünschenswert. Die klinische Perspektive wird auch dann unentbehrlich bleiben. Denn die Erwartung, daß sich durch soziale Veränderungen allein jene Form des Geschlechtswechsels, die wir unter der Bezeichnung Geschlechtsumwandlung beschrieben haben, erübrigen werde, teilen wir nicht.

Literatur

Abraham F (1931) Genitalumwandlung an zwei männlichen Transvestiten. Z. Sex.wiss. u. Sex.pol. 18: 223-226

Abramowitz S (1986) Psychosocial Outcomes of Sex Reassignment Surgery. J. consult. clin. Psychol. 54: 183-189

Alanko A, Achté K (1971) Transsexualism. Psychiatrica Fennica 343-358

American Medical Association (1972) Human Sexuality. AMA, Chicago (zit. n. Lothstein 1982)

American Psychiatric Association (1980) Diagnostic and Statistical Manual of Mental Disorders (DSM III). APA, Washington, D.C.

American Psychiatric Association (1987) Diagnostic and Statistical Manual of Mental Disorders (DSM III-R). APA, Washington, D.C.

Arieff AJ (1973) Five-Year Studies of Transsexuals: Psychiatric, Psychological, and Surgical Aspects. In: Laub D, Gandy P (eds) Proceedings of the Second Interdisciplinary Symposium on Gender Dysphoria Syndrome. University of California Press: Stanford, S. 240-242

Asscheman H (1989) Cross-Gender Hormone Treatment Side Effects and some Metabolic Aspects. Med. Dissertation, Freie Universität Amsterdam

Asscheman H, Gooren LJG, Eklund PLE (1988 a) Mortality and Morbidity in Transsexual Patients with Cross-Gender Hormone Treatment. Metabolism (N.Y.) 38: 869-873

Asscheman H, Gooren LJG, Assies J, Smits JPH, De Slegte R (1988 b) Prolactin Levels and Pituitary Enlargement in Hormone-Treated Male-to-Female Transsexuals. Clin. Endocrinol. 28: 583-588

Augstein, MS (1992) Zur rechtlichen Situation Transsexueller in der Bundesrepublik Deutschland. In: Pfäfflin F, Junge A (Hrsg) Geschlechtsumwandlung. Abhandlungen zur Transsexualität. Schattauer: Stuttgart-New York, S. 103-111

Baker H, Green R (1970) Treatment on Transsexualism. In: Masserman J (ed) Current Psychiatric Therapies, Vol. 10, Grune and Stratton: New York, S. 88-99 (zit. n. Pauly 1974 a)

Ball J (1981) Thirty Years Experience with Transsexualism. Aust. N. Z. J. Psychiat. 15: 39-43

Barlow D, Reynolds EJ, Agras WS (1973) Gender Identity Changes in a Transsexual. Arch. gen. Psychiat. 28: 569-576

Barlow D, Abel G, Blanchard E (1979) Gender Identity Change in Transsexuals. Arch. gen. Psychiat. 36: 1001-1007

Beatrice J (1985) A Psychological Comparison of Heterosexuals, Transvestites, Preoperative Transsexuals, and Postoperative Transsexuals. J. nerv. ment. Dis. 173: 358-365

Bem S (1974) The Measurement of Psychological Androgyny. J. consult. clin. Psychol. 42: 155-162

Bem S (1977) On the Utility of Alternative Procedures for Assessing Psychological Androgyny. J. consult. clin. Psychol. 45: 196-205

Bem S (1981) Bem Sex Role Inventory. Consulting Psychologists Press Inc.: Palo Alto, Ca.

Benjamin H (1953) Transvestism and Transsexualism. Int. J. Sexol. 7: 12-14 (zit. n. Pauly 1965)

Benjamin H (1964 a) Nature and Management of Transsexualism. With a Report on Thirty-one Operated Cases. West. J. Surg. 72: 105-111

Benjamin H (1964 b) Transsexualismus, Wesen und Behandlung. Nervenarzt 35: 499-500

Benjamin H (1964 c) Clinical Aspects of Transsexualism in the Male and Female. Am. J. Psychother. 18: 458-469

Benjamin H (1966) The Transsexual Phenomenon. Julian Press: New York

Benjamin H (1967) Transvestism and Transsexualism in the Male and Female. J. Sex Res. 3: 107-127

Benjamin H (1969) Newer Aspects of the Transsexual Phenomenon. J. Sex Res. 5: 135-144

Bentler P (1976) A Typology of Transsexualism: Gender Identity Theory and Data. Arch. sex. Behav. 5: 567-584

Binder H (1933) Das Verlangen nach Geschlechtsumwandlung. Ztschr. f. d. ges. Neurol. u. Psychiat. 143: 85-174

Blanchard R (1985) Gender Dysphoria and Gender Reorientation. In: Steiner B (ed) Gender Dysphoria: Development, Research, Management. Plenum Press: New York, S. 365-392

Blanchard R (1989) The Classification and Labeling of Nonhomosexual Gender Dysphorias. Arch. sex. Behav. 18: 315-334

Blanchard R, Clemmensen L, Steiner B (1983) Gender Reorientation and Psychological Adjustment in Male-to-Female Transsexuals. Arch. sex. Behav. 12: 503-509

Blanchard R, Steiner B (1983) Gender Reorientation, Psychological Adjustment, and Involvement with Female Partners in Female-to-Male Transsexuals. Arch. sex. Behav. 12: 149-158

Blanchard R, Steiner B, Clemmensen L (1985) Gender Dysphoria, Gender Reorientation, and the Clinical Management of Transsexualism. J. consult. clin. Psychol. 53: 295-304

Blanchard R, Legault S, Lindsay W (1987) Vaginoplasty Outcome in Male-to-Female Transsexuals. J Sex marital. Ther. 13: 265-275

Blanchard R, Steiner B, Clemmensen L, Dickey R (1989) Prediction of Regrets in Postoperative Transsexuals. Can. J. Psychiat. 34: 43-45

Blumer D, Knorr N, Meyer J, Chapanis N (1970) Evaluation of Surgically Reassigned Transsexuals. Paper presented at the 123rd Annual Meeting of the American Psychiatric Association, San Francisco, Ca., May 11-15 (zit. n. Edgerton u Meyer 1973)

Boss M (1950/51) Erwiderung zum Bericht über mein Referat auf der 66. Wanderversammlung der südwestdeutschen Psychiater und Neurologen in Badenweiler. Psyche 4: 394-400

Brady J, Brodie H (eds) (1978) Controversy in Psychiatry. WB Saunders Co: Philadelphia (zit. n. Lothstein 1982)

Brown GR (1990) A Review of Clinical Approaches to Gender Dysphoria. J. clin. Psychiat. 51: 57-64

Burchard JM (1961) Struktur und Soziologie des Transvestitismus und Transsexualismus. Beitr. Sexualforsch. 21, Enke: Stuttgart

Burchard JM (1965) Psychopathology of Transvestism and Transsexualism. J. Sex Res. 1: 39-43

Bürger-Prinz H, Weigel H (1940) Über den Transvestitismus bei Männern. Mschr. Kriminalbiol. 31: 125-143

Bürger-Prinz H, Albrecht H, Giese H (1953, 1966^2) Zur Phänomenologie des Transvestitismus bei Männern. Beitr. Sexualforsch. 3, Enke: Stuttgart

Burzig G (1982) Der Psychoanalytiker und sein transsexueller Patient. Psyche 36: 848-56

Cauldwell DC (1949) Psychopathia Transsexualis. Sexology 16: 274-280

Cohen-Kettenis P, Wålinder J (1985) Sex Reassignment Surgery in Europe: An Overview. Paper presented at the Ninth Symposium on Gender Dysphoria of the Harry Benjamin Foundation, Minneapolis

Cohen-Kettenis P, Kuiper A (1988) Social Aspects of Sex Reassignment Surgery. In: Eicher W, Kockott G (eds) Sexology. Springer: Berlin-Heidelberg, S. 189-191

Crown S, Crisp A (1979) Manual of the Crown-Crisp Experiential Index. Hodder and Stoughton: London (zit. n. Mate-Kole et al. 1990)

Davenport CW, Harrison SI (1977) Gender Identity Change in a Female Adolescent Transsexual. Arch. sex. Behav. 6: 327-340

Dellaert R, Kunke T (1969) Investigations on a Case of Male Transsexualism. Psychother. and Psychosom. 17: 89-107

Désirat K (1985) Die transsexuelle Frau. Beitr. Sexualforsch. 60, Enke: Stuttgart

Dilling H, Mombour W, Schmidt MH (Hrsg) (1991) WHO-Internationale Klassifikation psychischer Störungen. ICD-10 Kapitel V (F), Klinisch-diagnostische Leitlinien. Huber: Bern-Göttingen-Toronto

Dixen J, Maddever H, Maasdam Jv, Edwards P (1984) Psychosocial Characteristics of Applicants Evaluated for Surgical Gender Reassignment. Arch. sex. Behav. 13: 269-276

DSM III (1980) Diagnostic and Statistical Manual of Mental Disorders. American Psychiatric Association (APA), Washington, D.C.

DSM III-R (1987, dt 1989) Diagnostic and Statistical Manual of Mental Disorders. American Psychiatric Association (APA), Washington, D.C.

Doctor RF (1988) Transvestites and Transsexuals. Towards a Theory of Cross-Gender Behavior. Plenum: New York-London

Dudle U (1989) Klinische Follow-Up-Studie an operierten Transsexuellen. Eine Beurteilung der Behandlungsresultate von 18 operierten Mann-zu-Frau- und 11 Frau-zu-Mann-Transsexuellen unter Einbezug des gesamten vorhandenen klinischen Materials über geschlechtsdysphorische Patienten. Med. Dissertation, Universität Bern

Dulko S (1988) Sexual Activity and Temperament in Polish Transsexuals. Arch. sex. Behav. 17: 163-172

Edgerton M, Knorr N, Callison J (1970) The Surgical Management of Transsexual Patients. Plast. reconstr. Surg. 45: 38-46 (zit. n. Pauly 1974)

Edgerton M, Meyer J (1973) Surgical and Psychiatric Aspects of Transsexualism. In: Horton C (ed) Plastic and Reconstructive Surgery of the Genital Area. Little, Brown & Co: Boston

Edgerton M, Langman M, Schmidt J, Sheppe W (1982) Psychological Considerations of Gender Reassignment Surgery. Clin. Plast. Surg. 9: 355-366

Ehrhardt HE (1985) Transsexualität. Medizinische, rechtliche und ethische Aspekte. In: Buchholz, Doppelfeld, Fischer (Hrsg) Der Arzt - Profil eines freien Berufes im Spannungsfeld von Gesundheitspolitik, Wissenschaft und Publizistik, Festschrift für J.F. Volrad Deneke. Deutscher Ärzteverlag: Köln, S. 272-289

Eicher W (1983) 95 Fälle von primärer Genital-Transformationsoperation bei Transsexualität. Mitt. Ges. prakt. Sexualmed. 3: 28-33

Eicher W (1984; 1992^2 im Druck) Transsexualismus. Gustav Fischer: Stuttgart-New York

Eicher, W, Schmitt B, Bergner CM (1991) Transformationsoperation bei Mann-zu-Frau-Transsexuellen. Darstellung der Methode und Nachuntersuchung von 50 Operierten. Z. Sex.-Forsch. 4: 119-132

Eysenck HJ (1952) The Scientific Study of Personality. Routledge & Kegan Paul: London

Fahrner EM, Kockott G, Duran G (1987) Die psychosoziale Integration operierter Transsexueller. Nervenarzt 58: 340-348

Fisk N (1973) Gender Dysphoria Syndrome. (The How, What, and Why of a Disease). In: Laub D, Gandy, P (eds) Proceedings of the Second Interdisciplinary Symposium on Gender Dysphoria Syndrome. University of California Press: Stanford, S. 7-14

Fisk N (1978) Five Spectacular Results. Arch. sex. Behav. 7: 351-369

Fleming M, Steinman C, Bocknek G (1980) Methodological Problems in Assessing Sex-Reassignment Surgery: A Reply to Meyer and Reter. Arch. sex. Behav. 9: 451-456

Fleming M, Cohen D, Salt P, Jones D, Jenkins S (1981) A Study of Pre- and Postsurgical Transsexuals: MMPI Characteristics. Arch. sex. Behav. 10: 161-170

Fleming M, Jones D, Simons J (1982 a) Preliminary Results of Rorschach Protocols of Pre- and Postoperative Transsexuals. J. clin. Psychol. 38: 408-514

Fleming M, McGowan B, Robinson L, Spitz J, Salt P (1982 b) The Body Image of the Postoperative Female-to-Male Transsexual. J. consult. clin. Psychol. 50: 461-462

Fogh-Anderson P (1969) Transsexualism, an Attempt at Surgical Management. Scand. J. plast. reconstr. Surg. 3: 61-64

Gandy P (1973) Follow-Up on 74 Gender Dysphoric Patients treated at Standford. In: Laub D, Gandy P (eds) Proceedings of the Second Interdisciplinary Symposium on Gender Dysphoria Syndrome. University of California Press: Stanford, S. 227-229

Gottleib A (1978) Three Atypical Results. Arch. sex. Behav. 7: 351-369

Green R, Fleming D (1990) Transsexual Surgery Follow-Up: Status in the 1990s. Ann. Rev. Sex. Res. 1: 163-174

Green R, Money J (eds) (1969) Transsexualism and Sex Reassignment. Johns Hopkins Press: Baltimore

Green R (1988) In: Memorial für Harry Benjamin. Arch. sex. Behav. 17: 1-31

Gunn-Sechehaye A (1964) Transsexualisme (à propos de 8 cas dont 4 opérés). Arch. Suisses de Neurol. Neurochir. Psych. 24: 210-212

Gunn-Sechehaye A (1965) Le transsexualisme. Méd. et Hyg. (Genf) 23: 460-62

Gutheil EA (1954) The Psychologic Background of Transsexualism and Transvestism. Amer. J. Psychother. 8: 231-239 (zit. n. Hoenig et al. 1971)

Häfner H (1991) Epidemiologie von Suizid und Suizidversuch. In: Häfner H (1991) Psychiatrie: Ein Lesebuch für Fortgeschrittene. Gustav Fischer: Stuttgart-Jena, S. 210-229

Hamburger C, Stürup G, Dahl-Iversen E (1953) Transvestism. Hormonal, Psychiatric and Surgical Treatment. J. Amer. med. Ass. 152: 391-396

Hastings D (1969) Inauguration on a Research Study on Transsexualism in a University Medical Center. In: Green R & Money J (eds) Transsexualism and Sex Reassignment, Johns Hopkins Press: Baltimore, S. 243-252

Hastings D (1974) Postsurgical Adjustment of Male Transsexual Patients. Clin. plast. Surg. 1: 335-344

Hastings D, Blum J (1967) A Transsexual Research Project at the University on Minnesota Medical School. Lancet 87: 262-264

Hastings D, Markland C (1978) Post-Surgical Adjustment of Twenty-Five Transsexuals (Male-to-Female) in the University of Minnesota Study. Arch. sex. Behav. 7: 327-336

Herms V (1989) Results and Follow-Up of Surgical Transformed Transsexuals. In: Eicher W (ed) Plastic Surgery in the Sexually Handicapped. Springer: Berlin-Heidelberg-New York, S. 129-133

Herschkowitz S, Dickes R (1978) Suicide Attemps in a Female-to-Male Transsexual. Amer. J. Psychiat. 135: 368-369

Hertoft P, Sörensen T (1979) Transsexuality: Some Remarks Based on Clinical Experience. In: Sex, Hormones and Behavior. Ciba Foundation Symposium 62, Amsterdam-Oxford-New York, S. 165-181

Hertz J, Tillinger K, Westman A (1961) Transvestitism. Report on Five Hormonally and Surgically Treated Cases. Acta psychiatr. scand. 37: 283-294

Hirschauer S (1992 a) Hermaphroditen, Homosexuelle und Geschlechtswechsler. Transsexualität als historisches Projekt. In: Pfäfflin F, Junge A (Hrsg) Geschlechtsumwandlung. Abhandlungen zur Transsexualität. Schattauer: Stuttgart-New York, S. 55-94

Hirschauer S (1992 b) Die soziale Konstruktion der Transsexualität. Über die Medizin und den Geschlechtswechsel. Suhrkamp: Frankfurt *(im Druck)*

Hirschfeld M (1910) Die Transvestiten - eine Untersuchung über den erotischen Verkleidungstrieb mit umfangreichem casuistischem und historischem Material. Medicinischer Verlag: Berlin

Hirschfeld M (1918) Sexuelle Zwischenstufen, Sexualpathologie. 2. Teil. Marcus & Webers: Bonn

Hirschfeld M (1923) Die intersexuelle Konstitution. Jahrb. sex. Zwischenstufen 23: 3-27

Hoenig J, Kenna J, Youd A (1970 a) Social and Economic Aspects of Transsexualism. Brit. J. Psychiat. 117: 163-172

Hoenig J, Kenna J, Youd A (1970 b) A Follow-Up Study of Transsexualists: Social and Economic Aspects. Psychiat. Clin. N. Amer. 3: 85-100

Hoenig J, Kenna J, Youd A (1971) Surgical Treatment for Transsexualism. Acta psychiat. scand. 47: 104-133

Hoenig J, Kenna J (1974 a) The Management of Transsexualism. Position paper. Canad. Psychiat. Ass. J. 19/1 (zit. n. Steiner 1976)

Hoenig J, Kenna J (1974 b) The Prevalence of Transsexualism in England and Wales. Brit. J. Psychiat. 124: 181-190

Hore B, Nicolle F, Calnan J (1975) Male Transsexualism in England. Sixteen Cases with Surgical Intervention. Arch. sex. Behav. 4: 81-87

Huelke HH (1949) Ein Transvestit (Der Fall Hinrich B.). Kriminalistik 3: 91-92

Hunt D, Hampson J (1980 a) Transsexualism: A Standardized Psychosocial Rating Format for the Evaluation of Results of Sex-Reassignment Surgery. Arch. sex. Behav. 9: 255-263

Hunt D, Hampson J (1980 b) Follow-Up of 17 Biological Male Transsexuals after Sex-Reassignment Surgery. Amer. J. Psychiat. 137: 432-438

Huxley P, Kenna J, Brandon S (1981) Partnership in Transsexualism. Part I. Paired and Nonpaired Groups. Part II. The Nature of the Partnership. Arch. sex. Behav. 10: 133-160

Ihlenfeld C (1973) Outcome of Hormonal-Surgical Intervention in the Transsexual Condition: Evaluation and Management. In: Laub DR, Gandy P (eds) Proceedings of the Second Interdisciplinary Symposium on Gender Dysphoria Syndrome. University of California Press: Stanford, S. 230-233

Jayaram B, Stuteville O, Bush I (1978) Complications and Undesirable Results of Sex-Reassignment Surgery in Male-to-Female Transsexuals. Arch. sex. Behav. 7: 337-341

Johnson S, Hund D (1990) The Relationship of Male Transsexual Typology to Psychosocial Adjustment. Arch. sex. Behav. 19: 349-360

Jones H (1972) The Surgical Approach to Problems of Sexual Identification. Medical College of Virginia Quarterly 8: 34-36

Jorgensen C (1967) A Personal Autobiography. Paul S Eriksson: New York

Junge A (1987) Behandlungsverlauf und Katamnese von operierten weiblichen Transsexuellen. Phil. Dissertation, Universität Hamburg

Junge A, Pfäfflin F (1988) Follow-Up Studies of Operated Transsexuals. In Eicher W, Kockott G (eds) Sexology. Springer: Heidelberg-Berlin-New York, S. 183-186

Kamprad B, Gooren L (1991) ...damit die Schöpfung vollendet werde. Interview mit dem ersten Lehrstuhlinhaber der Welt für Transsexologie in Amsterdam. In: Kamprad B, Schiffels W (1991) Im falschen Körper. Alles über Transsexualität. Kreuz Verlag: Zürich, S. 74-69

Kando T (1973) Sex Change. The Achievement of Gender Identity among Feminized Transsexuals. Charles C Thomas Pbl.: Springfield, Ill.

Kinsey A, Pomeroy WB, Martin CE (1948) Sexual Behavior in the Human Male. WB Saunders: Philadelphia

Kirkpatrick M, Friedman CTH (1976) Treatment of Requests for Sex-Change Surgery with Psychotherapy. Amer. J. Psychiat. 133: 1194-1196

Knorr N, Wolf S, Meyer E (1968) The Transsexual's Request for Surgery. J. nerv. ment. Dis. 147: 517-524 (zit. n. Pauly 1974)

Kockott G, Fahrner EM (1988) Male-to-Female and Female-to-Male Transsexuals: A Comparison. Arch. sex. Behav. 17: 539-546

König M, Cornu F, Blaser A, Zingg E, Stirnemann H, Trost B (1978) Transsexualismus. Schweiz. Med. Wschr. 108: 437-444

Kröhn W, Bertermann H, Wand H, Wille R (1981) Nachuntersuchungen bei operierten Transsexuellen. Nervenarzt 52: 26-31

Kubie LS, Mackie JB (1968) Critical Issues Raised by Operations for Gender Transmutations. J. nerv. ment. Dis. 147: 431-444

Kuiper A (1985) Transseksualiteit en Hulpverlening. Een 'ex post facto' onderzoek naar het effekt van de geslachtsaanpassende behandeling bij 143 transseksuellen. Instituut voor Klinische Psychologie en Persoonlijkheidsleer (IKPP) van de Rijksuniversiteit Utrecht (RUU) (Typoskript)

Kuiper B, Cohen-Kettenis P (1988) Sex Reassignment Surgery: A Study of 141 Dutch Transsexuals. Arch. sex. Behav. 17: 439-457

Langer D (1985) Der Transsexuelle: Eine Herausforderung für die Kooperation zwischen psychologischer und chirurgischer Medizin. Fortschr. Neurol. Psychiat. 53: 67-84

Laub D, Fisk N (1974) A Rehabilitation Program for Gender Dysphoria Syndrome by Surgical Sex Change. plast. reconstr. Surg. 53: 388-403

Lindemalm G, Körlin D, Uddenberg N (1986) Long-Term Follow-Up of 'Sex Change' in 13 Male-to-Female Transsexuals. Arch. sex. Behav. 15: 187-210

Lindemalm G, Körlin D, Uddenberg N (1987) Prognostic Factors vs. Outcome in Male-to-Female Transsexualism: A Follow-Up of 13 Cases. Acta psychiat. scand. 75: 268-274

Lindemann G (1992) Zur sozialen Konstruktion der Geschlechtszugehörigkeit. In: Pfäfflin F, Junge A (Hrsg) Geschlechtsumwandlung. Abhandlungen zur Transsexualität. Schattauer: Stuttgart-New York, S. 95-102

Lindgren T, Pauly I (1975) A Body Image Scale for Evaluating Transsexuals. Arch. sex. Behav. 4: 639-656

Lips P, Asscheman H, Uitewaal P, Netelenbos JC, Gooren L (1989): The Effect of Cross-Gender Hormonal Treatment on Bone Metabolism in Male-to-Female Transsexuals. J. Bone Mineral Res. 4: 657-662

Lothstein L (1979) Follow-Up of Transsexual Patients: The Case Western Reserve University Experience. Presented at The Sixth Gender Dysphoria Symposium, San Diego, California (zit. n. Pauly 1981)

Lothstein L (1980) The Postsurgical Transsexual: Empirical and Theoretical Considerations. Arch. sex. Behav. 9: 547-563

Lothstein L (1982) Sex Reassignment Surgery: Historical, Bioethical, and Theoretical Issues. Amer. J. Psychiat. 139: 417-426

Lothstein L (1983) Female-to-Male Transsexualism. Historical, Clinical and Theoretical Issues. Routledge & Kegan Paul: Boston-London-Melbourne-Henley

Lothstein L (1984) Pychological Testing with Transsexuals: A 30-Year Review. J. Pers. Assess. 48: 500-507

Lothstein L, Levine S (1981) Expressive Psychotherapy with Gender Dysphoric Patients. Arch. gen. Psychiat. 38: 924-929

Lundström B (1979) A Follow-Up Study of 30 Transsexuals not Accepted for Sex-Reassignment. Presented at The Sixth International Gender Dysphoria Symposium, San Diego, Ca. (zit. n. Pauly 1981)

Lundström B (1981) Gender Dysphoria. A Social-Psychiatric Follow-Up of 31 Cases not Accepted for Sex Reassignment. University of Göteborg Press: Hisings Backa

Lundström B (1988) Outcome of Persons who have been Refused Sex Reassignment Surgery. In: Eicher W, Kockott G (eds) Sexology. Springer: Berlin-Heidelberg-New York, S. 192-196

Lundström B, Pauly I, Wålinder J (1984) Outcome of Sex Reassignment Surgery. Acta psychiat. scand. 70: 289-294

Mate-Kole C, Freschi M, Robin A (1988) Aspects of Psychiatric Symptoms at Different Stages in the Treatment of Transsexualism. Brit. J. Psychiat.152: 550-553

Mate-Kole C, Freschi M, Robin A (1990) A Controlled Study of Psychological and Social Change after Surgical Gender Reassignment in Selected Male Transsexuals. Brit. J. Psychiat. 157: 261-64

McCauley E, Ehrhardt A (1984) Follow-Up of Females with Gender Identity Disorders. J. nerv. ment. Dis. 172: 353-358

McEwan L, Ceber S, Dawns J (1986) Male-to-Female Surgical Genital Reassignment. In: Walters W, Ross M (eds) Transsexualism and Sex Reassignment. Oxford University Press: Melbourne, S. 103-112

McIndoe A (1950) The Treatment of Congenital Absence and Obliterative Conditions of the Vagina. Brit. J. Plast. Surg. 2: 254-266 (zit. n. Lindemalm et al. 1986)

McKee E (1976) Transsexualism: A Selected Review. Sth. med. J. 69: 185-187

Meerlo J (1967) Change of the Sex in Collaboration with Psychosis (letter). J. Amer. med. Ass. 124: 263-264 (zit. n. Hoenig et al. 1971) bzw. Amer. J. Psychiat. 124: 263-264 (zit. n. Lothstein 1983)

Meyer AE, Richter R, Grawe K, Graf vd Schulenburg JM, Schulte B (1991) Forschungsgutachten zu Fragen eines Psychotherapeutengesetzes im Auftrag des Bundesministeriums für Jugend, Familie, Frauen und Gesundheit. Universitäts-Krankenhaus Hamburg-Eppendorf

Meyer J, Reter D (1979) Sex Reassignment. Follow-up. Arch. gen. Psychiat. 36: 1010-1015

Meyer WJ, Walker PA, Suplee ZR (1981) A Survey of Transsexual Hormonal Treatment in Twenty Gender Treatment Centers. J. Sex Res. 17: 344-349

Meyer WJ, Webb A, Stuart CA, Finkelstein JW, Lawrence B, Walker PA (1986) Physical and Hormonal Evaluation of Transsexual Patients. A Longitudinal Study. Arch. sex. Behav. 15: 121-138

Mitscherlich A (1950/51) 66. Wanderversammlung der Südwestdeutschen Psychiater und Neurologen, Badenweiler, 2./3. Juni 1950. I. Erstes Leitthema: Daseinsanalyse. Psyche 4: 226-234

Mitscherlich A, Bally G, Binder H, Binswanger L, Bleuler M, Brun R, Dührssen A, Gollner WE, Jores A, Jung CG, Kranz H, Kemper W, Meng H, Mohr F, Müller M, Schultz-Hencke H, Seitz W, Staehelin JE, Steck H, Weizsäcker Vv (1950/51 a) Rundfrage über ein Referat auf der 66. Wanderversammlung der Südwestdeutschen Psychiater und Neurologen in Badenweiler. Psyche 4: 448-477

Mitscherlich A, Georgi F, Göppert H, Gundert H, Mauz F, Zutt J, Boss M (1950/51 b) Rundfrage über ein Referat auf der 66. Wanderversammlung der Südwestdeutschen Psychiater und Neurologen in Badenweiler. Psyche 4: 626-640

Money J (1971) Prefatory Remarks on Outcome of Sex Reassignment in 24 Cases of Transsexualism. Arch. sex. Behav. 1: 163-165

Money J, Brennan J (1968) Sexual Dimorphism in the Psychology of Female Transsexuals. J. nerv. ment. Dis. 147: 487-499

Money J, Brennan J (1969) Sexual Dimorphism in the Psychology of Female Transsexuals. In: Green R u. Money J (eds) Transsexualism and Sex Reassignment. Johns Hopkins Press: Baltimore, S. 136-152.

Money J, Ehrhardt A (1970) Transsexuelle nach dem Geschlechtswechsel. In: Schmidt G, Sigusch V, Schorsch E (Hrsg) Tendenzen der Sexualforschung. Beitr. Sexualforsch. 49, Enke: Stuttgart, S. 70-87

Money J, Primrose C (1968) Sexual Dimorphism and Dissociation in the Psychology of Male Transsexuals. J. nerv. ment. Dis. 147: 472-486

Money J, Primrose C (1969) Sexual Dimorphism and Dissociation in the Psychology of Male Transsexuals. In: Green R u. Money J (eds) Transsexualism and Sex Reassignment. Johns Hopkins Press: Baltimore, S. 115-135

Money J, Schwartz F (1969) Public Opinion and Social Issues in Transsexualism: A Case Study in Medical Sociology. In: Green R u. Money J (eds) Transsexualism and Sex Reassignment. Johns Hopkins Press: Baltimore, S. 253-270

Mühsam R (1926) Chirurgische Eingriffe bei Anomalien des Sexuallebens. Ther. d. Gegenw. 67: 451-455

Norberg M, Laub D (1977) Review of the Stanford Experience: Implication for Treatment. In: Proceedings of the Fifth Interdisciplinary Symposium on Gender Dysphoria Syndrome. Norfolk, Va., University of Eastern Virginia, Medical School (zit. n. Pauly 1981)

Ohlsen L, Vedung S (1981) Skoog's Technique for Reconstructing Female Genitalia in the Male Transsexual Developed in 24 Operated Cases. Chir. plastica 6: 1-16 (zit. n. Lindemalm et al. 1986)

Ostow M (1953) Transvestism (letter). J. Amer. med. Ass. 152: 1553 (zit. n. Hoenig et al. 1971; Stürup 1976)

Overzier C (1955) Contribution to Knowledge of Male Transvestism. Z. Psychother. med. Psychol. 5: 152 (zit. n. Pauly 1965)

Overzier C (1958) Das chromosomale Geschlecht bei Transvestitismus. Dtsch. med. Wschr. 83: 181-186 (zit. n. Pauly 1974)

Pauly I (1963) Female Psychosexual Inversion: Transsexualism. Presented at the Annual Meeting of the American Psychiatric Association, St.Louis. (zit. n. Pauly 1968)

Pauly I (1965) Male Psychosocial Inversion: Transsexualism. Arch. gen. Psychiatry 13: 172-181

Pauly I (1968) The Current Status of the Change of Sex Operation. J. nerv. ment. Dis. 147: 460-471

Pauly I (1969 a) Adult Manifestations of Male Transsexualism. In: Green R, Money J (eds) Transsexualism and Sex Reassignment. Johns Hopkins Press: Baltimore, S. 37-58

Pauly I (1969 b) Adult Manifestations of Female Transsexualism. In: Green R, Money J (eds) Transsexualism and Sex Reassignment. Johns Hopkins Press: Baltimore, S. 59-87

Pauly I (1974 a, b) Female Transsexualism: Part I and II. Arch. sex. Behav. 3: 487-526

Pauly I (1981) Outcome of Sex Reassignment Surgery for Transsexuals. Aust. N. Z. J. Psychiat. 15: 45-51

Pfäfflin F (1983) Probleme der psychotherapeutischen Behandlung transsexueller Patienten. Psychother. med. Psychol. 33: 89-92

Pfäfflin F, Junge A (1990) Nachuntersuchung von 85 operierten Transsexuellen. Z. Sex.-Forsch. 3: 331-348

Pierce D, Matarazzo R, Pauly I (1979) The Adjustment of Female Transsexuals Following Hormonal and Surgical Treatment. Paper presented at the Sixth International Gender Dysphoria Symposium. San Diego, Ca. (zit. n. Pauly 1981)

Plöger A, Flamm R (1976) Synopsis des Transvestismus und Transsexualismus. Fortschr. Neurol. Psychiat. 44: 493-555

Pokorny MH, Bondy MH (1933) Rapport sur un transvestite qui demandait une opération cosmétique. Rev. neurol. 40: 701-702

Pomeroy W (1967) A Report on the Sexual Histories of Twenty-Five Transsexuals. Trans. N Y Acad. Sci. 29: 444-447

Pomeroy W (1969) Transsexualism and Sexuality: Sexual Behavior of Pre- and Postoperative Male Transsexuals. In: Green R, Money J (eds) Transsexualism and Sex Reassignment. Johns Hopkins Press: Baltimore, S. 183-187

Randell J (1959) Transvestism and Transsexualism. A Study of 50 Cases. Brit. med. J. 2: 1448-1452

Randell J (1969) Preoperative and Postoperative Status of Male and Female Transsexuals. In: Green R, Money J (eds) Transsexuals and Sex Reassignment. Johns Hopkins Press: Baltimore, S. 355-381

Randell J (1971) Indicators for Sex Reassignment Surgery. Arch. sex. Behav. 1: 153-161

Richards R (1983) Second Serve. Stein & Day: New York

Richards R (1988) In: Memorial für Harry Benjamin. Arch. sex. Behav. 17: 1-31

Ross M, Need J (1989) Effects of Adequacy of Gender Reassignment Surgery on Psychological Adjustment: A Follow-Up of Fourteen Male-to-Female Patients. Arch. sex. Behav. 18: 145-153

Roth M, Ball J (1964) Psychiatric Aspects of Intersexuality. In: Armstrong C, Marshall A (eds) Intersexuality in Vertebrates Including Man. Academic Press: London (zit. n. Ball 1981)

Runte A (1992) Verschriftete Spiegelbilder: Über autobiographische Diskurse Transsexueller 1930 bis 1990. In: Pfäfflin F, Junge A (Hrsg) Geschlechtsumwandlung. Abhandlungen zur Transsexualität. Schattauer: Stuttgart-New York, S. 1-43

Sadoughi W, Jayaram B, Bush I (1978) Postoperative Changes in the Self Concept of Transsexuals as Measured by the Tennessee Self Concept Scale. Arch. sex. Behav. 7: 347-349

Satterfield S (1980) Unpublished Study (zit. n. Lothstein 1982)

Schaefer LC (1988) In: Memorial für Harry Benjamin. Arch. sex. Behav. 17: 1-31

Seidel R (1969) Sexologie als positive Wissenschaft und sozialer Anspruch. Zur Sexualmorphologie von Magnus Hirschfeld. Med. Dissertation, Universität München

Sigusch V (1991 a) Die Transsexuellen und unserer nosomorpher Blick. Teil I: Zur Enttotalisierung des Transsexualismus. Z. Sex.-Forsch. 4: 225-256

Sigusch V (1991 b) Die Transsexuellen und unser nosomorpher Blick. Teil II: Zur Entpathologisierung des Transsexualismus. Z. Sex.-Forsch. 4: 309-343

Sigusch V, Meyenburg B, Reiche R (1979) Transsexualität. In: Sigusch V (Hrsg) Sexualität und Medizin. Kiepenheuer und Witsch: Köln, S. 249-311

Simona-Politta ML (1983) Transsexualismus. Eine evaluative katamnestische Untersuchung von 12 Transsexuellen (5 weiblichen, 7 männlichen) nach Geschlechtsumwandlungsoperation. Med. Dissertation, Universität Bern

Sörensen T (1981 a) A Follow-Up Study of Operated Transsexual Males. Acta psychiat. scand. 63: 486-50

Sörensen T (1981 b) A Follow-Up Study of Operated Transsexual Females. Acta psychiatr. scand. 64: 50-64

Sörensen T, Hertoft P (1980) Sexmodifying Operations on Transsexuals in Denmark in the Period 1950-1977. Acta psychiat. scand. 61: 56-66

Sörensen T, Hertoft P (1982) Male and Female Transsexualism: The Danish Experience with 37 Patients. Arch. sex. Behav. 11: 133-155

Spengler A (1980) Kompromisse statt Stigma und Unsicherheit. Transsexuelle nach der Operation. Sexualmedizin 9: 98-103

Springer A (1981) Pathologie der geschlechtlichen Identität. Transsexualismus und Homosexualität. Theorie, Klinik, Therapie. Springer: Wien-New York

Stapleton M (1986) Cosmetic Surgery. In: Walters W, Ross M (eds) Transsexualism and Sex Reassignment. Oxford University Press: Melbourne, S. 99-103

Stein M, Tiefer L, Melman A (1990) Follow-Up Observations of Operated Male-to-Female Transsexuals. J. Urol. (Baltimore) 143: 1188-1192

Steiner B (1976) Vor und nach Geschlechtskorrektur. Langfristige Beobachtung transsexueller Patienten notwendig. Sexualmedizin 5: 842-845

Steiner B (ed) (1985) Gender Dysphoria. Development, Research, Management. Plenum Press: New York
Steiner B, Bernstein S (1981) Female-to-Male Transsexuals and their Partners. Can. J. Psychiat. 26: 178-182
Steinkühler M (1992) Geschlechtswechsel in nichtklinischer Zeit: Der Chevalier d'Eon. In: Pfäfflin F, Junge A (Hrsg) Geschlechtsumwandlung. Abhandlungen zur Transsexualität. Schattauer: Stuttgart-New York, S. 45-54
Stoller R (1968) Sex and Gender. Science House: New York
Stoller R (1972) Impact on New Advances in Sex Research on Psychoanalytic Theory. Dan. med. Bull. 19: 295, 306 (zit. n. Stürup 1976)
Stoller R (1973) Splitting. A Case of Female Masculinity. Quadrangle Books: New York
Stoller R (1975) The Transsexual Experiment. Sex and Gender, Vol. II. Hogarth Press: London
Stone C (1977) Psychiatric Screening for Transsexual Surgery. Psychosomatics (N.Y.) 18: 25-27
Studer R, Kind H, Kohler T (1980) Ehen von Transsexuellen. Nervenarzt 51: 708-711
Stürup G (1976) Male Transsexuals. A Long-Term Follow-Up after Sex Reassignment Operations. Acta psychiat. scand. 53: 51-63
Täschner K, Wiesbeck G (1988 a) The Psychosocial Deviations of Transsexuals: A Study of 22 Cases. In: Eicher W, Kockott G (eds) Sexology. Springer: Berlin-Heidelberg-New York, S. 199-202
Täschner K, Wiesbeck G (1988 b) Psychische und soziale Befunde bei Transsexuellen. Dtsch. med. Wschr. 113: 1154-1157
Thimm D, Kreuzer E (1984) Transsexualität im Jugendalter. Literaturübersicht. Prax. Kinderpsychol. 33: 70-75
Tiefer L, Zitrin A (1975) 25 Years of Sex Reassignment Surgery: A Review and Assessment of Follow-Up Studies. In: Proceedings of the Fifth Interdisciplinary Symposium on Gender Dysphoria Syndrome. University of Eastern Virginia, Medical School, Norfolk, Va.
Tsoi WF, Kok LP, Long FY (1977) Male Transsexualism in Singapore: A Description of 56 Cases. Brit. J. Psychiat.131, 405-9
Turner U, Edlich R, Edgerton M (1978) Male Transsexualism. A Review of Genital Surgical Reconstruction. Amer. J. Obstet. Gynecol. 132: 119-132
Ullrich de Mynck R, Ullrich R (1976) Das Assertiveness-Training-Programm ATP. Pfeiffer: München (zit. n. Fahrner et al. 1987)
Verschoor A, Poortinga J (1988) Psychosocial Differences Between Dutch Male and Female Transsexuals. Arch. sex. Behav. 17: 173-178
Vogt J (1968) Five Cases of Transsexualism in Females. Acta psychiat. scand. 44: 62-88
Voss HF (1938) Ein Beitrag zum Problem des Transvestitismus. Med. Dissertation, Universität Hamburg
Wålinder J (1967) Transsexualism. A Study of Forty-Three Cases. Akademieförlaget: Göteborg
Wålinder J, Thuwe I (1975) A Social-Psychiatric Follow-Up Study of 24 Sex-Reassigned Transsexuals. Akademiförlaget: Göteborg
Wålinder J, Lundström B, Thuwe I (1978) Prognostic Factors in the Assessment of Male Transsexuals for Sex Reassignment. Brit. J. Psychiat. 132: 16-20
Walker PA, Berger JC, Green R, Laub DR, Peynolds CL, Wollman L (1985) Standards of Care: The Hormonal and Surgical Sex Reassignment of Gender Dysphoric Persons. Arch. sex. Behav. 14: 79-90
Walser P (1968) Verlauf und Endzustände bei Transvestiten und Transsexuellen. Schweiz. Arch. Neurol. Neurochir. Psychiat. 101: 417-433

Walters W, Ross M (eds) (1986) Transsexualism and Sex Reassignment. Oxford University Press: Melbourne

Walters W, Kennedy T, Ross M (1986) Results of Gender Reassignment: Is It All Worthwhile? In: Walters W, Ross M (eds) Transsexualism and Sex Reassignment. Oxford University Press: Melbourne, S. 144-151

Wheeler C, Schaefer L (1988) Harry Benjamin's First Ten Cases 1938-1953: Historical Influences. In: Eicher W, Kockott G (eds) Sexology. Springer: Berlin-Heidelberg-New York, S. 179-182

Wiedemann G (1953) Transvestism (letter). J. Amer. med. Ass. 152: 1167 (zit. n. Hoenig et al. 1971)

Wiegand G (1984) Transsexuelle vor und nach der Operation. Verlaufsstudie an 47 Patienten. Med. Dissertation, Universität Heidelberg

Wiesbeck G, Täschner K (1989) Transsexualität "Grenzsituation des menschlichen Lebens". Postoperative Untersuchungsergebnisse bei Transsexuellen. Therapiewoche 39: 721-725

Will, MR (1992) ...ein Leiden mit dem Recht. Zur Namens- und Geschlechtsänderung bei transsexuellen Menschen in Europa. In: Pfäfflin, F, Junge A (Hrsg) Geschlechtsumwandlung. Abhandlungen zur Transsexualität. Schattauer: Stuttgart-New York, S. 113-147

Wyler J (1978) Transsexualismus. Med. Dissertation, Universität Basel

Wyler J, Battegay R, Krupp S, Rist M, Rauchfleisch U (1979) Der Transsexualismus und dessen Therapie. Schweiz. Arch. Neurol. Neurochir. Psychiatr. 124: 43-58

Zerssen Dv (1976) Klinische Selbstbeurteilungsskalen (KsB-S) aus dem Münchner Psychiatrischen Informationssystem (Psychis München). Beltz: Weinheim (zit. n. Fahrner et al. 1987)

Zingg E, König M, Cornu F, Wildholz A, Blaser A (1980) Transsexualismus: Erfahrungen mit der operativen Korrektur bei männlichen Transsexuellen. Akt. Urol. 11: 67-77